现代常见疾病护理精要

主　编　张翠华　张　婷　王　静　张云霞
　　　　王　蕾　李付利　王　丽　魏向丽

中国海洋大学出版社
·青岛·

图书在版编目(CIP)数据

现代常见疾病护理精要 / 张翠华等主编. —青岛：
中国海洋大学出版社,2020.12
ISBN 978-7-5670-2711-4

Ⅰ.①现… Ⅱ.①张… Ⅲ.①常见病－护理 Ⅳ.
①R47

中国版本图书馆 CIP 数据核字(2020)第 265957 号

出版发行	中国海洋大学出版社		
社　　址	青岛市香港东路 23 号	**邮政编码**	266071
出 版 人	杨立敏		
网　　址	http://pub.ouc.edu.cn		
电子信箱	369839221@qq.com		
订购电话	0532－82032573(传真)		
策划编辑	韩玉堂		
责任编辑	韩玉堂	**电　　话**	0532－85902349
印　　制	蓬莱利华印刷有限公司		
版　　次	2021 年 2 月第 1 版		
印　　次	2021 年 2 月第 1 次印刷		
成品尺寸	185 mm×260 mm		
印　　张	24.25		
字　　数	590 千		
印　　数	1～1000		
定　　价	126.00 元		

《现代常见疾病护理精要》编委会

前　言

随着医学科学技术的迅猛发展,专科诊疗新业务、新技术不断应用于临床。伴随着护理模式的转变和整体护理观的确立,对护士的专科知识、技术水平、业务素质和人文素养等提出了更高的要求。为了能够使广大护理人员适应现代医学及护理学的发展,我们本着科学、严谨的态度,融入了长期临床实践的经验积累及研究成果,在引用各常见疾病诊断、治疗等现代医学理论的基础上编写了此书。

本书力求内容覆盖面广、信息量大,注重内容的先进性,旨在为读者提供新方法、新理论和新的临床护理实践。本书重点介绍了临床常见病、多发病的护理要点,包括神经系统、呼吸系统、妇产科及儿科等常见病的护理内容。本书资料新颖,覆盖面广,科学实用,可供临床各专科护理人员及医学院校相关专业学生参考使用。

由于我们水平有限,加之医学科学发展迅速,书中难免存在不妥之处,希望广大医学工作者能提出宝贵的意见,以便我们今后改进和修订。

编者

2020 年 11 月

目　录

第一章 结核内科疾病护理

第一节 肺结核的护理

一、护理评估

(一)健康史

询问患者的健康史时,如出现下列情况应警惕结核病的存在。

(1)近期有结核病接触史,尤其是与排菌肺结核患者密切接触者。

(2)近期反复感冒迁延不愈者或咳嗽、咳痰 2 周以上和(或)痰中带血者。

(3)有肺外结核病、糖尿病、硅沉着病、麻疹、胃大部切除、感染艾滋病等病史。

(4)近期内有长期使用肾上腺皮质激素或免疫抑制药等药物。

(5)近期内生活不规律、过度劳累、营养不良、妊娠、分娩等。

(6)对儿童要询问其卡介苗接种史、结核菌素试验结果。3 岁以内结核菌素试验阳性、15 岁以内强阳性及近期结核菌素试验阳转者,都应进一步检查。

(二)身体状况

1.症状

肺结核的临床表现可多种多样、轻重不等,有 20% 患者可无症状或症状轻微而被忽视,其影响因素包括患者的年龄、机体的免疫力、营养状况、并存疾病、有无接种过卡介苗、入侵结核杆菌的毒力和菌量、病变的部位及严重程度等。

(1)全身症状:典型肺结核的全身毒性症状表现为午后低热、乏力、食欲减退、体质量减轻、盗汗等。有些女性患者还会伴有月经不调、易怒、心悸、面颊潮红等表现。发热的特点多为长期低热,易于午后或傍晚开始,次日降至正常;有的表现为体温不稳定,可能于轻微活动后或妇女月经前体温略升高;当肺部病灶急剧进展播散时,可出现高热。

(2)呼吸系统症状。

1)咳嗽咳痰:多为干咳或只有少量黏液痰。若继发感染,则呈黏液性痰或脓性痰。

2)咯血:约有 1/3 患者在不同病期有咯血,这是由于结核病灶的炎症使毛细血管通透性增高,导致痰中带血。如病变损伤小血管则血量增加,若空洞壁的肺动脉瘤破裂则引起大咯血。有时硬结钙化的结核病灶可因机械损伤血管,或因为结核性支气管扩张而咯血。咯血易引起结核播散,特别是中、大量咯血时。咯血后会有持续高热。大咯血可造成失血性休克,还可使血块阻塞大气道导致窒息。

3)胸痛:当炎症累及壁胸膜时,胸壁局部有固定性针刺样痛,随呼吸和咳嗽而加重,患侧卧位症状减轻。

4)呼吸困难:慢性重症肺结核时,呼吸功能受损,可出现渐进性呼吸困难。当发生气胸、大量胸腔积液、重症肺结核呼吸功能受损等时,也可出现呼吸困难。

2.体征

取决于病变性质、部位、范围及程度。早期多无明显体征,若病变范围较大,患侧肺部呼吸运动减弱,叩诊呈浊音,听诊时呼吸音减弱。继发性肺结核好发于上叶尖后段,听诊肩胛间区闻及细湿啰音有很大诊断价值。慢性纤维空洞型肺结核的体征有患侧胸壁塌陷,气管和纵隔移位,叩诊呈浊音,听诊呼吸音降低或有湿啰音,对侧有肺气肿体征。

(三)辅助检查

1.痰结核杆菌检查

痰结核杆菌检查是确诊肺结核的特异性方法。痰菌阳性提示很可能具有传染性,检查方法可分为涂片法和培养法。培养法更敏感,培养阳性者还应做药物敏感试验和菌型鉴定,可为治疗提供参考。在采集痰标本时,对于无痰和不会咳痰的儿童,可于清晨抽取胃液检查结核杆菌(吞咽至胃中)。对于成人可应用雾化诱导痰液产生、纤支镜或经气管穿刺吸引法采样。

痰菌检查阳性以(＋)表示,阴性以(－)表示。需注明查痰方法,如涂片(涂)、培养(培)等,以涂(－)、涂(＋)、培(－)、培(＋)表示。

2.X线检查诊断

胸部X线正位片与侧位片能诊断绝大多数肺结核,与病理诊断符合率高达95％;胸部X线断层片对微小病灶、小空洞、胸内肿大淋巴结显影更清晰,发现率更高;若同时拍胸部X线正位片、侧位片、断层片检查,有相当于CT检查的诊断作用。目前胸部X线透视与摄胸部X线片,仍然是诊断肺结核的首选和常规方法。

3.CT检查诊断

CT对肺结核的发现诊断和定位诊断的准确率可达100％,定性诊断的准确性却较一般X线差。CT检查对肺结核有以下诊断价值:①CT能发现一般X线难以发现的胸部隐蔽部位的病变,如气管内、肺尖区、肺门旁、脊柱旁、心脏后、胸膜缘、膈面上、膈面后、胸腔积液掩盖处;②CT尤其是薄层CT能清楚显示急性粟粒型肺结核粟粒样病灶的分布、大小与密度均匀,即"二均匀"的特征,此特征可与其他弥散性肺病相鉴别;③对肺或胸膜的结核球与其他孤立性球形病灶有很好的鉴别诊断作用;④能区别结核性空洞的类型,对结核性空洞与非结核性空洞有鉴别诊断作用;⑤对囊性病灶与实质性病灶有很好的鉴别诊断作用;⑥CT尤其是纵隔窗层面,能发现很小的钙化灶,若发现钙化灶,是诊断结核病的重要依据;⑦对胸内淋巴结结核有很好的发现与诊断作用,淋巴结结核直径多为15～20 mm,>20 mm者多为肿瘤,胸内淋巴结结核有"六多"表现,即单侧多、右侧多、单组多、单个多、肺门多、肿瘤型多,CT还能发现体检难以发现的锁骨上窝与腋窝淋巴结结核;⑧对支气管结核的肉芽型和瘢痕狭窄型显示很好,对不能做纤维支气管镜检查的患者,有很好的诊断作用,对结核性支气管扩张和结核性瘘管的诊断,CT可以取代支气管或瘘管的造影检查;⑨对胸膜结核的诊断,CT发现胸腔积液的敏感性仅次于B超检查,对少量(<150 mL)、包裹性胸腔积液、叶间积液、纵隔积液、胸膜肥厚的发现,均优于一般X线检查。CT的优点虽然很多,但不是诊断肺结核的首选方法,更不能取代传统的常规X线检查。

4.磁共振成像(MRI)检查诊断

MRI是一种无创性检查技术,MRI的最佳应用范围包括中枢神经(脑与脊髓)、纵隔的肿瘤和淋巴结病变。MRI和CT一样能发现一般X线难以发现的胸部10个隐蔽部位的病变,对胸壁结核、纵隔淋巴结结核也有很好的诊断作用,肺结核病变的MRI检查,还不如普通X

线,尤其是 CT 检查清楚,通常对已出现胸部症状,而胸部普通 X 线检查阴性的患者,必须进行胸部 CT 检查。若 CT 发现病变后,就没有必要再做胸部 MRI 检查,只在肺结核鉴别诊断困难时,才做 MRI 检查。

5.超声检查诊断

超声是一种无创、简便且经济的检查技术,是结核性胸膜炎必不可少的、首选的诊断方法,且优于 X 线检查,可与 CT 媲美。B 超能精确地查出胸腔 0.5～1.0 mL 的微量积液,对胸腔积液能精确地立体(上下、左右、前后)定位,能区分渗出性、血性和脓性积液,能区分胸腔积液与胸膜肥厚,能区分包裹性积液与实质性包块,对肺底积液尤其是肺底微量积液和包裹性积液,确诊率高达 100%,具有独特的诊断作用,对肺实质的结核病变与含液囊肿只有一定的鉴别诊断作用。

6.结核菌素(结素)试验

结核菌素是在液体培养基中提炼出来的结核杆菌的代谢产物。旧结素(OT)抗原不纯,可引起非特异性反应。结核杆菌素纯蛋白衍化物(PPD)为纯结素,它优于 OT。PPD 已经取代了 OT。在国际上广泛应用,0.1 mL 为 5 U。

方法:结核菌素试验常用皮内注射法,以 0.1 mL 结素稀释液在左前臂内侧皮内注射,使局部形成皮丘,72 h 后观察和记录局部硬结直径大小,硬结<5 mm 为阴性,5～9 mm 为弱阳性,10～19 mm 为阳性,>20 mm 或虽<20 mm 但局部出现水疱和淋巴管炎为强阳性反应。阳性反应仅表示结核杆菌感染,并不一定患病,成人结核菌素反应并无诊断意义。而 3 岁以下婴幼儿结素阳性反应,即使无症状,也应视为活动性结核病,应予以治疗。

对于结核菌素试验的阴性反应结果应予以分析,因为除无结核杆菌感染反应为阴性外,还有一些情况也会出现阴性反应,如应用免疫抑制药、糖皮质激素或患麻疹、百日咳者,结核杆菌感染后变态反应充分建立之前时,淋巴细胞免疫系统缺陷者和老年人等。

7.支气管镜

支气管镜作为一种诊断技术已应用于肺结核的诊断,采用支气管镜检查,不仅可在镜下观察到支气管内膜的异常表现及部位,而且可在病变部位直接取分泌物涂片及病变部位组织活检,提高诊断的敏感性和特异性,使肺结核患者有可能获得病原学或病理学的诊断。

8.免疫学诊断和基因诊断

这种诊断技术具有敏感性高、特异性强、快速、不依赖培养、便于检出低活力菌等优点。但目前仍处于研究探索阶段,预期它将为结核病的诊断开辟新的途径。

9.结核病感染 T 细胞(T-SPOT.TB)检测

结核病感染 T 细胞(T-SPOT.TB)检测是一项国际最前沿的结核病感染诊断技术,目前是全球最权威的结核病感染诊断技术,在欧美国家推广应用,并纳入诊疗常规检测项目,用于结核病感染的筛查、结核病鉴别诊断及疗效评估等,其检测原理是干扰素释放实验(IFN-γ)。因此,检测效应 T 淋巴细胞可用于结核病或结核潜伏感染者的诊断。T-SPOT.TB 用于结核病感染诊断具有很强的优势,其灵敏度与特异性都在 95% 以上,其不受环境分支杆菌感染和卡介苗(BCG)接种的影响,不受机体免疫抑制影响,使用于 HIV 感染和免疫抑制药治疗人群,并且可 24 h 快速报告结果。

10.其他

其他如放射性核素扫描与数字减影血管造影(DSA)技术,只在个别肺结核与非结核性肺病的鉴别诊断时使用。

(四)心理—社会状况

肺结核患者由于病程长、具有传染性,而与社会隔绝。患者感觉自卑,孤独无助,因而会产生悲观厌世情绪,不愿意与医护人员合作,但同时又强烈渴望与人进行交流,希望得到别人的支持与理解。

护士应评估患者家庭、经济能力和社会支持状况,以及疾病带来的变化。

二、常见护理诊断/问题

1. 低效性呼吸形态

低效性呼吸形态与痰多或咯血有关。

2. 有窒息的危险

窒息与大咯血有关。

3. 营养失调

低于机体需要量,与结核病消耗增加、摄入不足有关。

4. 焦虑

焦虑与疾病病程长有关。

5. 恐惧

恐惧与咯血或疾病恶化有关。

6. 知识缺乏

知识缺乏与医疗知识的复杂性有关。

7. 遵守治疗方案无效

遵守治疗方案无效与长期化疗及药物的不良反应有关。

8. 娱乐活动缺乏

娱乐活动缺乏与病程长、疾病有传染性有关。

三、护理措施

(一)一般护理

1. 休息与活动

早期中毒症状明显,需卧床休息;随体温恢复,症状减轻,可下床活动,参加户外活动及适度的体育锻炼,部分轻症患者可在坚持化疗下继续从事轻工作,以不引起疲劳或不适为宜。

2. 饮食护理

结核病是一种慢性消耗性疾病,宣传饮食营养的重要性,指导患者及其家属采取优良的均衡饮食,给予高热量、高蛋白、富含维生素的食物,多食肉类、蛋类、牛奶及水果等高蛋白及富含钙、维生素的食物,有助于增强抵抗力,增进机体的修复能力。若有大量盗汗应监测患者液体摄入量与排出量,给予足够的液体。每周测量、记录体质量 1 次。

3. 环境的护理

清洁与舒适,尽力改善患者的生活条件与居住环境,室内应定时通风,特别是晨起、午后、夜间睡觉前。有盗汗者应及时用温毛巾擦干汗液,勤换内衣,必要时每天更换床单,有条件者每天淋浴。

4. 观察患者呼吸

观察患者呼吸的频率、深度及发绀的情况,了解患者血气指标。根据病情给予不同流量氧气吸入并观察用氧效果。密切观察咳嗽、咳痰情况,详细记录痰液的色、量、质。正确收集痰标本并及时送检。

5. 做好发热的护理

高热、寒战时注意保暖,及时添加被褥,给予热水袋时防止烫伤。高热时采用酒精擦浴、冰袋和冰帽进行物理降温,预防惊厥。患者出汗时,及时协助擦汗、更衣,但应避免受凉。

6. 消毒隔离

肺结核合并咯血患者应隔离治疗,做好地面、墙壁和用物的消毒,咯血患者使用过的体温表用 2 000 mg/L 的含氯消毒液浸泡;血压计用紫外线照射消毒 60 min;被咯血患者的血渍污染的衣物、被褥等物品用 2 000 mg/L 的含氯消毒液浸泡 45～60 min,再做清洁消毒处理;地面特别是被血渍污染的地面用 2 000 mg/L 的含氯消毒液浸湿 60 min 后进行清洁消毒处理;房间每日循环风消毒机照射消毒 60 min;出院或死亡患者的床单位要做好终末消毒。定期做好细菌培养,防止交叉感染。

7. 保持排便通畅

肺结核咯血患者避免用力排便或做屏气动作,向患者说明发生便秘的可能性和危害性,鼓励患者多食纤维素多的食物,如水果、蔬菜等。对便秘者应及时给予缓泻药,如口服酚酞(果导)或番泻叶代茶饮,亦可外用开塞露灌肠。

(二)对症护理

1. 结核毒性症状的护理

遵医嘱应用抗结核药物,一般不需要特殊处理,高热者遵医嘱用糖皮质激素,做好退热护理。

2. 咯血的护理

(1)咯血量的评估:咯血量的多少与疾病严重程度不完全一致,少量间断咯血,不致造成严重后果,但可能是严重疾病或肿瘤的早期信号。一次大量咯血,可因窒息致死。

1)痰血或血染痰:痰中带血丝或点状血块,但以痰为主,视为"痰血"。"血染痰"是指痰被血染成红色,以血为主。

2)小量咯血:一次或 24 h 内咯血量在 100 mL 以内者。

3)中量咯血:一次咯血量在 100 mL 以上,或 24 h 内咯血量在 500 mL 以内者,反复、多次少量咯血,持续数日。

4)大咯血:一次咯血量在 300 mL 以上,或 24 h 内咯血量在 500 mL 以上者。

(2)安慰患者,避免屏气。患侧卧位,保持呼吸道通畅,嘱患者轻轻将气管内存留的积血咯出。

1)如有窒息征象,立即取头低足高体位,轻拍背部,迅速排出血块,必要时机械吸痰,做好气管插管或气管切开的准备与配合工作。

2)大咯血不止者,经纤维支气管镜注射凝血酶或气囊压迫止血。

3)极度紧张、咳嗽剧烈者,遵医嘱给予小剂量镇静药、止咳药,年老体弱、肺功能不全者慎用强镇咳药。

4)咯血量过多者配血备用,酌情输血。

（3）中到大量咯血患者应绝对卧床休息，小量咯血患者亦应卧床休息为主，减少活动，向患侧卧位，一般要求患者在咯血停止后继续卧床休息5～7 d，再逐渐下床活动。在大咯血期间暂时禁止饮食，咯血停止后此类患者应进易消化的温凉饮食，避免进热食，鼓励患者少食多餐。

3.促进排痰

除按医嘱用祛痰药外，还应采取协助患者排痰措施：①指导患者有效咳嗽：适用于神志清醒、尚能咳嗽的患者。患者取舒适体位，先行5～6次深呼吸，然后于深吸气末保持张口状，连续咳嗽数次使痰到咽部附近，再用力咳嗽将痰排出；或患者取坐位，两腿上置一枕顶住腹部，咳嗽时身体前倾，头、颈屈曲，张口咳嗽将痰液排出。嘱患者取侧卧深屈膝位，有利于膈肌、腹肌收缩和增加腹压，并经常变换体位有利于痰液咳出。②拍背与胸壁震荡：适用于长期卧床、久病体弱、排痰无力的患者。患者取侧卧位，医护人员叩击时五指并拢呈空杯状，利用腕力从肺底由外向内、由下向上轻拍胸壁震动气道，边拍边鼓励患者咳嗽，以利于痰液排出；或指导患者双侧前臂屈曲，两手掌置于锁骨下，咳嗽时以上前臂同时叩击前胸及侧胸壁，振动气管分泌物，以增加咳嗽、排痰效率。③吸入疗法：分湿化和雾化治疗法，适于痰液黏稠和排痰困难者。湿化治疗法是通过湿化器装置，将水或溶液蒸发成水蒸气或小水滴，以提高吸入气体的湿度，达到湿润气道黏膜、稀释痰液的目的。雾化治疗法常用超声发生器薄膜的高频震荡，使液体成为雾滴，其高密度而均匀的气雾颗粒能到达末梢气道，排痰效果好。若在雾化液中加入某些药物如痰溶解药、平喘药、抗生素等，排痰、平喘、消炎的效果更佳。④体位引流：是利用重力作用使肺/支气管内分泌物排出体外。适用于痰液量较多、呼吸功能尚好者，根据患者病灶部位，采取相应的体位，使痰液潴留部位高于主支气管，同时辅以拍背，以便借助重力使痰液流出。⑤机械吸痰：适用于痰量较多、排痰困难、咳嗽反射弱的患者，尤其是昏迷患者行气管插管或气管切开时，可预防窒息。

4.潜在并发症的预防与处理

（1）窒息的预防：咯血时注意观察病情变化，准确记录咯血量，定时监测呼吸、血压、脉搏，了解双肺呼吸音的变化等。指导患者进行有效咳嗽，劝告患者身心放松，不宜屏气，防止声门痉挛。禁用呼吸抑制药、镇咳药，以免抑制咳嗽反射及呼吸中枢，使血块不能咳出而发生窒息。准备好抢救用品如吸痰器、鼻导管、气管插管和气管切开包等。对年老体弱、咳嗽无力、心肺功能不良者应注意窒息先兆，一旦出现即用手指套上纱布将咽喉、鼻部血块清除；如效果不明显，可使用张口器将舌牵出，清除积血，或用导管将呼吸道分泌物和血液吸出；严重者立即行气管插管或气管切开，以吸尽积血，保持呼吸道通畅。

（2）窒息的抢救配合：立即置患者于头低足高位，轻拍背部以利血块排出。清除口、鼻腔内血凝块，或迅速用鼻导管接吸引器插入气管内抽吸，以清除呼吸道内积血。必要时立即行气管插管或气管镜直视下吸取血块。气管血块清除后，若患者自主呼吸未恢复，应行人工呼吸，给高流量吸氧或按医嘱应用呼吸中枢兴奋药。同时密切观察病情变化，监测血气分析和凝血指标，警惕再窒息的可能。

（三）用药护理

1.用药后不良反应

用药后不良反应。①消化道反应：患者服药后出现恶心、呕吐等消化道症状，为抗结核药常见不良反应；②过敏反应：患者出现皮疹、皮肤瘙痒等症状；③肝功能损害：患者出现皮肤黄染，ALT升高，肝功能损害占抗结核药物不良反应首位；④白细胞减少：患者出现外周白细胞减少;⑤其他:视力下降及关节疼痛,发生率较低。

2.不良反应的护理

不良反应的护理。①患者出现消化道反应时,如反应较轻可分次饭后服用,消化道症状严重或体质弱者宜减量,必要时应该停药。如无消化道症状应按规定空腹服药。②督促患者定期复查肝功能及外周血白细胞。肝功能受损,ALT 高于正常值 2 倍,可予保肝治疗,治疗 1～2 周肝功能无好转,肝损害进一步加重者,应告知医生换药。③外周血白细胞减少的患者口服地榆升白片,严重时注射重组人粒细胞集落刺激因子等。血白细胞低于 $3.0×10^9/L$ 时,应暂停引起白细胞降低药物。出现视力下降时也应及时与医生联系,以便调整用药。

3.加强用药督导

要求患者留下联系方式,以便随访患者用药情况。可以采用全程督导治疗方法。未按时用药者,在 24 h 内采取补服措施,使患者尽可能完成疗程。告知患者服药的注意事项、服药时间、方法及剂量,不可擅自停药。较轻的不良反应一般不需要处理,不良反应较严重者及时与医生联系。

(四)营养支持

肺结核患者身体处于慢性消耗状态,营养状态极差,需要合理的营养来增强机体的抵抗力,促进疾病的痊愈。

(1)进食高热量、高蛋白质、富含维生素的食物。结核病患者由于长期发热、盗汗等增加了能量的消耗,对能量的需要较常人高,因此患者应进高热量饮食,每日总热量在 8 368～12 552 kJ。结核杆菌长期感染造成组织破坏、蛋白丢失,患者多消瘦体弱,需要进食高蛋白饮食,15～20 g/(kg·d)为宜,其中优质蛋白最好达到 1/2。可以选择瘦肉、家禽、鱼类、蛋类、豆类、乳类及其制品。其中首选推荐的是牛乳,因其含有丰富而全面的营养,不仅含有 8 种人体必需的氨基酸,还含有多种维生素及较多钙、磷、铁等矿物质。不宜食用过多脂肪,因为过多的脂肪可增加消化系统的负担,尤其是肝,而且有些抗结核药物即有肝损害,更应注意保护肝功能。

(2)调理饮食,增进患者食欲。有些患者服用抗结核药物后,常会感到胃中不适、反酸、恶心、食欲缺乏、进食少,造成营养摄入更加不足。可嘱患者饭后服用对胃肠道有刺激的药物。营养师或家人尽量提供色香味美、细软易消化的食物,以增加患者食欲。患者进食时还应做到心情愉快、细嚼慢咽、少食多餐,以减轻胃肠负担。

(五)心理护理

患者多为青年人,有些患者症状又不很明显,突然被诊断为肺结核后往往难以接受,从健康人到患者的角色转换需要一定的时间和医护人员的帮助。疾病造成的身体不适及疾病的传染性使患者焦虑、敏感、自卑,医护人员应充分理解和尊重患者,主动与患者交流,了解患者的需求。向患者介绍有关的病情、治疗、护理的知识,使患者对疾病有良好的控制感。要引导患者减少对疾病的关注,增加对外界信息的了解,选择适合患者的娱乐消遣方式,丰富患者的生活。疾病急性期则应多休息。同时要做好患者家属的工作,保证家属既能做好消毒隔离,又能关心爱护患者,给予患者精神和经济上的支持,不能冷淡或歧视患者。

(六)健康指导

1.教育与指导患者正确服用抗结核药

①让患者知道抗结核药物的使用原则,患者每天服用药物的数量较多,往往会产生恐惧心

理。因结核病疗程较长,尤其是复治患者,会产生悲观心理。告诉患者现代的治疗手段能使多数患者获愈,同时列举成功的例子以鼓励患者,增强患者的信心。②向患者讲明不遵医嘱服药会导致复发难治的严重后果,尤其是经短期治疗后症状减轻或消失的患者,加强教育和管理,说明症状改善不是治愈的客观指标。有的患者虽然知道遵照医嘱服药的效果,但却不能主动服药,对这类患者,护理人员要发挥督导作用,确保规律服药。③有些患者在出现药物不良反应后不愿继续服药,如服用利福平会出现食欲缺乏、恶心等消化道症状,可遵医嘱调整药物剂量和服药时间,同时应为患者制订合理的食谱,以保证患者能够配合药物治疗。

2.消毒隔离知识的教育

①嘱患者不要随地吐痰,有痰吐在卫生纸里后放入收集袋,统一焚烧或深埋;②告诉患者不要对着别人咳嗽、打喷嚏,咳嗽、打喷嚏时用手帕遮住口鼻,以减少结核杆菌的传播;③房间每日开窗通风 30 min,并用含氯消毒剂空气消毒,可以减少和杀灭房间空气中的病原微生物;④单独使用餐具并定期煮沸消毒,患者使用过的物品可在阳光下暴晒 2 h 以上。

3.生活指导

住院患者的生活指导:告诉患者应加强营养,多吃蛋白质丰富的食物,多吃水果、蔬菜,以补充维生素,满足机体的营养需求。教育患者养成规律的生活习惯,保证足够的睡眠。让患者每日进行适量的户外活动,同样有利于机体的康复。

四、护理评价

通过积极的治疗,观察患者是否达到以下的标准。

(1)按照化疗原则遵医嘱服药。

(2)科学膳食、规律生活。

(3)病灶消退,肺功能正常,无并发症发生。

(4)停止治疗前能恢复正常的活动。

(5)有良好的心理状态,正确面对疾病。

(6)采取预防传播的方法。

第二节 耐药结核病的护理

一、护理评估

(一)健康史

耐药结核病的产生原因如下。

1.不合理化疗

不合理化疗,如对有初始耐异烟肼或利福平的新发涂阳患者,在强化期仅给 2~3 种药物,造成强化期不强。强化期一般至少要有 2 种敏感的杀菌药物,加上 1~2 种抑菌药物,才能发挥有效的杀菌作用。又如对治疗失败者增加 1 种其他药物,或对复发病例重新单一加药,结果造成单药化疗,极易产生耐药性。

2.化疗管理不善

化疗过程中,未实施督导管理,特别是在强化期,患者依从性差,造成不规则服药,中断治疗,随意更改方案,甚至未满疗程而过早停药。这是产生耐药性的常见且重要的原因。

3.药品供应问题

贫困患者由于经济上的原因或缺乏社会保障而不能获得所需要的全部抗结核病药物;抗结核药由于管理上的失误,或发展中国家经费有限等原因而致短缺频繁或长期缺货,以及药品质量致药物生物利用度差,影响疗效。

4.耐药结核的多发人群

耐药结核的多发人群:①复治失败患者或慢性患者;②耐药结核病患者接触者;③初治失败;④短程化疗2或3个月末痰菌仍阳性患者;⑤复发或复治患者;⑥暴露于耐药结核病暴发或流行地区者;⑦耐药结核病高流行地区;⑧服用质量差或质量不明抗结核药物史者。

对以上患者均应行痰的结核杆菌培养及药物敏感试验,明确是否为耐药结核病患者。

(二)身体状况

1.全身性结核病中毒症状

全身性结核病中毒症状最主要表现是发热和盗汗,最早期的症状是困倦和乏力,最普遍的症状是食欲缺乏、体质量减轻。女性患者还可能出现月经不调、自主神经功能紊乱等表现。少数急性发展的肺结核可能出现高热等急性发病症状。

2.呼吸系统症状

呼吸系统症状最主要的表现是不同程度的咳嗽、咳痰或伴有不同程度的咯血。次要症状是间断反复"感冒"或胸部隐痛,呼吸困难,胸痛常与病变牵扯胸膜有关。呼吸困难在病变广泛或伴有胸腔积液、自发性气胸等情况时出现。

(三)辅助检查

判断结核病患者是否耐药,需要进行痰或胸腔积液、脑脊液、尿液等体液的结核杆菌培养及药物敏感试验,如体外试验结果证实对一种或多种抗结核药耐药即可诊断为耐药结核病。如果培养阴性,无法获得细菌学耐药结果,根据临床表现及影像学等检查结果可综合判断是否治疗有效及有无耐药可能,并酌情按照耐药方案进行治疗。

(四)心理—社会状况

耐药结核病是一种慢性传染病,病死率高,故一旦患了结核病,患者就认为是患了不治之症,会出现紧张、恐惧、焦虑的心理,常担心疾病是否可以治好、治疗需多长时间和治疗费用等问题,且因活动期具有传染性,常需要隔离治疗,易产生焦虑、抑郁、孤寂和被人嫌弃感及自卑、多疑心理;而不良的精神、心理因素又影响疾病的治疗和康复。因此,应根据患者的性格特征进行心理护理,教会患者保持情绪稳定,不可有悲观情绪,让患者保持乐观、积极的心理,增强战胜疾病的信心。家庭成员应注意患者的心理变化,尽量为患者创造一个温馨、轻松的家庭氛围,与患者一起多了解结核病的防治知识,使其保持积极的生活态度和良好的心理状态。

二、常见护理诊断/问题

1.低效性呼吸形态

低效性呼吸形态与痰多或咯血有关。

2.有窒息的危险

窒息与大咯血有关。

3.营养失调

低于机体需要量,与结核病消耗增加、摄入不足有关。

4.焦虑

焦虑与疾病病程长有关。

5.恐惧

恐惧与咯血或疾病恶化有关。

6.知识缺乏

知识缺乏与医疗知识的复杂性有关。

7.遵守治疗方案无效

遵守治疗方案无效与长期化疗及药物的不良反应有关。

8.娱乐活动缺乏

娱乐活动缺乏与病程长、疾病有传染性有关。

三、护理措施

(一)一般护理

1.做好消毒、隔离工作

做好耐药结核病患者与其他患者、医务人员和工作人员的隔离工作,以防止耐药结核病在医院内传播。告知患者不能随地吐痰,可将痰吐于纸上回收焚烧处理,咳嗽、打喷嚏时要遮住口鼻,减少耐药结核菌的传播。家属与患者接触不可避免,易感性高,如感染耐药结核杆菌,要让家属掌握消毒隔离方法,保护易感人群。

2.床位安排

根据痰检结果,将痰菌阳性患者通过调换床位,集中安置在一定区域;对耐药结核病患者,安排在病房下风侧,通过卫生宣教,督促其戴口罩、不相互串病房,以减少交叉感染。

3.饮食指导

耐药肺结核是一种慢性消耗性疾病,丰富的营养对疾病的恢复起着重要作用,应鼓励患者进高蛋白、高热量、高维生素的饮食,如牛奶、豆浆、鸡蛋、瘦肉、蔬菜水果等。饮食应当尽量多样化,不吃刺激性强的食物。

4.休息、活动指导

保持充足的睡眠,进行适宜的活动锻炼。咯血者应卧床休息,待症状明显改善后进行活动,活动量应根据患者的病情而定。

(二)病情观察

严密观察患者的生命体征及病情变化。由于患者长期用药,注意观察有无巩膜及皮肤的黄染,若出现不良反应应及时向医生报告予以对症处理。

(三)用药护理

(1)耐药结核病的治疗同样应坚持早期、联合、适量、规律、全程的原则,要向患者宣传不规则治疗的危害性及对预后的影响,使患者在治疗中能积极主动地接受治疗、配合治疗、规则治疗、完成治疗。嘱患者及其家属切记规范服药和谨遵医嘱,做到按时、按量,不自行增、减药量和药物种类,不能漏服。

(2)对年龄偏大或记忆力减退的患者,应让家属全面了解所用药物的治疗作用及不良反应,以做好监督工作。

(3)由于临床患者对抗结核药的耐受性和肝肾功能情况不同及耐药结核病患者的存在,因此,治疗方案应个体化,要注意观察药物的不良反应,确保合理化疗的完成及提高耐药结核病痰菌阴转率。

(四)对症护理

1.咯血的护理

嘱患者卧床休息,避免下床活动而诱发咯血加重。患者应该患侧卧位,有咯血时,嘱患者尽量咳出,以避免吸入和误吸。饮食以清淡易消化、温冷的食物为主。患者要保持大便通畅,向其交代咯血注意事项,缓解患者紧张情绪。观察患者生命体征及记录咯血量,观察有无胸闷、胸痛、呼吸困难症状。

2.促进排痰

除按医嘱用祛痰药外,还应采取协助患者排痰措施。①指导患者有效咳嗽:适用于神志清醒、尚能咳嗽的患者。患者取舒适体位,先行5～6次深呼吸,然后于深吸气末保持张口状,连续咳嗽数次使痰到咽部附近,再用力咳嗽将痰排出;或患者取坐位,两腿上置一枕顶住腹部,咳嗽时身体前倾,头、颈屈曲,张口咳嗽将痰液排出。嘱患者取侧卧屈膝位,有利于膈肌、腹肌收缩和增加腹压,并经常变换体位有利于痰液咳出。②拍背与胸壁震荡:适用于长期卧床、排痰无力的患者。患者取侧卧位,医护人员指关节微屈,手呈扶碗状,从肺底由外向内、由下向上轻拍胸壁震动气道,边拍边鼓励患者咳嗽,以利于痰液排出;或指导患者双侧前臂屈曲,两手掌置于锁骨下,咳嗽时以上前臂同时叩击前胸及侧胸壁,振动气管分泌物,以增加咳嗽、排痰效率。③吸入疗法:分湿化和雾化治疗法,适于痰液黏稠和排痰困难者。湿化治疗法是通过湿化器装置,将水或溶液蒸发成水蒸气或小水滴,以提高吸入气体的湿度,达到湿润气道黏膜、稀释痰液的目的。雾化治疗法常用超声发生器薄膜的高频震荡,使液体成为雾滴,其高密度而均匀的气雾颗粒能到达末梢气道,排痰效果好。若在雾化液中加入某些药物如痰溶解剂、平喘药、抗生素等,排痰、平喘、消炎的效果更佳。④体位引流:是利用重力作用使肺、支气管内分泌物排出体外。适用于痰液量较多、呼吸功能尚好者,根据患者病灶部位,采取相应的体位,使痰液潴留部位高于主支气管,同时辅以拍背,以便借助重力使痰液流出。⑤机械吸痰:适用于痰量较多、排痰困难、咳嗽反射弱的患者,尤其是昏迷患者行气管插管或气管切开时,可预防窒息。

(五)饮食指导

(1)结核病患者应给予高蛋白和热量。结核病的任何症状都会使组织蛋白和热能严重消耗,因此在食物蛋白质和热量的供应上,都要高于正常人,以奶类、蛋类、动物内脏、鱼虾、瘦肉、豆制品等食物作为蛋白质的来源。牛奶中含酪蛋白及钙质较丰富,是结核病患者较为理想的营养食品。热量供给量以维持患者正常体质量为原则,糖类主食可按热量满足供给,不必加以限制,但脂肪不宜多吃,以免引起消化不良和肥胖。同时多食新鲜蔬菜、水果。维生素和无机盐对结核病康复促进作用很大。其中维生素 A,有增强身体抗病能力的作用;B族维生素和维生素 C 可提高体内各代谢过程,增进食欲;如有反复咯血的患者,还应增加铁质供应,多吃绿叶蔬菜、水果及杂粮,可补充多种维生素和矿物质。

(2)对因抗结核药物不良反应致药物性肝病患者,指导其应避免进食过高热量的食品,如煎、炸食物、巧克力等,以防肝脂肪变性,妨碍肝细胞的修复。进食量少的患者则给予静脉补充适量清蛋白、氨基酸、葡萄糖和维生素。同时嘱患者戒烟、戒酒,合理安排休息,避免劳累。

(六)心理护理

耐药肺结核患者因活动期具有传染性,常需隔离治疗,易产生焦虑、抑郁、被人嫌弃感及自卑、多疑心理,且治疗疗程长,部分患者疗效不佳,常担心疾病预后、治疗费用等问题,而不良的精神、心理因素又影响疾病的治疗和康复。因此,应根据患者的性格特征进行心理护理,让患者保持乐观、积极的心理,增强战胜疾病的信心。嘱家庭成员注意患者的心理变化,尽量为患者创造一个温馨、轻松的家庭氛围,与患者一起多了解结核病的防治知识,使其保持积极的生活态度和良好的心理状态。

(七)健康指导

1.公共卫生指导

结核病是呼吸道传染病,在痰菌结果阴转之前一定要注意与家人及周围人群的适当隔离;不要随地吐痰,吐痰入盂(痰盂内放石灰水或消毒液),不要对着别人咳嗽,咳嗽时可用餐巾纸捂嘴,然后将纸烧掉,每次吐痰后应当漱口,应当用公筷,碗筷餐具用水煮沸至少 5 min 可杀死结核菌,面巾和耐热的衣服可用开水烫,不耐热的衣服、书籍应在阳光下暴晒 6 h。

2.药物治疗指导

坚持按医生制订的化疗方案治疗,服从医护人员的管理,树立坚定信心,充分与医生配合,完成规定的疗程是治好结核病的关键。

3.结核病的督导

耐多药结核病不同于一般的结核病,疗程长达 24 个月甚至更长,每天要按时服药,服药期间如果出现不良反应,应及时与督导医生沟通,不要随便自行停药,要定期复查胸部 X 线片和肝肾功能,如果出现肝功能异常,应及时保肝治疗。

四、护理评价

通过积极的治疗,观察患者是否达到以下标准。

(1)按照化疗原则遵医嘱服药。

(2)科学膳食、规律生活。

(3)有良好的心理状态,正确面对疾病。

(4)积极采取预防传播的方法。

第三节 结核性胸膜炎的护理

一、护理评估

(一)健康史

结核性胸膜炎是结核分支杆菌及其代谢产物进入处于高敏状态的胸膜腔引起的胸膜炎

症。依照临床经过和病理表现可分为结核性干性胸膜炎、结核性渗出性胸膜炎和结核性脓胸。

(1)结核分支杆菌、肺炎球菌、金黄色葡萄球菌、链球菌等感染病史。

(2)肺癌、胸膜间皮瘤、淋巴瘤及胸外转移癌等肿瘤病史。

(3)系统性红斑狼疮、风湿病等免疫性疾病病史。

(4)肺梗死、胸部挫伤及食管破裂等伤病史。

(二)身体状况

1.症状

①发热:表现不一,发病缓慢的胸膜炎可无发热,而干性胸膜炎,从发病至引起胸膜腔产生渗液后,以及一般性渗出胸膜炎和包裹性胸膜炎,都可出现发热。热型包括不规则热、弛张热、稽留热,有的体温达 39 ℃～40 ℃,这种患者随着抗结核药物及激素类药物的使用,以及胸腹腔抽液后,体温会逐渐下降,短者 3～5 d 即可达到正常。②胸痛:病变累及胸膜壁层时有胸壁刺痛,并随呼吸和咳嗽而加重。③咳嗽、咳痰:多为干咳或有少量白色黏液痰。有空洞形成时,痰液增多;合并细菌感染时,痰呈脓性且痰量增多;合并厌氧菌感染时有大量脓臭痰;合并支气管结核表现为刺激性咳嗽。④呼吸困难:多见于干酪样肺炎和大量胸腔积液患者,也可见于纤维空洞型肺结核、自发性气胸的患者,可并发肺源性心脏病、呼吸衰竭和心力衰竭。

2.体征

结核性胸膜炎患者的体征因胸膜腔内渗出液的有无、多少、部位,以及胸膜粘连和胸膜肥厚的情况不同而有很大差异,具体如下。

(1)干性胸膜炎。干性胸膜炎或渗出性胸膜炎在有渗出液之前,物理诊查时可发现患者呈紧张状态。患者常固定于某一特殊体位以减轻胸痛。多卧于患侧,压迫患侧胸部,减少胸壁运动时的胸膜摩擦,以使胸痛减轻。也有少数患者卧于健侧,或取坐位,或取前弯位。有时亦可见患者用手紧压患侧的胸壁,用以自行限制呼吸时的胸廓运动,借以减轻胸痛。干性胸膜炎时最重要的体征是在听诊时可闻及到胸膜摩擦音。此外,在胸部听诊时有患病部位呼吸音减弱,此种情况与患病部位受限有关。

(2)一般性渗出性胸膜炎。①少量积液:胸膜腔渗出液少于 500 mL 时仅靠物理检查不易证明积液的存在。如果胸腔积液超过 500 mL,则在患侧肺底部可以出现叩诊浊音以至实音。肺底呼吸音减弱,语颤减弱至消失。②中等量积液:液体量较多时肺底受胸腔积液推移而向上方,并且受到胸腔积液的压迫。③大量积液:渗出液逐渐增多,可由中等量积液变为大量积液,积液可以几乎或完全占据一侧胸壁腔。大量积液时可出现患侧胸廓明显膨隆饱满、肋间隙增宽较显著、肋骨变得平直、触诊语颤消失、叩诊全患侧或绝大部分出现实音、邻近器官移位、气管可向健侧移位。

(三)辅助检查

1.X线检查

①少量胸腔积液,患侧肋膈角变钝或消失;②中等量积液,呈内低外高的弧形阴影;③大量积液,整个患侧胸部呈致密阴影,气管和纵隔推向健侧;积液时常遮盖肺内原发病灶;④胸部CT 有助于病因诊断。

2.超声检查

超声检查常用于估计胸腔积液的量和深度,协助胸腔穿刺术穿刺点的定位。患处可见低回声区。此项检查设备简单,可移动,重症患者可在床边操作;诊断率高(92%以上),能查出

100 mL以下的胸腔积液；能鉴别积液、胸膜增厚及肺内病变；可了解到积液范围并可为胸腔穿刺定位。

3.结核菌素纯蛋白衍生物（PPD）皮试

PPD皮试阳性表示对结核杆菌具有敏感性，反应越强，受到结核杆菌感染的可能性越大。通常硬结直径＞15 mm或有水疱，认为是新近受到感染。可以帮助诊断有无结核病感染。

4.胸腔积液检查

胸腔积液检查可鉴别漏出液和渗出液，有助于病因诊断，并可做为一种治疗方法。结核性渗出性胸腔积液一般为浆液性，草黄色，透明，偶见血性或化脓性，含大量纤维蛋白，放置后易形成胶胨样凝块。常规和生化检查示比重1.018以上，镜检白细胞$100 \sim 10\ 000/mm^3$（$0.1 \sim 10$）$\times 10^9$/L，早期以中性粒细胞为主，后期以单核细胞为主。间皮细胞＜5%。蛋白定量$25 \sim 30$ g/L或以上。胸腔积液离心沉淀后做涂片检查结核杆菌的阳性率不高，有时结核杆菌培养可获阳性结果，阳性率约30%。近年来胸腔积液测定pH，结核性胸腔积液多＜7.30。除了脓胸，腺苷酸脱氨酶值明显高于其他原因所致的胸腔积液（＞45 U/mL）。溶菌酶测定值明显升高，溶菌酶＞80 μg/mL，多为结核性胸膜炎。

5.胸膜活检

胸膜活检发现结核性肉芽肿或干酪样坏死可确诊结核性胸膜炎，阳性率为71%～88%，胸膜活检标本的结核分支杆菌培养阳性率约为70%，有助于诊断。

（四）心理—社会状况

结核性胸膜炎患者因不能与亲友密切接触，易产生悲观情绪。恶性胸腔积液患者，因胸腔积液产生快，疗效差，预后不良，易产生烦躁、焦虑及恐惧等心理，甚至失去治疗信心。

二、常见护理诊断/问题

1.气体交换受损

气体交换受损与肺组织受压不能充分扩张、气体交换面积减少有关。

2.急性疼痛、胸痛

急性疼痛、胸痛与胸膜摩擦和胸腔穿刺术有关。

3.营养失调

低于机体需要量，与结核病消耗增加、摄入不足有关。

4.焦虑

焦虑与疾病病程长有关。

5.知识缺乏

知识缺乏与医疗知识的复杂性有关。

6.遵守治疗方案无效

遵守治疗方案无效与长期化疗及药物的不良反应有关。

7.娱乐活动缺乏

娱乐活动缺乏与病程长、疾病有传染性有关。

8.潜在并发症

潜在并发症包括自发性气胸、脓气胸、肺气肿、继发性支气管扩张和肺源性心脏病。

三、护理措施

(一)一般护理

1.体位

取半卧位或患侧卧位,半卧位有利于呼吸,患侧卧位有利于缓解疼痛。

2.休息

大量胸腔积液致呼吸困难或发热者,应卧床休息。胸腔积液消失后继续休息 2~3 个月,避免过度劳累。

3.活动与锻炼

待体温恢复正常,胸腔积液抽吸或吸收后,鼓励患者逐渐下床活动,增加肺活量。

4.用药护理

①抗结核治疗必须遵循"早期、联合、适量、规律、全程"的治疗原则,鼓励患者按时、按量服用药物,禁止自行停药、减药。服用药物同时出现不良反应应及时就医或向医师咨询,必要时由医生进行方案调整。②糖皮质激素治疗:糖皮质激素可减少机体的变态反应及炎症反应,改善结核中毒症状,加速胸腔积液吸收,减少胸膜粘连或胸膜增厚等后遗症。但有一定不良反应或导致结核病播散,故应慎重掌握适应证。急性结核性渗出性胸膜炎全身毒性症状严重。有大量积液,在有效抗结核治疗的前提下,可加用糖皮质激素,通常用泼尼松或泼尼松龙 25~30 mg/d。待体温正常、全身毒性症状减轻消退、胸腔积液明显减少时,应逐渐减量以至停用。每周减少 2.5~5.0 mg,停药速度不宜过快,否则易出现反跳现象,一般疗程为 4~6 周。③对慢性结核性胸膜炎有脓胸倾向及包裹性胸腔积液者可进行胸腔给药治疗。抽出胸腔积液后可注入药物,拔出穿刺针后用无菌纱布覆盖,轻压穿刺点,嘱患者稍活动,以便药物在胸腔内混匀。密切观察注入药物后的反应,如发热、胸痛等。

(二)病情观察

(1)观察患者有无呼吸困难、胸痛、咳嗽及发热等。

(2)监测动脉血气分析。

(3)胸腔穿刺抽液术后患者,应密切观察其呼吸、脉搏、血压的变化,注意穿刺部位有无渗血或液体渗出。

(三)对症护理

1.胸痛的护理

协助患者采取舒适卧位。采用放松疗法:教会患者自我放松技巧,如缓慢深呼吸、全身肌肉放松,听音乐、广播或看书、看报,以分散其注意力,减轻疼痛。如疼痛剧烈时可遵医嘱给予镇痛药。

2.呼吸困难的护理

患者呼吸困难明显者,应取舒适体位,如抬高床头、半坐位或端坐位等,有利于减轻呼吸困难。卧床时应取患侧卧位。必要时遵医嘱给予鼻导管吸氧,做好氧气装置的消毒工作,保持鼻导管通畅及鼻孔清洁。经常巡视病房,及时听取患者主诉,观察呼吸频率、深度及呼吸困难的程度。

3.高热护理

当患者有高热、寒战时,注意保暖,及时添加被褥,给予热水袋时防止烫伤。高热时采用酒精擦浴,冰袋、冰帽进行物理降温,预防惊厥。患者出汗时,及时协助擦汗、更衣,并避免其受凉。

4.胸膜腔穿刺的护理

在进行常规胸膜腔穿刺及进行中心静脉导管留置胸膜腔的手术前做好心理安慰和解释,消除患者的恐惧、紧张,诱发类"胸膜反应"影响穿刺的进行,同时检查患者的血压、脉搏、心率、呼吸及精神状况并做好记录。穿刺过程中严密监视患者的精神状况、呼吸、脉搏,及早发现"胸膜反应"先兆并及时通知医生进行处理。穿刺操作完成后告知患者注意休息,避免穿刺部位局部感染,防止导管滑脱引起感染。经过导管帽抽液、注射药物前后进行导管帽更换或者严密消毒后用无菌纱布块包裹导管帽。拔管后 12 h 内严密监测患者生命体征,防止感染的发生,一旦感染,及早处理。

(四)饮食指导

给予患者高蛋白、高热量、高维生素、清淡易消化的饮食,少量多餐,应鼓励患者进高蛋白、高热量、高维生素的饮食,如牛奶、豆浆、鸡蛋、瘦肉、蔬菜、水果等。饮食应当尽量多样化,不吃刺激性强的食物。

(五)心理护理

(1)评估心理状态,根据患者年龄、职业、文化、性格等情况,做出相应的心理疏导。

(2)多与患者沟通,建立良好的护患关系,尽量解答患者提出的问题,使其正确认识和对待疾病。

(3)鼓励患者及其家属共同参与疾病的治疗和护理过程,监督并督促患者保持良好心态,以增强治疗的信心。

(4)帮助建立良好的社会支持网,使患者感受到家人、朋友的关爱,保持积极乐观的情绪与疾病斗争。

(六)健康指导

1.疾病知识指导

向患者及其家属解释病情,指出原发病治疗和对症治疗的重要性和必要性,提高治疗依从性。

2.用药指导

针对病因,指导患者遵医嘱用药,介绍药物剂量、用法及不良反应。对结核性胸膜炎患者,需特别强调抗结核治疗的重要性,坚持有规律长期服药,不可自行停药,嘱患者定期检查肝功能和复查胸部 X 线片。

3.生活指导

指导患者合理安排休息与活动,避免过度劳累,预防呼吸道感染。向患者及其家属讲解加强营养对疾病康复的重要性,嘱患者进食高热量、高蛋白及富含维生素的食物,促进组织修复,增强抵抗力。督促和指导患者每天进行缓慢的腹式呼吸。

四、护理评价

通过积极的治疗,观察患者是否达到以下标准。

(1)按照化疗原则遵医嘱服药。

(2)科学膳食、规律生活。

（3）病灶消退，肺功能正常，无并发症发生。

（4）停止治疗前能恢复正常的活动。

（5）有良好的心理状态，正确面对疾病。

（6）采取预防病菌传播的方法。

第四节　结核性脑膜炎的护理

一、护理评估

结核性脑膜炎是一种严重的继发性结核病，继发于身体其他部位的结核病灶。绝大部分原发病早期分布在肺部和气管、支气管淋巴结，也可以是肠系膜淋巴结及泌尿生殖器的结核或骨结核。

这些病灶中的结核杆菌通过病灶内或附近的破损的微血管进入血流引起菌血症，若进入中枢神经系统则有机会引起结核性脑膜炎。

（一）健康史

（1）既往的生活习惯，如饮食、休息情况；嗜好，如吸烟、饮酒等；家族史，有无结核病接触史，既往是否患有结核病等。

（2）小儿近期患有麻疹、百日咳、流感或其他传染病，患儿可以惊厥为首发症状。

（3）老年患者也可以偏瘫、单瘫为主诉症状。

（二）身体状况

（1）早期患者有发热、食欲减退、消瘦、乏力、盗汗等，可有畏光、易激动、便秘、尿潴留。

（2）中期脑膜刺激征明显，表现为头痛、恶心、呕吐、颈强直等。当颅内压增高时，可出现剧烈头痛、喷射性呕吐、视盘水肿、意识障碍等；还可出现单瘫、偏瘫、癫痫、四肢及手足徐动、震颤等脑实质损害的症状，以及胸痛、腹痛、双下肢肌力弱，尿潴留、尿失禁、粪便秘结、排便失禁等脊髓受损症状。

（3）晚期严重颅内压增高可能导致脑疝。早期临床表现为瞳孔不等大、呼吸加深、加快或有不规则，血压升高、意识障碍加深可进入昏迷。

（三）心理—社会状况

结核性脑膜炎患者病情危重、病程长，治疗费用高，思想压力大，常表现为急躁、意志消沉、恐惧不安、多疑多虑，缺少治愈疾病的信心。

二、常见护理诊断/问题

1.疼痛

头痛与脑膜刺激征有关。

2.体温过高

体温过高与结核菌感染有关。

3.营养失调

营养失调（低于机体需要量）是由于发热、长期疾病消耗所致。

4.有皮肤完整性受损的危险

皮肤完整性受损与长期卧床、排泄物刺激有关。

5.有感染的危险

感染与免疫力下降有关。

6.焦虑

焦虑与病情危重、预后差有关。

7.有窒息的危险

窒息与脑膜刺激征、意识障碍有关。

8.潜在并发症

潜在并发症：颅内高压、脑疝。

三、护理措施

（一）一般护理

1.意识的观察

患者意识状态及变化同结核性脑膜炎的轻重密切相关，在护理中可通过问答、呼吸及压眶反射、瞳孔角膜、吞咽咳嗽等反应来判断患者的意识程度。观察瞳孔变化：瞳孔是否等大等圆，对光反应是否灵敏，如发现患者出现瞳孔不等大、肢体瘫痪、抽搐等，应立即报告医师，及时抢救。

2.生命体征观察

体温、脉搏、呼吸、血压等变化也能反映结核性脑膜炎的病情变化。①体温：低热是结核性脑膜炎的重要症状，在治疗过程中要特别注意，如体温逐渐并持续升高，可能有并发症发生，应及时通知医师调整治疗方案，并及时为患者采取物理方法降温。②呼吸：要特别注意保持患者呼吸道的通畅，对于分泌物较多的患者，应随时用吸痰器吸出，并将头偏向一侧。做好口腔护理，按医嘱给予患者吸氧，必要时可行气管插管或气管切开。③其他：随时观察患者脉搏的快慢、节律、强弱及血压的变化，注意观察其排泄物和呕吐物，必要时按医嘱记录 24 h 出入量。如出现血压升高、脉搏缓慢、呼吸深快，提示有颅内压升高，为脑疝早期表现，应报告医师，采取措施。

3.体位的护理

患者宜安静卧床。避免多次翻动患者颈部及突然改变其体位，可将患者的床头抬高15°～30°，以减轻其头部充血，降低颅内压。昏迷患者应取平卧位，头偏向一侧，以免痰或呕吐物吸入气管，同时应勤为患者翻身，及时更换被汗或冰敷物浸湿的衣裤、床单、被套，保持皮肤清洁。大便失禁者应及时清洗，注意肛周皮肤的护理。留置导尿者应进行会阴护理，避免出现泌尿系统感染。一般情况下，在脑膜刺激症状消失，脑脊液明显好转后，患者方可逐渐起床活动。腰穿术后，及时用温水擦净患者身上的消毒剂和血迹，为患者穿好衣服，盖好被子，注意询问患者有何不适，嘱患者去枕平卧 4～6 h。

4.病室环境

卧床休息，保持病室清洁、安静，室内光线宜暗，保持患者情绪稳定，勿过于激动。减少探视,将操作集中安排,避免经常打扰患者。注意室内空气流通。

5.皮肤护理

结核性脑膜炎患者需要特别注意皮肤清洁干燥。保持床铺清洁平整,及时更换尿湿的衣裤、床单,每 2 h 翻身 1 次,每日用温水清洗皮肤 1~2 次,按摩受压部位,防止压疮发生。

6.口腔护理

因抗生素、激素的应用易发生口腔真菌双重感染,应鼓励患者勤漱口,对有意识障碍者每日进行口腔护理,早、晚各 1 次。

(二)症状护理

1.头痛护理

观察患者头痛的性质、程度、部位、持续时间及频率。向患者及其家属解释头痛发生的原因,让患者心情放松,减轻因头痛引起的负面情绪。多与患者交流,特别是疼痛时应做好患者安抚工作,嘱患者深呼吸、听轻音乐等,以转移患者的注意力,减轻疼痛。

2.颅内高压的护理

脱水疗法是治疗颅内高压的重要手段,常用 20%的甘露醇静脉滴注,应用时速度要快,确保 250 mL 甘露醇在 30 min 内滴完,否则影响脱水的效果。同时要注意观察有无低钾血症。

3.发热的护理

定期测量患者体温,出现体温升高,应立即报告医师,给予处理。对于出汗较多患者协助其饮水,并加强房间通风,防止继发感染。及时更换床单、衣服等,防止皮肤感染发生。

4.腰椎穿刺的护理

腰椎穿刺是诊断和治疗结核性脑膜炎的重要手段之一,进行腰椎穿刺可化验脑脊液协助诊断、检测颅内压的高低等。腰椎穿刺前做好解释工作,向患者说明腰穿的重要性和必要性、操作方法、操作中可能出现的情况,以及如何配合,使患者消除紧张情绪。穿刺中密切观察患者面色、意识、瞳孔及生命体征的变化,发现异常立即停止操作协助抢救,术后嘱其去枕平卧 6~8 h。

5.脑室引流的护理

行脑室引流必须在无菌条件下进行操作,连接无菌引流瓶,并将引流瓶妥善固定,保持引流管通畅,无扭曲受压,观察引流液的量、色、质并准确记录:①固定与观察:保持引流管通畅,防止管道扭曲、折叠、堵塞,将引流管固定于枕旁床头或不低于床头 10~20 cm 高度,活动长度适宜。可将导管沿脊柱侧向头部方向延长固定,从肩侧伸出固定于床旁输液架上,这样既可防止引流管打折,方便患者翻身,又可远离肛周而减少污染的机会。引流管口必须高于腰椎管水平 3~4 cm,引流袋低于椎管水平。患者翻身或躁动时常可致引流管脱落或不通畅,每次巡视时,仔细检查引流管有无弯曲、受压、折叠等现象。在搬动患者或转运的途中应先关闭引流管,以免引起脑脊液逆流。对烦躁不安的患者,应给予适当的镇静或约束,以免引流管被牵拉及脱出。②观察引流量、色、质和速度:一般成人每日可产生脑脊液约 500 mL,应严格控制引流量。要严格根据病情控制流速,一般为每分钟 2~4 滴,每小时引流量约 12 mL,每日引流量 150~320 mL。当患者改变体位时,重新调节引流管口高度,使颅内压维持在正常水平。同时观察引流液的量和颜色,如脑脊液由清亮变混浊、有沉淀物或出现鲜红色脑脊液时,及时报告医师予以处理。在观察引流液的同时并注意瞳孔的变化。如有颅内压增高症状,如头痛、呕吐等应立即检查引流管是否通畅,并把引流袋位置放低。当患者发热、意识障碍加重及时留取引流液标本做细菌培养。拔管时夹紧引流管,以防止引流液逆流入脑室,引起逆行感染。③预防感染:每日对病房进行紫外线空气消毒 2 次,每次 1 h,引流装置应严格无菌,每日在引流管穿刺处滴 75% 酒精 3~5 滴,每日 3 次,并保持局部清洁干燥。每天更换引流袋。定时挤压引流管,翻身及搬动患者夹闭引流管,防止引流液反流入颅内。更换引流袋及放液时要严格执行无菌技术操作,随时观察引流创口皮肤是否有红肿等异常情况,必要时可取引流液做细菌培养和药敏试验。行 CT 检查或搬运患者时,要将引流回路临时夹紧,防止脑脊液反流。

6.防止导管脱落、导管堵塞

加强巡视和陪护人员宣教,告知患者家属保持引流管的有效固定,防止导管扭曲折叠,协助患者直线翻身活动时动作缓慢,如患者神志不清、烦躁、躁动明显,可遵医嘱适当给予镇静药。如发现引流不畅、不滴、引流液过少、伴有血块等,及时给予少量生理盐水冲洗引流管,保持引流通畅。

7.防止低颅内压症

如患者在抬高床头或坐、立时头痛加重,应予放低床头及减慢引流速度处理后,头痛得到缓解,应考虑颅内低压综合征,排除是否因引流过快,引流液过多导致。告诫患者及其家属不要擅自调节滴速,勿擅自抬高床头,如需抬高床头,须在护理人员协同下同时调整引流瓶高度和引流液滴速,以免引流过快过多导致颅内压过低。

8.防止脑脊液伤口漏感染

如发现患者穿刺处敷料伴有潮湿渗出,或伴有体温升高,引流液由澄清转为混浊,均应考虑是否是由于脑脊液伤口漏引起的逆行感染,控制引流液的释放速度,减少漏口炎症刺激,每日换药保持局部敷料清洁,必要时及时拔除导管。

(三)用药护理

(1)抗结核药物是治疗结核性脑膜炎的关键,应遵循早期、联合、适量、规律、全程的原则。常应用链霉素、异烟肼、利福平、吡嗪酰胺四联抗结核病治疗。抗结核药物治疗的疗程较长,易发生不良反应,常在治疗初 2 个月内发生,对机体影响较人,有些反应如蜗神经损害是不可逆转的,应密切观察、谨防发生。异烟肼可引起周围神经损害及肝损害,利福平可损害肝,链霉素可引起蜗神经损害及肾损害,吡嗪酰胺可引起高尿酸血症和肝功能损害。一旦发生上述不良反应,及时与医师联系,采取调整药物及其他必要处理。

(2)结核性脑膜炎常用的脱水药为高渗脱水药和利尿药,所以,首先要保持静脉通道的通畅,准确记录 24 h 出入量。目前,常用的脱水药为 20% 甘露醇,滴速以 10 mL/min 为宜(250 mL,20~30 min 滴完),使药物在血中迅速达到所需浓度起到脱水作用。超过 30 min,甘露醇易氧化成葡萄糖药物作用失效。①输液前仔细观察甘露醇注射液的透明度。20% 甘露醇注射液为饱和溶液,室温 20 ℃~30 ℃ 贮存时不会析出结晶,若温度过低则析出结晶。除温度因素外,不溶性异物、微粒是诱发甘露醇注射液析出结晶的又一主要因素。不能使带细小结晶的甘露醇注射液输入静脉,否则会出现异物栓塞静脉而引起反应。发现有结晶时,可将甘露醇注射液置于 80 ℃ 左右热水内加热,摇至溶解,静置 1 h 后再观察透明度,对于仍有结晶者,作为不合格制剂,禁止使用。②穿刺血管的选择:输入甘露醇前应先评估血管,尽量选择使用少、弹性好且较粗的静脉,穿刺时避免同一部位、长时间、多次穿刺。研究表明,甘露醇静脉注射 3 次后即可引起明显的静脉损伤,出现血管壁损害、血管周围出血、血管内淤血、炎性细胞浸润和纤维组织增生等病理改变,这是甘露醇外渗的病理学基础。滴注甘露醇应由远心端向近心端选择穿刺,2 个穿刺点距离>1.5 cm,这样因血管阻力相对较低,既保证了药液能尽快输入而提高疗效,也可减低药液在局部静脉停留时间,减少对血管壁的损害,降低外渗的风险。对神志不清、躁动不安的患者,要避免在近关节处穿刺,以防在活动时发生外渗。此外,要提高一次性穿刺成功率,可采用套管针输注甘露醇,减少对血管刺激,同时减少穿刺次数,并减少对患者浅静脉的破坏。③输入甘露醇时要加强巡视,尤其对高龄、昏迷、瘫痪、语言障碍影响沟通的患者,要密切观察输液是否通畅、穿刺处周围皮肤有无肿胀和渗出等,向清醒患者及陪护人员介绍甘露醇外渗的危害性,取得主动配合,以期早发现、早处理。若发现输液部位有可疑渗出,即使回血良好,也应停止在该处继续滴注甘露醇,局部予以妥善处理。输注结束时应用生理盐水冲净管内剩余药液,拔针前先关闭调节器再拔针头,局部压迫 3 min,预防血液外渗。并指导患者或家属对四肢及末梢血管经常轻轻按摩,揉搓手背、足背,局部热敷等,以改善血液循环和血管弹性。④甘露醇药液外渗的处理:甘露醇输注过程中出现穿刺周围皮肤红、肿、胀痛,提示药液外渗,应立即停止该处继续输液,抬高患肢,并根据不同损伤程度选择以下相应的治疗方法。

a.热敷和湿敷:热敷能促进外渗于组织的药液消散吸收,每次 30 min,每天 2 次。酒精具有催眠和消毒防腐的作用,兼有局部麻醉及止痛功效,可采用 75% 酒精或 50% 硫酸镁湿敷。

b.封闭疗法:此法可阻止药物与组织细胞结合。常用 0.25% 普鲁卡因或生理盐水局部封闭。

c.照射疗法:可用红外线照射 10 min 左右,使局部组织干燥;用浸有庆大霉素 8 万单位、山莨菪碱 10 mg 的纱布敷于外渗处,再用紫外线照射 20 min 左右,每天 2～3 次,可达到预防感染、抗感染、收敛、改善微循环的效果。

d.外科处理:对已经发生组织坏死的病例,应在坏死组织界限清楚后立即进行外科处理,既可缩短病程,又可减少继发性组织损害。

(3)使用激素的观察与护理:激素具有抗感染、抑制纤维组织增生、防止粘连、降低毛细血管通透性、减少渗出的作用,可有效降低颅内压,防止脑水肿的发生。使用激素用量过大或减量不合适、计量不准确就容易造成反跳现象,因此要严格遵医嘱给药,并嘱患者不能随意增药、减药,如患者出现不适,应及时报告医生进行处理。

(四)饮食指导

结核性脑膜炎是一种慢性消耗性疾病,护理人员需与患者交流说明加强营养对疾病的恢复很重要,有利于提高抵抗力,促进病灶愈合,增强机体抗病能力。指导家属尽量在患者平时饮食结构不变的基础上增加高热量、高蛋白、高维生素、易消化的食物,如牛奶、鸡蛋、鱼、虾、豆浆、排骨等,多吃新鲜蔬菜、水果,特别是香蕉、橘子、土豆等食物含钾量高,对患者的低钾状况改善有一定的食疗作用。忌食辛辣刺激性食物,保持排便通畅。

(五)心理护理

(1)由于结核性脑膜炎患者的病情重、病程长,治疗效果不明显,病情反复,对病情缺乏了解,担心疾病的预后,以及药物不良反应多等,患者易出现心理障碍。在治疗期间患者易产生急躁、恐惧、悲观失望等不良情绪,甚至濒死感、精神紧张,对治疗失去信心。因此,医护人员要主动热情地与患者交谈,耐心做好安慰解释工作,增强患者战胜疾病的信心,密切配合治疗。运用科学、通俗的语言向患者介绍有关结核性脑膜炎的治疗及护理,使其了解疾病的发生、发展和转归。多开导、体贴、关心患者。

（2）腰椎穿刺置管患者的护理：①神志清醒患者常有恐惧心理，术前应向患者及其家属说明治疗的目的和重要性。帮助患者克服心理障碍，以及讲明在操作过程中可能发生的不良反应，让患者家属做好思想准备，保持患者的平和心态，情绪稳定放松，术后应加强巡视，态度动作温柔，及时解答患者及其家属疑虑，更好地配合医务人员。②术后消除患者紧张、焦虑及恐惧心理。对患者进行耐心、正确的心理疏导，告诉患者手术方式及术后注意事项，正确对待疾病，鼓励患者树立战胜疾病的信心，消除思想顾虑，指导患者配合治疗和护理，以获得理想的手术效果。

（六）健康指导

（1）宣传结核病的知识，向患者及其家属解释病情，使其坚持正确服药，介绍服药方法、药物的剂量和不良反应；详细说明坚持规律用药、全程用药的重要性，以取得患者及其家属的主动配合。

（2）指导家属掌握肢体运动功能锻炼方法。

（3）指导患者合理安排生活，保证充足的睡眠和休息时间。注意营养搭配和饮食调理，增加机体抗病能力，以避免复发。

（4）嘱患者定期复查，便于了解病情变化，有利于治疗方案的调整。

四、护理评价

患者预后与病情的程度、入院时有无意识障碍、抗结核病治疗迟早及患者的年龄有关；通过积极的治疗，观察患者是否达到以下标准。

（1）临床症状体征完全消失，脑脊液的细胞数、蛋白、糖和氯化物恢复正常。

（2）按照化疗原则遵医嘱服药。

（3）科学膳食、规律生活。

（4）停止治疗前能恢复正常的活动。

（5）患者有良好的心理状态，正确面对疾病。

第五节　结核病合并艾滋病的护理

一、护理评估

（一）健康史

大部分结核病合并艾滋病（TB/HIV）患者是由于 HIV/AIDS 机体免疫力降低时，感染结核杆菌或原有结核杆菌潜伏感染发展为活动性结核病（先 HIV 后结核病）。少部分 TB/HIV 患者是由于结核病患者有高危行为而感染 HIV（先结核病后 HIV）。

（1）HIV/AIDS 患者有下列情况应考虑合并结核病：①PPD 反应阳性者；②不能用其他原因解释的长期发热、盗汗、食欲缺乏、倦怠或原因不明的头痛、嗜睡等；③肺部出现"非典型"异常阴影时；④肺部病变短期内变化不大或对正规抗生素治疗无效；⑤肺内或体表淋巴结肿大，对胸内淋巴结肿大应多考虑结核所致。

（2）结核病患者有下列情况应想到伴有 HIV/AIDS：①有与结核病不相符的症状，如鹅口疮、全身淋巴结明显肿大、淋巴细胞减少、呼吸困难等；②多发的肺外结核、肺结核进展很快并伴有血—淋巴播散；③反复并发其他条件致病菌感染如真菌、原虫等。

（二）心理—社会状况

患者一经确诊多有否认、敌对、焦虑、悲观、绝望等心理反应。护理人员应平等待人，不歧视 AIDS 患者，平时注意多关心体贴患者，做好家属的思想工作，实行保护性治疗。由于艾滋病和结核病都是慢性消耗性疾病，治疗用药时间长，艾滋病则需终身服药治疗。患者会出现惧怕打针、讨厌服药等情况，导致正常治疗不能顺利进行，严重者影响治疗方案的实施。患者普遍会有被社会遗弃的感觉。患者常常会自我孤立、远离社会群体甚至有自杀倾向。

二、常见护理诊断/问题

1.低效性呼吸形态

低效性呼吸形态与痰多或咯血有关。

2.营养失调

低于机体需要量，与疾病消耗增加、摄入不足有关。

3.恐惧

恐惧与疾病恶化有关。

4.焦虑

焦虑与疾病病程长有关。

5.遵守治疗方案无效

遵守治疗方案无效与长期化疗及药物的不良反应有关。

三、护理措施

（一）一般护理

（1）保持环境安静、整洁，保证患者有足够的睡眠，将衣被整理舒适，注意保暖，保持室温在 18 ℃～22 ℃，相对湿度 55％～60％为宜。

（2）口腔护理。以艾滋病合并肺结核感染患者常伴有口腔白色念珠菌感染，易加重病情，为防止感染可采用 3％碳酸氢钠溶液 30 mL 漱口，每天 4 次，同时注意观察口腔黏膜及舌面有无溃疡，有无白色脓性分泌物及假膜形成，进食时避免食物过热，以防口腔黏膜创伤。

（3）皮肤护理。①艾滋病合并结核病患者因长期发热、消瘦、营养差、抵抗力下降等原因，易并发皮肤感染，所以要做好患者的皮肤护理，定时翻身，保持皮肤清洁，防止发生皮肤感染及压疮等并发症。皮肤干燥者可涂抹润肤露或液状石蜡保持湿润。②观察皮疹的大小、分布、数量，做好基础护理，保持皮肤清洁、干燥，注意修剪指甲，防止患者指甲过长抓伤皮肤加重感染，当瘙痒难忍时给予止痒处理。

（4）咳嗽、咳痰护理。①病房应保持适宜的温度和湿度，空气洁净、清新。室温维持在 18～20 ℃，湿度在 50％～60％。②让患者采取舒适的坐位或半卧位，并注意脊柱尽量挺直以利于肺部扩张。有剧烈、频繁咳嗽时应该让患者适当休息。③保持气道通畅，遵医嘱予以患者消炎、化痰、镇咳、雾化等治疗。帮助患者进行有效咳嗽，将痰液排出。护士应指导患者定时

（每 2～4 h）进行数次随意的深呼吸（腹式呼吸），吸气末屏气片刻，然后进行咳嗽。也可定时进行胸部叩击，方法为两手并拢成空杯状，腕部放松，迅速而规律地叩击胸部各肺叶，每一叶要反复叩击 1～3 min。力度要适中，以不使患者感到疼痛为宜。叩击应在餐前至少 30 min 完成，叩击前要向患者做简要说明，以取得患者的理解和配合，叩击完毕要进行肺部听诊。④每 2 h 评估呼吸的状态，尤其是呼吸的次数和呼吸的质量。注意咳嗽的频率和皮肤颜色的变化，注意有无呼吸困难，口唇有无发绀等异常情况发生。如有异常应及时通知医师做相应处理，必要时给予低流量氧气吸入（2 L/min）。⑤呼吸困难时让患者尽量放松，减少焦虑并给予吸氧。可协助患者垫高枕头，或者把床头抬高，采取半卧位，鼓励患者进行深呼吸及咳嗽练习。

（5）腹泻的护理。①观察患者肛门周围是否有表皮脱落或发炎。患者排便后，应用温肥皂水清洗肛周皮肤，用软纱布轻轻拍干，防止皮肤破裂，并涂以凡士林保护。②鼓励患者尽量饮用肉汤、果汁等以补充丢失的水分和电解质。③腹泻频繁者可遵医嘱给予止泻药。

（6）发热的护理。①密切观察病情变化，每 30 min 至 2 h 监测体温 1 次。②根据医嘱及时给予退热处理，一般可给予物理或药物降温。体温在 38.5 ℃以上时应进行降温。物理降温方法有冰袋、冰帽、温水擦浴、酒精擦浴、室内通风等。应根据病情加以选择，同时应避免患者着凉感冒和冻伤。30 min 后再次测量体温，并将结果记录于体温单上。

（7）乏力和虚弱的护理。①鼓励患者动静结合，适当地休息和活动。与患者一起制订活动计划，根据患者目前的活动耐力，决定患者的活动量。活动与休息应交替进行，活动中出现心慌、气短及过度疲劳感应立即停止活动。②帮助患者的日常生活，如上厕所、上下床、在床上变换体位及吃饭喝水等。③指导或督导家庭成员给患者提供心理的、饮食上的、活动的、卫生等方面的帮助。如指导患者家属多与患者交谈并认真倾听，给予他们更多的关爱；在饮食上尽量满足患者的口味；协助患者进行锻炼；照顾好患者的日常生活等。

（二）饮食护理

艾滋病和结核病都是慢性消耗性疾病。为满足患者抗结核病、抗细菌感染引起的高代谢要求，以获得更好的疗效，应根据患者身体情况，指导患者家属给予合理饮食。

（1）进食高蛋白、高热量、高维生素、低脂肪饮食，注意少食多餐。每天进食适量的水果和蔬菜，提供多种维生素和矿物质，以增强身体的抵抗力，维持机体的正常功能。嘱患者进食适量的肉、鱼、蛋、奶及豆制品等满足人体代谢所需的物质。

（2）避免酸辣等刺激性食物，少食多餐，满足体内组织最需要的各种营养物质，并保持排便通畅。

（3）鼓励患者多饮水，出汗多时注意补充含盐饮料，必要时遵医嘱静脉补液，以保证入量。发热时每日入液量应在 3 000 mL 左右。适当增加蛋白质和维生素，尤其是维生素 C 和维生素 E 的摄入。

（三）医源性感染的控制及个人防护

（1）病房的消毒：病房内备有专用清洁用具，每天清洁病房，拖把、水桶、椅子等都用热水和去污剂洗净。拖把必须每天清洗，不得移出病房。墙壁、地板、桌椅沾有血液、体液时用含有效氯 2 000 mg/L 消毒液进行擦拭 1～2 次。患者房间内的桌、椅、床栏、地板和门，每天用 2 000 mg/L 有效氯消毒液擦拭消毒 2 次。门的内、外把手包浸有消毒液（1% 的 84 消毒液）的布套。

（2）物品的消毒：①温度计及其盛放容器放在患者床边，每次使用后放入该容器内，容器内加入 70％～75％酒精,并加盖。②分泌物、排泄物、医用敷料放入一次性医用垃圾袋内双层包扎放置明显标识,直接焚烧处理。③污染被服应置于污衣袋内,并有明显的"隔离"标识,高压消毒处理,严重污染时,可直接焚烧处理。④使用过后的一次性注射器、输液器、棉签、手套、胶布等置于专用、耐刺的容器中并放置明显标识,直接焚烧处理。⑤血压计、听诊器患者专用,除被患者血液、体液污染外,一般不做特殊消毒。如被污染,去除污迹后用含有效氯 2 000 mg/L的消毒液进行 1～2 次擦拭,待患者离开后做 1 次终末消毒。⑥护理人员的自身防护:因为艾滋病是致命性的传染病,因此,在护理艾滋病患者的过程中应注意自身防护。护理人员应根据情况选择手套、隔离衣、护目镜等;直接接触患者的血液、体液及不完整皮肤及黏膜时都应当戴手套。当处理的血液、体液、分泌物、排泄物有可能溅出时都应当戴口罩和护目镜。必要时穿隔离衣。对于用过的针头及锐器,处理时应十分小心,用后针头不再套回护针帽内也不要拔掉针头,应直接放入锐器盒内焚烧处理。采血时要用安全的蝶形真空针具,以降低直接接触血液的危险性。

(四)用药护理

(1)AIDS 患者感染了结核分支杆菌,两病互相影响,互为因果。抗结核治疗及抗 HIV 治疗可提高患者生活质量及延长生命。护士应注意做好用药指导,用药过程中注意有无胃肠道反应、肝肾毒性、神经系统毒性等,出现反应及时报告医师并配合处理。

(2)观察结核药物不良反应,由于抗结核药物需要长期应用,许多药物具有明显的不良反应,护理人员要认真观察有无药物反应;随着时间的推移患者的服药依从性会变差,所以要取得家属的协助和配合,提高患者抗结核药服用的积极性,促进抗结核药规律服用。要告诉患者及其家属抗结核药物常见的不良反应的表现,如异烟肼用药后患者手指、足趾易发生末梢神经炎,像戴手套、穿袜子的感觉,有时可导致精神兴奋、甚至损害肝功能等。如出现上述症状,应及时通知医护人员,给予相应处理。

(五)心理护理

心理护理在艾滋病患者中尤为重要,由于艾滋病和结核病都是慢性消耗性疾病,治疗用药时间长,患者逐渐会惧怕打针、讨厌服药等,导致正常治疗不能顺利进行,严重者影响整个治疗方案。患者会感到受歧视,被社会抛弃,甚至被家庭抛弃,因而孤独厌世,不配合治疗。护理人员应提供心理支持,创造良好的治疗氛围,针对患者不同的心理、文化背景、社会状况及不同个性,提供不同层次的人性化的心理支持。护理人员要耐心向患者及其家属介绍病情及用药情况,了解其心理状态,对存在的问题给予及时的解答和疏通,使他们消除顾虑,树立战胜疾病的信心。

(1)鼓励患者说出自己的感觉和想法,给予解释和安慰,禁用不良的语言、歧视的态度及给患者悲观的评价,以免加重患者的心理负担。

(2)尽量掌握患者的详细病史和目前的病情、心理状态、家庭和社会背景,并保护患者的隐私。

(3)做好患者思想工作,多关心、体贴患者,主动与患者聊天,热情为他们解决实际问题,最大限度地满足他们的心愿,建立良好的护患关系,取得患者的信任。

(4)详细讲解药物治疗的不良反应和应对方法,使患者密切配合治疗及护理。

(六)健康指导

(1)生活、饮食指导。注意个人卫生,避免到公共场所,不要接触有传染性疾病的患者,尽量减少紫外线照射,给予合理平衡的膳食,颈部淋巴结肿大、有皮疹者,不要穿高领、紧身衣服及用手搔抓,以免擦破皮肤导致感染。教会患者家属掌握自身防护的知识和方法。直接参与护理者应注意皮肤有破损时不能接触患者,孕妇、儿童应尽量避免接触患者。

(2)预防疾病传播的指导。要控制 AIDS 传播,必须做好预防疾病传播的指导。根据患者受感染的途径,有针对性地帮助和指导他们戒除不良行为,如静脉吸毒患者尽量劝其戒毒,节制性生活,进行性生活时使用双层避孕套,包括双方均为 HIV 感染者,可防止其他致病菌交叉感染,注意避孕,禁止哺乳、献血、捐献组织和器官,生活中发现皮肤、黏膜损伤要妥善包扎,防止血液污染物品。由于 AIDS 合并肺结核患者排菌率比较高,所以接触患者要戴口罩,告诉患者不要随地吐痰,防止结核病传播。

(3)用通俗易懂的方式向患者讲授疾病的治疗方法、用药知识,帮助患者主动参与治疗。

(4)鼓励患者保持良好的心态,树立战胜疾病的信心,坚信生存的信念。鼓励患者动静结合,适当休息和活动。帮助患者进行日常生活,鼓励患者戒烟,调整生活态度。

(5)教给患者自我观察,了解感染的症状、体征和急危症状,学会必要时采取应急措施和恰当的护理。指导患者家属给患者提供心理、饮食、活动、卫生等方面的帮助。告诉患者家属感染的症状和体征,为患者及时提供支持。

(6)定期随访指导。从开始治疗即与患者讨论随访的安排,随访时间为化疗开始后至少每月 1 次。艾滋病合并结核病治疗时间长,服药数量较多,药物引起胃肠道反应如上腹部不适、恶心呕吐,患者通过减少服药量来降低不良反应或停止治疗;对不按时取药或治疗依从性差的患者应增加随访的次数,为患者提供上门送药。在随访的过程中,通过医患沟通,患者可以从护理人员处获得疾病相关的信息和心理支持。在随访过程中应注意患者因情绪低落、心理失衡而采取报复性的行为。因此,随访时强调护理人员的人身安全问题。

四、护理评价

艾滋病和结核病治疗是一个漫长的过程,艾滋病则需终身服药治疗。服药过程中药物不良反应随时可能发生,通过积极治疗,观察患者是否可达到以下标准。

(1)定时遵医嘱按量服药并观察有无药物不良反应,如有不适应及时就诊。

(2)定时到医院进行 X 线、B 超、肝肾功能、血 CD4、T 淋巴细胞及痰菌检查。

(3)有良好的心理状态,能够正确面对疾病。

(4)科学膳食、规律生活。

第六节　结核病合并肝炎的护理

一、护理评估

(一)健康史

大部分抗结核药都可引起不同程度的肝损害,联合用药的情况下更容易发生。因此,结核病患者在抗结核治疗过程中应警惕肝损害的发生;肝功能异常者,如乙型病毒性肝炎、酒精中毒性肝炎和营养不良的患者,在抗结核治疗后更易发生肝损害。

(二)身体状况

除结核病相对应的临床表现外,还具有以下临床特征。

1.症状

食欲减退,消化功能差,进食后腹胀,没有饥饿感;厌吃油腻食物,如果进食便会引起恶心、呕吐,活动后易感疲倦。

2.体征

(1)巩膜或皮肤黄染,或出现"三黄"。黄疸型肝炎患者都有尿黄。初起尿色淡黄,逐日加深,浓如茶色或豆油状,继而皮肤及巩膜发黄。

(2)出现肝区隐痛、肝区肿胀。肝炎患者常常诉说肝区痛,涉及右上腹或右背部,疼痛程度不一,有的胀痛、钝痛或针刺样痛,活动时加剧,且时间不一;有时左侧卧位时疼痛减轻。

(3)少数重型肝出现蜘蛛痣和肝掌。蜘蛛痣是一种特殊的毛细血管扩张症,多出现于面部、颈部及胸部,亦有其他部位出现者。表现为中心部直径 2 mm 以下的圆形小血管瘤,向四周伸出许多毛细血管且有分支,看上去像一只红色的蜘蛛趴在皮肤上。若用铅笔尖压迫中心部,蜘蛛痣就会消失,因为蜘蛛痣的血流方向是从中心点流向周围毛细血管分支,若中心部受压则血流阻断,蜘蛛痣因缺血而消失。

(三)心理—社会状况

由于肺结核与肝炎均有传染性,治疗期长,费用高,对痰抗酸杆菌检查阳性患者实行结核杆菌隔离,亲朋好友来探视受到限制,与他人交流沟通不易,使患者普遍感到受到冷落,产生孤独感,常表现为感情脆弱、消沉、抑郁。随着治疗费用的增加,患者认为自己成为家庭的累赘,给家庭、经济及工作带来不良影响,进而产生悲观甚至厌世情绪。

二、常见护理诊断/问题

(1)低效性呼吸形态与痰多或咯血有关。

(2)活动无耐力与肝炎所致的能量消耗增加有关。

(3)营养低于机体需要量,与食欲缺乏、摄入量减少有关。

(4)焦虑与环境改变、知识缺乏及担心预后有关。

(5)知识缺乏:缺乏相关的疾病知识。

(6)皮肤完整性受损与营养不良及长期卧床有关。

(7)潜在并发症有肝性脑病、电解质紊乱和酸碱平衡失调、肝肾综合征、感染、脑水肿等。

三、护理措施

(一)一般护理

1.休息与卧床

绝对卧床休息,结核病合并肝炎患者因为肝的代谢能力差,患者常有疲乏、失眠等表现,因此,要求患者绝对卧床休息,保持病房舒适安静,严格探视制度,保证患者得到充分休息,有利于受损肝的修复。护理人员应勤巡视病房,严密观察病情,有病情变化及时报告医师。待症状稍缓解后,可在床边活动,但掌握好适度,以不出房间为界,以不疲劳为宜。

2.皮肤护理

注意皮肤的清洁及舒适,每日用温水擦身。注意保暖,瘙痒严重时可涂止痒药,严防抓伤而引起皮肤感染。保持床铺及内衣的干燥平整,内衣使用柔软的棉内衣,勤更换。

3.生活护理

鼓励患者咳嗽,多饮水,以防尿路感染。对昏迷患者应做好口腔护理,定时用生理盐水或用漱口液清洁口腔,防止口腔溃疡及口臭。指导患者合理饮食,少食多餐,进食富含维生素、低脂、低盐易消化清淡饮食,对便秘患者应及时用甘油灌肠,或遵医嘱使用缓泻药,帮助排便,保持排便通畅。

(二)对症护理

1.发热的护理

发热的高低与病情呈正相关。如午后低热是结核的毒性症状之一,当肺部病灶急剧进展播散时,可出现高热。肝损伤后,患者仍持续低热,提示有持续肝细胞坏死。

此外,发热也往往提示有感染的存在。嘱患者多卧床休息,每 30 min 至 2 h 测量 1 次体温并做好记录,及时给予物理降温,必要时给予药物降温,降温过程中要注意防止出汗过多引起虚脱,出汗较多者及时更换衣服和床单,避免受凉,注意保暖,鼓励患者多饮水并适当补液。

2.腹痛、腹泻的护理

观察腹痛的程度、规律及伴随症状;腹泻者注意观察排便的次数、性状及颜色,准确记录排便量,监测排便常规、电解质,寻找腹泻的原因,做好饮食宣教。腹泻严重者适当禁食,准确记录 24 h 出入量。肛周皮肤潮红的患者,每次排便后用温水清洗干净再涂爽身粉,穿柔软舒适的衣裤。

3.肝性脑病的护理

昏迷患者取仰卧位,头偏向一侧,痰多者予以吸痰,保持呼吸道通畅,以防吸入性肺炎和窒息。加强安全措施,躁动患者可予以约束和床护栏保护患者,必要时用镇静药,加强巡视。

(三)用药护理

结核病合并肝炎患者在用药过程中一定要注意有无消化道症状、发热、皮疹,应定期监测肝功能和血常规等,以便早期停用可疑药物及进行相应治疗;避免滥用药物及长期大量用药,选择药物时,尽量选用对肝损害小的药物;对有肝肾疾病、营养不良、老年人、儿童、药物过敏或过敏性体质患者,在药物的选择及剂量上应慎重考虑;对有药物性肝损害病史的患者,应避免再度给予相同的药物。

(四)饮食护理

(1)主要以适应肺结核患者饮食为主。指导患者增加营养,进食富含动物蛋白的鸡、鱼、瘦肉、蛋、奶、豆制品和新鲜蔬菜、水果,优质的动物蛋白食品占进食蛋白量的 50%,合理的饮食既能保证结核患者康复的需要,又可避免因营养物质的过量摄入,增加肝负担。

对因抗结核药物的不良反应致药物性肝病患者,指导其应避免进食过高热量的食品,如煎、炸食物、巧克力等妨碍肝细胞的修复。进食量少的患者则给予静脉补充适量清蛋白、氨基酸、葡萄糖和维生素。

(2)少食多餐,经常更换食物品种;注意食物色、香、味和添加调味品等方法增加患者食欲。不能进食者按医嘱予以补液。保护肝细胞,促进其修复。蛋白质是肝修复和再生的材料,糖可以提供能量,维生素可以促进细胞的正常物质代谢的进行,低脂肪则是减少脂肪代谢对肝带来的负担。

(五)心理护理

(1)结核病合并肝炎的患者,在治疗过程中抗结核药物极易加重肝损害,发展为重型肝炎。患者往往会恐惧、紧张,尤其易自卑、绝望、丧失治疗的信心,严重者甚至会厌世轻生。所以对待患者要热情耐心、生活上多关心照顾,精神上多予以安慰,言行上尊重患者。

(2)耐心向患者解释病情,讲解肺结核和肝炎的一般知识,如病因、症状、治疗、预后及消毒隔离措施等,使患者对自己的疾病有较全面正确的认识,理解隔离措施的重要性,消除思想顾虑,保持心境平稳,树立信心,积极配合各项治疗、护理,取得更好的治疗效果,缩短住院天数,节省费用。

(3)护理人员在与患者的交往中必须态度热情,言行谨慎,对患者过激的语言和行为要给予充分的理解,尊重患者的心理感受,维护患者的自尊心,给予患者精神上的安慰和鼓励,使患者重新认识自身存在的价值,鼓励患者投入家庭和社会,做力所能及的事情,满足其受尊重及自我实现的需要。

(4)针对不同的心理特点进行护理:焦虑恐惧型患者,医护人员要开导他们,使其增强战胜疾病的信心,要耐心倾听患者的各种主诉,及时处理患者的各种不适,尽量满足患者的要求。

针对悲观忧郁型患者,需要家庭的情感支持,嘱家属多关心患者,要帮助患者树立战胜疾病的信心,学会自我调节控制情绪,积极配合治疗。针对孤单寂寞型患者,应该主动接近他们,温和热情地开导,关心他们的饮食起居,帮助他们解决生活上的实际困难,让他们得到心理上的安慰和寄托。

(六)健康指导

(1)向患者、家属、探视者讲解肺结核和肝炎防治的一般知识。对肺结核痰菌阳性患者,重点宣传结核病隔离的必要性,如到室外走动应戴口罩,痰液吐到专用有盖杯或纸巾上,收集于专用污物袋中焚烧;与他人说话时应保持 1 m 距离,咳嗽时不可面对他人,用纸巾捂口,以防止带菌唾沫传播结核杆菌。保持居室通风,勤翻晒床上用品,适度运动,增强体质,做力所能及的工作。

(2)保证休息:休息是治疗结核和肝炎的一项重要措施,应当根据肝损害的不同程度指导患者休息。

肝功能轻中度损害者,可适当活动,以患者不感到疲乏为度;重度受损者,必须严格卧床休息,以减轻肝脏负担。因为安静卧位时可使肝血流量增加 30%,有利于肝细胞的恢复。

(3)戒烟禁酒:吸烟伤肺,饮酒伤肝。吸烟、酗酒导致营养不良、空气污染、抵抗力下降是结核病家庭传染的重要因素,并且是抗结核药物损害肝的高危因素。耐心教育患者不吸烟、不饮酒,讲解其危害性,使他们能自愿戒烟禁酒,积极配合治疗。

(4)康复过程中注意检查服药,定期复查,加强营养。如出现乏力、食欲缺乏、呕吐、巩膜黄染应及时就诊,在医师的指导下完成全程抗结核治疗。如无特殊情况,每月到医院复查肝功能、肾功能、血常规、胸部 X 线片等。完成全疗程后根据医嘱停药。

第七节　肺结核并发症的护理

一、肺结核合并矽肺

矽肺是尘肺中最为常见的一种类型,是由于长期吸入大量含有二氧化硅粉尘所引起,以肺部广泛的结节性纤维化为主的疾病。严重时影响呼吸功能,丧失劳动能力。矽肺结核(sllicotuberculosis)是指矽肺合并肺结核,是一种特殊类型的疾病,病变的性质和特点既不同于矽肺,也不同于单纯结核,更不是二者的结合。并发率与接触游离二氧化硅含量和浓度及矽肺的病期有关。一般Ⅰ、Ⅱ期矽肺结核发生率为20%~40%,Ⅲ期发生率可高达70%~95%。

(一)矽肺的护理

1.肺泡灌洗及护理

全肺灌洗是治疗矽肺有效、安全、积极的新疗法。灌洗前作好患者的解释工作,术前4h禁食水,术前半小时皮下注射阿托品0.5mg,减少腺体分泌及误吸,口服可待因0.03g,防止术中咳嗽。在全麻下插入双腔气管导管,一侧肺通气给氧,另侧肺进行灌洗。术中应密切观察患者的神志、血压、呼吸、心律(率)的变化,连续监测动脉血氧饱和度(SaO_2),一旦出现SaO_2过低,应立即停止灌洗并给予高浓度吸氧,尽快解除缺氧状况。灌洗液的温度要达到35℃~37℃为宜。温度过高会烫伤气道黏膜,过低则使气管痉挛。要严格记录灌洗液的出入量及回收液的颜色、性状,留好标本送检。术后待麻醉恢复后可进温凉的半流食或流食,过早进食可致呛咳或误吸。如果有咳嗽剧烈或咯血等不适症状,应及时通知医生对症处理。此灌洗方法可分次行双肺交替灌洗,每次间隔2周左右。

2.心理护理

对患者做好解释工作,正确认识该病,解除紧张情绪,保持健康的心理状况,配合医护人员的治疗工作,树立战胜疾病的信心。

3.营养与身体锻炼

安排合理的生活和规律、科学的饮食,补充必需的营养物质,进行与体力和病情相适应的体育活动,有助于保持和促进患者的健康,增强机体的抗病能力。

(二)健康教育

(1)加强个人防护,遵守操作规程,控制或减少矽肺发病关键在于防尘。

(2)凡有活动性肺内结核,以及各种呼吸道疾病患者,都不宜参加矽尘工作。

(3)加强矽尘工人的定期体检,加强工矿区结核病的防治工作。对结核菌试验阴性者应接种卡介苗;阳性者预防性抗结核化疗。

二、艾滋病与结核病

艾滋病(AIDS)是由人体免疫缺陷病毒(HIV)所引起的致命性慢性传染病,主要通过性接触和体液传播。HIV特异性侵犯并破坏辅助性T淋巴细胞,使机体细胞免疫功能受损,最后并发各种严重的机会性感染和恶性肿瘤。

艾滋病的流行并非均一性,城市高于农村。传播途径主要有性行为传播、血液传播、体液传播、母婴传播。

（一）护理措施

1.加强营养支持

给予高热量、高蛋白、多种维生素、易消化饮食，以增强机体免疫力。同时注意食物的色香味，少量多餐。若有呕吐，在饭前 30 min 给予止吐药。若有腹泻，应鼓励患者多饮水或给肉汁、果汁等。不能进食、吞咽困难患者给予鼻饲，必要时静脉补充营养。

2.注意预防机会性感染

（1）隔离。HIV 患者应在严格执行血液隔离和体液隔离的同时实施保护性隔离，遵医嘱预防性治疗。

（2）病情观察。注意有无肺部、胃肠道、中枢神经系统、皮肤黏膜等感染的相应表现。

（3）加强生活护理。保持口腔和皮肤清洁，穿柔软、宽松的棉制衣裤。

（4）用药护理。使用 AZT 治疗者外，注意其骨髓抑制作用。早期表现为巨细胞性贫血，晚期有中性粒细胞和血小板的减少。中性粒细胞 $<0.5 \times 10^9$/L 时应报告医生。

3.心理护理

HIV 患者恐惧，担心受到歧视，部分患者可有报复、自杀等行为，护士要真正关心体谅患者，多与患者沟通，了解患者的需要，满足合理要求。

（二）健康指导

（1）广泛开展宣传教育和综合治理，加强性道德的教育，严禁卖淫、嫖娼、吸毒。

（2）严格血液管理，合理、安全应用血制品，严格执行无菌操作，实行一人一针一管，防止医源性感染。

（3）建立 HIV 感染者监测网络，加强对高危人群的监测。

（4）对 HIV 感染者实施管理

①定期或不定期访视及医学观察；②适当限制其活动；③严禁献血、献器官、精液；④出现症状要住院治疗；⑤已感染的育龄妇女应避免妊娠，已受孕者终止妊娠。

（5）对患者家属作好宣教，介绍预防和减少感染的措施。

（6）加强抗结核药物的应用，延长用药疗程。

三、结核病并发血液系统改变

造血系统由骨髓、肝脏、脾脏、淋巴结等造血器官组成。血液是造血系统的产物，血液与造血系统的疾病通称为血液病。结核病患者血液系统的继发改变有贫血、白细胞减少或增多、血小板减少、类白血病样反应、播散性血管内凝血、紫癜及罕见的骨髓纤维化。

（一）护理

1.休息与环境

（1）轻度贫血或缓慢发生的贫血，可适当活动，如近距离散步、室内活动等，以不觉疲劳为原则；重度贫血者必须卧床休息。每天睡眠 8～10 h。

（2）病室每日用消毒液擦拭床头柜表面、窗台、地面 1～2 次，空气用紫外线灯消毒 30 分钟/次，2 次/天。

（3）有粒细胞减少且其绝对值低于 0.5×10^9/L 者，应进行保护性隔离，住隔离病室。

（4）注意皮肤清洁，每周擦澡更衣，有发热盗汗者，应注意保暖，出汗应及时更换内衣裤、床单，并用干毛巾擦身，避免受凉感冒。

(5)注意口腔卫生,鼓励并指导患者早晚刷牙。对牙龈出血倾向严重的患者,每日做口腔护理 2 次;对口腔溃疡患者用 1% 碘甘油涂患处,并每餐前给予特别漱口液(生理盐水 5mL,庆大霉素 8 万单位,2% 普鲁卡因 2mL)含漱,以减轻进餐时疼痛。对牙龈糜烂的患者,先用 1.5% 过氧化氢棉球轻轻擦洗,除去局部腐烂物后用漱口液含漱。

(6)注意会阴部及肛周的清洁护理,每日温水坐浴一次,每次 15~20 min;女患者经期应每日冲洗会阴 1~2 次。

2.饮食护理

应给予高热量、高维生素、高蛋白的易消化饮食,根据具体病情增加富含铁质、叶酸及维生素 B_{12} 的食物。有消化道出血时应禁食以免加重出血。有感染存在或发热时,应鼓励患者多饮水,以补充水分的消耗。指导患者注意饮食卫生,不吃生冷食物,水果削皮后食用,以防止胃肠道感染。

3.病情观察

(1)密切观察心率、脉搏、血压、体温及呼吸的变化,对重症贫血患者要减慢输液,加强巡视。

(2)评估患者的出血程度,出血情况变化。对出血严重者,应及时给予止血药物处理。嘱患者安静卧床休息,肌内注射局部应注意加压止血。

(3)用药观察。应用抗结核药物应注意观察。注意药物的毒副作用,半个月监测一次肝肾功。口服铁剂药物时,药物勿与牙齿接触,以防牙齿变黑,应饭后服用,切忌饮茶。肌内注射铁剂、丙酸睾丸酮时应行深部肌内注射,注射部位要交替使用。血小板减少引起的疾病,患者尽量减少注射,肌内注射后要充分压迫止血。

(4)心理护理。应关心体贴患者,经常与其沟通交流,与患者讨论现存的恐惧、潜在的诱发因素和预防措施,了解患者的焦虑不安、恐惧,帮助患者增加其治疗信心;提供有关疾病的知识及自我保护意识;让家属了解治疗护理的内容,以便共同做好患者的思想工作;当患者感到恐惧时,给予心理上的安慰,分散患者的注意力。发现患者有出血情况时,护士应保持镇静,迅速通知医生采取各种止血措施,尽快清除一切血迹,避免恶性刺激。

(二)健康教育

(1)指导患者预防出血的方法及出血时的应急处理,勿使用对骨髓造血系统有损害的药物和含苯染发剂等,勿用牙签剔牙、用手挖鼻孔等。

(2)经常检查口腔及咽部有无感染,养成刷牙的好习惯,预防牙病。

(3)控制体质量,减轻关节负荷。

(4)注意安全,防止外伤。

(5)做好饮食指导,防止偏食。

(6)生活有规律,心情舒畅,增强体质,防止受凉。

(7)注意个人卫生,经常洗澡或擦澡,更换内衣裤,防止感染。

(8)定期门诊复查血常规,发现出血、发热及骨、关节疼痛要及时就诊。

四、肺结核并发肺不张

肺不张指肺泡无气致肺容积缩小。早期大部分属可逆性,治疗及时肺泡能复张。若持续较久,大量纤维组织增生,形成较广泛的纤维化后,肺体积缩小而萎缩成为不可逆性改变。

（一）护理措施

(1)保持环境安静、空气新鲜，维持适当的室温和湿度，温度 18 ℃～20 ℃，湿度保持在55%～60%。

(2)指导患者进行体位引流的方法。

(3)病情观察。及时观察患者有无胸闷、气短、发绀等大面积急性肺不张症状。

(4)指导患者采用有效咳嗽的方法。让患者坐位，教患者用鼻缓缓吸气，同时身体向前倾。咳嗽时将腹肌收缩，腹壁内缩，一次吸气，连续咳 3 声。痰液不能排出者用中指按压胸骨上胸骨上窝，刺激总气管，刺激咳痰。痰液过稠无法咳出者给予雾化吸入、口服化痰药，每日饮水2 500～3 000 mL。

(5)用药护理。遵医嘱应用抗感染、止咳、祛痰、平喘等药物，观察疗效及毒副作用。

(6)进行呼吸肌功能锻炼。训练方法有：①吹气球。气球的容积为 1 000 mL，患者取坐位或立位，先深吸一口气，然后含住气球进气口，尽力将肺内气体吹进气球内，直至呼尽时为止。每次练习 5 min，每天 3～4 次。②深吸气、呼气训练。患者平卧，放松全身肌肉，护士置双手距离患者胸壁 1 cm，吸气时要求患者做最大努力吸气扩胸，去触及双手手心，呼气时拢缩嘴成鱼口状，或形似吹口哨状，用双手挤压前胸部和腹部，抬高膈肌，以帮助呼出残气。训练频率8～10 次/分，持续 5 min，逐渐增加至 10～15 分钟/次，3～5 次/天。

(7)饮食护理。给予高蛋白、高热量、高维生素饮食，安排舒适的进餐环境。

(8)症状护理

①咳嗽、咳痰。观察咳嗽的性质、出现的时间和节律；②观察痰液的性质、颜色和量；③发生憋气、胸闷、发绀时给予氧疗。

(9)心理护理。指导患者缓解焦虑、紧张情绪，帮助患者树立坚持治疗的信心。

（二）健康教育

(1)制订戒烟计划。

(2)加强呼吸运动再训练。

(3)保持精神愉快，情绪安定，避免紧张、焦虑和刺激。

(4)指导患者进行耐寒锻炼，增强体质。

第二章 呼吸内科疾病护理

第一节 支气管扩张的护理

一、病因及发病机制

（一）发病机制

引起支气管扩张主要原因是支气管－肺脏的反复感染和支气管阻塞，两者相互影响。感染引起管腔黏膜充血、水肿，使管腔狭小，分泌物易阻塞管腔，导致引流不畅而加重感染；支气管阻塞、引流不畅又会诱发肺部感染，形成恶性循环，加速支气管扩张的发展。

支气管病变可以是广泛的，也可以是局部的。

（二）病因

支气管扩张的病因可分为先天性和继发性两种，继发性支气管扩张较为常见。约有50%的支气管扩张患者无法找到病因。

1. 支气管先天性发育缺陷和遗传因素

先天性巨大气管－支气管症、先天性纤毛发育动力不良性疾病、与遗传因素有关的肺囊性纤维化、先天性丙种球蛋白缺乏症和低丙种球蛋白血症的患者，均可引起支气管扩张。

2. 继发性

（1）支气管－肺脏感染和阻塞：婴幼儿期支气管－肺组织感染是支气管扩张最常见原因。由于儿童支气管腔较细和管壁薄，易阻塞，反复感染导致支气管壁各层组织，尤其是平滑肌和弹性纤维的破坏，削弱了对管壁的支撑作用。支气管炎症引起支气管黏膜充血、血肿和分泌物阻塞管腔，致使引流不畅而加重感染。麻疹、百日咳、支气管肺炎等感染是支气管－肺脏感染和阻塞所致的支气管扩张最常见的病因。

（2）肺结核：纤维组织增生和收缩牵引，或因支气管结核引起管腔狭窄、阻塞，伴或不伴有肺不张均可引起支气管扩张。

（3）弥散性泛细支气管炎：在晚期因终末气道阻塞可出现广泛的支气管扩张。

（4）变态反应性支气管肺曲霉病：由于损伤支气管壁，可见段支气管近端扩张。

（5）支气管阻塞：如支气管腔外的肿瘤、肿大淋巴结压迫、瘢痕性狭窄、支气管内异物以及支气管内肿瘤等，均可使支气管腔发生不同程度的狭窄或阻塞，使其远端引流不畅，发生感染，破坏管壁，发生支气管扩张。

（6）长期接触腐蚀性气体：如氨气吸入，直接损伤气道和反复继发感染，可导致支气管扩张。

二、治疗原则

支气管扩张的治疗目标是减少急性加重和改善生活质量。

1.基础疾病的治疗

如果引起支气管扩张的基础疾病能够治疗,应积极控制。

2.保持支气管通畅,积极排出痰液

(1)体位引流:良好的体位引流很重要,应用的原则为使患肺位置抬高,引流支气管开口向下,以利于淤积于支气管内的脓痰流入大支气管和气管而被排出。

(2)机械性引流:体位引流痰液仍难以排出者,可经支气管镜、高频振荡设备帮助引流痰液。

(3)支气管扩张剂:支气管扩张患者亦存在可逆性气流阻塞和气道高反应性,因此,使用支气管扩张剂不仅可以缓解气急等症状,亦有利于痰液的排出。

3.积极控制感染

支气管扩张急性发作期应积极控制感染,应根据症状、体征、痰液颜色及细菌培养结果个体化选择抗生素。

4.减轻气道炎症

长期吸入皮质激素,如氟替卡松可减少气道内炎症,改善症状。

5.外科手术治疗

支气管扩张的根治方法是外科手术切除。病变比较局限,在一叶或一侧肺组织,有反复咯血或感染,是手术适应证。对于双侧广泛支气管扩张或并发肺气肿或年老体弱者,估计病变切除后将导致呼吸功能严重损害者则不宜手术。

三、常见护理诊断/问题

(1)清理呼吸道无效与痰多、黏稠和无效咳嗽有关。

(2)窒息与大量咯血有关。

(3)营养低于机体需要量与慢性感染导致机体消耗和咯血有关。

(4)焦虑与疾病迁延、个体健康受到威胁有关。

(5)感染与痰多、黏稠,不易排出有关。

四、护理措施

(一)基础护理

1.环境与休息

保持室内空气新鲜,定时通风,维持适宜的温、湿度,避免诱发咳嗽的因素。急性感染或病情严重者应卧床休息,减少活动,避免诱发咯血。

2.饮食护理

提供高热量、高蛋白质、高维生素饮食,少量多餐,避免进食生冷食物。鼓励患者多饮水,每日 1 500 mL 以上,以提供充足水分,使痰液稀释,利于排痰。

3.保持口腔清洁

因为有大量痰液产生,故在饭前饭后清洁口腔,咳痰后用清水或漱口液漱口。

(二)专科护理

1.病情观察

密切监测患者生命体征、咳嗽咳痰情况,记录 24 h 痰液引流量,密切观察患者咯血量、颜色、性质及出血的速度、生命体征及意识状态的变化；有无胸闷、气促、呼吸困难、发绀、面色苍白、出冷汗、烦躁不安等窒息征象；有无阻塞性肺不张、肺部感染及休克等并发症的表现，如有异常及时通知医生，遵医嘱予患者相应处理。

2.保持呼吸道通畅

保持呼吸道引流通畅是支气管扩张症最重要的治疗措施之一。

遵医嘱予患者雾化吸入，指导患者深呼吸及有效咳嗽，辅以拍背、体位引流等，使者将痰液咳出。

（1）体位引流：①根据正侧位胸片、HRCT等明确需要引流的部位，根据病变部位采取相应的引流体位。同时考虑患者的耐受程度，如不能耐受，应及时调整姿势。引流前向患者说明体位引流的目的、过程、注意事项，以消除顾虑，取得患者合作。引流前予患者测量生命体征，对于痰液黏稠不易咳出者，可先遵医嘱予患者雾化吸入以湿化气道，有支气管痉挛的患者，在体位引流前可先给予支气管扩张剂，以提高引流效果。②体位引流一般在饭前进行，在早晨清醒后立即进行效果最好，每次引流 15～30 min，每日 2～3 次，总治疗时间为 30～45 min，如果有多个体位需要引流，可先从病变严重或积痰较多的部位开始，逐一进行。头低脚高位引流时，为了预防胃食管反流、恶心、呕吐，应在饭后 1～2 h 进行，尤其是留置胃管患者。③引流过程中应有护士或家属协助，以便及时发现异常。注意观察患者有无头晕、出汗、脉搏细弱、面色苍白等表现，评估患者的耐受程度，如果患者心率超过 120 次/分钟，或出现心律失常、高血压、低血压等，应立即停止引流同时通知医生。在引流过程中可进行叩拍并嘱患者深吸气，促进痰液排出。引流后应进行有意识的咳嗽或用力呼气，排出大气道的分泌物。

引流结束后协助患者采取舒适体位、协助漱口、以保持口腔清洁。记录排出的痰液量和性状，必要时送检。

（2）深呼吸和有效咳嗽：①患者坐位，双脚着地，身体稍前倾，双手环抱一个枕头，进行数次深而缓慢的腹式呼吸，深吸气末屏气，然后缩唇（撅嘴），缓慢呼气，在深吸一口气后屏气 3～5 s，身体前倾，从胸腔进行 2～3 次短促有力咳嗽，张口咳出痰液，咳嗽时收缩腹肌，或用自己的手按压上腹部，帮助咳嗽；②胸部叩击法：叩击时避开乳房、心脏和骨突部位，患者侧卧位，叩击者使掌侧呈杯状，以手腕力量，从肺底自下而上、由外向内、迅速而有节律地叩击 5～15 min。

（3）潜在并发症。大咯血、窒息。①休息与卧位：小量咯血患者以卧床休息为主，大咯血患者应绝对卧床，头偏向一侧，防止窒息。②监测病情：密切观察患者有无胸闷、烦躁不安、面色苍白、口唇发绀、大汗淋漓等窒息先兆。监测生命体征，记录咯血量、痰量及其性质。③饮食护理：大咯血者禁食，小量咯血者进少量温凉饮食，因过冷或过热食物均易诱发或加重咯血。多饮水，多食富含纤维素食物，以保持排便通畅，避免排便时负压增加而引起再度咯血。④专人护理：安排专人护理并安慰患者。保持口腔清洁、舒适，咯血后为患者漱口，擦净血迹，防止因口咽部异味刺激引起剧烈咳嗽而诱发再次咯血。及时清理患者咯出的血块及污染的衣物、被褥，有助于稳定情绪，增加安全感，避免因患者过度紧张而加重病情。对精神极度紧张、咳嗽剧烈的患者，可建议给予小剂量镇静剂或镇咳剂。⑤保持患者呼吸道通畅：对于痰液黏稠不易咳出者，可经鼻腔吸痰。

重症患者在吸痰前提高吸氧浓度，以防吸痰时发生低氧血症。咯血时轻拍健侧背部，嘱患者不要屏气，以免诱发喉头痉挛，使血液引流不畅形成血块，导致窒息。

(三)用药护理

1.咳血

患者常用垂体后叶素止血治疗,垂体后叶素可收缩小动脉,减少肺血流量,从而减轻咳血。但也能引起子宫、肠道平滑肌收缩和冠状动脉收缩,故冠心病、高血压患者及孕妇忌用。静脉点滴时速度勿过快,以免引起恶心、便意、心悸、面色苍白等不良反应。

2.年老体弱、肺功能不全患者

在应用镇静剂和镇咳药后,应注意观察呼吸中枢和咳嗽反射受抑制情况,以早期发现因呼吸抑制导致的呼吸衰竭和不能咳出血块而发生窒息。

3.支气管扩张剂

常用的药物为异丙托溴铵和沙丁胺醇。异丙托溴铵常见的不良反应为眼压升高、头痛、恶心、口干、局部刺激等,青光眼患者慎用。沙丁胺醇主要不良反应为头痛、震颤、心动过速等,用药前予患者讲解药物相关不良反应,观察患者生命体征、可否耐受等。

(四)心理护理

支气管扩张患者因长期咳嗽、咳大量脓性痰和反复咯血,经常会有各种消极的心理变化。尤其是大咯血的患者,对其突然的大咯血毫无思想准备,往往会产生很大的心理压力,表现为恐惧、紧张、焦虑、失望乃至绝望等。因此,护理人员应做好患者的心理护理工作。首先应该让患者镇静下来,尽量避免容易造成患者紧张恐惧的因素。多与患者及其家属沟通,多关心患者,为患者讲解疾病相关知识,让患者树立战胜疾病的信心,促进疾病康复。

(五)健康指导

1.预防保健

保持居室内空气新鲜,定时通风。避免烟雾、灰尘及刺激性气体的刺激;积极防治麻疹、百日咳、支气管炎及肺结核等急、慢性呼吸道感染;戒烟、戒酒,因为香烟、酒精刺激大,容易出现剧烈咳嗽,导致支气管扩张、咳脓痰及咯血的发生与加重。

2.自我监测病情

观察体温变化;观察痰液的颜色、性状、气味和量的变化;必要时留痰标本送检;观察病情变化,如有无感染与咯血;了解窒息的先兆症状,如胸闷、气急、呼吸困难、咯血不畅、喉头有痰鸣音等,及时采取措施;了解各种药物的作用和不良反应。

3.强调排痰对于减轻症状、控制感染的重要性

指导患者及其家属学习咳嗽、胸部叩击及体位引流的方法,长期坚持,以控制病情的进展。

第二节　支气管哮喘的护理

一、概述

支气管哮喘(bronchial asthma)简称哮喘,是由多种细胞(如嗜酸性粒细胞、肥大细胞、T淋巴细胞、中性粒细胞、气道上皮细胞等)和细胞组分参与的气道慢性炎症性疾病。这种慢性炎症导致气道高反应性和广泛多变的可逆性气流受限,引起反复发作性的喘息、气急、胸闷或咳嗽等症状,常在夜间和(或)清晨发作和加重,多数患者可自行缓解或治疗后缓解。支气管哮喘如贻误诊治,随病程的延长可产生气道不可逆性狭窄和气道重塑。因此,合理的防治至关重要。哮喘是常见的慢性呼吸道疾病之一,近年来,世界各地支气管哮喘的发病率和病死率呈逐年增高趋势。我国患病率为 1‰~4‰,其中儿童患病率高于青壮年,城市高于农村,老年人群的患病率有增高趋势。成人男女患病率相近,约 40% 的患者有家族史。

二、病因与发病机制

本病的病因还不十分清楚,目前认为哮喘是多基因遗传病,受遗传因素和环境因素双重影响。

1.遗传因素

哮喘患者的亲属患病率高于群体患病率,且亲缘关系越近、病情越严重,其亲属患病率也越高。有研究表明,与气道高反应、IgE 调节和特应性反应相关的基因在哮喘的发病中起着重要作用。

2.环境因素

环境因素主要为哮喘的激发因素,包括:①吸入性变应原:如尘螨、花粉、真菌、动物毛屑、二氧化硫、氨气等各种特异和非特异性吸入物;②感染:如细菌、病毒、原虫、寄生虫等;③食物:如鱼、虾、蟹、蛋类、牛奶等;④药物:如普萘洛尔(心得安)、阿司匹林等;⑤其他:气候改变、运动、妊娠等。

三、支气管哮喘的分期

根据临床表现可分为急性发作期、慢性持续期和缓解期。

1.急性发作期

气促、咳嗽、胸闷等症状突然发生或加重,常有呼吸困难,以呼气流量降低为特征,常因接触刺激物或治疗不当所致。

2.慢性持续期

在哮喘非急性发作期,患者仍有不同程度的哮喘症状。

3.缓解期

缓解期指经过或未经治疗症状、体征消失,肺功能恢复到急性发作前水平,并维持 4 周以上。

四、治疗原则

目前无特效的治疗方法。治疗目的为控制症状,防止病情恶化,尽可能保持肺功能正常,减轻治疗不良反应,防止不可逆气道阻塞致死亡。主要是脱离变应原及药物治疗。

五、常见护理诊断/问题

(1)气体交换受损与支气管痉挛、气道炎症、气道阻力增加有关。

(2)清理呼吸道无效与支气管黏膜水肿、分泌物增多、痰液黏稠、无效咳嗽有关。

(3)活动无耐力与缺氧、呼吸困难有关。

(4)焦虑与哮喘长期存在且反复急性发作有关。

(5)知识缺乏与缺乏正确使用定量吸入器用药的相关知识有关。

六、护理措施

(一)基础护理

1.环境与休息

有明确过敏原者,应尽快脱离。保持室内清洁、空气流通。根据患者病情提供舒适体位,如为端坐呼吸患者提供床旁桌支撑身体,以减少体力消耗。病室不宜摆放花草,避免使用皮毛、羽绒或蚕丝织物。

2.饮食护理

大约20%的成年患者和50%的患儿可因不适当饮食而诱发或加重哮喘,应提供清淡、易消化、足够热量的饮食。若能找出与哮喘发作有关的食物,如鱼、虾、蟹、蛋类、牛奶等,应避免食用。某些食物添加剂如酒石黄、亚硝酸盐(制作糖果、糕点中用于漂白或防腐)也可诱发哮喘发作,应当引起注意。戒酒、戒烟。

3.口腔与皮肤护理

哮喘发作时,患者常会大量出汗,应每天以温水擦浴,勤换衣服和床单,保持皮肤的清洁、干燥和舒适。协助并鼓励患者咳嗽后用温水漱口,保持口腔清洁。

(二)专科护理

1.病情观察

观察哮喘发作的前驱症状,如鼻咽痒、喷嚏、流涕、眼痒等黏膜过敏症状。

哮喘发作时,观察患者意识状态、呼吸频率、节律、深度等,监测呼吸音、哮鸣音变化,监测动脉血氧分压和肺功能情况,了解病情和治疗效果。严重发作时,如经治疗病情无缓解,做好机械通气准备工作。加强对急性期患者的监护,尤其在夜间和凌晨易发作时,严密观察有无病情变化。

2.氧疗护理

重症哮喘患者常伴有不同程度的低氧血症,应遵医嘱给予鼻导管或面罩吸氧,吸氧流量为每分钟1~3 L,吸入氧浓度一般不超过40%。为避免气道干燥和寒冷气流的刺激而导致气道痉挛,吸入的氧气应尽量温暖湿润。如哮喘严重发作,经一般药物治疗无效,或患者出现神志改变、$PaO_2 < 60$ mmHg[①]、$PaCO_2 > 50$ mmHg 时,应准备进行机械通气。

3.保持呼吸道通畅

(1)补充水分:哮喘急性发作时,患者呼吸增快、出汗,常伴脱水、痰液黏稠,应鼓励患者每天饮水2 500~3 000 mL,以补充丢失的水分,稀释痰液。重症者应建立静脉通道,遵医嘱及时、充分补液,纠正水、电解质和酸碱平衡紊乱。

(2)促进排痰:痰液黏稠者可定时给予雾化吸入。指导患者进行有效咳嗽、协助叩背有利于痰液排出。无效者可用负压吸引器吸痰。

(三)用药护理

1.观察药物疗效和不良反应

(1)β_2 受体激动剂:指导患者按医嘱用药,不宜长期、规律、单一、大量使用。因为长期应

---

① 　临床上仍习惯以 mmHg 作为某些压力单位,1 mmHg=0.133 KPa,1 kPa=7.5mmHg。全书同。

用可引起 β_2 受体功能下降和气道反应性增加,出现耐药性。指导患者正确使用雾化吸入器,以保证药物的疗效。静脉滴注沙丁胺醇时应注意滴速,用药过程观察有无心悸、骨骼肌震颤、低血钾等不良反应。

(2)糖皮质激素:吸入药物治疗,少数患者可出现口腔念珠菌感染、声音嘶哑或呼吸道不适,指导患者喷药后必须立即用清水充分漱口以减轻局部反应和胃肠吸收。口服用药宜在饭后服用,以减少对胃肠道黏膜的刺激。气雾吸入糖皮质激素可减少其口服量,当用吸入剂代替口服剂时,通常需同时使用两周后再逐步减少口服量。指导患者遵医嘱用药,不得自行减量或停药。

(3)茶碱类:静脉注射时浓度不宜过高,速度不宜过快,注射时间宜在 10 min 以上,以防中毒症状发生。其不良反应有恶心、呕吐等胃肠道症状,心律失常、血压下降和兴奋呼吸中枢作用,严重者可致抽搐甚至死亡。用药时监测血药浓度可减少不良反应的发生。发热、妊娠、小儿或老年有心、肝、肾功能障碍及甲状腺功能亢进者不良反应易发。合用西咪替丁(甲氰咪胍)、喹诺酮类、大环内酯类等可影响茶碱代谢而使其排泄减慢,应加强观察。茶碱缓(控)释片有控释材料,不能嚼服,必须整片吞服。

2.用药指导

(1)定量雾化吸入器(MDI)及干粉吸入器:使用时需要患者协调呼吸动作,正确使用是保证吸入治疗成功的关键。应向患者介绍雾化吸入器具及干粉吸入器的使用方法,医护人员演示后,指导患者反复练习,直至患者完全掌握。对不易掌握 MDI 吸入方法的儿童或重症患者,可在 MDI 上加储药罐(Spacer),可以简化操作。

(2)碟式吸入器:指导患者正确将药物转盘装进吸入器中,打开上盖至垂直部位(刺破胶囊),用口唇含住吸嘴用力深吸气,屏气数秒钟。重复上述动作 3~5 次,直至药粉吸尽为止。

完全拉开滑盘,再推回原位,此时旋转盘转至一个新囊泡备用。

(3)都保装置:使用时移去瓶盖,一手垂直握住瓶体,另一手握住盖底,先右转再向左旋至听到"嗒"的一声备用。吸入前先呼气,然后含住吸嘴,仰头,用力深吸气,屏气 5~10 s。

(4)准纳器:使用时一手握住外壳,另一手的大拇指放在拇指柄上向外推动至完全打开,推动滑杆至听到"咔嚓"一声,将吸嘴放入口中,经口深吸气,屏气 10 s。

(四)心理护理

心理护理是支气管哮喘患者在治疗和护理中必不可少的内容,直接关系到患者的治疗程度。患者大多存在恐慌、焦躁、心烦、抑郁等心理,多数支气管哮喘患者害怕自己的疾病支出过多医疗费用,又害怕引起家人的厌烦嫌弃,同时伴有身体不适,害怕疾病严重影响自己的生命健康,所以常有自卑感,有些患者甚至选择轻生。这时应该积极和患者交谈,交谈时应注意语气温和,尊重患者,告诉患者积极配合治疗可以减轻痛苦,可以减少医疗费用,减少生活压力,对疾病的恢复起到重要的作用,同时应告诉患者家属关心患者、照顾患者,可以给患者安排适当的工作,让患者体会到自己存在的意义。

(五)健康指导

1.疾病知识指导

指导患者增加对哮喘的激发因素、发病机制、控制目的和效果的认识,以提高患者在治疗中的依从性。

通过教育使患者懂得哮喘虽不能彻底治愈,但只要坚持充分的正规治疗,完全可以有效地控制哮喘的发作,能坚持日常工作和学习。

2.避免诱发因素

针对个体情况,指导患者有效控制可诱发哮喘发作的各种因素,如避免摄入引起过敏的食物;避免强烈的精神刺激和剧烈运动;避免持续地喊叫等过度换气动作;不养宠物;避免接触刺激性气体及预防呼吸道感染;戴围巾或口罩避免冷空气刺激;在缓解期应加强体育锻炼、耐寒锻炼及耐力训练,以增强体质。

3.自我监测病情

指导患者识别哮喘发作的先兆表现和病情加重的征象,学会哮喘发作时进行简单的紧急自我处理方法。

4.用药指导

哮喘患者应了解自己所用各种药物的名称、用法、用量及注意事项,了解药物的主要不良反应及如何采取相应的措施来避免。指导患者或家属掌握正确的药物吸入技术与患者共同制订长期管理、防止复发的计划。

第三节　呼吸衰竭的护理

一、概述

呼吸衰竭(respiratory failure)简称呼衰,系指由于各种原因引起的肺通气和(或)换气功能的严重障碍,使机体不能进行有效的气体交换,在静息状态下亦不能维持足够的气体交换,导致缺氧伴(或不伴)二氧化碳潴留、低氧血症伴(或不伴)高碳酸血症,从而产生一系列的病理生理改变和相应的临床表现的一组综合征。诊断标准:在海平面大气压下、静息状态呼吸室内空气条件下,并除外心内解剖分流和原发于心排出量降低等因素,动脉血氧分压 <8.0 kPa(60 mmHg),伴或不伴 $PaCO_2>6.67$ kPa(50 mmHg),作为诊断呼吸衰竭的标准。

二、病因及发病机制

1.神经中枢及传导系统

神经中枢及传导系统和呼吸肌疾患、呼吸道病变与胸廓疾患引起呼吸动力损害、气道阻力增加和限制肺扩张所致的单纯通气不足及通气与血流比例失调,发生缺氧伴高碳酸血症。

2.肺组织病变

肺组织病变如肺炎、肺不张、肺水肿、急性肺损伤及肺血管疾患和肺广泛纤维化,主要引起通气与血流比例失调、肺内静脉血分流和弥散功能损害的换气功能障碍,发生缺氧和动脉氧分压降低,严重者因呼吸肌疲劳伴高碳酸血症。

三、分类

1.按动脉血气分析分类

(1)Ⅰ型呼吸衰竭:又称缺氧性呼吸衰竭,无二氧化碳潴留。血气分析特点:PaO₂

<60 mmHg, $PaCO_2$ 降低或正常,见于换气功能障碍疾病。

(2)Ⅱ型呼吸衰竭:又称高碳酸性呼吸衰竭,既有缺氧又有二氧化碳潴留,血气分析特点为:$PaO_2<60$ mmHg, $PaCO_2>50$ mmHg,是肺泡通气不足所致。

2.按发病急缓分类

(1)急性呼吸衰竭:由于多种突发致病因素使通气或换气功能迅速出现严重障碍,在短时间内发展为呼吸衰竭。

(2)慢性呼吸衰竭:由于呼吸和神经肌肉系统的慢性疾病,导致呼吸功能损害逐渐加重,经过较长时间发展为呼吸衰竭。

3.按发病机制分类

(1)泵衰竭:由呼吸泵(驱动或制约呼吸运动的神经、肌肉和胸廓)功能障碍引起,以Ⅱ型呼吸衰竭表现为主。

(2)肺衰竭:由肺组织及肺血管病变或气道阻塞引起,可表现为Ⅰ型或Ⅱ型呼吸衰竭。

四、临床表现

1.症状

(1)呼吸困难:是呼吸衰竭最早最突出的症状,可表现为频率、节律和幅度的改变。较早表现为呼吸频率的增快,病情加重时出现呼吸困难,辅助呼吸肌活动加强,如三凹征。中枢性疾病或中枢神经抑制性药物所致的呼吸衰竭,表现为呼吸节律改变,如潮式呼吸、毕奥呼吸等。

(2)发绀:发绀是缺氧的典型表现,当动脉血氧饱和度低于 90% 或氧分压 <50 mmHg 时,可在口唇、指甲等处出现发绀。另外,因发绀的程度与还原型血红蛋白含量相关,所以,红细胞增多者发绀更明显,贫血者则发绀不明显或不出现。

(3)精神、神经症状:缺氧早期可有注意力不集中、定向力障碍,随缺氧的加重可出现烦躁、精神错乱,后期表现躁动、抽搐、昏迷。

慢性缺氧多表现为智力、定向力障碍。有二氧化碳潴留时常表现出兴奋状态,二氧化碳潴留严重者可发生肺性脑病,如合并急性二氧化碳潴留,可出现嗜睡、淡漠、扑翼样震颤,以至于呼吸骤停。

2.体征

血液循环系统早期血压升高,心率加快;晚期血压下降,心率减慢,出现心律失常甚至心脏停搏。严重呼吸衰竭可对肝、肾功能和消化系统产生影响,可有消化道出血、尿少、肌酐清除率下降、肾衰竭等。因胃肠道黏膜屏障功能损害,导致胃肠道黏膜充血水肿或应激性溃疡。

五、治疗原则

呼吸衰竭处理的原则是在保持呼吸道通畅的条件下,迅速纠正缺氧、二氧化碳潴留、酸碱失衡和代谢紊乱,防治多器官功能受损,积极治疗原发病,消除诱因,预防和治疗并发症。

1.保持呼吸道通畅

气道不通畅可加重呼吸肌疲劳,气道分泌物积聚时可加重感染,并可导致肺不张,减少呼吸面积,加重呼吸衰竭。因此,保持气道通畅是纠正缺氧和二氧化碳潴留的最重要措施。

2.氧疗和改善换气功能

不同类型的呼吸衰竭其氧疗的指征和给氧方式不同。原则是Ⅱ型呼吸衰竭应给予低浓度($<35\%$)持续吸氧;Ⅰ型呼吸衰竭则可给予较高浓度($>35\%$)吸氧。

3.增加肺泡通气量

增加肺泡通气量,改善二氧化碳潴留。

4.抗感染治疗

感染是慢性呼吸衰竭急性加重的最常见诱因,一些非感染性因素诱发的呼吸衰竭加重也常继发感染,因此需进行积极抗感染治疗。

5.并发症的防治

呼吸衰竭可合并消化道出血、心功能不全、休克、肝肾功能异常和气胸、纵隔气肿等并发症,应进行相应的治疗。

6.病因治疗

即针对于病因的治疗。

7.其他

其他重要脏器功能的监测与支持。

六、常见护理诊断/问题

1.低效型呼吸形态

低效型呼吸形态与通气不足、通气/血流比例失调、肺内分流增加弥散障碍等有关。

2.清理呼吸道无效

清理呼吸道无效与呼吸道感染、分泌物过多或黏稠、咳嗽无力、存在人工气道等有关。

3.焦虑

焦虑与呼吸窘迫、疾病危重以及对环境和事态失去自主控制有关。

4.营养失调

营养失调与呼吸做功增加、机体消耗增加等有关。

5.有受伤的危险

受伤与意识障碍、沟通困难,不能自主呼吸需要正压通气治疗及存在人工气道等有关。

6.自理缺陷

自理缺陷与严重缺氧、呼吸困难有关。

7.潜在并发症

潜在并发症有重要器官缺氧性损伤。

七、护理评估

1.健康史

(1)有无神经中枢及传导系统和呼吸肌疾患、呼吸道病变和胸廓疾患。

(2)有无肺组织病变如肺炎、肺不张、肺水肿、急性肺损伤及肺血管疾患和肺广泛纤维化。

2.症状

(1)有无呼吸困难、发绀。

(2)伴随症状:有无精神、神经症状。

3.身体状况

(1)生命体征及意识状态:尤其是体温、呼吸形态。

(2)营养状态:有无消瘦及营养不良。

(3)体位:是否存在强迫体位。

(4)皮肤、黏膜:有无脱水、发绀、杵状指等。

(5)肺部体征:有无呼吸频率、节律及深度异常,呼吸运动是否对称,有无呼吸音改变及干、湿啰音等。

4.心理状况

(1)有无焦虑、抑郁等不良情绪反应。

(2)疾病有无对患者生活、睡眠产生影响。

八、护理措施

(一)一般护理

(1)环境与休息:病房内应保证空气流通,每日定时开窗通风,每次 30 min,避免对流风,防止受凉。室温保持在 18 ℃~22 ℃,湿度 55%~65% 为宜,避免烟雾灰尘及异味刺激。控制探视人员,尤其是在流感期间,尽量减少人员探视,防止交叉感染。咳痰的患者应加强口腔护理,保持口腔清洁,预防口臭、舌炎、口腔溃疡的发生。

(2)饮食护理:慢性呼吸衰竭患者由于病程较长、反复发作、迁延数年,多有明显的营养不良,容易发生呼吸肌疲劳,影响康复,应加强营养支持,给高热量、高蛋白、易消化、富含维生素的饮食,不能进食的患者可给鼻饲流质饮食。针对 II 型呼吸衰竭的患者,不宜给高糖的饮食,因为过高比例的糖类增加二氧化碳产生量,可导致或加重高碳酸血症,故呼吸衰竭患者总热卡中糖类的比例应适当,不要过高,一般以占总热卡的 50%~60% 为宜。呼吸衰竭患者应减少产气食物的摄入,如豆类、薯类食品及碳酸类饮料等,以避免出现腹胀影响膈肌运动。另外,应该结合慢性呼吸衰竭患者是否合并其他器官功能减退或疾病状态而制订饮食计划,如心力衰竭的患者应限制钠盐摄入<2 g/d,准确记录 24 h 液体出入量,消化能力差的患者嘱其少食多餐。

(二)专科护理

1.病情观察

(1)观察生命体征变化:呼吸衰竭的患者往往有原发基础疾病存在,常因感染、受伤、劳累等多种诱因导致急性加重,危及生命,认真观察患者的生命体征和生活习惯的改变等,及时发现病情变化。

(2)观察呼吸困难的改变:呼吸衰竭的患者都存在不同程度的呼吸困难,主要表现为呼吸频率、节律和幅度的改变。如慢性阻塞性肺疾病(COPD)患者开始出现呼吸费力和呼气延长,随着病情发展可表现为浅而快的呼吸或不规则呼吸,辅助呼吸肌活动加强,呈点头样和呼气延长,并发肺性脑病时可出现浅慢或潮式呼吸,及时巡视并观察患者的呼吸情况。

(3)观察意识变化:轻度缺氧表现为注意力不集中,智力减退,定向力障碍;随着缺氧的加重,可导致烦躁不安,神志恍惚,谵妄;当 PaO_2 低于 30 mmHg 时,可出现意识丧失。神志清醒患者应询问有无呼吸困难、心悸等症状出现,昏迷患者应评估瞳孔、肌张力、腱反射及病理反射等。

2.呼吸道管理

(1)保持呼吸道通畅:呼吸道堵塞可引起通气功能障碍,从而造成换气功能障碍,导致缺氧和二氧化碳潴留。因此,及时清除分泌物,保证呼吸通畅,改善呼吸功能,是护理呼吸衰竭患者的主要措施之一。①对于神志清醒的患者,向患者讲清咳嗽、咳痰的重要性,鼓励患者咳嗽,并教给患者行之有效的咳嗽方法,如深吸一口气后用力咳,使附着于管壁的分泌物便于咳出。咳嗽无力、不能自行咳嗽、呼吸道又有痰液堵塞的患者,应立即采取经口腔或鼻腔吸痰。吸痰时如痰液黏稠、堵塞导管、不易吸出,可滴入等渗盐水少许,或化痰药物,并配合拍打胸背部,通过振动,使痰液易于吸出。吸痰时呼吸道黏膜很容易受到机械性损伤,在吸痰过程中应特别需要注意减少和避免对呼吸道黏膜的刺激和损伤。②经常转换体位,能改善肺部血液循环,保证支气管各方面的引流,以利于支气管分泌物的排出。但对昏迷患者,在翻身前应先吸净口腔、鼻咽部的分泌物,以免体位变动时痰液流动堵塞呼吸道造成窒息。每次翻身时,用手掌轻轻地叩打患者的胸背部,由下而上顺序拍打,通过拍打的震动使痰易于咳出。

(2)保持呼吸道湿化:生理状态下,鼻、咽喉部黏膜血运丰富,并有黏液分泌,使吸入气体到达气管隆嵴时,温度能达到 37 ℃,饱和湿度为 100%,绝对湿度为 44 mg/L。对于建立人工气道的呼吸衰竭患者,气体直接进入下呼吸道,丧失了上呼吸道加温、加湿的作用,气体只能从呼吸道本身吸收水分,导致呼吸道黏膜干燥,造成分泌物排出不畅,进而发生呼吸道堵塞、肺不张和继发感染等。目前,临床上气道湿化主要采用恒温蒸汽即呼吸机湿化器内定时添加蒸馏水作为湿化液、气道冲洗、雾化吸入等方法。

(3)缓解支气管痉挛:雾化等使用支气管扩张剂、激素等。

3.合理氧疗

(1)氧疗的意义和原则:氧疗能提高肺泡内氧分压,提高 PaO_2 和 SaO_2;减轻组织损伤,恢复脏器功能,提高机体运动的耐受性;能降低缺氧性肺动脉高压,减轻右心负荷。临床上根据患者病情分析和血气分析结果,采取不同的给氧方法和氧浓度。原则是保证迅速提高 PaO_2 到 60 mmHg 或脉搏容积血氧饱和度(SpO_2)达 90% 以上的前提下,尽量降低吸氧浓度。Ⅰ型呼吸衰竭的主要问题为缺氧而无二氧化碳潴留,为迅速纠正缺氧,可短时间内间歇高浓度(>50%)或高流量(4~6 L/min)吸氧。对于伴有高碳酸血症的急性呼吸衰竭,往往需要低浓度给氧,以免引起二氧化碳潴留。

(2)氧疗的方法:氧疗的方法有鼻导管、面罩和呼吸机给氧。鼻导管或鼻塞吸氧,优点为简单、方便,不影响患者进食、咳痰;缺点为氧浓度不恒定,易受患者的呼吸影响,高流量时对局部黏膜有刺激,氧流量不能大于 7 L/min。吸入氧浓度与氧流量的关系:吸入氧浓度(%)=[21+4×氧流量(L/min)]%。面罩主要包括简单面罩、储氧面罩和文丘里(Venturi)面罩,其优点为吸氧浓度相对稳定,可按需要调节,对鼻黏膜刺激小,缺点为在一定程度上影响患者进食及咳嗽,部分患者不能耐受。

(3)氧疗的观察:由于患者对氧疗反应不同,氧疗过程中,应密切观察氧疗效果,如吸氧后呼吸困难缓解、发绀减轻、心率减慢,表示氧疗有效;临床上必须根据患者血气结果及时调解吸氧流量或浓度,以防止发生氧中毒和二氧化碳麻醉;注意保持吸入氧气的湿化,以免干燥的氧气损伤呼吸道黏膜及气道黏液栓形成;输送氧气的面罩、导管、气管导管应定期更换消毒,防止交叉感染。

4.应用无创正压通气(NIPPV)治疗的护理

无创正压通气(NIPPV)是指通过鼻面罩将呼吸机与患者相连,由呼吸机提供正压支持而完成通气辅助的人工通气方式。NIPPV 通过改善通气,延长慢性呼吸衰竭患者的生命,改善其生活质量,因此 NIPPV 广泛应用于各类慢性呼吸衰竭。欲行 NIPPV,要求患者具备一些基本条件:患者清醒能够合作;血流动力学稳定;不需要气管插管保护(无误吸、严重消化道出血、气道分泌过多且排痰不利等情况）；无影响使用鼻/面罩的面部创伤；能够耐受鼻/面罩。NIPPV的操作与有创通气相比有明显的不同，更强调操作的规范性，并要与患者进行充分的交流，使其尽快适应无创通气。操作是否规范直接关系到 NIPPV 能否成功。当不具备这些条件时，宜行有创通气。

（三）用药护理

1.应用抗感染药物的护理

呼吸道感染是呼吸衰竭的诱发因素，控制感染是治疗呼吸衰竭的重要措施，应针对感染菌种选择抗生素，及时做痰、血培养或痰涂片检查，以明确菌类或菌种。在应用抗生素治疗时，应遵医嘱按时、定量、准确给药，以保持满意的血药浓度，同时注意观察治疗效果及不良反应。

2.应用呼吸兴奋剂的护理

（1）药物知识：①尼可刹米，直接兴奋延髓呼吸中枢，使呼吸加深加快，并可提高呼吸中枢对 CO_2 的敏感性，对大脑皮质、血管运动中枢和脊髓有一定兴奋作用。一般先静脉内推注 0.75 g 作为冲击剂量，继之静脉维持滴注。②洛贝林，通过刺激颈动脉窦和主动脉体化学感受器，反射性兴奋呼吸中枢。作用迅速，但持续时间短，在兴奋呼吸中枢同时亦兴奋迷走中枢而使心率减慢。可静脉缓慢注射，每次 3 mg，必要时每 3 min 重复静脉注射 1 次。

（2）用药观察：呼吸兴奋药物作用快，即刻增加呼吸幅度和频率，使发绀减轻，神志渐清。用药后可出现血压增高、心悸、心律失常、咳嗽、呕吐、皮肤瘙痒、震颤、肌强直、出汗、颜面潮红、烦躁不安和发热等不良反应，中毒时可出现惊厥，继之中枢抑制。洛贝林过量时可导致心动过缓和传导阻滞。当出现以上不良反应时，应减慢滴速或停药，并通知医生。

（3）注意事项：呼吸兴奋剂用药过程中应保持呼吸道通畅，滴速不宜过快，密切观察患者神志、呼吸频率和节律变化，监测动脉血气分析变化以调节滴入浓度。

3.应用利尿剂的护理

利尿剂通过抑制钠、水重吸收、减少血容量、减轻右心负荷。应用利尿剂过程中应观察患者水肿、呼吸困难情况有否减轻，准确记录尿量。

特别要注意低钾、低氯性碱中毒的表现，如肌无力、食欲缺乏、腹胀、心律失常，还应注意有无痰液干结不易咳出。

（四）心理护理

呼吸衰竭患者由于病情严重及经济上的困难往往容易产生焦虑、恐惧等消极心理，因此从护理上应该重视患者心理情绪的变化，积极采用语言及非语言的方式跟患者进行沟通，了解患者的心理及需求，提供必要的帮助。同时加强与患者家属之间的沟通，使家属能适应患者疾病带来的压力，能理解和支持患者，从而减轻患者的消极情绪，提高生命质量，延长生命时间。

（五）健康教育

（1）向患者及其家属讲解疾病的发病机制、发展和转归，语言应通俗易懂。对一些文化程度不高的患者或老年人可借助简易图形进行讲解，使患者理解康复保健的意义与目的。

（2）鼓励患者进行呼吸运动锻炼，教会患者有效咳嗽、咳痰技术，如缩唇呼吸、腹式呼吸、体位引流、拍背等，提高患者自我护理能力，加速康复，延缓肺功能恶化。

（3）遵医嘱正确用药，熟悉药物的用法、剂量和注意事项等。教会低氧血症的患者及其家属学会合理的家庭氧疗方法及注意事项。

（4）指导患者制订合理的活动与休息计划，教会患者减少氧耗量的活动与休息方法。

(5)增强体质,避免各种引起呼吸衰竭的诱因。①鼓励患者进行耐寒锻炼和呼吸功能锻炼,如用冷水洗脸等,以提高呼吸道抗感染的能力;②指导患者合理安排膳食,加强营养,达到改善体质的目的;③避免吸入刺激性气体,劝告吸烟患者戒烟;④避免劳累、情绪激动等不良因素刺激;⑤少去人群拥挤的地方,尽量避免与呼吸道感染者接触,减少感染的机会。

(6)若有咳嗽加剧、痰液增多和变黄、气急加重等变化,应尽早就医。

第四节 肺脓肿的护理

肺脓肿(lung abscess)是指微生物引起肺组织发生坏死性病变,形成包含坏死物或液化坏死物的脓腔,常表现有气液平面。早期为肺组织的化脓性炎症,继而坏死、液化,由肉芽组织包绕形成脓肿。临床特点为高热、咳嗽和咳大量脓臭痰。本病可见于任何年龄,青壮年男性及年老体弱有基础疾病者多见。自抗生素广泛应用以来,肺脓肿发病率明显降低。

一、病因及发病机制

肺脓肿的发生途径主要为吸入性感染,占 60% 以上,其次为血源性和继发性。急性肺脓肿的主要病原体是细菌,常为上呼吸道和口腔的定植菌,包括厌氧、需氧和兼性厌氧菌。厌氧菌感染占主要地位,有核粒梭形杆菌、消化球菌等。常见的需氧和兼性厌氧菌有金黄色葡萄球菌、化脓性链球菌、肺炎克雷伯杆菌、大肠埃希菌、铜绿假单胞菌等。免疫力低下者如接受化学治疗、白血病或艾滋病患者其病原菌也可为真菌。根据不同病因和感染途径,肺脓肿可分为以下 3 种类型。

1. 吸入性肺脓肿

临床上最多见的类型。最常见的为口咽内容物吸入,误吸是主要原因。大多数情况下肺脓肿是口腔厌氧菌引起的吸入性肺炎的并发症。牙龈裂缝处的细菌侵入下呼吸道,如宿主防御机制不能清除细菌,可发生感染,并导致吸入性肺炎,进一步在 7~14 d 后可导致组织坏死,从而导致肺脓肿形成。在神志不清、意识障碍、全身麻醉或气管插管等情况下容易发生误吸,龋齿、牙槽脓肿、鼻窦炎等脓性分泌物,口鼻咽部手术后的血块、呕吐物等,经气管吸入肺内,造成细支气管阻塞远端肺组织萎缩引起化脓性炎症。麻醉、药物过量、脑血管意外;或有食管、神经系统疾病所致的吞咽困难;或在受寒、醉酒、极度疲劳时,致使全身免疫状态与气管防御清除功能低下;亦可使吸入的病原菌致病。吸入性肺脓肿常为单发性,其发病部位与支气管解剖形态和吸入时的体位有关。右主支气管较左侧粗且陡直,吸入物易进入右肺,故发病多见于右肺。吸入性肺脓肿早期为含致病菌的污染物阻塞细支气管,继而形成小血管炎性栓塞,肺组织化脓性炎症、坏死,形成肺脓肿,继而坏死组织液化破溃到支气管内。若脓肿靠近胸膜,可发生局限性纤维蛋白性胸膜炎,引起胸膜粘连。位于肺脏边缘部的张力性脓肿,可破溃到胸膜腔,引起脓胸、脓气胸和支气管—胸膜瘘。

2. 继发性肺脓肿

在某些细菌性肺炎、支气管扩张、支气管脓肿、支气管肺癌、肺结核空洞等继发感染所致的继发性肺脓肿,由于病原菌毒力强、繁殖能力快,肺组织广泛化脓、坏死而形成肺脓肿。肺部邻近器官化脓性病变,如膈下脓肿、肾周围脓肿、脊柱脓肿等穿破至肺所形成肺脓肿。支气管异物堵塞,是导致小儿肺脓肿的重要因素。

3.血源性肺脓肿

皮肤外伤感染、疖痈、骨髓炎所致的败血症,脓毒菌栓经血行播散到肺,引起血管栓塞、炎症坏死而形成肺脓肿,致病菌多为金黄色葡萄球菌或链球菌。泌尿道、腹腔或盆腔感染产生败血症可导致肺脓肿,其病原菌常为革兰阴性杆菌或少数厌氧菌。

急性肺脓肿经积极合理抗生素治疗以及充分引流,气管通畅,脓液经气道排出,病变可逐渐吸收,脓腔缩小甚至消失,或仅剩少量纤维瘢痕。若急性肺脓肿治疗不彻底,或支气管引流不畅,导致大量坏死组织残留在脓腔内,炎症持续存在3个月以上不能愈合的肺脓肿,则称之为慢性肺脓肿。脓腔周围纤维组织增生,周围细支气管受累导致其变形或扩张;成纤维细胞和肉芽组织增生使脓腔壁增厚。

在肺脓肿形成过程中,坏死组织中存在的血管失去肺组织支持,管壁损伤,部分可形成血管瘤,此为反复中、大量咯血的病理基础。

三、辅助检查

1.血常规

急性肺脓肿患者血常规白细胞计数可达$(20\sim30)\times10^9$/L,中性粒细胞在90%以上,核明显左移,常有中毒颗粒。慢性肺脓肿患者血白细胞可稍高或正常,红细胞和血红蛋白减少。血源性肺脓肿患者的血培养可发现致病菌。并发脓胸时,可做胸腔脓液培养及药物敏感实验。

2.影像学检查

(1)胸部X线检查:胸部X线片早期可见大片浓密模糊浸润阴影,边缘不清或团片状浓密阴影。脓肿形成,脓液排出后,可见圆形透亮区及液平面。经脓液引流和抗生素治疗后周围炎症先吸收,最后可仅残留纤维条索状阴影。如脓肿转为慢性,空洞壁变厚,周围纤维组织增生,邻近胸膜肥厚,纵隔可向患侧移位。血源性肺脓肿典型表现为两肺外侧有多发球形致密阴影,大小不一,中央有小脓腔和气液平面。

(2)肺部CT:CT能更准确地定位及发现体积较小的脓肿。

(3)病原学诊断:肺脓肿的病原学诊断依赖于微生物学检查。痰细菌学检查,气道深部痰标本细菌培养可有厌氧菌和(或)需氧菌存在。

(4)纤维支气管镜检查:目前用于经正规治疗病情无改善或高度怀疑支气管内膜癌或存在异物时,有助于明确病因、病原学诊断及治疗。通过活检、刷检及细菌学、细胞学检查获取病因诊断证据,还可进行脓液吸引和病变部位注入抗生素,以提高疗效与缩短病程。

四、治疗原则

肺脓肿的治疗应根据病原体和相应情况进行。治疗的原则是早期应用有针对性的强有力的抗生素,辅以良好的痰液引流。

1.抗生素治疗

一般选用青霉素。肺脓肿的致病厌氧菌中,仅脆弱拟杆菌对青霉素不敏感。对青霉素过敏或不敏感者,可用林可霉素、克林霉素或甲硝唑等药物。开始给药采用静脉滴注,体温通常在治疗后3~10 d降至正常,然后改为肌内注射或口服。如抗生素有效,宜持续8~12周,直至胸片上空洞和炎症完全消失,或仅有少量稳定的残留纤维化。若疗效不佳,要注意根据细菌培养和药物敏感实验结果选用有效抗菌药物。

2.引流排痰

可缩短病程,提高疗效。身体状况较好者可采取体位引流排痰;有条件可尽早应用纤维支气管镜冲洗及吸引治疗,脓腔内还可注入抗生素,加强局部治疗。

3.外科治疗

手术适应证:

(1)肺脓肿病程超过 3 个月,经内科治疗病变未见明显吸收并有反复感染或脓腔过大(直径>5 cm)不易吸收者。

(2)大咯血内科治疗无效或危及生命者。

(3)并发支气管胸膜瘘或脓胸经抽吸、冲洗治疗效果不佳者。

(4)怀疑肿瘤阻塞时。

五、常见护理诊断/问题

1.体温过高

体温过高与肺组织炎症性坏死有关。

2.清理呼吸道无效

清理呼吸道无效与脓痰黏稠、聚集有关。

3.气体交换受损

气体交换受损与气道内痰液积聚、肺部感染有关。

4.胸部疼痛

胸部疼痛与炎症延及胸膜有关。

5.营养失调(低于机体需要量)

营养失调与肺部感染导致机体消耗增加有关。

六、护理措施

(一)一般护理

1.环境与休息

急性期应绝对卧床休息,患者卧床时教其双手上举,置于床垫上,以助胸部扩张,有利于痰液排出。痰量大、有恶臭者,应注意保持环境清洁、卫生及房间空气流通,必要时应用空气清新剂。护理和治疗尽量安排在同一时间进行,使患者有充足的时间休息。环境应安静舒适。限制探视,使患者保持情绪稳定。

2.饮食与营养

患者应增加营养,给予高蛋白、高维生素、易消化的食物,以增强机体抵抗力。对慢性肺脓肿有消瘦、贫血等表现的患者营养补充更为重要。必要时可给予复方氨基酸等静脉营养。

3.口腔护理

肺脓肿患者高热时间较长,唾液分泌较少,口腔黏膜干燥;又因咳大量脓臭痰,利于细菌繁殖,易引起口腔炎及黏膜溃疡;大量抗生素的应用,易因菌群失调诱发真菌感染。因此要在晨起、饭后、体位引流后、临睡前协助患者漱口,做好口腔护理。

4.保持身体清洁和舒适

因患者发热会大量出汗,因此应给予清洁皮肤,勤更换衣服及床单,以确保皮肤的完整与身体的舒适。

(二)专科护理

1.病情观察

急性肺脓肿起病急、症状明显,应注意观察患者的生命体征、咳嗽、咳痰以及痰液的性质等。

肺脓肿患者通过咳嗽可排出大量脓痰,要注意观察痰的颜色、性质、气味和静置后是否分层,准确记录 24h 痰液排出量。当发现血痰时,应及时报告医生;咯血量大时需严密观察病情变化,准备好抢救药品和用品,嘱患者取患侧卧位,头偏向一侧,警惕大咯血或窒息的突然发生。

2.维持呼吸道通畅

指导患者进行有效咳嗽,促使痰液咳出,必要时可采用雾化吸入、体位引流、拍背等促进痰液的咳出,维持呼吸道通畅。

(1)雾化吸入疗法:利用雾化器将药物加入湿化瓶中,使液体分散成极细的颗粒,吸入呼吸道以增强吸入气体的湿度,达到湿润气道黏膜、稀释气道痰液的作用。在湿化过程中,气道内黏稠的痰液和分泌物可湿化而膨胀,如不及时清除,有可能导致气道阻塞。在吸入疗法过程中,应密切观察病情,协助患者翻身拍背,以促进痰液排出。

(2)体位引流:按病灶部位,协助患者取适当体位,使病灶部位开口向下,利用重力作用,借助有效咳嗽和胸部叩击将分泌物排出体外。引流多在早餐后 1 h,晚餐前及睡前进行,每次 10～15 min,引流时防止头晕或意外危险发生,观察引流效果,注意神志、呼吸及有无发绀。对脓痰甚多,且体质虚弱的患者应做监护,以免大量排脓涌出但无力咳出而导致窒息。年老体弱、呼吸困难明显者或在高热咯血期间不宜行体位引流。必要时,应用负压吸引器经口吸痰或支气管镜吸痰。痰量不多,中毒症状严重,提示引流不畅,应积极进行体位引流。

(3)叩击法:通过叩击震动背部,间接地使附在肺泡周围及支气管壁的痰液松动脱落。

3.脓胸患者的护理

(1)遵医嘱合理应用抗生素。

(2)协助实施胸腔闭式引流置管术,根据引流管及引流瓶的种类实施护理。

(3)胸腔闭式引流护理:对距胸壁较近的肺脓肿应及早行经皮闭式引流治疗。护理要点包括:准确记录每日引流量,观察引流液颜色,引流瓶内液应每天更换无菌蒸馏水或生理盐水,要保持引流管的密闭状态,防止引流液倒流和引流管开放,以防气体进入胸腔。避免脓栓坏死物等阻塞引流管,定时挤压胸引流管,必要时用生理盐水冲洗引流管。注意观察引流口皮肤,必要时涂氧化锌软膏,防止发生皮炎。

(4)合理安排体位:取半坐卧位,以利呼吸和引流,有支气管胸膜瘘者取患侧卧位,以免脓液流向健侧或发生窒息。减轻疼痛,增加舒适感。当移动或更换体位时应避免牵引加重疼痛。止痛药的使用应以不会抑制呼吸或咳嗽反射,而减轻疼痛为原则。鼓励患者有效地咳嗽、排痰、吹气球、呼吸功能训练,促使肺充分膨胀,增加通气容量。

(5)高热者给予冷敷、酒精擦浴等物理降温措施,鼓励患者多饮水,必要时应用药物降温。

(6)定期检查穿刺点伤口敷料情况,定时换药,保持伤口敷料干燥清洁。

(三)药物护理

肺脓肿患者应用抗生素时间较长,应向患者强调坚持治疗的重要性、疗程及可能出现的不良反应,使患者坚持治疗。用药期间密切观察药物疗效及不良反应。

(四)心理护理

肺脓肿患者经常因咳出大量脓痰而对个体产生不良刺激,导致患者出现焦虑、忧郁。对此,护士应给予极大的关心,讲解疾病治疗的过程、配合方法,指导患者进行心理放松训练及有效咳嗽、咳痰技巧,减轻焦虑、紧张情绪,增加战胜疾病的信心,增强自信心。

(五)健康教育

1.疾病预防指导

指导患者不要过度疲劳,定期到医院复诊,遵医嘱用药。患者应彻底治疗口腔、上呼吸道慢性感染病灶,如龋齿、化脓性扁桃体炎、鼻窦炎、牙周溢脓等,以防止病灶分泌物吸入肺内诱发感染。重视口腔清洁,经常漱口,预防口腔炎的发生。积极治疗皮肤外伤感染、疖痈等化脓性病灶,不挤压疖痈,防止血源性肺脓肿的发生。

2.疾病知识指导

向患者说明肺脓肿抗菌治疗的重要性及治疗疗程应足够长,以预防复发。采取体位引流的患者应向其说明重要性、目的及注意事项。指导患者练习深呼吸,鼓励患者以有效咳嗽方式进行排痰,保持呼吸道通畅,及时排出呼吸道异物,防止吸入性感染,促进病变愈合。患者出现高热、咯血、呼吸困难等表现时应警惕大咯血、窒息的发生,需立即就诊。

第五节　肺动脉高压的护理

一、概述

肺动脉高压(PAH)是一组由异源性疾病和不同发病机制引起的肺血管床结构和(或)功能改变,从而导致肺血管阻力进行性升高、右心衰竭为特征的临床病理生理综合征。肺动脉高压是血流动力学概念,其诊断标准为:在海平面静息状态下,右心导管测定的平均肺动脉压(mPAP)≥25 mmHg 或运动状态下 mPAP≥30 mmHg。

该病目前的患病率为 519/100 万,可发生于任何年龄,20～40 岁为该病症高发年龄段,约占 75%,以女性为主,男女比例为 1:(3～4)。20 岁以下,包括患先天性心脏疾病的婴幼儿约占 15%。肺动脉高压诊断困难,治疗棘手,致死率和致残率均很高,估计平均生存期仅 2.8 年,且预后极差,已成为全球性重要医疗治疗保健问题。

二、病因与发病机制

肺动脉高压可由多种因素诱发,病因非常复杂,左心疾病、肺部疾病、低氧血症、血栓、药物、感染、肿瘤等均可引发。其发生是一个多种因素参与的过程,涉及多种细胞和生物化学路径。肺血管阻力升高的机制包括血管收缩、肺血管壁闭塞性重塑、炎症反应和血栓形成。

三、诊断要点

1.临床表现

肺动脉高压本身没有特异性临床表现。根据我国特发性和家族性肺动脉高压的研究结果表明,患者就诊时最常见的症状有活动后气短和乏力(98.6%)、胸痛(29.2%)、昏厥(26.4%)、咯血(20.8%)、心悸(9.7%),还包括了下肢水肿、胸闷、干咳、心绞痛、腹胀及声音嘶哑等。气短往往标志肺动脉高压患者出现右心功能不全。当发生昏厥或黑矇时,则往往标志患者每搏输出量或心排血量已经明显下降。

2.辅助检查

(1)心电图:心电图有提示 PAH 的诊断价值。约87%患者的心电图可提示右室肥厚,79%患者出现电轴右偏。但心电图在 PAH 诊断中的价值有限。

(2)胸部 X 线片检查:约有90%的 PAH 患者首次就诊时可表现为胸片异常,常见征象有肺门截断现象。它对于中、重度的 PAH 患者有更高的诊断价值。

(3)肺功能和动脉血气分析:有助于发现潜在的肺实质或气道疾病。

(4)超声心动图:是筛查 PAH 最重要的无创检查方法。可以估测肺动脉收缩压,评估病情严重程度和预后及病因诊断。

(5)肺通气灌注扫描。

(6)胸部 CT、高分辨率 CT(HRCT)及 CT 肺动脉造影(CTPA):可以了解有无肺间质病变及其程度肺及胸腔、肺动脉有无占位病变、血管壁有无增厚等。

(7)睡眠监测及血液学检查、自身免疫抗体检测。

(8)心脏 MRI 及腹部超声。

(9)心导管检查:心导管检查包括了左心及右心导管检查。右心导管检查不仅是确诊 PAH 的金标准,利用血管反应试验的结果也是指导制订科学治疗方案不可少的依据。

(10)肺动脉造影检查。

四、治疗

PAH 的治疗包括一般治疗、传统治疗、选择性肺血管扩张剂(靶向药物治疗)、心律失常治疗、房间隔造瘘术、肺移植。

1.一般治疗

一般治疗主要包括适当运动、避孕、绝经期激素替代治疗、避免高海拔地区旅行、心理治疗、预防感染、慎用鼻腔减充血剂及择期手术指导等。

2.传统治疗

(1)抗凝治疗:由于 PAH 易合并远端小动脉原位血栓形成,心力衰竭和活动减少也易导致静脉血栓形成,因此建议对无抗凝禁忌的 PAH 患者给予华法林抗凝治疗,抗凝强度建议 INR 维持在 2.0~3.0。

(2)利尿剂:右心功能不全可导致体液潴留,出现颈静脉充盈、肝及胃肠道淤血、胸腹腔积液和下肢水肿,建议对存在明显容量超负荷的 PAH 患者给予利尿剂。治疗期间应密切监测血钾和肾功能,防止低钾血症和肾前性肾衰竭的发生。

(3)氧疗:低氧刺激可引起肺血管收缩、红细胞增多血液黏稠,肺小动脉重构等加速 PAH 的进展。应给予患者氧疗以预防和纠正低氧血症,使其动脉血氧饱和度持续大于90%。

（4）地高辛：心输出量低于 4 L/min 或心脏指数低于 2.5 L/(min·m^2)是应用地高辛的首选指征；另外，右心室扩张、基础心率大于 100 次/分钟、心室率偏快的心房颤动等也均是应用地高辛的指征。如果 PAH 患者心功能较差，严重低氧血症，使用地高辛过程中出现频发室性心律失常需考虑电解质紊乱及地高辛中毒可能，应格外注意。

（5）多巴胺和多巴酚丁胺：是治疗重度右心衰竭（血流动力学不稳定的 WHO 心功能Ⅲ级或心功能Ⅳ级患者）首选的正性肌力药物，患者血压偏低首选多巴胺，血压较高首选多巴酚丁胺。两种药物的推荐起始剂量为 2 μg/(kg·min)，可逐渐加量至 8 μg/(kg·min)。根据患者具体情况可选择一种或联合使用。

3.选择性肺血管扩张剂（靶向药物治疗）

随着对 PAH 发病机制研究，针对不同发病环节使用肺血管扩张剂也不相同，主要包括依列环醇及其类似物（如瑞莫杜林、万他维等）、5-磷酸二酯酶抑制剂（如西地那非）、内皮素受体拮抗剂（如波生坦等）。其用药途径也不相同，包括吸入、静脉泵入、口服及持续皮下注射等。

4.心律失常治疗

选择无负性肌力作用的抗心律失常药物（如胺碘酮）以及射频消融。

5.房间隔造瘘术及肺移植内科治疗

无明显好转可进行手术治疗。

五、主要护理问题

（1）气体交换受损与肺泡通气血流比例失调有关。

（2）活动无耐力与缺氧有关。

（3）有窒息的危险与咯血有关。

（4）潜在并发症有咯血。

（5）焦虑/恐惧与担心预后有关。

六、护理目标

（1）低氧血症得到改善，呼吸困难明显减轻。

（2）能循序渐进地进行日常生活活动。

（3）掌握有效的咳嗽、咳痰技巧，避免窒息的发生。

（4）未发生相关并发症，或并发症能得到及时治疗与处理。

（5）患者焦虑/恐惧程度减轻，配合治疗及护理。

七、护理措施

1.一般护理

提供安静、舒适的治疗环境，温度、湿度适宜，确保患者能有充足的休息。

指导患者戒烟、戒酒，适量活动，注意保暖，避免受凉。患者家属多关心患者，避免负性刺激，使患者保持心情愉快。定期监测血压，发现异常及时汇报医生。

2.心理护理

及时告知相关病情及检查结果，使其感到得到了妥善的治疗护理，以增强对医院的信赖，树立战胜疾病的信心。同时指导患者进行必要的娱乐活动，如听音乐、散步、读报纸等以解除其无聊乏味的孤寂心情。

3.选择性肺血管扩张剂(靶向药物治疗)药物的护理

(1)药物相关知识宣教:让患者了解一定的药理知识,熟悉药物的剂量、作用、禁忌证及不良反应;知晓药物治疗的目的是抑制肺血管重构,降低肺血管阻力,达到提高生活质量、延长生存时间的目的。

(2)服药注意事项:按时、按量、遵医嘱安全用药,不能随意停药、漏服或加量。

(3)服药后的注意事项:服药后,常有昏厥等不良反应,注意做好安全护理,谨防意外发生。密切观察患者的生命体征,尤其注意监测血压波动情况,避免与降血压药物同时段服用,如硝酸甘油联合西地那非可以增强扩血管降压作用,口服西地那非后 4 h 内严禁使用硝酸甘油。

(4)饮食护理:指导患者少食多餐,进食富含营养、易消化的饮食。多进食牛奶、豆制品、瘦肉等高蛋白食物。限制食盐的摄入,每天食盐的摄入量小于 2.4 g。

(5)健康指导:注意避免心功能不全的诱发因素,如感染、过度疲劳、情绪紧张、钠盐摄入过多、输液过快过多等。饮食宜富营养、高热量、高维生素,每餐不宜过饱,多食蔬菜、水果,防止便秘。合理安排活动与休息,适当活动有利于提高心脏储备力,提高活动耐力,但应避免重体力劳动以免诱发心力衰竭。强调严格遵医嘱服药,不随意增减或撤换药物的重要性,定期门诊随访。

第六节　急性呼吸窘迫综合征的护理

一、概述

急性呼吸窘迫综合征(ARDS)是由于多种原发病和诱因作用下发生的急性呼吸衰竭,以非心源性肺水肿和顽固性低氧血症为特征,表现为严重呼吸困难、呼吸窘迫,是全身炎症反应综合征、代偿性抗炎反应综合征在肺部的表现。其病理基础是急性肺损伤,常引发或合并多脏器功能障碍综合征,甚至多脏器功能衰竭,是临床常见的急危病。

二、临床表现

1.症状

以进行性呼吸困难和顽固性低氧血症为主要特征的急性呼吸衰竭,其特点是起病急,呼吸频速、发绀进行性加重、呼吸>30 次/分钟,且不能用其他原发心肺疾病(如气胸、肺气肿等)解释、一般氧疗难以缓解低氧。

2.体征

早期无阳性体征,中期肺部可闻及干、湿啰音、喘鸣音,后期出现肺实变,呼吸音降低并闻及水泡音。

三、治疗原则

(1)积极治疗原发病,尽早除去诱因,是治疗 ARDS 的首要原则:①积极控制感染;②积极抢救休克;③尽量少用库存血;④伴有骨折的患者应及时骨折复位、固定;⑤危重患者抢救应吸氧,但应避免长时间高浓度的氧吸入,一般吸氧浓度为 $40\%\sim50\%$,维持 PaO_2 60 mmHg以上。

(2)改善通气和组织供氧。

(3)严格控制输入液体量。

(4)多环节减轻肺和全身损伤。

(5)加强营养支持。

四、常见护理诊断/问题

1.气体交换受损

气体交换受损与广泛肺损伤所致肺水肿、肺萎陷、通气/血流比例失调、弥散障碍有关。

2.清理呼吸道无效

清理呼吸道无效与呼吸道感染、分泌物过多或黏稠、咳嗽无力及大量液体和蛋白质漏入肺泡有关。

3.焦虑

焦虑与呼吸窘迫、疾病危重以及对环境和事态失去自主控制有关。

4.有感染的危险

感染与人工气道及各种监测治疗管道有关。

5.语言沟通障碍

语言沟通障碍与建立人工气道极度衰弱有关。

6.呼吸机依赖

呼吸机依赖与长期机械通气有关。

7.潜在并发症

潜在并发症有重要器官缺氧性损伤。

五、护理评估

1.健康史

(1)有无严重呼吸困难、呼吸窘迫。

(2)有无非心源性肺水肿和顽固性低氧血症。

2.症状

(1)有无呼吸频速、发绀进行性加重、呼吸>30 次/分钟。

(2)伴随症状:不能用原发病解释,一般氧疗难以缓解的低氧血症。

3.身体状况

(1)生命体征及意识状态:尤其是体温、呼吸形态。

(2)营养状态:有无消瘦及营养不良。

(3)体位:是否存在强迫体位。

(4)皮肤、黏膜:有无脱水、发绀、杵状指等。

(5)肺部体征:有无呼吸频率、节律及深度异常,呼吸运动是否对称,有无呼吸音改变及干、湿啰音等。

4.心理状况

(1)有无焦虑、抑郁等不良情绪反应。

（2）疾病有无对患者生活、睡眠产生影响。

六、护理措施

（一）一般护理

保持环境安静,保证患者的休息。定时通风,保证病室内空气流通。急性呼吸窘迫综合征患者消耗的能量过多,机体抵抗力差,所以应及早进行营养支持,可进食高维生素、高热量、高蛋白的流质或半流质食物。必要时联合静脉高营养以达到患者所需的营养。

（二）专科护理

1.观察病情演变变化

（1）严密观察患者呼吸状况,包括呼吸频率、节律、深度等。

（2）监测生命体征,尤其是心率、血压、体温的变化,注意有无心律失常。

（3）观察缺氧情况,动态观察血气分析,监测血氧饱和度、动脉血氧分压及发绀程度。

2.氧疗

ARDS 的患者需要吸入较高浓度（$FiO_2 > 35\%$）的氧气,使 PaO_2 迅速提高到 $60 \sim 80$ mmHg或 $SaO_2 > 90\%$。氧疗过程中,应注意观察氧疗效果,如吸氧后呼吸困难缓解、发绀减轻、心率减慢,表示氧疗有效;如果意识障碍加深或呼吸过度表浅、缓慢,应根据动脉血氧分析结果和患者的临床表现,遵医嘱及时调整吸氧流量或浓度,保证氧疗效果。不能改善患者的低氧血症,应做好气管插管和机械通气的准备,配合医生进行气管插管和机械通气。

3.呼吸机辅助通气的护理

呼吸机辅助通气是 ARDS 最常用且有效的支持手段。主要应用呼气末气道内正压（PEEP）和持续气道内正压（CPAP）通气,使呼气末肺容量增加,使陷闭了的小气道和肺泡再开放;肺泡内的正压亦可减轻肺泡水肿的形成和恶化,从而改变弥散功能和通气/血流比例,减少肺内分流,达到改善氧和弥散功能与肺顺应性的目的。

（1）呼吸机能有效地维持通气量,在使用过程中护士应严密监测呼吸机的工作状态,检查各部件的衔接情况,有无松动漏气的现象,监听机器运转的声音,根据患者的病情变化,及时判断和排除故障。

（2）要密切注意患者的自主呼吸频率、节律与呼吸机是否同步。如果患者安静,表明自主呼吸与呼吸机同步;如果出现烦躁,则说明自主呼吸与呼吸机不同步应通知医生及时调整。

（3）保持管道通畅,防止管道扭曲、受压,保持吸入的气体温湿度适合,保持气道通畅,防止意外脱管、堵管、管道移位,每班测量和记录气管插管外露的长度。

总之,护士除了必须具备扎实的基础护理技术和丰富的临床经验,还需要熟练掌握各种类型呼吸机的治疗参数及调节,变被动护理为主动全程护理。

4.控制感染、纠正酸碱和电解质失衡

根据血、痰、分泌物培养及血气、生化检查选择药物进行治疗。注意科学合理使用抗生素,严格各项操作,减少院内感染的发生。

（三）用药护理

（1）输液管理:准确记录出入量（ARDS 时肺间质与肺泡水肿,液体潴留增加）;准确记录每小时的出入液体量,以防止液体大进大出,加重肺水肿;早期输液应以晶体液为主,在毛细胞血管内皮损伤逐渐恢复后,可适当使用胶体液,以提高血浆胶体渗透压,促进间质及肺泡内液体回吸收。

（2）糖皮质激素应用的观察：早期大量应用地塞米松可保护肺毛细血管内皮细胞，减少毛细血管渗出，减轻炎症反应，缓解支气管痉挛，但严重创伤后患者易并发消化道大出血，而使用糖皮质激素后更容易导致上消化道大出血，护士应严密观察胃液、大便的颜色、性状、量。

（3）应用血管活性药物的观察：ARDS 时适当使用血管扩张剂，可减轻心脏前后负荷，同时也可扩张肺血管，解除肺小血管痉挛，改善肺循环。在应用血管扩张剂时，应严密监测血流动力学状态的变化，为及时调整其用量提供准确的依据；最好有输液泵经中心静脉通道输注血管扩张剂，以防止药物对小血管的刺激。

（四）心理护理

由于患者健康状况发生改变，不适应环境，易出现紧张不安、忧郁、悲痛、易激动，治疗不合作。在护理患者时应注意以下几点。

（1）同情、理解患者的感受，和患者一起分析其焦虑产生的原因及表现，并对其焦虑程度做出评价。

（2）主动向患者介绍环境，解释机械通气、监测及呼吸机的报警系统，消除患者的陌生和紧张感。

（3）当护士进行操作时保持冷静和耐心，表现出自信和镇静。耐心向患者解释病情，对患者提出的问题要给予明确、有效和积极的信息，消除心理紧张和顾虑。

（4）如果患者由于呼吸困难或人工通气不能讲话，可提供纸笔或以手势与患者交流。

（5）限制患者与其他有焦虑情绪的患者及亲友接触。

（6）加强巡视，了解患者的需要，帮助患者解决问题。

（五）健康教育

（1）疾病知识指导：向患者及其家属讲解疾病的相关知识，教会患者避免耗氧量较大的活动，指导患者合理安排膳食，避免劳累、情绪激动等不良因素刺激。

（2）康复指导：教会患者有效咳嗽和咳痰的方法，如缩唇呼吸、腹式呼吸、体位引流拍背等。

（3）用药指导和病情监测：出院时将患者使用的药物、剂量、用法和注意事项告诉患者，若有气急、发绀等症状及时就医。

第七节　大咯血的护理

一、概述

咯血是指喉及喉以下呼吸道的血管、毛细血管破裂或渗透性增高导致的出血经咳嗽动作从口腔排出。其表现可以是痰中带血或大量咯血。目前对大咯血量的界定，国内外尚无统一标准。有学者提出，将大咯血定义为 24 h 超过 500 mL、或者出血速度 > 100 mL/h，而不考虑是否存在气体交换或者血流动力学的不稳定。

二、病因与发病机制

大咯血主要由呼吸系统疾病引起，也可发生于循环及其他系统疾病。在我国，肺结核、支气管扩张、支气管肺癌占咯血病因的前三位。其发病机制：①炎症和肿瘤破坏支气管黏膜或病灶处的毛细血管，使黏膜下血管破裂或毛细血管通透性增加导致出血；②病变直接侵蚀小血管引起血管破裂出血；③病变引起小动脉瘤、小动静脉瘘、曲张的黏膜下静脉破裂，或严重而广泛的毛细血管炎症造成血管破坏或通透性增加导致出血。

三、诊断要点

咯血容易与上消化道出血引起的呕血相混淆，应注意鉴别。

1. 临床表现

（1）先兆表现：咽喉发痒或刺激感，胸闷加剧、胸内发热、口感甜或咸等，其中以胸部不适或咽喉发痒多见。

（2）伴随症状：呼吸急促，氧饱和度下降，心率增快，血压正常或稍低。

2. 辅助检查

（1）X线或胸部CT检查：胸部影像可见肺门影增大，或肺内团块影，病变呈分叶状，周围有细小毛刺，病变亦可形成厚壁、偏心空洞，内壁凹凸不平。部分病例表现为阻塞性肺炎、阻塞性肺不张。断层摄影可显示支气管壁不规则增厚、受压或狭窄征象。

（2）纤维支气管镜：有助于确定咯血的部位，并可做细菌等病原学检查，以及涂片做细胞病理学活检，可列为常规检查，但应在止血1周后进行。

3. 实验室检查

痰常规或痰培养、血常规、出凝血时间及血小板计数、免疫学检查等。

4. 血管造影

（1）选择性支气管动脉造影：不仅可以明确出血的准确部位，同时还能够发现支气管动脉的异常扩张、扭曲变形、动脉瘤形成以及体循环—肺循环交通支的存在，从而为支气管动脉栓塞治疗提供依据。

（2）肺动脉造影：对空洞型肺结核、肺脓肿等疾患所引起的顽固性大咯血，以及怀疑有侵蚀性假性动脉瘤、肺动脉畸形存在者，应在作选择性支气管动脉造影的同时，加做肺动脉造影。

5. 同位素扫描

出血停止后行通气/灌注扫描有助于明确肺栓塞的诊断。

四、治疗

（1）药物治疗：止血药物、血管活性药物、镇静及止咳药物等。

（2）选择性支气管动脉栓塞术。

（3）纤维支气管镜治疗：在纤维支气管镜引导下，可以吸引、清除积血并直接注入止血药物。

（4）外科手术治疗：适应证：①内科治疗无效或短时期内反复大咯血患者；②一叶肺或一侧肺有不可逆病变（如空洞、毁损肺或支气管扩张症等）且对侧肺无病变或病变稳定者；③在正规抗结核或抗炎治疗情况下仍出现大咯血者；④出血部位明确者；⑤全身重要脏器功能能耐受手术者。

五、主要护理问题

1. 焦虑/恐惧

焦虑/恐惧与患者对大咯血的恐惧、担心预后有关。

2. 有窒息的危险

窒息与大量咯血所致呼吸道血液潴留有关。

3. 体液不足

体液不足与大量咯血所致循环血量不足有关。

4. 舒适的改变

舒适的改变与限制活动及使用垂体后叶素致腹痛有关。

5. 有感染的危险

感染与支气管内血液滞留有关。

六、护理目标

(1)咯血量减少或停止。

(2)保持呼吸道通畅,无窒息的发生,或窒息发生后得到有效的抢救及护理。

(3)维持有效循环血量,无休克的发生,或休克发生后得到及时纠正。

(4)患者焦虑/恐惧程度减轻,配合治疗及护理。

(5)未发生药物引起的不适或程度轻微,发生不适后及时得到处理。

七、护理措施

1. 一般护理

保持病室安静、清洁、舒适、空气清新,光线稍暗以利于患者休息。

2. 基础护理

保持口腔清洁、大便通畅及床单元整洁、舒适。

3. 饮食护理

大咯血时应禁食,咯血停止后可进食高热量、高蛋白、富含纤维素的温凉流质、半流质或软食,避免摄入容易导致便秘的食物。

4. 体位

患者取平卧位头偏向一侧或患侧卧位,避免血液因重力作用流入健侧肺组织影响健侧肺通气或结核杆菌的肺内播散。

5. 心理护理

医护人员应耐心解释,并向其讲述大咯血抢救成功的病例,以消除患者顾虑。

6. 药物护理

(1)收缩血管药物:临床常用垂体后叶素,其可直接作用于血管平滑肌具有强烈的血管收缩作用。除收缩肺小动脉外也会收缩冠状动脉、子宫及肠道平滑肌,因此用药过程中,需密切观察患者是否出现头痛、面色苍白、出汗、心悸、胸闷、腹痛、便意及血压升高等不良反应。对患有高血压、冠心病、动脉硬化、肺源性心脏病、心力衰竭及妊娠患者,均应禁用或慎用。

(2)扩张血管药物:常用扩血管药物有酚妥拉明、硝酸甘油、硝普钠等。以上药物通过直接或间接地扩张肺动脉、肺毛细血管,降低肺动脉压力,减少循环血量,使血流减缓以利于血栓形成,从而达到止血的目的,同时扩血管药物能保证重要脏器的血供。以上扩血管药物可以单独或与垂体后叶素联合使用。用药期间需密切观察患者的生命体征,尤其是血压,防止直立性低血压的发生。对血容量不足患者,应在补足血容量的基础上应用此药。

(3)镇静、镇咳药物:使用镇静药物,应密切观察患者的神志及意识状态;咳嗽频繁者可根据医嘱使用止咳药物,但应注意观察患者能否有效地将血液咯出,以保持呼吸道通畅。禁用吗啡、哌替啶,以免抑制呼吸。大咯血伴剧烈咳嗽时可口服可待因,年老体弱、肺功能不全者慎用。

(4)亚冬眠疗法:对难治性大咯血患者可以应用亚冬眠疗法,通过中枢镇静作用,扩张周围小动脉,减慢心率,从而降低肺循环压和支气管动脉压而达到止血目的。用药过程中应严密观察患者的神志、生命体征,尤其是体温、血压。加强基础护理,避免压疮的发生。

7.选择性支气管动脉栓塞术的护理

(1)术前准备。向患者及其家属讲解手术方法、目的、效果,以减轻患者紧张感,取得配合。

术前禁食禁饮 4～6 h,进行碘过敏试验、备皮及建立静脉通路于左上肢。必要时可肌内注射苯巴比妥钠 0.1 g 或地西泮 10 mg,解除患者的紧张情绪以保证手术的顺利进行。完善相关检查,包括血常规、肝肾功能、出凝血时间及血型、心电图等。备好术中的药品、导管、器械以及气管切开包、吸痰器和抢救药品等。根据患者体质量备 0.5 kg 重的沙袋 2～3 袋。

(2)术中配合。①体位:患者术中取平卧位头偏向一侧以利血液咯出。②保持呼吸道通畅,吸氧 3～5 L/min。③心电监护,密切记录患者的生命体征及心电图变化。④病情观察,观察患者的神志、面色等;随时询问患者的感受,尤其当医生注入栓塞剂时,如患者主诉胸闷、胸痛、下肢麻木应暂停注入;术中输血者要警惕输血反应的发生。⑤保证静脉通道的通畅,以便于抢救时及时用药。

(3)术后护理。①一般护理:穿刺侧下肢伸直制动 24 h,避免剧烈咳嗽、用力排便等增加腹压的动作。以 1～1.5 kg 重的沙袋压迫穿刺点 6～8 h;24 h 后轻微活动,72 h 后方可离床活动。保持呼吸道通畅,必要时给予氧气吸入。给予高蛋白、高热量、高维生素、营养丰富且易消化的饮食。②病情观察:严密观察穿刺处伤口敷料有无渗血及皮下血肿;穿刺侧肢体温度、足背动脉搏动及足趾活动情况,至少每 2～4 h 监测 1 次;咯血的量、颜色及性质,监测生命体征。③并发症观察与处理:a.栓塞反应综合征:临床表现为胸闷、肋间痛、胸骨后烧灼感、吞咽疼痛及发热等,主要是由于纵隔、食管及胸壁组织栓塞后缺血引起的。1 周后可逐步缓解。b.异位栓塞:患者出现剧烈的胸痛或止血未成功提示发生了异位栓塞。一旦发现异位栓塞,应立即取出栓塞材料。c.脊髓损伤:是支气管动脉栓塞术最严重的并发症,表现为感觉障碍、剧烈背痛、尿潴留、偏瘫等,发生后应立即通知医生进行相关处理。d.再咯血:其发生与以下因素有关:栓塞剂选择不当、栓塞不够彻底、吸收性明胶海绵短期内吸收造成部分血管再通、病变部位侧支循环形成、迷走支气管动脉供血等。嘱患者术后尽量避免剧烈咳嗽,对于频繁咳嗽患者积极给予镇咳治疗,同时应密切观察患者痰液的颜色,合并感染者给予抗感染治疗。术后继续应用止血药,待病情稳定后停用。

8.纤维素性支气管炎的特殊护理

由于各种支气管及肺部疾病特别是慢性炎症如(支气管扩张、肺结核等)导致支气管腔内浆液性渗出,其中蛋白质因局部酸碱环境及酶的作用,沉积于气管、支气管内膜,形成管型,由于机体的排异作用导致管型及气管、支气管内膜剥脱而引起咯血称为纤维素性支气管炎。对疑似纤维素性支气管炎的患者,应将咯出的血性物特别是血凝块咯入盛有水的容器中,多次漂洗后可见漂浮在水上的树枝状管型或条索状物,立即送病理检查,查见纤维素性渗出物即可确诊。

八、并发症及处理

1.窒息

(1)临床表现:大咯血突然中止;患者表情恐怖、张口瞪目、两手乱抓、抽搐、唇指发绀、大汗淋漓、牙关紧闭、大小便失禁、意识突然丧失。

(2)处理原则。

1)取头低脚高位或患侧卧位。

2)迅速清除口、鼻腔内血块,牙关紧闭者,应撬开牙关清除口腔内血块;拍击健侧后背,促使血块排除。

3)保持呼吸道通畅,给予高流量氧气吸入;必要时行气管插管或气管镜直视下取血块。

4)建立静脉双通道,遵医嘱输入呼吸兴奋剂,止血药物等。

5)密切观察病情变化,监测血气分析和凝血机制,警惕再窒息。

2.失血性休克

(1)临床表现:精神紧张、兴奋或烦躁不安,逐渐发展为表情淡漠、反应迟钝,严重时出现意识模糊、昏迷;皮肤苍白、出冷汗、四肢冰凉;心率、呼吸加快,早期血压正常,后期血压逐渐下降,甚至测不到;尿量逐渐减少,严重者无尿。

(2)处理原则。

1)积极治疗大咯血,消除病因。

2)补充血容量。

3)血管活性药物的应用。

4)纠正酸中毒。

5)保暖。

九、特别关注

(1)窒息的先兆症状及抢救。

(2)选择性支气管动脉栓塞术的围术期护理。

(3)纤维素性支气管炎的护理。

第八节　气胸的护理

一、定义

(一)气胸定义

胸膜腔是不含有空气的密闭的潜在腔隙,当气体进入胸膜腔造成积气状态时,称为气胸。

它通常分为三大类:自发性气胸、外伤性气胸和医源性气胸。自发性气胸按照气胸发生前有无合并肺部疾患可分为原发性气胸和继发性气胸;按照脏层胸膜破裂情况不同及其发生后对胸腔内压力的影响又可分为闭合性气胸、开放性气胸、张力性气胸。

二、胸腔闭式引流的护理

(一)胸腔闭式引流的目的

(1)引流胸腔内渗血渗液和气体。

(2)恢复和保持胸腔内负压,维持纵隔正常位置。

(3)促进肺膨胀,预防并发症的发生。

(二)胸腔闭式引流的护理

(1)胸腔闭式引流患者,一般采取半卧位,使胸腔容积增大,有利于呼吸和引流。

(2)引流管应插入水面下1~2 cm,插入过深使需克服的阻力增大而导致引流不畅。

(3)为防止引流液倒流及有利于引流,应保持引流瓶的液平面低于引流管胸腔出口平面60 cm处。引流瓶尽可能靠近地面或贴紧床沿且不易踢到的地方,并放置妥当。

(4)引流管长度适宜,应利于患者翻身。同时妥善固定引流管,注意避免扭曲、受压或脱落。

(5)密切观察引流管内的水柱是否随呼吸上下波动及有无气体逸出。必要时,嘱患者做深呼吸或咳嗽,如有波动,表明引流通畅。

(6)对于有肺大泡的患者,尽可能避免用力咳嗽,防止肺大泡再度破裂。

(7)注意观察引流液的量、颜色、性状和水柱波动范围,并准确记录。

(8)肺复张不满意者可采用负压吸引闭式引流装置,一般负压为3~14 cmH_2O(0.29~1.37 KPa),不超过20 cmH_2O(1.96 KPa)。

(9)鼓励患者每2 h进行一次深呼吸、咳嗽和吹气球练习,以促进萎缩受压的肺复张,加速胸腔内气体排出。

(10)搬动患者时,应用两把血管钳将引流管交叉双重夹紧,以防止发生引流管脱开、漏气或引流液反流等意外情况。

(11)更换引流瓶时应先将近心端的引流管用双钳夹住,更换完毕检查无误后方可松开止血钳,以防止气体进入胸腔。

(12)严格执行无菌操作。引流瓶上的排气管外端应用1~2层纱布包扎好,避免空气中的尘埃或脏物进入引流瓶内。

引流瓶应每周更换,更换时注意消毒连接管和接头部位。伤口敷料每1~2 d更换1次,敷料有分泌物渗湿或污染时应随时更换。

(13)防止因引流不畅或引流管与胸壁组织间隙过大造成皮下气肿。插管后剧烈而频繁的咳嗽患者易发生皮下气肿。

(14)若胸腔引流管不慎滑出时,应嘱患者呼气,同时迅速用凡士林纱布及胶布封闭引流口,并立即通知医师进行处理。

(15)拔管后注意观察有无胸闷、呼吸困难,切口处有无漏气、渗液、出血及有无皮下气肿等情况,如发现异常应及时处理。

三、气胸复发防范的护理

(一)气胸复发的相关因素

1.吸烟

研究表明,吸烟者与不吸烟者的气胸复发率无明显差异,但吸烟患者戒烟与不戒烟的复发率有显著差异,说明戒烟可减少复发。

2.手术因素

手术术式、胸膜固定术和术后胸腔闭式引流时间,可能与气胸复发有关。单纯肺大泡切除术的气胸复发率要高于肺大泡切除加胸膜固定术。胸腔闭式引流时间过长,会导致术后复发率的升高。

3.患者因素

男性气胸复发率多于女性,男女之比约为 6:1。体质量指数与气胸复发率呈负相关,体质量指数越小,复发率越高。另外,自发性气胸好发于瘦高体形的人,其复发率也高。

4.气胸

发作次数越多,复发的概率越高。

(二)预防气胸复发的护理

(1)生活规律,戒烟酒,多进食高蛋白、高热量、高纤维、低脂肪的食物,加强营养。

(2)保持心情愉快、情绪稳定,进行适当的体育锻炼。避免剧烈运动,避免拾、举重物,避免屏气。

(3)保持大便通畅,多饮水,多进食粗纤维食物,如青菜、香蕉等。必要时用开塞露、缓泻剂。

(4)坚持呼吸锻炼,改善肺功能,积极预防上呼吸道感染,避免剧烈咳嗽,尽量减少公共场所活动。

(5)英国胸科协会(BTS)指南推荐,所有患者在气胸初发 2~4 周后需复查气胸吸收情况,检查是否存在基础肺疾病。

(6)由于水下活动可增加气胸复发率,且潜水在上升过程气胸量又会加大,增加张力性气胸发生风险,因此,BTS 指南建议对于未行确切方法(如胸膜部分切除术)治疗的患者,应终生避免潜水。而对于专业潜水员,气胸发作后需行胸膜部分切除术等治疗,方可重新开始潜水。

(7)虽然乘坐飞机本身并不增加气胸发生风险,但在高空上可加重气胸病情,因此影像学资料提示气胸消失后方可乘坐飞机。

第三章 风湿免疫性疾病护理

第一节 风湿性疾病护理概述

一、概念

风湿性疾病(rheumatic diseases)是泛指影响骨关节及其周围软组织,包括肌肉、滑囊、肌腱、筋膜等的一组以内科治疗为主的疾病,包括各种原因引起的关节、肌肉、肌腱、骨骼、血管的炎症疼痛和功能障碍。

风湿性疾病可以是周身性或系统性的,也可以是局限性的;可以是器质性的,也可以是精神性的或功能性的。很多风湿性疾病以疼痛(如关节、肌肉、软组织、神经等的疼痛)为主要症状,但并不是所有风湿性疾病都有疼痛。风湿性疾病中,各种原因所致的关节炎占重要组成部分,但风湿性疾病不只局限于关节炎。

弥散性结缔组织病(diffused connective tissue diseases),也称为结缔组织病,是风湿性疾病的一大类,特指以血管和结缔组织的慢性炎症为病理基础,引起多器官系统损害的一类疾病。

结缔组织病包括了目前临床最常见的病种,如类风湿关节炎、系统性红斑狼疮、系统性硬化症、干燥综合征等。

近年来,随着人口老龄化,风湿病的患病率有逐年上升的趋势。据统计,国内类风湿关节炎的患病率为 0.32%~0.36%,强直性脊柱炎约为 0.25%,骨关节炎在 50 岁以上人群的患病率更高达 50%,痛风患者也日益增多。而且随着老龄社会的到来,骨关节炎、骨质疏松症的患者也将越来越多。风湿病已经成为本世纪最常见、并且严重危害患者健康、影响患者生活质量的疾病之一。

二、风湿病的临床特点

1. 呈发作与缓解交替的慢性病程

大多数风湿病如系统性红斑狼疮、类风湿关节炎、皮肌炎等,由于目前尚无有效的医疗手段彻底治愈,均表现为病程漫长、起伏不定。由于疾病的多次反复发作,患者四处求医问药,但病情仍难以有效控制而造成严重损害。因此,风湿病带给患者的,可以概括为 5 D:痛苦(discomfort)、残废(disability)、药物中毒(drug toxity)、经济损失(dollar lost)、死亡(death)。

2. 同一疾病临床表现个体差异大

以系统性红斑狼疮为例,有的患者以皮肤损害为主,出现典型的蝶形红斑;有的患者无皮肤损害,却有明显的狼疮肾炎的表现,甚至发生肾衰竭。

3. 免疫学异常

许多风湿病都有免疫学实验室检查的异常,如补体异常、免疫复合物增加、出现大量自身抗体等;有些还会有标志性抗体的出现,如系统性红斑狼疮抗 dsDNA 抗体、抗 SM 抗体阳性。

4.治疗难度大

目前大多数风湿病缺乏特异的治疗手段,虽然均对糖皮质激素的治疗有一定反应,但难以治愈疾病,且不同患者对抗风湿病药物(如免疫抑制剂、细胞毒药物等)的耐受量、疗效及不良反应等都有较大差异,故常引起较高致残率(如类风湿关节炎)或病死率(如系统性红斑狼疮、系统性硬化症)。

三、风湿性疾病的病因及发病机制

1.风湿病的病因

尚不完全明了,但大多数风湿病是与遗传、感染、性激素、环境及神经精神状态等因素密切相关的。

(1)遗传因素:尽管风湿病不是传统意义上的遗传性疾病,但是遗传因素在风湿病发病中的作用已经较为肯定。在临床上,某些风湿病有明显的家族聚集性、单卵孪生子共患某种风湿病概率增高均提示该类疾病的遗传背景。

人类白细胞抗原(human leukocyte antigen,HLA)系统是人类白细胞抗原中最重要的一类,因其高度多态性而成为最能代表个体特异性并伴随个体终身的稳定的遗传标志。免疫遗传学的进展和 HLA 与相关疾病的研究增加了对风湿性疾病的发病机制认识。因此,某些特定类型的 HLA 便成为某些疾病的遗传标志。如在类风湿关节炎患者中,HLA-DR4 基因阳性率达 60%～70%,而正常人群中仅 25%～30%阳性;强直性脊柱炎患者中 HLA-B27 阳性率高达 90%～95%,而正常人群中阳性率仅为 4%～8%。因此认为 HLA-B27 与强直性脊柱炎等血清阳性脊柱关节病密切相关。

(2)感染因素:目前认为,很多风湿病与感染有密切关系。

感染可直接引起组织炎症,如化脓性关节炎,也可是感染后机体对病原体的特异免疫反应并与自身抗原起交叉免疫反应,或者抗原抗体反应中产生的免疫复合物导致组织损伤。β溶血性链球菌感染引起的风湿热,肠道和泌尿道感染后引起的 Reiter 综合征,福氏志贺杆菌、沙门菌属、耶而森菌和幽门螺杆菌感染引起的反应性关节炎,以及肠道肺炎克雷伯杆菌感染与强直性脊柱炎相关都支持这一观点。有研究发现,肺炎克雷伯杆菌表面固氮酶第188～193位的 6 个氨基酸多肽结构与 HLA-B27 超变区 72～77 位 6 个氨基酸多肽相同,提示微生物表达的抗原与 B27 抗原相似,微生物抗原被视为异物引起剧烈免疫反应,但同时与自身组织发生交叉反应而引起发病。

(3)性激素:很多风湿病的发病与性别有显著关系。如系统性红斑狼疮多见于青年女性。女性类风湿关节炎患者在怀孕后关节症状可缓解,生产后关节症状可再次加重,提示雌激素促进类风湿关节炎发生,而孕激素则可能减轻病情。在动物模型,LEW/n 雌鼠对类风湿关节炎的敏感性高,雄性发病率低,雄鼠经阉割或用 β-雌二醇处理后,其发生类风湿关节炎的情况与雌鼠一样,说明性激素在类风湿关节炎发病中起一定作用。

(4)其他:寒冷、潮湿、疲劳、营养不良、创伤精神因素等,常为本病的诱发因素,但多数患者患病前常无明显诱因可查。

2.风湿病的发病机制

风湿性疾病的发病机制迄今尚不完全清楚。目前的大量研究表明,免疫损伤在风湿性疾病的发病中占有重要位置,许多风湿性疾病,至少部分是因为免疫异常所致的组织损伤。

（1）免疫耐受与自身免疫：免疫系统（immune system）是人体抵御病原菌侵犯最重要的保卫系统。它能发现并清除异物、外来病原微生物等引起内环境波动的因素，具有抵抗病原微生物感染（防御功能），清除体内衰老、死亡或损伤的自身细胞（稳定功能），识别和消灭体内突变细胞（监视功能）等三大功能。免疫系统各组分功能的正常是维持机体免疫功能相对稳定的保证，任何组分的缺陷或功能的紊乱都会对自身器官或组织产生伤害。

在正常情况下，动物的免疫系统只对自身以外的异物抗原（如病毒、细菌异物组织等）发生免疫应答，结果是产生免疫分子或效应细胞，具有抗感染、抗肿瘤等对机体有利的保护作用；与此相反，机体免疫系统接触某种抗原后形成的特异性无应答状态，称为免疫耐受（immunotolerance），比如机体免疫系统对自身组织抗原，此时机体对其他抗原仍可做出正常的免疫应答。

但由于某些原因（如遗传的易感性、环境、感染等），对自身构成成分（如各种机体组织）引起免疫反应导致组织病理损伤时，则称为自身免疫（autoimmunity）。在这一免疫应答过程中产生的针对自身组织、器官、细胞及其成分的抗体，称为自身抗体。自身免疫反应在很多风湿性疾病，特别是结缔组织病的发病中起到非常重要的作用。

（2）免疫复合物在风湿性疾病发病中的作用：抗原与相应抗体结合产生的复合物称为免疫复合物（immune complex，IC）。

在正常情况下，小分子可溶性IC被肾小球滤过排出，大分子不溶性IC被巨噬细胞吞噬消灭，这是机体防御机制的一部分。但在某些情况下，机体短时间内产生大量IC，或IC清除能力下降，IC会在组织中沉积，从而激活补体，吸引中性粒细胞并释放溶酶体，其他淋巴细胞与细胞因子的释放，产生免疫损伤作用。

这种沉积既可以是可溶性免疫复合物通过血循环沉积至组织，称为IC的"循环沉积"；也可以是某些抗原对特定组织有亲和力，与之结合后，再吸引抗体形成IC，称为IC的"原位沉积"。如IC沉积在毛细血管壁，补体、吞噬细胞参与反应导致血清病；由类风湿因子与免疫球蛋白IgG结合形成的IC，沉积于关节骨膜、皮下组织等处引起类风湿关节炎；由链球菌可溶性抗原与抗体结合，或与肾小球基底膜有特殊亲和力的DNA结合后，再吸引抗DNA抗体结合形成IC，沉积于肾小球基底膜，激活补体，吸引中性粒细胞，释放各种酶类损伤肾小球引发肾小球炎。

综上所述，风湿性疾病发病的重要机制之一，是在有遗传易感性的个体，在内（如性激素水平、精神神经因素）、外环境（如感染等）的协同作用下，机体失去正常的免疫耐受，产生异常的免疫反应——自身免疫，产生大量自身抗体，免疫复合物异常沉积等，导致机体组织的损伤。

四、风湿性疾病的实验室检查

风湿病的实验室检查是临床和基础研究者关注的热点，尤其是免疫学检查，近年来有了很大的发展，方法日趋成熟，并逐步向规范化发展，在其诊断和治疗中起到很重要的作用。

1. 抗核抗体谱的检测及临床意义

抗核抗体（antinuclear antibodies，ANAs）是一组将自身真核细胞的各种成分（脱氧核糖核蛋白（DNP）、DNA、可提取的核抗原（extractable nuclearantigen，ENA）和RNA等）作为靶抗原的自身抗体的总称。抗核抗体是一大类物质，抗原涉及细胞的所有组成成分，以前抗核抗体的概念多指抗细胞核成分的抗体，实际上有些抗原成分可以通过核膜而分布于核的内外，因此,现在临床上抗核抗体的概念已经有所改变,有些抗细胞浆中抗原的抗体也统称为抗核抗体。大部分 ANAs 属 IgG 型,仅少数属 IgM 型。

2.类风湿因子的检测及临床意义

类风湿性因子(rheumatoid factor,RF)是由于感染因子(如细菌、病毒等)引起体内产生的以变性 IgG(一种抗体)为抗原的一种抗体,故又称抗抗体。

临床测定的 RF 中,最常见的是 IgM 型,其次为 IgG 型和 IgA 型、IgD 型和 IgE 型较少见。

3.抗磷脂抗体的检测及临床意义

抗磷脂抗体(anti-phospholipid antibody,APA)是一组针对机体带磷脂负电荷的蛋白复合物产生的特异性自身抗体,包括狼疮抗凝物(lupusantico-agulant,LA)、抗心磷脂抗体(anticardiolipin,ACA)、抗磷脂酸抗体(anti-phosphatidicacid antibody)和抗磷脂酰丝氨酸抗体(anti-phosphatidylserine antibody)等。其中 ACA 最为常见,是针对血小板和内皮细胞膜上的心磷脂的自身抗体。

4.抗中性粒细胞胞浆抗体的检测及临床意义

抗中性粒细胞胞浆抗体(anti-neutrophil cytoplasmic antibody,ANCA)是一组以人中性粒细胞胞浆成分为靶抗原,与临床多种小血管炎、性疾病密切相关的自身抗体。主要的 ANCA 有两型:胞质型(cANCA)和核周型(pANCA)。此外,许多研究已证明,原发性小血管炎患者血清中 CA 的滴度与疾病活动性相关,ANCA滴度的增高或持续提示病情恶化或缓解后再发。ANCA 的滴度升高往往出现在疾病复发之前,故对 ANCA 的动态监测对预测疾病复发具有重要意义。

第二节　风湿性疾病常见症状及体征的护理

一、概述

风湿性疾病(rheumatic diseases,简称风湿病)是指病变累及骨、关节及其周围软组织(包括肌肉、肌腱、滑膜、韧带等)的一组疾病,其病因复杂,主要与感染、免疫、代谢、内分泌、环境、遗传、肿瘤等因素有关。风湿病主要包括弥散性结缔组织病、脊柱关节病、骨与软骨病变、感染性关节炎、伴风湿性疾病表现的代谢和内分泌疾病等。弥散性结缔组织病(diffuse connctive tissue disease),简称结缔组织病,是风湿病中的一个大类,特点为以血管和结缔组织的慢性炎症为病理基础,可引起多器官多系统损害。风湿病的主要临床表现是关节疼痛、肿胀、功能障碍,病程进展缓慢,发作与缓解交替出现,部分患者可发生脏器功能损害,甚至功能衰竭。

随着研究的深入及新成果、新资料、新概念的总结,风湿性疾病的分类与命名在不断更新。美国风湿病学会于 1983 年从疾病的病因学、组织学、病理学、生物化学、遗传学、免疫学以及临床学等不同角度进行归纳分类,共分为 10 类,包括 100 多种疾病。

(1)弥散性结缔组织病,如系统性红斑狼疮、类风湿关节炎、硬皮病、多肌炎、血管炎病等。

(2)与脊柱相关的关节炎,如强直性脊柱炎、牛皮癣关节炎等。

（3）退行性关节病,如骨质增生、骨关节炎（原发性、继发性）等。

（4）与感染有关的关节炎,如化脓性关节炎、反应性关节炎等。

（5）代谢及分泌所致,如痛风、假性痛风等。

（6）与肿瘤相关的风湿性疾病,如滑膜肉瘤、多发性骨髓瘤等。

（7）神经性疾病所致,如脊神经根病变。

（8）伴有关节表现的骨骼、骨膜及软骨疾病,如骨质疏松、缺血性骨坏死。

（9）非关节性风湿病,如软组织风湿症、肌腱炎等。

（10）其他如复发性关节炎、肉瘤样病等。

近年来,风湿病的患病率呈逐年上升趋势。在我国 16 岁以上的人群中,系统性红斑狼疮（systemic lupus erythematosus, SLE）的患病率约为 0.07%,类风湿关节炎（rheumatoid arthritis, RA）为 0.32%~0.36%,强直性脊柱炎（ankylosing spondylitis, AS）约为 0.25%,原发性干燥综合征（primary Sjogren's syndrome）约为 0.3%,骨性关节炎（osteoarthritis, OA）在 50 岁以上者达 50%,痛风性关节炎也日渐增多。

常见的风湿病有 SLE、RA、特发性炎症性肌病等。其临床特点如下。

1. 慢性病程表现为发作期与缓解期交替出现

如 SLE、RA、痛风等病程均较长、起伏不定,由于多次反复发作可造成严重损害。

2. 免疫学、生化检查异常

风湿病患者常有免疫学或生化检查的改变,如 RA 患者类风湿因子（rheumatoid factor, RF）多呈阳性;SLE 患者抗双链 DNA 抗体阳性。痛风患者血尿酸水平增高等,是相关疾病临床诊断、病情判断和预后的重要依据。

3. 个体差异大

表现为同一疾病的临床表现各异。以 SLE 为例,有的患者以皮肤损害为主,出现典型的蝶形红斑;而有的患者无明显皮肤损害,却表现为狼疮性肾炎,甚至肾衰竭。同时,不同患者对抗风湿药的剂量、疗效、耐受量及不良反应等也有较人差异。

二、护理评估

（一）健康史

1. 患病及治疗经过

（1）风湿病多为慢性病程,病情反复发作。应详细了解主要症状及其特点及患者发病的时间,起病急缓,有无明显诱因等,既往有无特殊的药物摄入史,如 SLE 的发生可能与普鲁卡因胺、异烟肼、氯丙嗪、甲基多巴等药物有关。

（2）既往就诊情况,询问既往进行过何种检查及结果,治疗及疗效。

（3）目前的主要表现及病情变化、一般情况等。

2. 生活史与家族史

风湿病与患者的年龄、工作环境等关系密切,应详细询问,如长期生活在寒冷、阴暗、潮湿环境中者,类风湿关节炎的患病率较高。还应注意患者亲属中是否有人有类似疾病的发生。

（二）身体状况

1. 全身状况

精神状态、营养状况,有无发热、消瘦等。

2.皮肤黏膜

皮肤有无红斑、皮疹或破损、皮下结节、雷诺现象和口腔黏膜溃疡等。

3.肌肉、关节及脊柱

有无肌肉萎缩、肌力减退,关节及脊柱有无红肿、压痛、畸形及活动受限等。

4.其他

评估心、肺、肝、脾、肾、眼等脏器功能。有无发音困难、眼部异常及视力变化,心率、心律是否正常,有无肝脾大。

三、辅助检查

1.自身抗体检测

(1)抗核抗体(ANA)及 ANA 谱对筛选 SLE 有较高的价值。

(2)类风湿因子(RF):RF 阳性主要见于 RA,且其滴度与 RA 的活动性和严重性成正比。

2.滑液检查

滑液的白细胞计数有助于区分炎性、非炎性关节炎和化脓性关节炎,对 RA 的诊断有一定价值。滑液中找到尿酸盐结晶或病原体,有助于痛风或感染性关节炎的确诊。

3.关节影像学检查

X 线检查是最常用的影像学诊断方法,有助于骨关节病变的诊断和病程分期。电子计算机体层显像(CT)、磁共振显像(MRI)及血管造影等有助于早期诊断。

4.其他

其他如关节镜、肌电图、活组织检查,对不同病因所致的风湿病各具不同的诊断价值。

四、常见症状及体征的护理

(一)关节疼痛与肿胀

疼痛常是关节受累最常见的首发症状,也是患者就诊的主要原因。几乎所有的风湿性疾病均可引起关节疼痛,常见于系统性红斑狼疮(SLE)、类风湿关节炎(RA)、强直性脊柱炎(AS)、骨关节炎(OA)等。疼痛的关节均可有肿胀和压痛,多为关节腔积液或滑膜增生所致,是滑膜炎或周围组织炎的重要体征。

1.护理评估

(1)健康史。询问关节疼痛与肿胀时应注意:①疼痛的起始时间、起病特点、发病年龄,是缓慢发生还是急骤发作,是游走性还是固定部位;②疼痛呈急性发作还是持续性,有无明确诱发因素或缓解因素和方法;③疼痛的严重程度、与活动的关系;④具体受累关节,是多关节还是单关节;⑤疼痛是否影响关节的附属结构(如肌腱、韧带、滑膜等);⑥有无关节畸形和功能障碍;⑦有无晨僵,晨僵持续时间、缓解方法等;⑧是否伴随其他症状,如长期低热、乏力、食欲缺乏、皮肤日光过敏、皮疹、蛋白尿、少尿、血尿、心血管或呼吸系统症状、口眼干燥等。评估疼痛对患者的影响,患者对治疗的期望和信心。评估患者的精神状态,有无焦虑、抑郁、失望及其程度。

(2)身体状况。进行身体评估时应当注意患者的营养状况、生命体征、关节肿胀程度,受累关节有无压痛、触痛、局部发热及活动受限情况。不同风湿病关节疼痛的起病形式、部位、性质等特点有所区别。类风湿关节炎以近端指间、掌指、腕关节等小关节多见,呈对称性多关节受累,疼痛呈持续性,活动后可减轻;风湿热关节痛多为游走性;骨关节炎累及多关节,多侵犯远端指间关节、腕、膝、腰等关节,活动后疼痛加剧;强直性脊柱炎主要侵犯脊柱中轴关节,多为不对称性,呈持续性疼痛;痛风多累及单侧第一跖趾关节,疼痛剧烈。

2.护理诊断

(1)疼痛:慢性关节疼痛与炎性反应有关。

(2)躯体活动障碍与关节持续疼痛有关。

(3)焦虑与疼痛反复发作、病情迁延不愈有关。

3.护理措施

(1)休息与体位:急性期关节肿胀伴体温升高时,应卧床休息。避免疼痛部位受压,可用支架支起床上盖被。帮助患者采取舒适的体位,尽可能保持关节的功能位置,必要时用石膏托、小夹板固定。

(2)心理护理。

1)观察患者的精神状态是否正常,发现情绪不稳定、精神障碍或意识不清者,应做好安全防护和急救准备,防止发生自伤和意外受伤等。

2)鼓励患者说出自身感受,并与患者一起分析原因,在协助患者认识自身心理不适表现的同时,向患者说明可能对身体状况产生的不良影响,帮助患者提高解决问题的能力,并采取积极的应对措施。劝导其家属多给予患者关心、理解及心理支持。对于脏器功能受损、预感生命受到威胁而悲观失望者,应主动介绍治疗成功的病例及治疗进展,鼓励患者树立战胜疾病的信心。

3)教会患者及其家属采取缓解心理不适的措施,如音乐疗法、香味疗法、放松训练、指导式想象、按摩等。

(3)对症护理。

1)协助患者减轻疼痛:①为患者创造适宜的环境,以免患者因感觉超负荷或感觉被剥夺而加重疼痛感;②合理应用非药物性止痛措施,如松弛术、皮肤刺激疗法(冷敷、热敷、加压、震动等)分散注意力;③根据病情使用物理治疗方法缓解疼痛,如蜡疗、水疗、磁疗、超短波、红外线等;④遵医嘱给予止痛药物:常用非甾体类抗炎药,如布洛芬、萘普生、阿司匹林、吲哚美辛等,告诉患者按医嘱服药的重要性和有关药物的不良反应。

2)功能锻炼:鼓励缓解期的患者多活动,进行有规律的功能锻炼,并向患者讲解活动对维持关节功能的作用,活动量应控制在患者能忍受的程度。同时鼓励患者生活自理,进行日常生活活动锻炼。

(二)关节僵硬与活动受限

关节僵硬是指经过一段时间的静止或休息后,患者试图再活动某一关节时,感到局部不适、难以达到平时关节活动范围的现象。常在晨起时表现最明显,又称为晨僵(morning stiffness)。晨僵是判断滑膜关节炎症活动性的客观指标,其持续时间与炎症的严重程度相一致。早期关节活动受限主要由肿胀、疼痛引起,晚期则主要由于关节骨质破坏、纤维骨质粘连和关节半脱位引起,此时关节活动严重障碍,最终导致功能丧失。

1.护理评估

(1)健康史:引起晨僵的病因较多,如类风湿关节炎、系统性红斑狼疮、损伤性关节炎、淀粉样变等。评估关节僵硬与活动受限的发生时间、部位、持续时间、缓解方式,活动受限是突发的还是渐进的,对生活自理的影响程度,是否伴有紧张、恐惧等不良心理状态。

(2)身体状况:类风湿关节炎的僵硬最为典型,可持续数小时,而其他病因所致的则持续时间较短。有时晨僵是关节炎的前驱症状,非炎症性关节炎的晨僵持续时间较短,少于1 h,且程度较轻。其他如退变性、损伤性关节炎的僵硬感在白天休息后明显。

2.护理诊断

躯体活动障碍与关节疼痛、僵硬以及关节、肌肉功能障碍有关。

3.护理措施

(1)生活护理:根据患者活动受限的程度,协助患者进行洗漱、进食、大小便及个人卫生等生活护理,将患者使用的生活物品放在患者健侧手伸手可及处,鼓励患者使用健侧手臂从事自我照料,帮助患者尽可能恢复生活自理能力。

(2)休息与功能锻炼:睡眠时对病变关节保暖有利于预防晨僵。关节肿痛时,限制活动。缓解期鼓励患者坚持每天定时进行被动和主动的全关节活动锻炼,并逐步过渡到功能性活动,以恢复关节功能和肌肉力量,活动量以患者能够忍受为度,必要时给予帮助或提供适当的辅助工具,如拐杖、助行器、轮椅等,并教给患者个人安全的注意事项,指导患者及其家属正确使用辅助性器材,使患者既能避免长时间不活动而致关节僵硬,又能在活动时掌握安全措施,避免损伤。

(3)病情观察及预防并发症:①评估患者的营养状况,注意有无营养摄入不足或负氮平衡;②严密观察患病肢体的情况,并做肢体按摩,防止肌肉萎缩;③对于卧床患者,要协助患者定时翻身,鼓励有效咳嗽和深呼吸,防止肺部感染;④保持肢体功能位;⑤加强保护措施,防止受伤;⑥预防便秘,保证足够的液体摄入,多食富含纤维素的食物,适当活动,必要时给予缓泻剂。

(4)心理护理:鼓励患者表达自己的感受,注意疏导、理解、支持和关心患者。帮助患者接受活动受限的事实,重视发挥自身残存的活动能力,以增进患者自我照顾的能力和信心。

(三)皮肤损害

风湿病常见的皮损有皮疹、红斑、水肿、溃疡及皮下结节等,多由血管炎性反应引起。

1.护理评估

(1)健康史:了解皮肤受损的具体时间,有无日光过敏、口眼干燥、胸痛等症状。

评估生命体征,皮损的部位、形态、面积大小和表面情况;有无指尖和肢体的溃疡;肢体末梢的颜色和温度,皮肤有无苍白、发绀等;有无甲床瘀点或瘀斑。

(2)身体状况:SLE患者最具特征性的皮肤损害为面部蝶形红斑,口腔、鼻黏膜主要表现为溃疡或糜烂。类风湿性血管疾病累及皮肤,可见棕色皮疹、甲床瘀点或瘀斑。

RA患者可有皮下结节,多位于肘鹰嘴附近,枕、跟腱等关节隆突部及受压部位的皮下。

皮肌炎皮损为对称性的眼睑、眼眶周围紫红色斑疹及实质性水肿。部分患者可因寒冷、情绪激动等刺激,导致突然发作的肢端和暴露部位皮肤苍白继而青紫再发红,并伴有局部发冷、疼痛的表现,称雷诺现象。

2.护理诊断

(1)皮肤完整性受损:与血管炎性反应及应用免疫抑制剂等因素有关。

(2)组织灌注无效:与肢端血管痉挛、血管舒缩功能调节障碍有关。

3.护理措施

(1)避免诱因:①注意保暖,避免皮肤在寒冷空气中暴露时间过长,寒冷天气尽量减少户外活动,指导患者外出时戴帽子、口罩、手套,穿保暖袜子等,保持肢体末梢的温度;②用温水洗涤,勿用冷水洗手洗脚;③避免吸烟、饮浓茶、咖啡等,以防交感神经兴奋、小血管痉挛、组织缺血、缺氧加重;④保持良好的心态,避免情绪激动和劳累。

(2)饮食护理:保证足够蛋白质、维生素和水分的摄入,以维持正氮平衡、满足组织修复的需要。

(3)用药护理。①非甾体类抗炎药:为常用的抗风湿药物,包括阿司匹林、布洛芬、萘普生等。具有抗炎、解热、镇痛作用,能迅速减轻炎症引起的症状。主要不良反应为胃肠道反应,表现为消化不良、上腹痛、恶心、呕吐等,严重者可致出血性糜烂性胃炎,因此,应指导患者饭后服药或同时服用胃黏膜保护剂、H_2 受体拮抗剂或米索前列醇等可减轻不良反应。此外,神经系统不良反应,如头痛、头晕、精神错乱等;长期使用此类药物可出现肝肾毒性、抗凝作用以及皮疹等,故用药期间应严密观察有无不良反应,监测肝肾功能。②糖皮质激素:有较强的抗炎、抗过敏和免疫抑制作用,能迅速缓解症状,主要不良反应是可引起继发感染、无菌性骨坏死等;长期使用可致向心性肥胖、血压升高、血糖升高、电解质紊乱,加重或引起消化性溃疡、骨质疏松,也可诱发精神失常,患者不能自行停药或减量过快,以免引起"反跳"。在服药期间,应给予低盐、高蛋白、高钾、高钙饮食,补充钙剂和维生素 D;定期测量血压,监测血糖、尿糖的变化。做好皮肤和口腔黏膜的护理。③免疫抑制剂:通过不同途径产生免疫抑制作用,主要的不良反应有白细胞减少,也可引起胃肠道反应、黏膜溃疡、皮疹、肝肾功能损害、脱发、出血性膀胱炎、畸胎等。应鼓励患者多饮水,观察尿液颜色,及早发现出血性膀胱炎。育龄女性服药期间应避孕。④改善微循环药物:遵医嘱给予血管扩张剂和抑制血小板聚集的药物,如他巴唑、硝苯地平、山莨菪碱或低分子右旋糖酐等。肢端血管痉挛引起皮肤苍白、疼痛时,可局部涂硝酸甘油膏,以扩张血管,改善血液循环,缓解症状。

(4)皮肤护理。除常规的皮肤护理外,应注意以下方面。①保持皮肤清洁干燥,用温水擦洗,忌用碱性肥皂。②有皮疹、红斑或光敏感者,指导患者外出时采取遮阳措施。皮疹或红斑处避免涂各种化妆品或护肤品,可遵医嘱局部涂用药物性软(眼)膏;若局部溃疡合并感染者,遵医嘱使用抗生素治疗的同时,做好局部清创换药处理。③避免接触刺激性物品,如染发烫发剂。④避免使用易诱发风湿病症状的药物,如普鲁卡因胺等。

第三节 类风湿关节炎的护理

类风湿关节炎(rheumatoid arthritis,RA)是一种慢性炎症性多关节炎,其主要临床表现为异质性、系统性和自身免疫性。异质性是指患者的遗传背景不同,病因可能也非单一,因而发病机制亦不完全相同。RA 可有不同的亚型(subsets),表现为病程、轻重缓急、预后和结局都有所差异。本病是进行性、侵袭性疾病,当炎症破坏软骨和骨质时,出现关节畸形和功能障碍,是造成人类丧失劳动力和致残的主要原因之一。因此早期诊断、早期治疗至关重要。本病呈全球性分布,我国 RA 的患病率为 $0.32\% \sim 0.36\%$,略低于 $0.5\% \sim 1\%$ 的世界平均水平。流行病学资料显示,RA 发生于任何年龄,80% 发病于 $35 \sim 50$ 岁,女性患者约为男性患者的 3 倍。

一、病因和发病机制

RA 的病因研究迄今尚无定论,尽管各种炎症介质细胞因子、趋化因子在 RA 的发病过程中备受关注,但其具体机制仍不清楚。

(一)环境因素

目前尚未证实有导致本病的直接感染因子,但研究表明,一些细菌、支原体和病毒等感染因素可能通过某些途径参与 RA 的发病和病情进展。其可能机制为:①感染物侵入靶组织,与人体自身抗原通过分子模拟而导致自身免疫性的产生;②免疫效应细胞因免疫调节紊乱丧失识别能力,导致患者对某些微生物产生高免疫反应,如活化 T 细胞和巨噬细胞并释放细胞因子,活化 B 细胞产生 RA 抗体。

(二)遗传因素

目前研究证实,RA 的发病与遗传因素有关。家系调查结果发现,RA 患者的一级亲属发生 RA 的概率为 11%。对孪生子的调查结果显示,单卵双生子同时患 RA 的概率为 12%～30%,而双卵孪生子同患 RA 的概率只有 4%。现有研究发现 HLA-DR4 单倍型与 RA 的发病密切相关。

(三)免疫因素

免疫因素被认为是 RA 主要的发病机制。活化的 T 细胞和巨噬细胞促进细胞因子释放,如肿瘤坏死因子-α(tumor necrosis factor-α,TNF-α)、白介素-1(interleukin-1,IL-1)、白介素-6(interleukin-6,IL-6)、白介素-8(interleukin-8,IL-8)等增多,使滑膜处于慢性炎症状态。

TNF-α 进一步破坏关节软骨和骨,造成关节畸形。IL-1 是引起 RA 低热、乏力、急性期蛋白合成增多的主要细胞因子,是造成 C 反应蛋白和红细胞沉降率升高的主要因素。另外,活化的 B 细胞分化为浆细胞,产生大量免疫球蛋白。免疫球蛋白和类风湿因子(rheumatoid factor,RF)形成的免疫复合物,经补体激活后可以诱发炎症。可见,RA 是环境因素、遗传因素及免疫因素等各种因素共同作用的结果。

二、病理

RA 的基本病理改变是滑膜炎,类风湿结节和类风湿血管炎是 RA 的重要病变。急性期滑膜下层小血管扩张充血,内皮细胞肿胀、细胞间隙增宽,间质水肿和中性粒细胞浸润。病变进入慢性期,滑膜增生肥厚,形成许多绒毛状突起,突向关节腔内或侵入到软骨和软骨下的骨质。绒毛又名血管翳,具有很强的破坏性和侵袭性,是造成关节破坏、畸形、功能障碍的病理基础。类风湿结节多见于关节伸侧受压部位的皮下组织,也可发生于肺、心、眼等器官。结节中心为纤维素样坏死,上皮样细胞浸润于周围组织,排列成环状,外有肉芽组织,是血管炎的一种表现。血管炎可发生在 RA 患者关节外的任何组织,主要累及中、小动脉和(或)静脉,管壁有淋巴细胞浸润、纤维素沉着,内膜有增生,可导致血管腔的狭窄或堵塞。

三、临床表现

RA 的临床表现多样,起病缓慢而隐匿。大多数患者在出现明显关节症状前可有低热,少数患者可有高热、乏力、全身不适、体质量下降等症状,以后逐渐出现典型关节症状。少数患者急剧起病,数天内出现多关节症状。

（一）关节

RA 病情和病程因个体差异而不同，患者从短暂、轻微的少关节炎，可出现急剧进行性的多关节炎，常伴有晨僵。滑膜炎症状经治疗后有一定可逆性，一旦出现关节结构破坏，很难逆转。

1.晨僵

早晨起床后病变关节感觉僵硬，称"晨僵"（日间长时间静止不动后也可出现），受累关节因炎症导致充血、水肿和渗出，使关节肿胀、僵硬、有胶黏着样的感觉，持续时间至少 1 h 者意义较大。95％的 RA 患者可有晨僵出现，晨僵持续时间和关节炎症的程度呈正比，被认为是观察本病活动指标之一。

2.痛与压痛

关节痛往往是最早出现的症状，主要累及腕、掌指关节、近端指间关节等小关节，其次是足趾、膝、踝、肘、肩等关节。多呈对称性、持续性，时轻时重，疼痛的关节常伴有压痛。受累关节的皮肤可出现褐色色素沉着。

3.关节肿

由于关节腔内积液或关节周围软组织炎症，凡受累的关节均可肿胀，常见的部位为腕、掌指关节、近端指间关节、膝等关节，多呈对称性。病程较长者可因滑膜慢性炎症后的肥厚而引起肿胀。

4.关节畸形

关节畸形多见于较晚期患者，最为常见的晚期关节畸形是腕和肘关节强直、掌指关节的半脱位、手指向尺侧偏斜和呈"天鹅颈（swan neck）"样及"纽扣花样（boutonniere）"表现，重症患者关节功能丧失，致使生活不能自理。多因绒毛侵袭破坏软骨和软骨下骨质结构造成关节呈纤维性或骨性强直，又因关节周围肌肉的萎缩痉挛则使畸形更为加重。

5.特殊关节

颈椎的可动小关节及周围腱鞘受累出现颈痛、活动受限，因颈椎半脱位有时甚至出现脊髓受压的表现。肩、髋关节受累最常见的症状是局部疼痛和活动受限，髋关节往往表现为臀部及下腰部疼痛。25％的 RA 患者可出现颞颌关节受累，早期表现为讲话或咀嚼时疼痛加重，严重者有张口受限。

6.关节功能障碍

关节肿痛和结构破坏均可引起关节的活动障碍。美国风湿性疾病学会将本病按影响了生活的程度分为四级：Ⅰ级，能照常进行日常生活和各项工作；Ⅱ级，可进行一般的日常生活和某种职业工作，但参与其他项目活动受限；Ⅲ级，可进行一般的日常生活，但参与某种职业工作或其他项目活动受限；Ⅳ级，日常生活的自理和参与工作的能力均受限。

（二）关节外表现

1.类风湿结节

有 20％～30％的 RA 患者出现类风湿结节，它是本病较常见的关节外表现，多位于关节隆突部及受压部位皮下，如前臂伸面、肘鹰嘴突附近、枕后粗隆处，也可累及心、肺等器官。其大小不一，结节直径由数毫米至数厘米，质硬、无压痛、对称性分布。其存在提示本病的活动。

2.类风湿血管炎

类风湿血管炎是 RA 患者关节外损害的病理基础，一般较少出现。体格检查可见指甲下或指端出现的小血管炎,其表现和滑膜炎的活动性无直接相关性,少数引起局部组织的缺血性坏死。眼受累多为巩膜炎,严重者因巩膜软化而影响视力。

3.肺和胸膜受累

肺和胸膜肺受累多见,男性多于女性,有时可为首发症状。表现为肺间质病变、胸膜炎及肺动脉高压等。肺间质病变是最常见的肺病变,见于约 30% 的患者,逐渐出现气短和肺功能不全,少数患者出现慢性纤维性肺泡炎,预后较差。约 10% 的患者出现胸膜炎,多为单侧或双侧性的少量胸腔积液,偶为大量胸腔积液。此外,尘肺患者合并 RA 时易出现大量肺结节,称之为 Caplan 综合征,也称类风湿性尘肺病。

4.心脏

RA 患者可累及心脏,其中心包炎最常见,多见于 RF 阳性、有类风湿结节的患者,但多数患者无相关临床表现。30% 的患者可出现小量心包积液。

5.神经系统

RA 患者出现神经系统病变多因神经受压。受压的周围神经病变与相应关节的滑膜炎的严重程度密切相关。最常受累的神经有正中神经、尺神经和桡神经。神经系统的受累可以根据临床症状和神经定位来诊断,如正中神经在腕关节处受压而出现腕管综合征。神经系统受累也可出现脊髓受压和周围神经炎的表现。

6.血液系统

RA 患者的贫血程度往往与病情的活动度相关,尤其与关节的炎症程度相关。RA 患者的贫血多是正常细胞正色素性贫血,若出现小细胞低色素性贫血,可因病变本身或因服用非甾体抗炎药而造成胃肠道长期少量出血所致。RA 患者病情活动时,常见血小板增多,其增高程度和滑膜炎活动的关节数正相关,并受关节外表现的影响,但血小板增高的机制还不是很明确。RA 患者伴有脾大、中性粒细胞减少,有的甚至有贫血和血小板减少,称之为 Felty 综合征。此时,RA 患者并非都处于关节炎活动期,其中较多患者合并有下肢溃疡、色素沉着、皮下结节、关节畸形,以及全身表现,如发热、乏力、食欲减退和体质量下降等。

7.其他

有 30%～40% 的 RA 患者在疾病的各个时期均可出现干燥综合征,表现为口干、眼干。本病很少累及肾,偶有轻微膜性肾病肾小球肾炎、肾内小血管炎以及肾脏的淀粉样变等。

四、辅助检查

(一)血常规

血常规检查可有轻至中度贫血。活动期患者血小板可增高。白细胞及分类多正常。

(二)炎性标志物

红细胞沉降率和 C 反应蛋白常升高,并且和疾病的活动度相关。

(三)自身抗体

自身抗体的检测有利于 RA 与其他炎性关节炎相鉴别,有些新抗体诊断的特异性较 RF 明显提高,且可在疾病早期出现,如抗环瓜氨酸肽抗体(CCP),抗核周因子抗体、抗角蛋白抗体以及抗 Sa 抗体等。

1.类风湿因子

类风湿因子(RF)是一种自身抗体,有 IgM、IgG 和 IgA 型 RF。在临床工作中主要检测

IgM 型 RF,它见于约 70％的患者血清,其滴度一般与本病的活动性和严重性呈比例。RF 并非 RA 的特异性抗体,除 RA 外,可见于 SLE、原发性干燥综合征、系统性硬化病、肺结核等其他疾病,甚至在 5％的正常人也可以出现低滴度的 RF,因此 RF 阳性者必须结合临床表现,方能诊断本病。

2.抗角蛋白抗体谱

抗角蛋白抗体谱是一组靶抗原为细胞基质的聚角蛋白微丝蛋白(cytokeratinfilament aggregating protein)的抗体,环瓜氨酸肽是该抗原中主要的成分,因此抗 CCP 抗体在此抗体谱中对 RA 的诊断敏感性和特异性高,已在临床中普遍使用。本组抗体包括核周因子抗体、抗角蛋白抗体、抗聚角蛋白微丝蛋白抗体和抗 CCP 抗体。这些抗体有助于 RA 的早期诊断,尤其是血清 RF 阴性、临床症状不典型的患者。

(四)免疫复合物和补体

有 70％的 RA 患者血清中可出现不同类型的免疫复合物,尤其是在疾病活动期和 RF 阳性的患者。在疾病急性期和活动期,患者血清的补体均可升高,只有少数有血管炎者出现低补体血症。

(五)关节滑液

正常人关节腔内的滑液多在 3.5 mL 以内。关节炎症时滑液量明显增多,其黏度差,含葡萄糖量低于血糖,滑液中白细胞增多,可增至(2～75)×10⁹/L,且以中性粒细胞为主。

(六)关节影像学检查

X 线片对 RA 的诊断、关节病变分期、病变演变的监测均很重要。初诊者至少应拍摄手指及腕关节的 X 线片。Ⅰ 期:关节周围软组织肿胀影、关节端骨质疏松;Ⅱ 期:关节间隙变窄;Ⅲ 期:关节面出现虫蚀样改变;Ⅳ 期:关节半脱位和关节破坏后的纤维性和骨性强直。

诊断应有骨侵蚀或肯定的局限性或受累关节近旁明显脱钙。另外,关节 X 线数码成像、CT 及 MRI,对诊断早期 RA 有帮助。

(七)类风湿结节的活检

典型的病理改变有助于本病的诊断。

五、诊断要点

美国风湿病学会 1987 年对 RA 的分类标准:①关节内或周围晨僵持续至少 1 h;②至少同时有 3 个关节区软组织肿或积液;③腕、掌指、近端指间关节区中,至少 1 个关节区肿胀;④对称性关节炎;⑤有类风湿结节;⑥血清 RF 阳性(所用方法正常人群中不超过 5％阳性);⑦X 线片改变(至少有骨质疏松和关节间隙狭窄)。符合以上 7 项中 4 项者可诊断为 RA(第一至第四项病程至少持续 6 周)。该标准容易遗漏一些早期或不典型的患者,因此应根据本病的临床特点结合辅助检查进行综合诊断。

六、治疗要点

由于本病的病因和发病机制未完全明确,目前临床上尚缺乏根治及预防本病的有效措施。治疗目标如下:减轻关节症状延缓疾病进展,防止和减少关节的破坏,保护关节功能最大限度地提高患者的生活质量。因此,为达到上述目的,早期诊断和早期治疗是极为重要的。本病的治疗措施包括一般性治疗、药物治疗、外科手术治疗,其中以药物治疗最为重要。

（一）一般性治疗

一般性治疗包括休息、关节制动（急性期）、关节功能锻炼（恢复期）、物理疗法等。卧床休息只适宜于急性期、发热以及内脏受累的患者。

（二）药物治疗

根据药物性能，将治疗 RA 的常用药物分为四大类，即非甾体抗炎药（NSAID）、改变病情抗风湿药（DMARD）、糖皮质激素（glucocorticoid，GC）和植物药等。

1.非甾体抗炎药（NSAID）

本类药物具有镇痛消肿作用，是改善关节炎症状的常用药，但不能控制病情，必须与改变病情抗风湿药同服。常用 NSAID 的剂量如下：①塞来昔布：每日剂量 200～400 mg，分 1～2 次服用，有磺胺过敏者禁用；②美洛昔康：每日剂量 7.5～15 mg，分 1～2 次服用；③双氯芬酸：每日剂量为 75～150 mg，分 2 次服用；④吲哚美辛：每日剂量为 75～100 mg，分 3 次服用，胃肠道反应较上述 3 种药物多，属同类结构的有舒林酸、阿西美辛等；⑤萘普生：每日剂量为 0.5～1.0 g，分 2 次服用；⑥布洛芬：每日剂量为 1.2～3.2 g，分 3～4 次服用。

2.改变病情抗风湿药（DMARD）

该类药物发挥作用缓慢，临床症状明显改善需 1～6 个月，具有改善和延缓病情进展的作用。诊断明确的 RA 患者都应使用 DMARD，药物的选择和应用的方案往往根据患者的病情活动性、严重性和进展而定。一般首选甲氨蝶呤（MTX），并将它作为联合治疗的基本药物。另外，柳氮磺吡啶、来氟米特、羟氯喹亦在临床上广泛应用。近年来生物制剂，如 TNF-α 拮抗剂、IL-1 拮抗剂、CD20 单克隆抗体细胞毒 T 细胞活化抗原-4（eytotoxic T lymphocyte activation antigen-4，CTLA-4）抗体等，在国内外都在逐渐使用，并取得了良好的治疗效果。

3.糖皮质激素（GC）

在关节炎急性发作可给予短效激素，泼尼松一般应不超过每日 10 mg。若患者有系统症状如伴有心、肺、眼和神经系统等器官受累情况，可予泼尼松每日量为 30～40 mg，症状控制后递减，以每日 10 mg 或低于 10 mg 维持。但由于它不能根治本病，停药后症状会复发。

4.植物药制剂

常用的植物药制剂包括雷公藤多苷、青藤碱、白芍总苷等。

（三）外科手术治疗

外科手术治疗包括关节置换和滑膜切除手术，前者适用于较晚期有畸形并失去功能的关节。滑膜切除术可以使病情得到一定的缓解，但当滑膜再次增生时病情又趋复发，所以必须同时应用 DMARD。

七、护理评估

1.病史

评估家族中有无 RA 患者，评估患者关节疼痛与肿胀的起病时间，发病特点，具体受累的关节是多关节还是单关节；评估患者有无晨僵，晨僵持续的时间，缓解方式等；评估患者关节僵硬与活动受限发生的时间、部位及持续时间，评估关节僵硬对患者日常生活的影响。评估患者的生活自理能力、活动能力及活动时的安全性等。

2.身体状况

评估患者的全身状况。评估患者受累的关节部位，评估受累关节是否肿痛和僵硬，是否有关节畸形及功能障碍。评估患者是否有皮下结节等。

3.心理及社会因素

评估患者及其家属是否了解疾病相关的知识,评估患者是否存在不良的心理反应,如焦虑、恐惧和紧张等。

4.辅助检查

评估患者 RF、抗 CCP 抗体及关节影像学等检查结果。

八、护理诊断/合作性问题

1.有失用综合征的危险

有失用综合征的危险与关节炎反复发作、疼痛、畸形引起功能障碍有关。

2.预防性悲哀

预防性悲哀与疾病久治不愈、关节功能丧失致残、影响生活质量及缺乏亲友支持有关。

3.关节疼痛

关节疼痛与关节炎性反应有关。

4.自理缺陷

自理缺陷与关节疼痛、畸形及功能障碍有关。

九、护理目标

(1)防止或延缓关节失用,维持关节功能的良好状态。

(2)积极面对现实,逐渐适应慢性病的生活。

(3)减轻或缓解关节疼痛。

(4)逐步提高自理能力,改善生活质量。

十、护理措施

(一)一般护理

1.休息与体位

(1)急性期患者常伴有发热、乏力等全身症状,应卧床休息,并注意体位和姿势,但不提倡绝对卧床。

可根据患者病情,采用短时间制动,使关节休息,减轻炎症反应。同时对患者的关节进行主动或主动加被动的最大耐受范围内的伸展运动,每日 1～2 次,以防止关节废用。

(2)患者关节疼痛减轻,全身症状好转后,应鼓励患者及早下床或在床上做各种主动或被动锻炼。

(3)缓解期应加强肢体功能锻炼,主要以关节的伸展与屈曲运动为主,每日进行 2～3 次。

2.饮食护理

避免辛、辣等刺激性食物,可给予高维生素、高蛋白、营养丰富、清淡易消化的饮食。

(二)病情观察

(1)观察患者关节疼痛、肿胀的部位、个数等,观察关节有无活动受限、有无畸形及功能障碍等。

(2)观察有无关节外受累的表现,如有无皮下结节,有无咳嗽、呼吸困难,有无胸闷、心前区疼痛,有无皮肤破溃,有无口干、眼干等,提示病情发生变化,应及时予以处理。

(三)晨僵护理

指导患者早晨起床后行温水浴,或用热水浸泡僵硬的关节后活动关节;或起床后先活动关节再下床活动。夜间睡眠时注意对病变的关节保暖,预防晨僵的发生。

(四)用药护理

遵医嘱用药,指导患者用药方法和注意事项,观察药物的不良反应。如非甾体类药物易引起胃肠道反应,应同时服用胃黏膜保护剂;只有在一种 NSAID 足量使用 1~2 周后无效才能更改为另一种;应避免两种或两种以上 NSAID 同时服用而使不良反应增多;老年人宜选用半衰期短的 NSAID 药物,对有溃疡病史的老年人,宜服用选择性环氧化酶-2 抑制剂以减少胃肠道的不良反应。改变病情的抗风湿药物可引起胃肠反应、肝、肾功能损害、骨髓抑制等,用药期间严密观察,定期监测血、尿常规及肝、肾功能等。生物制剂主要的不良反应包括注射部位局部的皮疹,感染(尤其是结核感染),长期使用淋巴系统肿瘤患病率增加,TNF-α 单抗则可诱发短暂自身免疫性疾病,出现自身抗体。

(五)心理护理

(1)密切观察患者表现出的情绪低落、焦虑、恐惧、紧张等,鼓励患者表达自己的感受,有针对性地进行心理疏导。

(2)护士在与患者接触中态度和蔼,主动关心患者的生活,鼓励患者自我护理,正确对待疾病,积极配合医护人员的治疗和护理,争取得到最佳的康复状态。

十一、健康指导

1.疾病知识指导

向患者及其家属介绍疾病的基本知识,如疾病的性质、病程和治疗方案等。指导患者注意保暖,避免感染、寒冷、潮湿、过度疲劳等诱因。

2.运动指导

指导患者在疾病缓解期进行康复锻炼,维持关节的正常功能,延缓关节功能损害,保证日常生活的质量。

3.药物指导

指导患者遵医嘱用药,不自行停药、换药及增减药量。严密观察疗效及不良反应,定期复查血、尿常规及肝、肾功能等,一旦出现不良反应应立即停药并及时就医。

第四节 系统性红斑狼疮的护理

系统性红斑狼疮(systemic lupus erythematosus,SLE)是自身免疫介导的以免疫性炎症为突出表现的一种慢性自身免疫性疾病。多系统受累及血清出现以抗核抗体为代表的多种自身抗体是 SLE 的主要临床特征。SLE 发病存在着明显的种族和地区性差异,全球平均患病率为(12~39)/10 万,我国的患病率高于世界平均水平,为(30.13~70.41)/10 万。以女性多见,尤其是 20~40 岁的育龄女性,男女发病之比约为 1:9。本病临床表现及预后个体差异较大,有肾、中枢神经等重要脏器损害者预后较差。随着对 SLE 研究的不断深入及治疗的逐渐规范,本病的预后较前明显改善。

一、病因与发病机制

SLE 的病因至今尚未明确,目前认为并非单一因素引起,既有遗传、性激素等内在因素,也与环境因素和药物等外因有关。

(一)遗传

流行病学及家系调查资料显示,SLE 患者第 1 代亲属中患 SLE 者 8 倍于无 SLE 患者家庭,单卵双胞胎患 SLE 者 5~10 倍于异卵双胞胎,提示 SLE 存在遗传易感性。研究证明 SLE 的发病是多基因相互作用的结果,如人类白细胞相关抗原(human leukocyte related antigen, HLA)分子频率异常,补体基因缺陷及凋亡基因、免疫球蛋白受体基因(FcγR Ⅱ)的异常可能都参与了 SLE 的发病,而这些基因的异常又和临床亚型及自身抗体的种类有关。但是也有大部分病例不显示有遗传性。

(二)雌激素

SLE 女性患者明显高于男性,在更年期前阶段女男之比为 9:1,而儿童及老人为 3:1。另外,妊娠、服用孕激素类避孕药常使 SLE 病情恶化均提示雌激素可能参与了疾病的发生。

(三)环境因素

1.阳光

紫外线不但可使 SLE 皮疹加重,而且可以引起疾病复发或恶化,称为光过敏现象。原因是紫外线可使皮肤上皮细胞的某些分子如 DNA 变性,免疫原性增高而成为自身抗原,进而诱导机体产生自身抗体。

2.某些含有芳香族胺基团或联苯胺基团的药物(如普鲁卡因胺、肼苯哒嗪等)

某些含有芳香族胺基团或联苯胺基团的药物可以诱发药物性狼疮。而一些化学试剂、微生物病原体(流感病毒、麻疹病毒)等也可诱发疾病。病原体、药物等外来抗原作用于易感者,引起 B 细胞活化。因免疫耐受性减弱,易感者体内的 B 细胞通过交叉反应与模拟外来抗原的自身抗原相结合,并将抗原提呈给 T 细胞,使之活化。由于 SLE 患者的 $CD8^+$ T 细胞和 NK 细胞功能失调,不能产生抑制 $CD4^+$ T 细胞作用,因此在 $CD4^+$ T 细胞的刺激下,B 细胞持续活化而产生大量的自身抗体。这些自身抗体与自身抗原有很高的亲和力,可以直接导致组织损伤和细胞的破坏;而由自身抗体和相应自身抗原相结合而成的免疫复合物(IC)由于产生过多或不易清除等特点,大量沉积在组织中亦可造成组织损伤。持久而严重的组织损伤最终可引起器官功能障碍,从而引起一系列临床症状和体征。由于 T 细胞的功能异常导致新抗原不断出现,自身免疫持续存在;而在 T 细胞活化刺激下,B 细胞产生大量不同类型的自身抗体是引起全身多器官系统损害及病情迁延不愈的基础。

二、病理

SLE 病理变化多种多样,但光镜下基本的病理变化为纤维蛋白样变性、黏液性水肿和坏死性血管炎,免疫复合物沉积或抗体直接侵袭是造成上述病变的主要原因。上述病理变化可出现在身体任何器官,从而导致全身组织器官的非特异性炎症和血管异常。而血管壁的炎症和坏死继发的血栓可使管腔变窄或堵塞,导致局部组织缺血和坏死。受损器官还可出现一些像疣状心内膜炎、苏木紫小体、"洋葱皮样病变"等特征性改变,但阳性率不高。

SLE皮肤病理包括狼疮带试验,表现为皮肤的表真皮交界处有免疫球蛋白(IgG、IgM、IgA等)和补体沉积。如做免疫荧光及电镜检查,几乎所有SLE患者都可发现肾病变,免疫荧光可见多种免疫球蛋白和补体沉积,称为"满堂亮"。

三、临床表现

SLE是累及多脏器多系统的全身性疾病,早期症状往往不典型。关节炎和关节痛是首发症状中发生率最高的,其次为皮疹。此外,发热、疲乏、肾炎、浆膜炎、血小板及白细胞减少、溶血性贫血及神经系统损害等亦可能是本病的首发症状。因此,SLE临床表现多种多样,复杂多变。

(一)全身症状

活动期患者大多数有全身症状。约90%的患者在病程中出现各种热型的发热,尤以低、中度热为常见,也是SLE首发症状之一。此外,尚可有疲倦、乏力,乏力可能是早期疾病活动的唯一指标。约60%的患者可有体质量下降。上述症状不具特异性,与一般感染症状无区别,临床上要注意鉴别。

(二)皮肤与黏膜

80%患者在病程中出现皮疹,其中包括特异性和非特异性皮疹。特异性皮疹有颊部呈蝶形分布的红斑、亚急性皮肤性红斑、盘状红斑、狼疮性脂膜炎等,其中以颊部蝶形红斑最具特征性;非特异皮疹有脱发、大疱性皮损、血管炎、网状青斑、雷诺现象、光过敏、口腔溃疡和甲周红斑等。SLE皮疹多无明显瘙痒,明显瘙痒者提示过敏。免疫抑制剂治疗后的瘙痒性皮疹应注意真菌感染。

(三)关节肌肉

关节痛和关节炎是SLE最常见的症状,通常是其首发及就诊的主要原因之一。全身关节均可累及,但以近端指间关节、腕、膝、掌指关节最常见。多表现为对称性多关节疼痛、肿胀。虽然很少出现关节畸形,但有10%的患者因关节周围肌腱受损而出现Jaccoud关节病,其特点为可复的非侵蚀性关节半脱位,关节X线片多无关节骨破坏。有小部分患者在病程中出现股骨头坏死,目前尚不能肯定是由于本病所致,还是糖皮质激素的不良反应之一。肌肉受累表现为肌痛和肌无力,肌痛很常见,但只有5%~10%出现肌炎,多见于活动性SLE。

肌活检可见血管周围淋巴细胞及浆细胞浸润,很少出现肌细胞坏死。这类肌痛对激素反应较好。SLE患者可以出现激素或羟氯喹导致的继发性肌病。

(四)肾脏

肾脏是SLE最常受累的脏器,肾小球、肾小管、肾间质及肾血管均可累及。肾活检证实100%的患者有肾脏损害,而75%的患者可出现肾损害的临床表现,从单纯的尿液检查异常到典型的肾炎或肾病综合征,直至终末期肾衰竭轻重不等,个别患者首诊即为慢性肾衰竭。

有肾脏受累的患者预后不良,是SLE死亡的主要原因之一。

(五)心血管

1. 心包炎

心包炎为纤维蛋白性心包炎或渗出性心包炎,心包填塞少见。轻者可无临床症状,也可表现为胸痛,严重者可有呼吸困难。

2.心内膜炎

可出现疣状心内膜炎(Libman-Sack 心内膜炎),其瓣膜赘生物常见于二尖瓣后叶的心室侧,不引起心脏杂音性质的改变。通常疣状心内膜炎不引起临床症状,但可以脱落引起栓塞,或并发感染性心内膜炎。

3.心肌炎

约 10％患者有心肌损害,表现为气促、心前区不适、心律失常,严重者可发生心力衰竭导致死亡。

4.冠状动脉受累

冠状动脉受累表现为心绞痛和心电图 ST-T 改变,甚至出现急性心肌梗死。除冠状动脉炎可能参与了发病外,长期使用糖皮质激素加速了动脉粥样硬化,而抗磷脂抗体导致冠状动脉血栓形成。

(六)肺

SLE 经常累及肺部,包括胸膜肺间质、肺血管、气道和肺实质。在整个病程中肺和胸膜受累可达 50％～93％,可以是 SLE 首发症状,且与肺部感染容易混淆。

1.胸膜炎

胸膜炎是 SLE 最常见的肺部表现,约 35％的患者有胸腔积液,多为中小量、双侧性。除因浆膜炎所致外,部分是低蛋白血症引起的漏出液。

2.狼疮肺炎

狼疮肺炎可见于 1％～4％的 SLE 患者。多急性起病,表现为发热、胸痛、干咳、呼吸困难和发绀。血气分析显示低氧血症,肺 X 线可见片状浸润阴影,多见于双下肺,有时与肺部继发感染很难鉴别。

3.肺间质性病变

肺间质性病变主要是急性和亚急性期的磨玻璃样改变和慢性期的纤维化,表现为活动后气促、干咳、低氧血症,肺功能检查常显示弥散功能下降。肺 X 线早期可见"毛玻璃样"改变,随着疾病进展呈现为网状或蜂窝样改变。

4.弥散性肺泡出血

弥散性肺泡出血约见于 2％患者,病死率高达 50％以上。临床主要表现为咳嗽、咯血、低氧血症、呼吸困难,胸片显示弥散肺浸润,血红蛋白下降及血细胞比容减低常是较特征性表现。肺泡灌洗液或肺活检对于弥散性肺泡出血的诊断具有重要意义。

5.肺动脉高压

肺动脉高压见于 10％～20％ SLE 患者,主要表现为进行性加重的干咳和活动后气短。其发病机制包括肺血管炎、雷诺现象、肺血栓栓塞和广泛肺间质病变。

(七)神经系统

神经精神狼疮(neuropsychiatric lupus,NP-SLE)又称狼疮脑病,多发生在疾病活动期,可累及中枢和(或)周围神经。

1.中枢神经

中枢神经主要表现如下。①精神症状:焦虑、性格改变、记忆力减退、认知障碍及精神病样症状等;②神经症状:轻者仅有偏头痛,重者可表现为脑血管意外、昏迷、癫痫持续状态等。

引起 NP-SLE 的病理基础为脑局部血管炎的微血栓,来自心瓣膜赘生物脱落的小栓子,体内存在抗神经细胞的自身抗体及合并抗磷脂抗体综合征等。脑脊液检查蛋白量增高，白细胞数增高，少数病例葡萄糖量减少。结合影像学、脑脊液、脑电图等检查在排除感染、药物及代谢因素后可诊断 NP-SLE。

2.周围神经

周围神经可以是运动、感觉或混合的单神经或多神经病变，少数患者出现脊髓损伤，表现为截瘫、大小便失禁等。

(八)消化系统表现

消化系统表现可有食欲减退、恶心呕吐、腹痛、腹泻、腹水、黑便等，其中部分患者以上述症状为首发表现。

约有 40%患者血清转氨酶升高，肝大，一般不出现黄疸。少数可并发急腹症，如胰腺炎、肠坏死、肠梗阻。消化系统症状除与肠壁和肠系膜的血管炎有关外，药物及继发感染等也可出现上述表现，应注意鉴别。

(九)血液系统

SLE 可以累及血液中任何一种细胞成分。

1.贫血

贫血见于 50%～80%的患者，分为免疫性贫血和非免疫性贫血两类。其中慢性病性贫血、肾脏病性贫血较常见，多为正细胞正色素性，网织红细胞较低。溶血性贫血见于 10%的患者。

2.白细胞减少

白细胞减少发生率高达 50%，白细胞低于 $2.0\times10^9/L$ 者不多见，以淋巴细胞绝对值减少较常见。

3.血小板减少

血小板减少与血清中存在抗血小板抗体、抗磷脂抗体以及骨髓巨核细胞成熟障碍有关。中度血小板减少不少见。

4.淋巴结肿大

约 20%患者有无痛性轻或中度淋巴结肿大，淋巴结病理往往表现为淋巴组织反应性增生，少数为坏死性淋巴结炎。约 15%患者有脾大。

(十)抗磷脂抗体综合征

抗磷脂抗体综合征(antiphospolipid antibody syndrome，APS)临床表现为动脉和(或)静脉血栓形成，胎盘功能不全导致的反复流产。如果患者血清不止一次出现抗磷脂抗体，加上上述表现之一则考虑存在继发性 APS。

(十一)干燥综合征

部分患者继发性干燥综合征，造成唾液腺和泪腺等外分泌功能不全，表现为口干、眼干。

(十二)眼

眼部病损常见于急性活动期患者。最常受累的部位是视网膜，表现为如出血、视盘水肿、视网膜渗出物等。其原因是视网膜血管炎。另外，血管炎可累及视神经，两者均影响视力，重者可数日内致盲。其次是角膜炎和结膜炎，只有少部分患者表现为葡萄膜炎或巩膜炎。

四、辅助检查

(一)一般检查

1.血常规

血常规检查可有贫血、白细胞减少和(或)血小板减少。

2.尿常规

尿常规检查可出现尿蛋白阳性、红细胞尿或管型尿。

3.肝肾功能异常

肝肾功能异常代表 SLE 累及肝脏和肾脏,但治疗过程中出现异常可能为药物所致。

4.急性时相反应物

活动期红细胞沉降率增快,C 反应蛋白轻度升高,当 C 反应蛋白明显升高时往往提示 SLE 合并感染。

(二)自身抗体

血清中出现多种自身抗体是 SLE 的特征之一,这些抗体的检查对 SLE 的诊断、疾病活动性的判断具有重要意义。

1.抗核抗体谱

出现在 SLE 的有抗核抗体(anti-nuclear antibodies,ANAs)、抗双链 DNA(dsDNA)抗体、抗可提取核抗原(extractable nuclear antigens,ENA)抗体。

(1)ANA:敏感性高,见于 95% 以上的 SLE 患者,可作为 SLE 的筛选抗体,但特异性低,阳性不能作为 SLE 与其他结缔组织病鉴别的依据。

(2)抗 dsDNA 抗体:是 SLE 的标记抗体之一,敏感性为 40%~70%。多出现在 SLE 的活动期,与 LN 关系密切。其滴度与疾病活动性密切相关,经过治疗后可以转为阴性。

(3)抗 ENA 抗体谱

1)抗 Sm 抗体:是 SLE 的标记抗体之一。特异性 99%,但敏感性仅 25%,其阳性有助于早期和不典型患者的诊断或回顾性诊断,它与病情活动性不相关。

2)抗 RNP 抗体:阳性率 40%,对 SLE 诊断特异性不高,与 SLE 的雷诺现象和肌炎相关。

3)抗 SSA(Ro)、SSB(La)抗体:该抗体阳性的 SLE 患者容易出现光过敏、血管炎、白细胞减少及合并干燥综合征。此抗体阳性的母亲所产婴儿易患新生儿红斑狼疮综合征。

4)抗 rRNP 抗体:血清中出现本抗体代表 SLE 的活动,同时往往提示有 NP-SLE 或其他重要内脏的损害。

2.抗磷脂抗体

抗磷脂抗体包括抗心磷脂抗体、狼疮抗凝物、血清梅毒试验假阳性等对自身不同磷脂成分的自身抗体。SLE 该抗体阳性率为 30%,其阳性应注意有无并有 APS。

3.抗核小体抗体

抗核小体抗体敏感性为 62%~86%,特异性为 97%,可视为 SLE 标志性抗体之一,抗核小体抗体与 SLE 肾损害有明显关系。

4.抗组织细胞抗体

抗组织细胞抗体包括抗红细胞膜抗体、抗血小板相关抗体、抗神经元抗体等,分别与溶血性贫血、血小板减少及 NP-SLE 有关。

5. 抗组蛋白抗体

抗组蛋白抗体对 SLE 诊断无特异性,但药物性狼疮患者该抗体阳性率较高。

6. 其他

部分患者血清中可出现 RF、抗中性粒细胞胞浆抗体等其他自身抗体。

(三)补体

SLE 患者总补体(CH50)、C3 和 C4 由于消耗而降低,对 SLE 的诊断及判断疾病活动有一定意义。

(四)免疫球蛋白

SLE 由于产生多种自身抗体,导致免疫球蛋白多克隆升高。蛋白电泳显示球蛋白升高,特别是 γ 球蛋白升高较为明显。

(五)肾活检病理

狼疮肾炎(LN)病理表现多种多样,对狼疮肾炎的诊断、治疗和预后估计均有价值,尤其是对指导狼疮肾炎治疗有重要意义。如肾组织示慢性病变为主,而活动性病变少则对免疫抑制治疗反应差;反之,治疗反应较好。

(六)X 线及影像学检查

X 线、超声、CT、MRI 等检查有助于对胸膜、肺、心脏、腹部及脑部等器官损害做到早期发现、准确评估以便指导诊断和治疗。

五、治疗要点

虽然 SLE 尚不能根治,但多数患者经正规系统治疗后,病情可以得到控制,甚至完全缓解。由于 SLE 是一种高度异质性疾病,治疗关键是早期发现、早期治疗,根据疾病的活动性及严重程度制订个体化的治疗方案。治疗过程中要定期复查、检测药物的毒副反应,及时调整治疗方案,坚持长期规范治疗。同时要重视伴发病如高血压、骨质疏松、糖尿病、动脉粥样硬化等的治疗,从而保护患者重要脏器功能,延长患者寿命、改善生活质量。

(一)一般治疗

正确认识疾病,保持乐观的情绪,消除恐惧心理;急性活动期要注意休息,保证充足的睡眠,避免过劳;避免强光和紫外线照射;生育年龄的女性患者要选择合适的方式避孕;避免使用诱发或加重病情的药物;预防并积极治疗感染;活动期不做预防接种,尽可能不用活疫苗;遵循医嘱配合治疗,学会自我认识疾病活动的征象,坚持定期随访。

(二)药物治疗

药物治疗是 SLE 主要治疗手段,但是由于治疗 SLE 的药物多数有一定的不良反应,所以要充分评估治疗的风险与效益之比,严格掌握药物适应证。

1. 糖皮质激素

糖皮质激素具有强大的抗炎和免疫抑制作用,因而被视为治疗 SLE 的最主要药物。糖皮质激素制剂众多,疗效无明显差别,一般选用中效激素,如泼尼松、泼尼松龙或甲基泼尼松龙。糖皮质激素的剂量要个体化,根据患者病情严重程度而选择。对于轻症可不用或予以小剂量糖皮质激素,如泼尼松 5～20 mg/d;而对于重症患者,可予以大剂量激素,相当于泼尼松 1 mg/kg 甚至更多;对于危重症 SLE 患者必要时可进行大剂量激素冲击治疗,即予以甲泼尼龙 500～1 000 mg 静脉点滴,每日一次,连用 3～5 d。除激素冲击或局部治疗外,糖皮质激素给药方式一般以口服为主,通常早晨一次口服,必要时可分次给药。为尽量减少激素的不良反应,待病情稳定后 2 周或疗程 4～6 周内,开始以每 1～2 周减 10％的速度缓慢减量,减至小于每日 0.5 mg/kg 后,减药速度按病情适当调慢。

如果病情允许,维持治疗的激素剂量尽量小于泼尼松每日 10 mg。长期使用激素会出现以下不良反应,如向心性肥胖、血糖升高、高血压、诱发感染、股骨头无菌性坏死和骨质疏松等,应予以密切监测。

2.免疫抑制剂

为更好地控制病情、保护脏器功能、减少复发、减少激素的用量,绝大多数的患者尤其活动程度较严重的 SLE,在应用激素的同时加用免疫抑制剂。临床常用的免疫抑制剂有环磷酰胺、硫唑嘌呤、环孢素、吗替麦考酚酯、来氟米特、甲氨蝶呤、硫酸羟氯喹、他克莫司等。这类药物应用过程中可能出现胃肠道反应、骨髓抑制、肝肾损害、性腺抑制、诱发肿瘤等不良反应,应注意监测。

3.其他药物

(1)静脉注射大剂量免疫球蛋白:适用于某些病情严重或(和)并发全身性严重感染者,对重症血小板减少性紫癜有效。一般每日 0.4 g/kg,静脉滴注,连续 3～5 d 为一个疗程。

(2)生物制剂:目前临床上可用于治疗 SLE 的生物制剂有抗 CD20 单抗、贝利单抗(Belimumab)、CTLA-4Ig 等。这些生物制剂针对 SLE 发病过程中某个特殊阶段进行靶向治疗,其疗效及不良反应还有待于进一步观察。

(三)其他治疗

1.血浆置换

将患者的血液引至血浆交换装置,将分离出的血浆弃去,再补充一定的血浆或代用液,通过这种方法来清除血浆中免疫复合物、游离的抗体、免疫球蛋白及其他免疫活性物质,从而起到缓解病情的作用。血浆置换只适用于伴有较高水平免疫复合物的危重患者或经多种治疗无效的患者,作为一种辅助治疗措施,不宜长期应用,也不能代替药物治疗。

2.造血干细胞移植

通过预处理、干细胞分选及回输等措施,可以去除自身激活的细胞、使免疫细胞对自身抗原产生免疫耐受而获得造血和免疫功能的重建。研究证实,造血干细胞移植可以使传统免疫抑制剂治疗无效的患者病情得以缓解,但其远期疗效尚有待进一步研究。

(四)治疗并发症

SLE 常见并发症有动脉粥样硬化、感染、高血压及糖尿病等,予以积极治疗。

(五)SLE 常用治疗方案

SLE 是一种异质性疾病,一定要根据病情选择个体化的治疗方案。用药前充分衡量药物效益/风险比,注意病情变化,及时调整治疗方案,严密监测药物的不良反应,积极治疗并发症。

1.轻型

以发热、皮损和(或)关节痛为主,可选用非甾体类抗炎药、羟氯喹等药。治疗无效者加用小、中等剂量激素,相当于泼尼松 0.5 mg/kg。

2.狼疮肾炎

足量激素联用环磷酰胺或吗替麦考酚酯是诱导缓解常用的方案,治疗目标是争取在 6～12 个月内达到缓解或部分缓解。狼疮肾炎缓解的标准为:24 h 尿蛋白定量<0.5 g,肾功

能正常;部分缓解为 24 h 尿蛋白定量减少 50% 以上,肾功能基本正常。诱导缓解后可改为硫唑嘌呤或吗替麦考酚酯减量维持治疗。

对于诱导缓解不理想的患者,应根据肾活检结果及时调整治疗方案,可以环磷酰胺、吗替麦考酚酯互换,或改用他克莫司、环孢素等其他免疫抑制剂。对于急进性肾小球肾炎、肾功能进行性恶化者,可给予大剂量激素及环磷酰胺冲击治疗,而对于终末期肾小球硬化为主的肾衰竭患者除维持透析外可考虑肾移植。

3.系统性红斑狼疮合并肺动脉高压

SLE 肺动脉平均压静息状态＞25 mmHg、或运动状态＞30 mmHg 考虑患者合并肺动脉高压,发生率为 5%～14%,是 SLE 严重并发症,可引起心力衰竭或猝死。除予以激素、环磷酰胺等免疫抑制剂治疗外,应注意对症治疗。可选择钙离子拮抗剂、前列环素类似物、一氧化氮、内皮素受体阻断剂、5-磷酸二酯酶抑制剂来降低肺动脉压力,对合并心力衰竭的患者可给予利尿剂及洋地黄药物。

4.狼疮脑病

甲泼尼龙冲击治疗,3～5 d 后改为足量激素口服,相当于泼尼松每日 1 mg/kg,同时环磷酰胺冲击治疗。对于全身应用激素、环磷酰胺有禁忌的或其他系统疾病活动不明显的患者也可选用鞘内注射地塞米松 10 mg 及甲氨蝶呤 10 mg,每周一次。同时给抗癫痫药、降颅内压等支持对症治疗。

5.系统性红斑狼疮合并溶血性贫血

予以泼尼松每日 1～2 mg/kg,对于重症或进展较快的患者,可采用大剂量甲泼尼龙冲击治疗,然后改为常规剂量口服。一般应用激素后 10 d 网织红细胞开始下降,血红蛋白开始上升,但疗效不能持久,应及时加用环磷酰胺、硫唑嘌呤等免疫抑制剂。对部分难治性自身免疫性溶血性贫血可口服达那唑或静点免疫球蛋白,对内科治疗无效的可考虑脾切除。对严重贫血有影响重要脏器功能的可以临时输注"三洗"红细胞悬液,必要时可行血浆置换。

6.系统性红斑狼疮合并血小板减少性紫癜

血小板(50～100)×10⁹/L 为轻度血小板减少,(20～50)×10⁹/L 为中度,而＜(20～50)×10⁹/L 则为重度,血小板重度减少伴自发出血倾向的患者要积极治疗。常用激素剂量:泼尼松每日 1～2 mg/kg,对常规剂量治疗反应不佳者可给予甲泼尼龙冲击。静脉输注大剂量免疫球蛋白有效。

还可应用长春新碱每周 1～2 mg,总量不超过 6 mg。环孢素无明显骨髓抑制作用,是常用的联合治疗药物,对于无骨髓增生低下的患者可加用环磷酰胺、硫唑嘌呤等免疫抑制剂,内科治疗无效也可考虑脾切除或脾栓塞。

7.抗磷脂抗体综合征

除针对 SLE 治疗外,对于抗磷脂抗体阳性并伴有血栓或反复流产的抗磷脂抗体综合征患者应予以抗凝治疗,常用药物为肝素(或低分子肝素)、华法林,而羟氯喹也有保护患者不发生血栓的作用。用药过程中应检测 APTT 或 INR,调整药物用量,预防出血。

8.缓解期治疗

SLE 目前病因不清楚,尚无根治的方法。治疗缓解后尚需接受长期维持治疗。应使用不良反应最少的药物和最小有效剂量,以达到抑制疾病复发的目的,例如,可每日晨服泼尼松 5～10 mg。

六、护理评估

1.病史

(1)询问与本病有关的病因及诱因,如有无家族史、日光过敏、妊娠、感染、药物、精神刺激等。

(2)了解起病的时间、病程及病情变化情况。患者有无发热、乏力、体质量下降等全身症状;有无食欲缺乏、呕吐、腹痛、腹腔积液、呕血、便血、尿少及肉眼血尿;有无头痛、意识障碍及神经系统损害症状、咳嗽、胸痛及呼吸困难、气促、心前区疼痛或不适。重点了解患者皮疹出现的时间及变化情况,有无关节和肌肉疼痛及其部位、性质、特点等。

(3)评估患者的心理状态,有无紧张、焦虑、抑郁甚至恐惧等。了解患者和其家属对疾病的认知程度、态度以及家庭经济状况、医疗保险情况等。

2.身体评估

患者的神志、生命体征有无改变、皮疹、口腔黏膜溃疡;末梢皮肤颜色改变和感觉异常;关节肿痛、畸形及功能障碍,肌肉压痛;肾损害的体征如水肿、高血压,尿量是否减少。此外,还应进行全身各系统器官的详细评估。

3.辅助检查

(1)一般检查:全血细胞有无减少,红细胞沉降率是否增快,检查尿液成分改变,包括白细胞尿、红细胞尿、蛋白尿、管型尿等。

(2)免疫学检查:抗核抗体、抗 Sm 抗体和抗双链 DNA 抗体及其他自身抗体是否阳性。血清补体含量有无降低。

(3)狼疮带试验、肾组织活检结果如何,对估计预后有一定意义。

七、护理诊断/合作性问题

1.体温过高

体温过高与病情活动或炎症反应有关。

2.皮肤、黏膜完整性受损

皮肤、黏膜完整性受损与狼疮导致的皮疹和血管炎有关。

3.体液过多

体液过多与多浆膜腔积液或低蛋白血症有关。

4.疼痛

疼痛与炎症和免疫反应所致的组织损伤有关。

5.外周组织灌注量改变

外周组织灌注量改变与血管痉挛或结构变化有关。

6.自我形象紊乱

自我形象紊乱与容貌体型改变有关。

7.潜在并发症

感染、出血和意识障碍。

八、护理目标

(1)保持体温正常,患者感觉舒适。

（2）皮肤受损减轻或修复,口腔黏膜溃疡逐步愈合。

（3）水肿减轻或消失,出入量平衡。

（4）运用有效方法减轻或消除疼痛。

（5）患者保持组织灌注量正常,表现四肢末端颜色、温度正常。

（6）能接受患病事实,生理上、心理上舒适感有所增加。

（7）未出现感染、出血、意识障碍等并发症。

九、护理措施

（一）一般护理

1.饮食护理

（1）给予优质蛋白、低盐、低脂肪、低糖、富含维生素和钙的饮食。

（2）忌食用感光药物和食品,如无花果、芹菜、蘑菇、烟熏食物、海产品类,少食辛辣食品。

（3）戒烟酒。

（4）肾功能不全时给予低蛋白、低盐饮食,心力衰竭时给予少量易消化、清淡、低盐饮食,有胃肠道症状者给予低脂、无渣饮食,消化道出血者禁食。

2.皮肤护理

（1）不宜晒太阳,室内阳光过强时,应挂窗帘。外出要打遮阳伞,戴遮阳帽,穿长袖上衣裤子。禁用紫外线等光疗法、日光浴。

（2）避免皮肤接触刺激性物品和化学制品,必要时须戴手套。禁止烫发、染发,温水清洁皮肤,指导患者正确使用护肤品和外用药。

（3）卧床患者要保持皮肤清洁干燥,给予足够的营养和水分,提供预防性的减压设备,避免局部长时间受压,定时翻身,防止压疮。

会阴部清洁,保持皮肤清洁,避免感染。

3.口腔护理

保持清洁,避免食用辛辣的刺激性食物,有溃疡者可用漱口液含漱止痛,保持溃疡处干燥,遵医嘱使用表面收敛剂,溃疡粉涂敷促进愈合。

4.发热患者护理

（1）卧床休息,多饮水,给予清淡易消化的半流质饮食,必要时静脉补液,保证出入量平衡。

（2）监测体温变化,遵医嘱给予物理或药物降温。

（3）出汗后要及时更换衣被,注意保暖,避免受凉,积极预防并治疗感冒。

（4）满足患者生理需要,增加舒适感。

5.休息与环境

（1）急性期卧床,病情稳定或慢性期时要充分休息、适量活动,注意劳逸结合。

（2）保持室内安静、湿度、温度适宜、空气流通、避免阳光直射。

（3）有关节疼痛者,需协助患者采取最佳体位,减轻疼痛,使关节处于功能位,指导患者使用减轻疼痛的方法,如放松术、分散注意力等。

6.心理护理

向患者普及狼疮疾病知识,关心体贴患者,做好思想工作,帮助患者正确对待疾病,规律生活,保持乐观情绪和正常心态,解除患者恐惧心理和思想压力,积极配合治疗。

（二）系统性损害的护理

1. 狼疮性肾损害护理措施

（1）卧床休息，疾病活动控制和缓解后，可适当活动。

（2）给予低盐、低脂饮食，限制蛋白入量，补充体内蛋白应给予瘦肉、牛奶等，忌食豆类及其他植物性蛋白。使用激素血糖升高者，给予低糖饮食。

（3）严格记录 24 h 出入水量，观察尿量，注意营养补给及水、电解质、酸碱平衡，按医嘱要求准确输入液体或口服中药。

（4）伴高血压者，定时监测血压。

（5）预防感染，做好口腔及皮肤护理。

（6）肾功能衰竭者，按肾功能衰竭护理常规处理。

2. 狼疮性心脏损害护理措施

（1）一般患者适当活动，大量心包积液、心力衰竭患者应卧床休息，有呼吸困难时，宜半卧位，并给予吸氧。

（2）应给予高热量、高蛋白、易消化、低脂肪、高维生素饮食。

（3）严密观察病情，密切观察血压、脉搏、呼吸变化，备好各种抢救药品和器械，病情发生变化，立即通知医生。

（4）用抗心衰药物洋地黄时，在给药前要听心率和节律变化。用药时注意要严密观察病情，患者有无食欲缺乏、恶心、呕吐、腹泻、头痛、头晕及视物不清、黄视、绿视等改变，如有反应，应暂时停药并通知医师。

3. 狼疮性肺炎护理措施

（1）严重者卧床休息，保持室内空气流通、新鲜及适当的温度、湿度。

（2）呼吸困难者，取半卧位，给予吸氧。

（3）伴发热者按发热常规护理。

（4）咳嗽剧烈者，可按医嘱给镇咳剂。

（5）注意口腔清洁，预防合并感染。

4. 狼疮性神经系统损害护理措施

（1）安静卧床，若有精神分裂症状或躁动不安者，按医嘱给予镇静剂。

（2）有抽搐者，观察发作规律，遵医嘱处理。

（3）患者脑出血或有颅内压增高时，要立即给予脱水剂脱水。

（4）肢体瘫痪者加床档以防坠床。

（5）长期卧床或意识昏迷者，定期翻身，活动肢体，防止压疮及肺炎发生。

（6）当病情稳定后，鼓励患者多活动肢体，以尽快恢复功能。

5. 狼疮性血液系统损害护理措施

（1）单纯贫血患者要适当休息，减少机体耗氧量，严重者给予吸氧。

（2）血小板减少有出血者，针对不同出血部位，积极采取措施。密切观察患者神志、瞳孔、血压、脉搏、呼吸等情况。若患者出现头痛、恶心、呕吐及烦躁不安，应立即通知医生，做好各种治疗。

（3）白细胞降低者，极易引起感染。严重者应隔离患者，谢绝探视，并向患者及家属进行卫生教育，自觉遵守隔离制度，防止交叉感染，保持室内空气新鲜，定期消毒、灭菌。

(三)用药护理

(1)严格遵医嘱按时、按量给药。

(2)向患者及其家属介绍用药注意事项,监督患者按医嘱服药,勿自行减量或停药。

(3)观察药物的作用及不良反应,定期复查血、尿常规,肝、肾功能。

(4)常用药物注意事项:激素晨起饭后顿服,或遵医嘱,用药时间、用量必须准确,增减停药必须根据病情在医生的指导下进行。合理膳食,多吃含钙多的食物补钙,禁饮酒以及吸烟,禁食浓茶和咖啡。定期检测尿糖、血压、口腔黏膜变化,注意是否有白苔和霉菌生长,注意胃黏膜的保护,观察大便的变化,有无血便以及黑便。患者应注意定期检测肝肾功能,服用非甾体抗炎药保护胃黏膜,遵医嘱用一些保护药如泮托拉唑、奥美拉唑等。应用环磷酰胺冲击前复查血、尿常规,肝、肾功能;冲击时注意多饮温水,利于排尿,以免引起出血性膀胱炎;恶心、呕吐的患者应在医生的指导下使用止吐的药物,如维生素 B_6 等。慎用青霉素、磺胺类、保太松、金制剂等药物,容易诱发红斑狼疮症状;肼苯哒嗪、普鲁卡因胺、氯丙嗪、甲基多巴、异烟肼等容易引起狼疮样综合征,这些药物患者应尽量避免使用。

十、健康指导

1.避免诱因

教育患者避免一切可能诱发本病的因素,如阳光照射、妊娠、分娩、药物及手术等。为避免日晒和寒冷的刺激,外出时可带宽边帽子,穿长袖衣及长裤。育龄妇女应避孕。病情活动伴有心、肺、肾功能不全者属妊娠禁忌,并避免接受各种预防接种。

2.休息与活动

在疾病的缓解期,患者应逐步增加活动,可参加社会活动和日常工作,但要注意劳逸结合,避免过度劳累。

3.皮肤护理指导

注意个人卫生,切记挤压皮肤斑丘疹,预防皮损处感染。

4.用药指导

坚持严格按医嘱治疗,不可擅自改变药物剂量或突然停药,保证治疗计划得到落实。应向患者详细介绍所用药物的名称、剂量、给药时间、方法等,并教会其观察药物疗效和不良反应。

5.疾病教育和心理调适指导

向患者及其家属介绍本病的有关知识,使其了解本病并非"不治之症",若能及时正确有效治疗,病情可以长期缓解,过正常生活。嘱家属给予患者以精神支持和生活照顾,以维持其良好的心理状态。

第五节　强直性脊柱炎的护理

强直性脊柱炎(ankylosing spondylitis,AS)是以累及中轴关节的慢性炎症为主,也可累及内脏及其他组织的慢性进展性风湿性疾病,属于血清阴性脊柱关节病的一种。典型病例 X 线片表现骶髂关节明显破坏,后期脊柱呈"竹节样"变化。

本病好发于青少年,有明显的家族聚集倾向。我国患病率约为 0.25%。约有 90% 患者 HLA-B27 阳性,而普通人群 HLA-B27 阳性率仅为 4%～8%。家族调查结果,HLA-B27 阳性的 AS 患者一级亲属,近半数 HLA-B27 阳性,其中又有近半数罹患本病;同卵双生子 HLA-B27 和 AS 的一致率则超过 50%,提示本病与 HLA-B27 强相关。

一、病因和发病机制

迄今尚未明确。

1.遗传因素

一般认为,本病是一组多基因遗传病。除与主要组织相容性复合体(MHC)Ⅰ类基因 HLA-B27 高度相关外,可能还和 HLA 区域内以及 HLA 区域外的其他基因以及某些基因多态性相关。

2.环境因素

一般认为 AS 和泌尿生殖道沙眼衣原体、某些肠道病原菌如志贺菌、沙门菌、结肠耶尔森菌等感染有关。有研究推测,这些病原体激发了机体的炎症应答和免疫应答,造成组织损伤而引起疾病。

二、病理

AS 的基本病变是复发性、非特异性炎症、纤维化以致骨化。骶髂关节是本病最早累及的部位,病理表现为滑膜炎,软骨变性、破坏,软骨下骨板破坏,血管翳形成以及炎症细胞浸润等,后期因纤维骨化导致骶髂关节封闭。炎症过程引起附着点(肌腱韧带、关节囊等附着于骨的部位)受侵蚀、附近骨髓炎症、水肿甚至造血细胞消失,进而形成肉芽组织,最后受累部位钙化、新骨形成。在此基础上又发生新的附着点炎症、修复,如此多次反复,出现椎体方形变、韧带钙化、脊柱"竹节样"变、胸廓活动受限等临床表现。

三、临床表现

大多数患者起病缓慢而隐匿。男性多于女性,且一般较女性严重。发病年龄多在 10～40 岁,以 20～30 岁为发病高峰。16 岁以前发病者称幼年型 AS,45～50 岁以后发病者称晚起病 AS,临床表现常不典型。

(一)症状

1.关节症状

(1)骶髂关节:是最常受累的关节之一。早期症状常为腰骶部疼痛或不适、晨僵等。也可表现为臀部、腹股沟酸痛,疼痛可向下肢放射而类似"坐骨神经痛"。

(2)脊柱及椎间关节:典型表现为腰背痛、晨僵、腰椎各方向活动受限和胸廓活动度减少。腰椎和胸廓活动度降低,早期多为附着点炎引起,随着病情进展,整个脊柱可自下而上发生强直。先是腰椎前凸消失,进而呈驼背畸形、颈椎活动受限。胸肋连接融合,胸廓硬变,呼吸靠膈肌运动。

(3)附着点炎:胸肋连接、脊椎骨突、髂嵴、大转子、坐骨结节以及足跟、足掌等部位疼痛。

(4)约半数患者以下肢大关节如髋、膝、踝关节炎症为首发症状,常为非对称性、反复发作与缓解,较少表现为持续性和破坏性,为区别于 RA 的特点。

2.关节外症状

关节外症状包括眼葡萄膜炎、结膜炎、肺上叶纤维化、升主动脉根和主动脉瓣病变以及心传导系统失常等。神经、肌肉症状如下肢麻木、感觉异常及肌肉萎缩等也不少见。

晚期病例常伴严重骨质疏松,易发生骨折。颈椎骨折常可致死。

(二)体征

常见体征为骶髂关节压痛,脊柱前屈、后伸、侧弯和转动受限,胸廓活动度减低,枕墙距>0等。

1."4"字试验

"4"字试验常用于检查骶髂关节。方法:患者仰卧,一腿伸直,另腿屈曲置直腿上(双腿呈"4"字状)。检查者一只手压直腿侧髂嵴,另一只手握屈腿膝,上搬、下压。如骶髂部出现疼痛,提示屈腿侧存在骶髂关节病变。

2.Schober 试验

Schober 试验常用于检查腰椎活动度。方法:患者直立,在背部正中线髂嵴水平做一标记为 0,向下做 5 cm 标记,向上做 10 cm 标记。令患者弯腰(保持双腿直立),测量上下两个标记间距离,增加少于 4 cm 者为阳性。

3.胸廓活动度检查

患者直立,用刻度软尺测其第 4 肋间隙水平(女性乳房下缘)深呼、吸之胸围差,小于 2.5 cm 为异常。

4.枕墙距检查

患者直立,足跟、臀、背贴墙,收颌,眼平视,测量枕骨结节与墙之间的水平距离,正常为 0。

四、辅助检查

(一)实验室检查

1.一般检查

无特异性指标。

2.疾病活动度检查

活动期可有红细胞沉降率、C 反应蛋白、免疫球蛋白(尤其是 IgA)升高。

3.诊断性检查

RF 阴性,90% 左右患者 HLA-B27 阳性。

(二)影像学检查

放射学骶髂关节炎是诊断的关键,因此提高其敏感性和可靠性均甚重要。

1.常规 X 线片

既能观察骶髂关节,还便于了解髋关节、坐骨、耻骨联合等部位病变。

腰椎是脊柱最早受累部位,除观察有无韧带钙化、脊柱"竹节样"变、椎体方形变以及椎小关节和脊柱生理曲度改变等外,尚可除外其他疾患。

2.骶髂关节 CT 检查

CT 分辨力高,层面无干扰,能发现骶髂关节轻微的变化,有利于早期诊断。

3.骶髂关节 MRI 检查

MRI 检查能显示软骨变化,因此能比 CT 更早期发现骶髂关节炎。

五、诊断要点

常用 1966 年纽约标准和 1984 年修订的纽约分类标准。

1.临床标准

(1)腰椎前屈、后伸、侧弯 3 个方向活动受限。

(2)腰背痛病史或现在腰背部疼痛。

(3)第 4 肋间隙测量胸廓活动度<2.5 cm。

2.骶髂关节 X 线表现分级

0 级：正常；Ⅰ 级：可疑；Ⅱ 级：轻度异常，可见局限性侵蚀、硬化，但关节间隙正常；Ⅲ 级：明显异常，存在侵蚀硬化关节间隙增宽或狭窄、部分强直等 1 项或 1 项以上改变；Ⅳ 级：严重异常，表现为完全性关节强直。

3.诊断

(1)肯定 AS：双侧Ⅲ～Ⅳ 级骶髂关节炎伴 1 项（及以上）临床标准，或单侧Ⅲ～Ⅳ 级或双侧Ⅱ级骶髂关节炎伴第(1)项或(2)＋(3)项临床标准者。

(2)可能 AS：双侧Ⅰ～Ⅳ 级骶髂关节炎而不伴临床标准者。

纽约标准要求比较严格，不利于早期诊断。修订的纽约标准有利于诊断较为早期病例，内容包括以下几个方面。

(1)临床标准：①腰痛、晨僵 3 个月以上，活动改善，休息无改善；②腰椎额状面和矢状面活动受限；③胸廓活动度低于相应年龄、性别正常人。

(2)放射学标准（骶髂关节炎分级同纽约标准）：双侧≥Ⅱ 级或单侧Ⅲ～Ⅳ 级骶髂关节炎。

(3)诊断。①肯定 AS：符合放射学标准和 1 项（及以上）临床标准者；②可能 AS：符合 3 项临床标准，或符合放射学标准而不伴任何临床标准者。

临床上，40 岁以前发生的炎症性腰背痛，且对非甾体抗炎约反应良好者，均有早期 AS 的可能。所谓"炎症性腰（或脊柱）痛"，为符合以下 5 项标准之 4 项以上者：①40 岁以前发病；②隐匿发生；③持续 3 个月以上；④伴晨僵；⑤活动后缓解。如同时伴有 HLA-B27 阳性，有前葡萄膜炎（虹膜睫状体炎）或脊柱关节病家族史等，早期 AS 可能性更大。对这类患者进行密切随访或骶髂关节活检，可以达到真正早期诊断的目的。

六、治疗要点

目前尚无肯定的疾病控制治疗方法。主要为缓解症状，保持良好姿势和减缓病情进展。治疗原则应视病情严重程度、预后指征和患者的期望值而定。最佳治疗是非药物治疗和药物治疗相结合。

(一)非药物治疗

患者宣教是成功治疗的关键。鼓励患者坚持脊柱、胸廓、髋关节活动等医疗体育锻炼；注意立、坐、卧正确姿势；睡硬板床，低枕，避免过度负重和剧烈运动。

(二)药物治疗

1.非甾体抗炎药（NSAIDs）

非甾体抗炎药为治疗关节疼痛和晨僵的一线药，对此类药物反应良好是本病的特点。

2.改变病情抗风湿药(DMARD)

柳氮磺吡啶一般认为对轻型病例尤其外周关节受累为主者有效。甲氨蝶呤、雷公藤总苷、来氟米特、硫唑嘌呤、环磷酰胺等疗效有待肯定。

3.糖皮质激素

眼急性葡萄膜炎、肌肉骨骼炎症可局部使用。小剂量激素也可用于对 NSAIDs 治疗不耐受者。

4.其他

近年来,沙利度胺和帕米膦酸钠也用于本病的治疗。对传统治疗无效者可应用生物制剂治疗。

(三)外科治疗

外科治疗主要用于髋关节僵直和脊柱严重畸形的晚期患者的矫形。

七、护理评估

1.病史

评估家族中有无 AS 患者,评估患者的发病年龄,主要症状关节的首发部位,评估患者有无腰背痛及活动受限,有无背部僵硬感;评估患者有无大关节和周围关节疼痛,是否为夜间疼痛加重,有无翻身困难及晨起僵硬感,疼痛有无活动后减轻;评估患者有无足跟痛;评估患者有无眼部病变,如葡萄膜炎、结膜炎等;评估患者有无神经、肌肉症状,如下肢麻木、感觉异常及肌肉萎缩等。

2.身体评估

评估患者的全身状况。评估患者骶髂关节有无压痛,脊柱有无前屈、后伸、侧弯和转动受限,评估患者"4"字试验是否阳性,评估患者胸廓活动是否受限;评估患者有无角膜周围充血、虹膜水肿等。

3.心理及社会因素

评估患者及其家属是否了解疾病相关的知识。评估患者家属对患者有无理解、体贴、照顾等。

4.辅助检查

评估患者 HLA-B27 及骶髂关节影像学等检查结果。评估患者眼科检查结果有无虹膜睫状体炎。

八、护理诊断/合作性问题

1.躯体活动障碍

躯体活动障碍与骶髂关节炎及附着点炎有关。

2.慢性关节疼痛

慢性关节疼痛与骶髂关节炎症有关。

3.有失用综合征的危险

失用综合征与关节疼痛及脊柱强直有关。

4.自理缺陷

自理缺陷与关节疼痛、功能障碍、脊柱强直有关。

九、护理目标

(1)预防躯体活动障碍。

(2)减轻或缓解关节疼痛。

(3)预防关节失用,维持关节功能的最佳状态。

(4)提高自理能力。

十、护理措施

(一)一般护理

1.休息与活动

鼓励患者积极参加医疗体育锻炼,如游泳,既有利于四肢运动,又能增加肺功能和使脊柱保持正常生理弯曲。运动后患者应适当休息,并根据运动后疼痛是否减轻决定下一次运动的时间和运动量。

2.饮食护理

给予患者富含植物蛋白和微量元素丰富的食物,如豆类等,促进肌肉、骨骼和肌腱的代谢,促进病损部位的修复。

3.体位护理

患者在站立和行走时,应尽量保持正常姿势,切不可因疼痛或疲劳而采取不正确的姿势。

(二)病情观察

观察患者晨僵和腰痛等症状的严重程度、持续时间等,观察患者活动受限的部位和范围,观察患者有无关节外受累的表现,如眼部神经、肌肉病变等。

(三)用药护理

要求患者遵医嘱用药,指导患者用药方法,观察药物的不良反应,定期监测血、尿常规及肝、肾功能等。

十一、健康指导

1.疾病知识指导

向患者介绍疾病的基本知识,使患者保持乐观心态,积极配合治疗和护理。注意保持坐、立、行走和卧位的正确姿势,使关节保持最佳的功能位置。避免过劳、感染、寒冷、过度负重和剧烈运动等诱因。

2.运动指导

保持脊柱和髋关节运动的灵活性,如每天进行脊柱和髋关节的伸展与屈曲锻炼,运动量以不引起第二天关节症状加重为限。在病情允许的情况下,可散步、俯卧撑形体操和瑜伽等,防止局部肌肉失用性萎缩,维持关节伸展性和脊柱生理弯曲,避免关节负重过度,延缓疾病进展。

3.药物指导

向患者及家属介绍常用药物的主要作用、用药方法和不良反应,密切观察药物疗效及不良反应,遵医嘱用药,定期复查血常规、肝功能等指标,一旦出现问题,及早就医。

第六节　干燥综合征的护理

干燥综合征是一种以侵犯外分泌腺、尤其是泪腺和唾液腺为主,具有高度淋巴细胞浸润为特征的慢性自身免疫性疾病。因其免疫性炎症反应主要表现在外分泌腺体的上皮细胞,故又名为自身免疫性外分泌腺体上皮细胞炎或自身免疫性外分泌病。干燥性角、结膜炎,口腔干燥症为其常见的临床表现,但也可累及肺、肝、胰腺、肾脏等重要内脏器官及血液系统、神经系统等,出现复杂的临床表现。干燥综合征分为原发性(PSS)和继发性(SSS)两种,继发于另一诊断明确的弥散性结缔组织病如 SLE、RA 和系统硬化病等称为继发性干燥综合征。本节主要叙述原发性干燥综合征。

一、流行病学

干燥综合征好发于女性,成年女性患病率为 0.5%~1%,女性患病率为男性患病率的 9~10 倍。发病年龄高峰为 30~60 岁,约占全部病例的 90%,但也可发生于任何年龄,包括儿童和青少年。我国原发性干燥综合征的患病率为 0.29%~0.77%,老年人原发性干燥综合征患病率为 2%~4.8%,可见该病是一种常见的风湿病。

二、病因和发病机制

确切病因和发病机制不明确,大多数学者认为与感染因素、遗传因素和免疫因素有关。

EB 病毒、丙型肝炎病毒和 HIV 感染过程中,病毒通过分子模拟交叉,使易感人群或其组织隐蔽抗原暴露而成为自身抗原,诱发自身免疫反应,可能与本病的发生和延续有关。家系调查显示患者家族中本病的发病率高于正常人群的发病率,但尚未发现公认的 HLA 易感基因。有研究显示 HLA-B8、DR3 基因频率高,但与种族有关。唾液腺组织的管道上皮细胞能发挥抗原递呈细胞的作用,通过细胞因子促使 T、B 细胞增生,导致机体细胞免疫和体液免疫的异常反应,进一步造成组织损伤。

三、病理

本病以唾液腺和泪腺的病变为代表,腺体及小管周围有大量淋巴细胞及浆细胞浸润、腺体导管管腔扩张和狭窄等,最终导致小唾液腺的上皮细胞破坏和萎缩、甚至消失,由大量浸润细胞和增生结缔组织替代,功能受到严重损害。皮肤、呼吸道黏膜、胃肠道黏膜、阴道黏膜等其他外分泌腺体有类似病变。具有外分泌腺体结构的内脏器官和组织,如肾小管、胆小管、胰腺管等也可出现上述病变。另外,小血管壁或血管周围亦有炎症细胞浸润,有时甚至出现血栓、局部组织供血不足。上述两种病变尤其是外分泌腺体炎症是造成本病特殊临床表现的基础。

四、临床表现

大多患者起病隐匿,临床表现多种多样,主要表现与腺体功能减退有关。

(一)局部表现

1.口干燥症

因唾液腺病变而引起下述症状。①口干:70%~80%的患者诉有口干,严重者讲话时需频繁饮水,进食固体食物时必需伴以水或流质送下。②猖獗性龋齿:约 50%的患者出现牙齿逐渐变黑,继而小片脱落,最终只留残根,是本病的特征之一。③腮腺炎:约50%的患者出现间歇性交替性腮腺肿痛的成人腮腺炎,可累及单侧或双侧,10 d左右自行消退,少数持续性肿大。对部分腮腺持续性肿大者,应警惕有恶性淋巴瘤的可能。④舌:表现为舌痛,舌面干、裂,舌乳头萎缩而光滑。口腔黏膜可出现溃疡或继发感染,尤其是口腔真菌感染。

2.干燥性角结膜炎

干燥性角结膜炎表现为眼部有摩擦、沙粒激惹等异物感,眼干涩、少泪等症状,甚至哭时无泪,部分患者有眼睑缘反复化脓性感染、结膜炎、角膜炎等,严重者可致角膜溃疡,穿孔失明者少见。少数患者可有泪腺肿大。

3.其他

病变可累及鼻、硬腭咽鼓管、气管及其分支、消化道黏膜、阴道黏膜的外分泌腺体,使腺体分泌功能减退而出现相应症状。

(二)系统表现

患者可出现乏力、低热等全身症状。少数病例表现为高热,甚至高达39 ℃以上。约有2/3患者出现其他外分泌腺体和全身的系统损害。

1.皮肤

约25%患者有不同皮疹,过敏性紫癜样皮疹最常见,多见于下肢,为米粒大小、边界清楚的红丘疹,压之不褪色,分批出现。还可有荨麻疹样皮疹、结节红斑等。

2.骨骼、肌肉

70%～80%的患者有关节痛,但出现关节炎者仅10%,多不严重且呈一过性,关节破坏非本病特点,侵蚀性关节炎极少见。约5%的患者有肌炎表现。

3.肾

30%～50%的患者有肾损害,多累及远端肾小管,表现为肾小管性酸中毒,引起周期性低血钾性肌肉麻痹,严重者出现肾钙化、肾结石、肾性尿崩症及肾性软骨病。部分患者肾小球损害较明显,出现大量蛋白尿、低白蛋白血症甚至肾功能不全。

4.呼吸系统

呼吸道黏膜外分泌腺体功能受损严重者出现干咳、气短。病变累及肺部表现为肺间质性病变,部分出现弥散性肺间质纤维化,少数患者可因呼吸衰竭死亡。

5.消化系统

胃肠道黏膜层的外分泌腺体病变后可出现萎缩性胃炎、胃酸减少、慢性腹泻等非特异性症状。约20%的患者有肝脏损害,以原发性胆汁性肝硬化多见。慢性胰腺炎亦非罕见。

6.神经系统

5%的患者出现神经系统受累。周围神经损害最多见,也可累及中枢神经系统和自主神经。上述神经损害均与血管炎有关,表现为多灶、复发、进展性神经系统疾病,如偏瘫、横断性脊髓病、感觉缺失、癫痫发作等,亦有多发性硬化和无菌性脑膜炎的报道。

7.血液系统

本病可导致白细胞减少或(和)血小板减少,严重者可有出血现象。本病出现淋巴瘤的概率明显高于正常人群。若患者持续腮腺肿大、紫癜、白细胞减少、冷球蛋白血症及低C4水平则提示发展为淋巴瘤。

五、辅助检查

1. 一般检查

(1)血常规:有 20%的患者出现贫血,多为轻度正细胞正色素型;16%出现白细胞减低,13%出现血小板减少。

(2)氯化铵负荷试验:约 50%患者有亚临床型肾小管性酸中毒。

(3)其他:有 60%～70%的患者红细胞沉降率增快,仅有 6%的患者 C 反应蛋白增高。

2. 自身抗体

(1)抗核抗体:有 45.7%的患者抗核抗体滴度升高,抗 SSA、抗 SSB 抗体的阳性率分别为 70%和 40%,抗 U1RNP 抗体和抗着丝点抗体的阳性率为 5%～10%。

(2)类风湿因子:有 43%的患者 RF 阳性。

(3)其他:约有 20%的患者抗心磷脂抗体阳性。抗毒蕈碱 β 受体抗体是诊断原发性干燥综合征和继发性干燥综合征的新抗体,可能参与原发性干燥综合征眼干发生。

3. 高球蛋白血症

有 90%以上的患者有高免疫球蛋白血症,且呈多克隆性。少数患者出现巨球蛋白血症或单克隆性高免疫球蛋白血症,此时需警惕淋巴瘤的可能。

4. 眼科检查

(1)泪液流率(Schirmer 试验、滤纸试验):5 min 内湿润长度≥15 mm 为正常,≤10 mm 为异常。

(2)角膜染色:裂隙灯下角膜染色点超过 10 个为异常。

(3)泪膜破碎时间:短于 10 s 为异常。

5. 口腔科检查

(1)唾液流率:每分钟平均<0.06 mL。

(2)腮腺碘油造影:腮腺导管不规则狭窄、扩张,腺体末端呈葡萄状。

(3)放射性核素造影:唾液腺功能低下时其摄取和排泌均低于正常。

(4)唇腺活检:≥50 个淋巴细胞/4 mm^2 聚集为 1 个病灶。下唇活检的组织中有≥1 个灶性淋巴细胞浸润为异常。

六、治疗要点

目前本病尚无根治方法,主要是替代和对症治疗。治疗目的是预防因长期口、眼干燥造成局部损伤,密切随诊观察病情变化,防治本病系统损害。

1. 改善口干、眼干的药物

停止吸烟、饮酒及避免服用引起口干的药物如阿托品等,保持口腔清洁,勤漱口,减少龋齿和口腔继发感染的可能。口干适当应用人工唾液等,可减轻局部症状。眼干可用人工泪液。毒蕈碱受体 β 在原发性干燥综合征中作用的不断提升,毒蕈碱 β 受体激动剂已经成为新一代改善口干、眼干的药物。

2. 系统性治疗

对于关节炎、肺间质改变、肝肾脏及神经等系统改变的患者,可给予糖皮质激素、免疫抑制剂等药物积极治疗。

具体用法和用量则应该根据不同情况而定。

3.其他对症处理

低钾性周期性麻痹以静脉补钾为主,平稳后改口服钾盐片,有的需终身服用,以防低血钾再次发生。非甾体抗炎药对肌肉关节疼痛有一定的疗效。出现有恶性淋巴瘤者宜积极、及时地进行淋巴瘤的联合化疗。

4.生物制剂

生物制剂已普遍应用于临床,但对 PSS 尚无肯定的适应证。

七、护理评估

1.病史

评估患者有无口干、眼干症状,有无猖獗性龋齿和间歇性腮腺肿大等。有无眼干涩、异物感、唾液分泌减少等,有无皮疹、结节红斑等。

2.身体评估

评估患者的全身状况。评估患者有无口干、眼干症状,评估患者有无多个难以控制发展的龋齿,如牙齿逐渐变黑,继而小片脱落,只留残根,评估患者有无过敏性紫癜样皮疹、有无结节红斑、有无雷诺现象等。

3.心理及社会因素

评估患者及家属是否了解疾病相关的知识,评估家属对患者的支持度。

4.辅助检查

评估患者 SSA,SSB 抗体是否阳性,评估患者唾液腺 ECT 及唇腺检查结果。

八、护理诊断/合作性问题

1.有皮肤完整性受损的危险

有皮肤完整性受损的危险与疾病所致的血管炎性反应等因素有关。

2.体温过高

体温过高与自身免疫病本身有关。

3.焦虑

焦虑与病情反复发作、迁延不愈等有关。

九、护理目标

(1)患者皮肤无损害。

(2)患者无发热。

(3)患者能接受患病的事实,情绪稳定,积极配合治疗。

十、护理措施

1.眼睛护理

眼干患者可使用人造泪液如 5% 甲基纤维素滴眼,还可使用加湿器缓解眼干症状,减轻角膜损伤和不适,减少感染机会。

2.口腔护理

口干患者应戒烟、戒酒,避免使用阿托品、山莨菪碱等抑制唾液腺分泌的抗胆碱能作用的药物。保持口腔卫生,做好口腔护理,餐后一定要用牙签将食物残渣清除,并勤漱口,减少龋齿和口腔继发感染。若患者发生口腔溃疡时,可先用生理盐水棉球擦洗局部,再用5%甲硝唑涂擦,避免使用龙胆紫,以免加重口腔干燥症状。对口腔继发真菌感染,可采用制霉菌素等治疗常见的念珠菌感染;对因唾液引流不畅而发生化脓性腮腺炎者,应及早使用抗生素,避免脓肿形成。

3.皮肤护理

指导有汗腺受累而引起皮肤干燥、脱屑和瘙痒等的患者选用中性肥皂,要少用或不用碱性肥皂。勤换衣裤、被褥,保持皮肤干燥。有皮损者需根据皮损情况予以清创换药,如遇感染可适当使用抗生素。

4.呼吸道护理

控制室内湿度在50%～60%,温度保持在18 ℃～21 ℃,尽可能缓解呼吸道黏膜干燥所致干咳等症状,同时预防感染。

十一、健康指导

1.疾病知识指导

向患者介绍疾病的基本知识,如疾病的性质、疗程和治疗方案等。

2.药物指导

本病病程漫长,患者需长期用药,指导患者坚持按医嘱用药,不可自行停药或调整药物剂量。用药期间需密切观察药物疗效和药物不良反应。

第七节　血管炎的护理

血管炎病(vasculitides)是一组由不同病因引起的血管炎症性疾病,指因血管壁炎症和坏死而导致多系统损害的一组自身免疫病,分为继发性和原发性。继发性血管炎是指血管炎继发于另一确诊的疾病如感染、肿瘤、弥散性结缔组织病如系统性红斑狼疮、干燥综合征、类风湿关节炎等。原发性血管炎是指不合并有另一种已明确的疾病的系统性血管炎,即本节所叙述的血管炎。

一、病因和发病机制

(一)病因

病因不完全清楚。多为有遗传基础、潜在免疫异常的易感者,通过环境中的微生物、毒素等促发血管炎的发生。部分病毒性肝炎患者除有肝病变外,尚有血管炎表现。如结节性多动脉炎患者中10%有乙型肝炎病毒感染,混合型冷球蛋白血症患者80%有丙型肝炎病毒感染。另外,人免疫缺陷病毒及巨细胞病毒感染者亦可出现血管炎表现。有60%～70%的韦格纳肉芽肿患者是金黄色葡萄球菌的带菌者。川崎病的发生可能与金黄色葡萄球菌和链球菌感染有关。各种微生物通过T淋巴细胞Vβ链基因促发T、B淋巴细胞活化而导致血管炎。可以看出,不同的血管炎有不同的遗传基础并与环境中不同微生物相关。

(二)发病机制

发病机制与人体的天然免疫系统和特异免疫系统以及细胞免疫和体液免疫相关。中性粒细胞、巨噬细胞、内皮细胞、淋巴细胞以及它们各自分泌的细胞因子都参与了血管炎的发病过程。

1.抗中性粒细胞胞浆抗体(ANCA)

抗中性粒细胞胞浆抗体(ANCA)是第一个被证实与原发血管炎病相关的自身抗体。ANCA的靶抗原为中性粒细胞胞浆内各种成分：丝氨酸蛋白酶3(PR3)、髓过氧化物酶(MPO)、弹性蛋白酶、乳铁蛋白等,其中 PR3 和 MPO 是主要的靶抗原。

ANCA 通过以下过程引起小血管的炎症：当中性粒细胞被外来或自身抗原攻击后,巨噬细胞所释放的细胞因子(TNF、IL-1)将其胞浆内的靶抗原(PR3、MPO)转移到细胞膜表面,部分被中性粒细胞释放到细胞外,在黏附分子作用下附着于血管内皮细胞的表面,而形成的ANCA 与之相结合,导致中性粒细胞脱颗粒、出现反应性氧分子、释放蛋白溶解酶等过程,使局部血管受到损害。因此,ANCA 除是诊断小血管炎的标记外,尚参与了血管炎的发病。

2.抗内皮细胞抗体(AECA)

抗内皮细胞抗体出现在多种血管炎,如大动脉炎(takayasu arteritis,TA)、川崎病、显微镜下多血管炎等。它通过补体途径或抗体介导的细胞毒反应,导致内皮细胞持续或进一步的损伤。血管内皮是分隔血管腔内外的界面,具有屏障功能、止血功能和调节血管张力的功能,调节白细胞黏附和渗透等功能。血管内皮细胞的这些调节功能与它分泌的前列腺素、血小板活化因子等有关,内皮细胞还分泌多种细胞因子,调节免疫反应。体外试验证明,内皮细胞经刺激后可分泌大量的 IL-1、IL-6、IL-8 及 α-干扰素等,内皮细胞表面还表达重要的免疫调节分子,如组织相容性抗原,这对于 T 细胞介导的血管炎起重要作用。另外,内皮细胞还表达黏附分子在血管炎的发生过程中也起重要作用。

3.免疫复合物

免疫复合物介导血管炎症的机制是基于对血清病的动物模型和 Arthus 反应的系统研究得到的结果：免疫复合物可沉积于血管壁,能增加血管的通透性,活化补体和诱导多形核白细胞吸附于血管壁。T 细胞、B 细胞、单核细胞及补体等因素均参与免疫复合物的形成和沉积过程。免疫复合物并非导致组织损伤的直接原因,而是始动因素。有证据证明免疫复合物介导的免疫反应与过敏性血管炎、过敏性紫癜(HSP)、冷球蛋白血症血管炎及乙型肝炎病毒相关的结节性多动脉炎(PAN)的发生有关。间接免疫荧光研究发现这些疾病的早期阶段有抗原(细菌、微生物和病毒)、免疫球蛋白和补体 C3 的沉积。

4.淋巴细胞

现已证明 T 细胞、特别是 CD4+T 细胞可能直接参与大动脉炎的血管炎症损伤。Weyand等发现,巨细胞动脉炎和风湿性多肌痛患者的病理过程中 CD8+ 细胞减少,同时 CD4+ 细胞识别动脉壁上的抗原而被活化,产生 Th1 型细胞因子,如 γ-干扰素等,继而进一步活化吞噬细胞,引起血管的炎症损伤。其过程类似于迟发型超敏反应。肉芽肿性血管炎如韦格纳肉芽肿中,肉芽肿说明有 T 细胞介导的超敏反应。韦格纳肉芽肿受累组织的活检也显示病变部位有 T 细胞浸润,从肉芽肿组织中克隆的 T 细胞主要表达和分泌 Th1 型细胞因子。多数韦格纳肉芽肿患者外周血中存在针对自身抗原蛋白酶-3 的自身反应性 T 细胞。韦格纳肉芽肿外周循环中可溶性白细胞介素-2 受体及可溶性 CD30 的浓度均明显升高,且与疾病的活动性相关,两者都是 T 细胞活化的标志,间接说明了 T 淋巴细胞活化并参与了韦格纳肉芽肿的病理过程。

5.感染因素

Kawasaki 病的发生有一定的季节性并偶可呈流行性提示可能与感染有关,许多微生物和毒素如葡萄球菌属、链球菌属及 EB 病毒等多可能与 Kawasaki 病的发生有关。PAN 患者常有乙型肝炎病毒表面抗原和乙型肝炎抗体存在,丙型肝炎病毒的感染与冷球蛋白血症血管炎关系密切。还发现细小病毒感染与巨细胞动脉炎的发生有一定关系。

提示病毒感染可能与某些血管炎的发生有一定关系。但目前尚无直接的证据证明微生物感染可导致血管炎的发生。

6.遗传因素

韦格纳肉芽肿、显微镜下多血管炎、Takayasu 动脉炎、巨细胞动脉炎和白塞病的发生都有一定的家族聚集性,提示遗传因素可能在血管炎的发病机制中起作用。

现已发现巨细胞动脉炎和风湿性多肌痛与 HLA-Ⅱ类抗原 DR4 有关,特别是当巨细胞动脉炎和风湿性多肌痛同时存在时,与 DR4 的关系更密切。

7.其他因素

某些药物及毒素可诱导血管炎的发生,例如氯化汞能诱发动物血管炎的发生。抗甲状腺药丙硫氧嘧啶和抗高血压药肼屈嗪与血管炎的发生有关。环境因素,如接触某类物质及硅成分等可增加血管炎的发病风险。

二、诊断要点

血管炎诊断较困难,需根据临床表现、实验室检查、病理活检及影像学资料等综合判断,以确定血管炎的类型及病变范围。

(一)临床表现

血管炎的临床表现因受累血管的类型、部位及程度的不同而异。常见的共同的临床表现包括全身症状如乏力、发热、体质量减轻,各种皮疹,关节及肌肉疼痛等,累及肺脏、肾脏、胃肠道、神经系统等常出现相应的临床表现。常复杂多样,多脏器受累且无特异性。病变的程度和范围轻重不一,有的表现为致命性的多器官受累,病情发展迅速难以控制,有的仅表现为轻微的皮肤损害。各种血管炎的临床表现可相互重叠,同一疾病在不同的患者或同一患者在不同的时期表现差异也很大。不同的血管炎可以有相同器官的受累,如韦格纳肉芽肿、显微镜下多血管炎、变应性肉芽肿血管炎都可因累及肾小球而出现蛋白尿、血尿、肾功能不全,但它们各自的肾外系统的症状有特征性差异,如 WG 的肺表现为迁移性浸润和薄壁空洞,变应性肉芽肿血管炎则为哮鸣音。

(二)特殊检查

1.ANCA 的测定

ANCA 与小血管炎相关,如 c-ANCA 与韦格纳肉芽肿性血管炎(GPA)相关,p-ANCA 与显微镜下多血管炎(MPA)相关,p-ANCA 亦与变应性肉芽肿血管炎相关。在中、大血管炎中极少有 ANCA 阳性者。因此有学者将 GPA、MPA、变应性肉芽肿血管炎(EGPA)统称为 ANCA 相关性血管炎。

临床测定 ANCA 方法有两种:一是间接免疫荧光法(IIF);二是酶联免疫吸附试验(ELISA)。前者如中性粒细胞胞浆呈荧光阳性则称为 c-ANCA 阳性,如中性粒细胞的细胞核周围呈荧光阳性,则为 p-ANCA 阳性。c-ANCA 阳性者在 ELISA 法测定时往往呈 PR3 抗体阳性,即 PR3-ANCA 阳性。p-ANCA 阳性者以 ELISA 法测定时往往 MPO 抗体阳性,即 MPO-ANCA。

2. AECA 的测定

AECA 参与多种疾病的发病,尤以与血管炎的关系密切。在韦格纳肉芽肿中,AECA 滴度的消长与疾病活动性相关;在川崎病中,AECA 可作为标记抗体,具有诊断意义。

3. 病理

受累组织的活检是血管炎得以确诊的金标准。在病理标本中能找到血管壁或周围炎症性改变及特点,如受累血管大小、种类;血管病理性质:肉芽肿样、坏死性、栓塞性等;免疫荧光镜检所示管壁免疫复合物种类等,这些对血管炎的鉴别诊断也有极大帮助。然而,未见阳性发现的组织活检不能排除血管炎的可能。

4. 血管造影

对大、中血管病变者有极大帮助,也是了解病变范围最确切可靠的方法。肠系膜动脉或其他中动脉的动脉瘤等血管炎的特征对诊断结节性多动脉炎可提供有力的证据。

5. 血管彩色多普勒

血管彩色多普勒是一种非创伤性检查,宜于检查较浅表血管管腔的狭窄和管壁状况,且可在病程中进行随诊、比较。其不足之处是其准确性不如血管造影,且与检查者的经验有关。

6. CT、MRI

随着影像学技术的发展,血管 CT、MRI 对诊断血管炎可以提供很好的帮助。

三、治疗要点

血管炎的治疗原则是早期诊断、早期治疗。目前,血管炎的治疗药物主要有糖皮质激素和细胞毒药物两大类。因其都需要长期应用,而长期应用药物不良反应发生概率增加,因此,有效地控制炎症反应又要避免治疗药物所带来的严重并发症是治疗血管炎应遵循的原则。糖皮质激素是血管炎的基础治疗,其剂量及用法因血管炎病变部位而异。凡有肾、肺、心脏及其他重要内脏受累者,除糖皮质激素外,还应及早加用免疫抑制剂。免疫抑制剂中最常用的为环磷酰胺,疗效较明确,唯不良反应多且严重,应用过程中必须密切随诊患者的血常规、肝功能、性腺功能等。其他常用免疫抑制剂有甲氨蝶呤、环孢素、硫唑嘌呤、麦考酚吗乙酯等。急性期和危重者可进行血浆置换、免疫吸附、静脉注射大剂量免疫球蛋白。

近年来,利妥昔单抗(Rituximab)应用于 ANCA 相关血管炎取得了一定的疗效,TNF-α 拮抗剂如英夫利昔单抗液应用于系统性血管炎治疗的报道,其疗效还有待进一步的研究证实。与感染有关的血管炎,如乙型肝炎病毒相关的结节性多动脉炎宜积极治疗乙型病毒性肝炎。

血管炎病程呈复发与缓解交替,因此治疗要根据不同病期进行调整。

四、护理评估

(1)疼痛的性质:持续的时间和程度。

(2)监测患肢肢端脉搏搏动情况、皮肤的温度弹性和色泽。

(3)严密观察重要脏器缺血情况。

五、护理诊断/合作性问题

1.疼痛

疼痛与血管缺血、狭窄有关。

2.外周血管灌注量改变

外周血管灌注量改变与肢端血管痉挛、缺血、狭窄有关。

3.皮肤完整性受损

皮肤完整性受损与血管炎性反应有关。

4.潜在并发症

多器官或组织的损害。

5.焦虑/恐惧

焦虑/恐惧与患者对疾病诊断及预后不了解有关。

六、护理目标

(1)患者疼痛减轻或消失。

(2)患者组织灌注量正常或改善。

(3)患者皮肤保持完整无破损,或破损处逐渐愈合。

(4)患者未发生相关并发症,或并发症发生后得到及时处理。

(5)焦虑/恐惧程度减轻,配合治疗及护理。

七、护理措施

(一)一般护理

1.心理护理

由于血管炎的病程长、痛苦大,患者容易失去治疗的信心,所以要多多鼓励患者,根据患者的病情,找出产生焦虑的原因,解除患者的思想负担。耐心解答患者提出的各种问题,督促家属亲友给患者物质支持和精神鼓励,教会患者自我放松的方法,保持乐观精神,树立战胜病魔的信心,积极配合治疗。

2.饮食护理

给予低胆固醇、丰富维生素、易消化食物,多食新鲜蔬菜、水果,低热量饮食为宜。戒烟、戒酒,避免过冷和过热的食物。

3.疼痛护理

提供舒适安静的环境,避免引起血管收缩的因素和情绪刺激,合理应用非药物性止痛措施:松弛术、分散注意力等,遵医嘱给予镇痛药物并观察其疗效。

4.患肢护理

患者取舒适体位,抬高患肢、长时间采用坐位时,室温适宜,着装温暖合适,禁止用热水袋、电热垫或热水泡脚,溃疡时每天清洁两次换药,局部保持干燥。在发病期应避免剧烈运动,长时间站立和长时间坐姿的,每次时间不宜超过半个小时,以免形成下肢水肿。渗出较多者,应抬高患肢,如工作原因必须站立和长时间坐姿的,应半个小时活动一次或者躺下把双足抬高三分钟。

病情缓解后指导患者做患肢的主动或被动运动。

5. 皮肤护理

保持皮肤清洁、干净。用温水清洗皮肤，避免使用有刺激性的洗涤用品。

穿纯棉内衣，常更换内衣、内裤。卧床患者要定时翻身，避免拖、拉、推等动作。如有皮肤破溃时，按外科无菌伤口处理，每日换药，换药时注意执行无菌操作，以防感染，执行各种注射时，减少穿刺次数，以降低针刺反应。避免用手抓挠皮肤及挤压毛囊，避免紫外线及阳光直射皮肤。

(二)各类血管炎常规护理内容

1. 大血管炎

活动期卧床休息，做好患者的生活护理。遵医嘱给予持续低流量吸氧，进行心电监护，监测生命体征并严密观察重要脏器缺血情况，准备好各种急救设备与药物，做好急救准备。

2. 中血管炎

适量活动，充分注意休息。监测生命体征，严密观察重要脏器的变化，如有无肠系膜动脉栓塞梗死、动脉瘤破裂、肾梗死或肾间质动脉瘤破裂、心肌梗死等症状，准备好各种急救器材与药品，做好手术治疗的准备。

3. 小血管炎

保持皮肤清洁、干燥、完整，做好肢体防寒保暖。观察皮肤颜色及温度的变化、肢体感觉有无异常、动脉搏动有无异常或消失。

八、健康指导

1. 饮食

指导患者合理饮食，多吃富含蛋白、维生素、钙、铁等的食物，预防骨质疏松，忌过冷和过热，忌烟酒。

2. 药物

遵循医嘱坚持正确服药，勿自行中途停药。

3. 运动

Buerger 运动锻炼，每日 2～3 组，短距离行走。

4. 自我监测

监测血压、脉搏，掌握并发症的早期发现，应及早就医，以免重要脏器受损。

5. 复查

定期门诊随访，检查肝肾功能、血常规等。

第八节　贝赫切特病的护理

贝赫切特病(Behcet's disease,BD)，也称白塞病，是一种全身性、慢性、血管炎性的自身免疫性疾病。它是一种以口腔溃疡、外阴溃疡、眼炎及皮肤损害为临床特征的，累及多个系统的慢性疾病。病情呈反复发作和缓解的交替过程，部分患者因眼炎遗有视力障碍，除少数因内脏受损死亡外,大部分患者的预后良好。根据其内脏系统的损害不同而分为血管型、神经型、胃肠型等。血管型指有大、中动脉和(或)静脉受累者;神经型指有中枢或周围神经受累者;胃肠型指有胃肠道溃疡、出血、穿孔等。

本病有较强的地区性分布,多见于地中海沿岸国家、中国、朝鲜、日本。调查证明各地区的患病率大致如下:土耳其(北部)(100~370)/10 万,伊朗 15/10 万,中国北方 110/10 万,美国 6.6/10 万,英国 0.6/10 万。本病男性发病略高于女性。我国则以女性略占多数,但男性患者中眼葡萄膜炎和内脏受累较女性高 3~4 倍。

一、病因和发病机制

病因和发病机制不明确,可能与遗传因素及病原体感染有关。在皮肤黏膜、视网膜、脑、肺等受累部位可以见到血管炎改变。血管周围有炎症细胞浸润,严重者有血管壁坏死,大、中、小、微血管(动、静脉)均可受累,出现管腔狭窄和动脉瘤样改变。

二、临床表现

1. 基本症状

(1)口腔溃疡:每年发作至少 3 次,发作期间在颊黏膜、舌缘、唇、软腭等处出现不止一个的痛性红色小结,继以溃疡形成,溃疡直径一般为 2~3 mm。有的以疱疹起病,7~14 d 后自行消退,不留瘢痕。亦有持续数周不愈最后遗有瘢痕,溃疡此起彼伏。本症状见于 98% 以上的患者,且是本病的首发症状,被认为是诊断本病最基本而必需的症状。

(2)外阴溃疡:与口腔溃疡性状基本相似,只是出现的次数较少,数目亦少。常出现在女性患者的大、小阴唇,其次为阴道,在男性则多见于阴囊和阴茎,也可以出现在会阴或肛门周围,见于约 80% 的患者。

(3)皮肤病变:呈结节性红斑、假性毛囊炎、痤疮样毛囊炎、浅表栓塞性静脉炎等不同表现。其中以结节性红斑最为常见且具有特异性,见于 70% 的患者,多见于下肢的膝以下部位,对称性,每个至少像铜板样大,表面呈红色的浸润性皮下结节,有压痛,分批出现,逐渐扩大,7~14 d 后其表面色泽转为暗红,有的可自行消退,仅在皮面留有色素沉着,很少破溃。

另一种皮疹为带脓头或不带脓头的毛囊炎,见于 30% 的患者,多见于面、颈部,有时躯干、四肢亦有。这种皮疹和痤疮样皮疹很难与正常人青春期或服用糖皮质激素后出现的痤疮鉴别,故易被忽视。针刺后或小的皮肤损伤后出现反应也是 BD 一种较特异的皮肤反应。

栓塞性浅静脉炎也常在下肢可以见到,急性期在静脉部位出现条形红肿、压痛症状,急性期后可扪及索条状静脉。

(4)眼炎:最常见的眼部病变是葡萄膜炎,视网膜血管炎可造成视网膜炎,眼炎的反复发作可致视力障碍甚至失明。男性合并眼炎者明显多于女性患者,尤其是年轻男性发病率更高、且多发生在起病后的两年内。前葡萄膜炎即虹膜睫状体炎伴或不伴前房积脓,对视力的影响较轻。视网膜炎使视神经萎缩,致视力下降。眼炎可先后累及双侧,出现眼炎 4 年后 50% 以上的患者有较严重的视力障碍。

2. 系统性症状

除上述基本症状外,部分患者因局部血管炎可引起内脏系统的病变,系统病变大多出现在基本症状之后。

(1)消化道:出现在许多发作期患者,按症状出现的频率,腹痛最多见并以右下腹痛为常见,伴有局部压痛和反跳痛,其次为恶心呕吐、腹胀、食欲缺乏、腹泻、吞咽困难等。通过胃肠道X线检查、内镜检查及手术探查都证实消化道的基本病变是多发性溃疡,可见于自食管至降结肠的任一部位,其发生率可高达50%。重者合并溃疡出血、肠麻痹、肠穿孔、腹膜炎、瘘管形成、食管狭窄等并发症,甚至可因此死亡。

(2)神经系统:见于20%的患者,除个别外都在基本症状出现后的数月到数年内出现。

脑、脊髓的任何部位都可因小血管炎而受损(即使是在同一患者,神经系统可多部位受累),临床表现随其受累部位的不同而不同。患者多发病急骤,根据其症状可分为脑膜脑炎、瘫痪、脑干损害、良性颅内高压、脊髓损害、周围神经系统损害等类型。腰椎穿刺示有颅内压增高,脑脊液检查约80%有轻度白细胞增高,单核细胞、多核细胞各占一半,33%～65%有蛋白的升高,葡萄糖多在正常范围。脑CT对诊断有一定的帮助,脑磁共振检查对小病灶就更为灵敏。神经病变的复发率和病死率都很高,约有77%患者经治疗病情缓解,但仍遗有后遗症,死亡多出现在神经系统发病后的1～2年。

(3)心血管:本病血管病变所指的是大、中血管病变,见于10%的患者。大、中血管病变包括体内任何部位的大、中动脉炎和大、中静脉炎。

1)大、中动脉炎:不论是体循环抑或是肺循环的动脉受累后可出现狭窄和动脉瘤,甚至在同一血管这两种病变节段性交替出现,大动脉受累较中动脉受累更为常见。

2)大、中静脉炎:本病静脉受累的特点是除管壁炎症外尚有明显的血栓形成。大静脉炎主要表现为上、下腔静脉的狭窄和梗阻,在梗阻的远端组织出现水肿,并有相应表现。中静脉的血栓性静脉炎多见于四肢尤其是下肢,亦见于脑静脉。大、中血管炎的诊断有赖于病史及细致的体格检查,血管造影、多普勒检查是明确诊断和受累范围的可靠检查。

3)心脏:心脏受累不多。可出现主动脉瓣关闭不全、二尖瓣狭窄和关闭不全。亦有房室传导阻滞、心肌梗死、心包积液出现。

(4)关节炎:关节痛见于30%～50%的BD患者,表现为单个关节或少数关节的痛、肿,甚至活动受限,其中以膝关节受累最为多见。大多数仅表现为一过性的关节痛,可反复发作并自限。偶尔可在X线上表现出关节骨面有穿凿样破坏,很少有关节畸形。

(5)肺病变:并发肺部病变者较少见。肺的小动脉炎引起小动脉瘤或局部血管的栓塞而出现咯血、胸痛、气短、肺栓塞等症状。咯血量大者可致命。有肺栓塞者多预后不良。有4%～5%的患者可以出现肺间质病变。

(6)泌尿系统病变:表现为血尿、蛋白尿,均不严重,多为一过性,一般不影响肾功能。膀胱镜检查在膀胱黏膜发现多发性溃疡。

(7)附睾炎:约见于4.5%的患者。可以累及双侧或单侧,表现为附睾肿大、疼痛和压痛。

(8)其他症状:有部分患者在疾病活动或有新的脏器受损时出现发热,以低热多见。

3.实验室检查

BD无特异血清学检查。其ANA谱、ANCA、抗磷脂抗体均无异常。补体水平及循环免疫复合物亦系正常,仅有时有轻度球蛋白增高,红细胞沉降率轻至中度增快。PPD试验约40%强阳性。

4.针刺反应

这是本病目前唯一的特异性较强的试验。它的做法是消毒皮肤后用无菌皮内针头在前臂屈面的中部刺入皮内然后退出,48 h后观察针头刺入处的皮肤反应,局部若有红丘疹或红丘疹伴有白疱疹则视为阳性结果。同时进行多部位的针刺试验时,有的出现阳性结果,但有的却为阴性。患者在接受静脉穿刺的检查或肌内注射治疗时,也往往出现针刺阳性反应。静脉穿刺出现阳性率高于皮内穿刺。

三、诊断要点

本病的诊断标准如下:有下述 5 项中 3 项或 3 项以上者可诊断为本病。

1. 反复口腔溃疡

反复口腔溃疡指每年至少有 3 次肯定的口腔溃疡出现,并有下述 4 项症状中的任何两项相继或同时出现者。

2. 反复外阴溃疡

经医师确诊或本人确有把握的外阴溃疡或瘢痕。

3. 眼炎

眼炎包括前葡萄膜炎、后葡萄膜炎、视网膜血管炎、裂隙灯下的玻璃体内有细胞出现。

4. 皮肤病变

皮肤病变包括有结节性红斑,假性毛囊炎,丘疹性脓疱疹,未用过糖皮质激素、非青春期者而出现的痤疮样结节。

5. 针刺试验呈阳性结果

其他与本病密切相关并有利于本病诊断的症状有:关节炎/关节痛、皮下栓塞性静脉炎、深静脉血栓、动脉血栓或动脉瘤、中枢神经病变、消化道溃疡、附睾炎、阳性家族史。

因本病的口腔溃疡、关节炎、血管炎可在多种结缔组织病出现,有时会造成鉴别诊断上的困难,如反应性关节炎、Steven-Johnson 综合征和系统性红斑狼疮等都可以出现本病 5 个基本症状中的几个。即使是单纯的口腔溃疡有时亦与本病早期很难鉴别,因此详细病史和分析至关重要。

四、治疗要点

治疗原则为:控制现有症状,防止重要脏器损害,减缓疾病进展。局部对症,全身应用激素和免疫抑制剂、扩血管抗凝改善血循环,必要时手术治疗。治疗可分为对症治疗、眼炎和血管炎治疗。

1. 对症治疗

根据患者的不同临床症状而应用不同的药物。

(1)非甾体抗炎药:主要对关节炎的炎症有疗效。

(2)秋水仙碱:对有关节病变及结节性红斑者可能有效,有时对口腔溃疡者也有一定疗效。剂量为 0.5 mg,每日 3 次。

(3)糖皮质激素制剂的局部应用:①口腔溃疡者可涂抹软膏,可使早期溃疡停止进展或减轻炎症性疼痛;②眼药水或眼药膏对轻型的前葡萄膜炎有一定的疗效。

(4)沙利度胺:对黏膜溃疡特别是口腔黏膜溃疡有较好的疗效,每日剂量为 25～100 mg,有引起海豹胎畸形的不良反应。

2. 内脏血管炎和眼炎的治疗

内脏系统的血管炎主要是应用糖皮质激素和免疫抑制剂,可根据病变部位和进展来选择药物的种类、剂量和途径。服药期间必须根据临床表现而不断调整剂量,同时严密监测可能的不良反应。出现异常者应及时减量、停药或改用其他药物。

3.生物制剂

对于新发的后葡萄膜炎(单侧受累,视力<0.2;或双侧受累),或顽固的后葡萄膜炎、中枢神经系统受累、肠白塞、皮肤黏膜受累、关节炎,经常规治疗无效,可考虑使用肿瘤坏死因子拮抗剂。针对重要血管受累,生物制剂尚无足够循证医学证据。

4.手术

有动脉瘤者应结合临床给予切除。

五、护理评估

(1)口腔溃疡的部位、大小、数量、形状、颜色、有无渗出物、溃疡发生时间和愈合时间及溃疡的分级。

(2)有无视物模糊、视力减退;眼结膜是否充血、有无分泌物,分泌物性质、量。

(3)外阴溃疡的部位、大小、数量、形状、颜色、有无渗出物、溃疡发生时间和愈合时间。

(4)皮肤颜色、温度,皮肤有无红斑、破损、感染等。

(5)有无腹痛、腹胀、恶心、嗳气、压痛、反跳痛;有无便秘、黑便及胸骨后痛。

(6)神经精神症状:有无瞻妄、幻觉、猜疑、情绪行为异常、头晕、头痛、血压升高。

(7)有无血压低、无脉或弱脉、头晕、头痛等症状。

(8)关节疼痛的部位、数目;有无红、肿、热、痛。

(9)有无胸闷、咳嗽、胸痛、咳嗽等症状。

六、护理诊断/合作性问题

1.皮肤、黏膜完整性受损

皮肤、黏膜完整性受损与皮肤损害、反复溃疡有关。

2.疼痛

疼痛与炎性反应有关。

3.消化道出血的危险

消化道出血的危险与反复消化道溃疡有关。

4.意识障碍

意识障碍与神经系统病变有关。

5.焦虑

焦虑与病情易反复、久治不愈有关。

6.知识缺乏

缺乏疾病治疗、用药和自我护理知识。

七、护理目标

(1)保持皮肤、黏膜清洁。

(2)减轻局部症状,疼痛缓解或消失。

(3)避免跌倒或摔伤,减少或避免消化道大出血。

(4)患者出现神经精神症状时及时给予有效的治疗和护理。

(5)患者能够表达自己的心理状态,在医护人员的辅导下进行自我心理疏导。

(6)患者能够了解此病的治疗和预后。

八、护理措施

(一)一般护理

1.心理护理

让患者了解疾病相关知识,保持良好的情绪,尽量避免过度紧张的工作和生活。针对患者个体情况进行心理护理。多与患者沟通,并得到家庭、社会支持,鼓励患者表达自身感受,要树立长期治疗、战胜疾病的信心。

2.饮食护理

患者饮食应清淡,根据溃疡的程度选择软食、半流质、流质、易消化、富含蛋白质和维生素的食物。多食新鲜的蔬菜水果,多饮水。避免进食刺激性食物,减少进食过硬、过热的食物;少食辛辣、生冷、海鲜等食物;戒烟酒。加强营养,提高机体抵抗力。

3.环境与休息

居住环境清洁、干燥、通风良好、阳光充足。避免劳累,注意保暖,防止受凉感冒。病情严重者需卧床休息;病情缓解时,适当锻炼,劳逸结合,增加自身防病能力。

(二)专科护理

1.口腔护理

保持口腔清洁,餐前、餐后及睡前漱口,使用软毛牙刷刷牙;口腔溃疡严重时改用漱口液;进食流质或半流质饮食,避免进食有刺激的、硬的、温度高的食物;疼痛严重患者可用生理盐水配制成 0.5% 利多卡因溶液漱口。口唇干燥可涂抹唇油。口腔黏膜覆盖假膜时应查霉菌。

2.眼部护理

眼球有畏光、流泪、疼痛、异物感、飞蚊感者注意休息。保持眼睛清洁,勿用手指揉眼,及时清除眼部分泌物。注意保护眼睛,白天滴眼药水,睡前涂眼膏,并用纱布盖好,点眼药时,保持双手清洁,药水不可触及睫毛,以免再次使用时加重眼部感染。避免强光刺激,不宜久看电视、久用电脑,外出戴眼镜,以防光和风沙刺激,不戴隐形眼镜。

3.外阴护理

注意外阴清洁,局部清洁、干燥,每日用温水冲洗患处,勤换内裤,内裤选择优质纯棉,宜柔软、宽松,并勤用开水烫洗或在阳光下暴晒。避免摩擦受损,不要骑自行车、行走远路,溃疡期间避免性生活。

女性患者经期更应注意,使用清洁卫生巾、卫生裤并及时更换。男性患者经常外翻包皮,防止溃疡面粘连。

4.皮肤护理

同血管炎患者的皮肤护理。

5.消化道症状护理

观察消化道症状,根据溃疡的程度选择软食、半流质、流质、易消化的食物,不进食过硬、过热、辛辣、生冷的食物,减少胃肠道的刺激。保持大便通畅,预防消化道出血。如出现腹痛腹泻、便血等症状,及时通知医生。

6.神经系统症状的护理

严密观察患者神志意识的变化。出现神志异常时,采取保护措施,神志清楚时要加强心理疏导,提供良好的环境,减少不良刺激,保证充足的睡眠和休息。

7.血管炎的护理

观察患者的血压、末梢动脉搏动情况。出现血栓性静脉炎的患肢要注意保暖,衣服宽松,局部抬高、热敷,促进肢体血液循环。采取保护措施,防止意外伤害。

8.关节炎的护理

关节疼痛时减少活动,避免受压,保持关节功能位,疼痛缓解时适当运动。注意保暖,避免寒冷刺激,对行动不便者做好生活护理。

9.肺损害的护理

卧位休息,取舒适卧位。给予吸氧疗法,定时为患者翻身叩背,指导患者进行深呼吸,进行有效的咳嗽、排痰。

10.用药护理

(1)应告知患者坚持用药的重要性,在用药过程中不要随意换药、停药。

(2)讲解用药方法及注意事项,提高患者依从性。

(3)观察药物疗效及不良反应。

九、健康指导

1.饮食

合理饮食,以清淡、易消化、富含蛋白质、维生素、含钾、钙丰富为宜。忌辛辣、刺激性食物;禁烟酒。避免进食温度高、硬的食物。

2.药物

遵循医嘱用药,勿自行停药。

3.运动

急性期减少运动,缓解期适当运动,养成良好的生活习惯,进行功能锻炼。

4.自身防护

增强抵抗力,注意个人卫生,保持口腔、皮肤、会阴清洁,注意保护眼睛,穿全棉宽松内衣。

5.复查

门诊随访,定期复查血、尿常规,肝、肾功能。病情如有变化应及时就诊,如发生恶心、呕吐、腹痛、腹泻、眼球充血、畏光流泪、异物感、肢体麻木、感觉障碍、头痛、头晕,皆应及时就医,以免耽误病情。

第九节 川崎病的护理

川崎病(Kawasaki disease,KD)又称皮肤黏膜淋巴结综合征,是一种全身中、小动脉炎性病变为主要病理改变的急性发热出疹性疾病。由日本川崎富作于1967年首次报道,本病呈散发或小流行,四季均可发病,发病年龄以婴幼儿多见。15%～20%未经治疗的患儿发生冠状动脉损害。我国流行病学调查表明,2000～2004年北京5岁以下儿童发病率为49.4/10万,发病年龄 5 岁以下者占 87.4%，男女发病比例为 1.83：1。

一、病因及发病机制

（一）病因

病因不明，可能与立克次体、链球菌、丙酸杆菌、葡萄球菌、反转录病毒、支原体等多种病原体感染有关，但均未能得到证实。

（二）发病机制

发病机制尚不清楚。目前认为川崎病是一定易患宿主对多种感染病原触发的一种免疫介导的全身性血管炎。

二、病理

本病病理变化为全身性血管炎，好发于冠状动脉。病理过程可分为 4 期。Ⅰ期：小动脉周围炎症，冠状动脉主要分支血管壁上的小营养动脉和静脉受到侵犯；心包、心肌间质及心内膜炎症浸润，包括中性粒细胞、嗜酸粒细胞及淋巴细胞，于发病的第 1～9 d。Ⅱ期：冠状动脉主要分支全层血管炎，血管内皮水肿、血管壁平滑肌层及外膜炎症细胞浸润，弹力纤维和肌层断裂，可形成血栓和动脉瘤，于发病的第 12～25 d。Ⅲ期：动脉炎症逐渐消退，血栓和肉芽形成，纤维组织增生，内膜明显增厚，导致冠状动脉部分或完全阻塞，于发病的第 28～31 d。Ⅳ期：数月至数年，病变逐渐愈合，心肌瘢痕形成，阻塞的动脉可能再通。

三、临床表现

（一）主要表现

1.发热

体温 39 ℃～40 ℃，持续 1～2 周或更长，呈稽留热或弛张热，甚至更长，抗生素治疗无效。

2.皮肤表现

皮疹在发热或发热后出现，常见的为斑丘疹、多形红斑样或猩红热样皮疹，呈向心性、多形性，躯干部多见，持续 4～5 d 后消退；肛周皮肤发红、脱皮；手足皮肤呈广泛性硬性水肿，手掌和脚底早期出现潮红，恢复期指、趾端甲下和皮肤交界处出现膜状脱皮，指、趾甲有横沟，重者指、趾甲亦可脱落，此为川崎病的典型临床特点。

3.黏膜表现

双眼球结合膜充血，但无脓性分泌物或流泪，于起病 3～4 d 出现，热退后消散；唇充血皲裂，口腔黏膜弥散充血，舌乳头突起、充血呈草莓舌；咽部弥散性充血，扁桃体可有肿大或渗出。

4.颈淋巴结肿大

单侧或双侧，坚硬有触痛，但表面不红，无化脓，病初出现，热退时消散。

（二）心脏表现

于病后第 1～6 周可出现心肌炎、心包炎、心内膜炎、心律失常；冠状动脉瘤多发生在病程的第 2～4 周，也可发生于疾病恢复期；心肌梗死和巨大冠状动脉瘤破裂可导致心源性休克甚至猝死。

（三）其他

可有间质性肺炎、无菌性脑膜炎、消化系统症状（如腹痛、呕吐、腹泻、肝大、黄疸等）、关节痛和关节炎。

四、辅助检查

（一）实验室检查

1. 血液检查

白细胞计数增高，以中性粒细胞为主，伴核左移。轻度贫血，血小板早期正常，第 2～3 周时增多。

红细胞沉降率增快，C-反应蛋白等急相蛋白、血浆纤维蛋白原和血浆黏度增高，血清转氨酶升高，为炎症活动指标。

2. 免疫学检查

血清 IgG、IgM、IgA、IgE 和血液循环免疫复合物升高，总补体和 C3 正常或增高。

（二）影像学检查

1. X 线检查

肺纹理增多、模糊或有片状阴影；心影常轻度扩大，少数患儿可见冠状动脉钙化。

2. 心血管系统检查

心脏受损者可见心电图和超声心动图改变。心电图早期表现为非特异性 ST-T 变化，心包炎时可有广泛 ST 段抬高和低电压，心肌梗死时 ST 段明显抬高、T 波倒置及异常 Q 波。

3. 冠状动脉造影

冠状动脉造影是诊断冠状动脉病变最精确的方法。根据冠状动脉造影时冠状动脉瘤的特征，可确定冠状动脉瘤的类型、分级和部位，以指导治疗。

五、诊断要点

发热 5 d 以上，伴下列 5 项临床表现中 4 项者，排除其他疾病后，即可诊断为川崎病。

①四肢变化：急性期掌跖红斑，手足硬性水肿；恢复期指、趾端膜状脱皮。②多形性红斑。③眼结合膜充血，非化脓性。④唇充血皲裂，口腔黏膜弥散充血，舌乳头突起、充血呈草莓舌。⑤颈部淋巴结肿大。如以上 5 项临床表现中不足 4 项，但超声心动图有冠状动脉损害，亦可确诊为川崎病。

六、治疗要点

（一）控制炎症

1. 阿司匹林

阿司匹林为首选药物，剂量为 30～50 mg/(kg·d)，分 2～3 次口服，热退后 3 d 逐渐减量。

如有冠状动脉病变时，根据血小板调整剂量、疗程直至冠状动脉恢复正常。

2. 静脉注射丙种球蛋白（IVIG）

剂量为 1～2 g/kg 于 8～12 h 静脉缓慢输入，宜于发病早期应用。IVIG 可明显降低急性期冠状动脉病变的发生率，对已形成冠状动脉瘤者可使其早期退缩。

3. 糖皮质激素

泼尼松剂量每日 2 mg/kg，用药 2～4 周。IVIG 治疗无效者可考虑使用糖皮质激素，亦可与阿司匹林和双嘧达莫合并使用。

（二）其他治疗

1.抗血小板凝聚

除阿司匹林外可加用双嘧达莫。

2.对症治疗

补充液体、保护肝脏、控制心力衰竭、纠正心律失常等；有心肌梗死时及时溶栓治疗。

3.心脏手术

严重的冠状动脉病变需要进行冠状动脉搭桥术。

七、护理评估

（1）评估患儿有无发热、发热程度、持续时间。

（2）评估患儿四肢变化，手足有无广泛硬性水肿，手掌和脚底有无出现潮红，疾病恢复期指、趾端出现膜状脱皮的范围等。

（3）评估患儿皮肤出现皮疹的类型、部位、特点及持续的时间。

（4）评估患儿有无眼结合膜充血，有无口唇充血皲裂、舌部病变等，有无颈部淋巴结肿大情况。

（5）结合实验室和影像学检查评估患儿有无冠状动脉损害。

八、护理诊断/合作性问题

1.体温过高

体温过高与感染、免疫反应等因素有关。

2.皮肤完整性受损

皮肤完整性受损与全身性血管炎有关。

3.口腔黏膜受损

口腔黏膜受损与全身性血管炎有关。

4.潜在并发症

心脏受损。

九、护理目标

（1）患儿体温恢复正常。

（2）患儿皮疹消散，手足硬性水肿减退，指、趾端皮肤恢复正常。

（3）患儿眼结合膜、口腔黏膜无充血，颈部淋巴结无肿大。

（4）患儿面色、精神状态、心率、心律、心音、心电图、心血管无异常。

十、护理措施

（一）降低体温

（1）患儿急性期应绝对卧床休息，保持病室适宜的温、湿度。监测体温变化、观察热型及伴随症状，及时采取必要的降温措施。

（2）应用阿司匹林注意观察有无出血倾向；静脉注射丙种球蛋白有无过敏反应，一旦发生及时处理。

（3）给予患儿清淡的流质或半流质饮食，选择高热量、高维生素、高蛋白质的食物。鼓励其多饮水，必要时静脉补液。

（二）皮肤护理

每日清洗患儿皮肤，每次便后清洗臀部，保持皮肤清洁干燥；及时剪短指甲，避免抓伤和擦伤；衣物应质地柔软；对半脱的痂皮用干净剪刀剪除，切忌强行撕脱，防止出血和继发感染。

（三）黏膜护理

观察患儿眼结合膜充血情况，保持眼的清洁，预防感染，每日用生理盐水洗眼 1～2 次，也可涂眼膏；观察口腔黏膜病损情况，保持口腔清洁，每日晨起、餐前、餐后、睡前漱口，以防止继发感染，增进食欲；禁食生、辛、硬的食物，必要时遵医嘱给予药物涂擦口腔创面；患儿口唇干裂可涂护唇油。

（四）监测病情

密切监测有无心血管损害的表现，如面色、精神状态、心率、心律、心音、心电图异常，一旦发现应立即进行心电监护，根据心血管损害程度采取相应的处理措施。

十一、健康指导

1. 心理支持

家长因患儿心血管受损及可能发生猝死而产生不安心理，应及时向家长交代病情，给予心理安慰；指导家长给患儿制订合理的活动与休息计划，适当安排一些娱乐活动，给予情感关怀。

2. 定期复查

指导家长观察病情，定期带患儿复查心电图、超声心动图等，对于无冠状动脉病变者，于出院后 1 个月、3 个月、6 个月和 1 年全面检查 1 次。有冠状动脉损害者密切随访。

第十节　特发性炎症性肌病的护理

特发性炎症性肌病（idiopathie inflammatorly myositis，IIM）是一组病因未明的以四肢近端肌无力为主的骨骼肌非化脓性炎症性疾病，包括多发性肌炎（polymyositis，PM）、皮肌炎（dermatomyositis，DM）、包涵体肌炎（inclusion body myositis，IBM）、非特异性肌炎和免疫介导的坏死性肌病等。我国 PM/DM 的发病率尚不十分清楚，国外报道发病率为（0.5～8.4）/10 万人，其发病年龄有两个高峰，即 10～15 岁和 45～60 岁，女性多于男性，DM比 PM 更多见。

一、病因和发病机制

（一）病因

本病病因未明，目前多认为是在某些遗传易感个体中，感染与非感染环境因素所诱发，由免疫介导的一组疾病。

1. 遗传因素

研究发现，有 HLA-DR3 的人患炎症性肌病的风险高，抗 Jo-1 抗体阳性的患者均有

HLA-DR52,包涵体肌炎可能与 HLA-DR、DR6 和 DQ1 关系更密切。IIM 还可能与其他非 HLA 免疫反应基因(如细胞因子及其受体,包括 TNF-α、白细胞介素-1、TNF 受体-1 等)、补体 C4、C2 等有关。

2.病毒感染

动物模型发现病毒在 IIM 中的作用。给新生的瑞士鼠注射柯萨奇病毒 B1 或给成熟的 BALB/C 鼠注射心肌炎病毒 221A,可产生剂量依赖的 PM 模型。患者在感染了细小核糖核酸病毒后,可逐渐发生慢性肌炎。

3.免疫异常

IIM 患者体内可检测到高水平的自身抗体,如肌炎特异性抗体(myositis specific antibody,MSA),其中抗 Jo-1 抗体最常见。PM/DM 常伴发其他自身免疫病,如桥本甲状腺炎、突眼性甲状腺肿、重症肌无力、1 型糖尿病、原发性胆汁性肝硬化、系统性红斑狼疮、系统性硬化病等。

(二)发病机制

IIM 的确切发病机制还不清楚,普遍认为 IIM 属于自身免疫病范畴,其证据为:①包括肌炎特异性自身抗体在内的一系列自身抗体的检出;②常与其他自身免疫病合并;③骨骼肌抗原免疫动物可发生炎性肌病;④IIM 患者外周血淋巴细胞呈肌毒性,并呈现其他免疫学异常;⑤激素等免疫抑制剂治疗有效。

IIM 组织病理学改变主要表现为三个方面。①肌肉炎性浸润为特征性表现。炎性细胞以淋巴细胞为主,巨噬细胞、浆细胞、嗜酸性粒细胞、嗜碱性粒细胞和中性粒细胞也可出现,浸润位于间质、血管周围。②肌纤维变性、坏死、被吞噬。初期轻度改变可见个别肌纤维肿胀,呈灶性透明变性或颗粒变性。在进行性病变中肌纤维可呈玻璃样、颗粒状和空泡变性,甚至坏死。③可见肌细胞再生及胶原结缔组织增生。

PM 和 DM 免疫病理不同,细胞免疫在 PM 的发病中起主要作用,典型的浸润细胞为 CD8+ T 细胞,常聚集于肌纤维周围的肌内膜区,体液免疫在 DM 发病中起更大作用,主要为 B 细胞和 CD4+ T 细胞浸润肌束膜、肌外膜和血管周围,肌束周围的萎缩更常见于 DM。皮肤病理改变无显著特异性,主要表现为表皮轻度棘层增厚或萎缩,基底细胞液化变性。

二、临床表现

多发性肌炎和皮肌炎的主要临床表现是对称性四肢近端肌无力。常隐袭起病,病情于数周、数月甚至数年发展至高峰。全身症状可有发热、关节肿痛、乏力、厌食和体质量减轻。

(一)骨骼肌受累

近端肢体肌无力为其主要临床表现,有些患者伴有自发性肌痛与肌肉压痛。骨盆带肌受累时出现髋周及大腿无力,难以蹲下或起立,肩胛带肌群受累时双臂难以上举,半数发生颈部肌肉无力,有 1/4 的患者可见吞咽困难,四肢远端肌群受累者少见,眼肌及面部肌肉几乎不受影响。

(二)皮肤受累

皮疹可出现在肌炎之前、同时或之后,皮疹与肌肉受累程度常不平行。典型皮疹包括以下方面。①眶周皮疹(又称向阳性皮疹):以上眼睑为中心的眶周水肿性紫红色斑,这种皮疹还可出现在颈前及上胸部"V"字形红色皮疹和肩颈后皮疹(披肩征);②Gottron 征:表现为四肢肘、膝关节伸侧面和内踝附近、掌指关节、指间关节伸面紫红色丘疹,逐渐融合成斑片状,有毛细血管扩张,色素减退,上覆细小鳞屑;③"技工手":部分患者双手外侧掌面皮肤出现角化、裂纹,皮肤粗糙脱屑,如同技术工人的手,称"技工手";④甲周病变:甲根皱襞可见不规则增厚,毛细血管扩张性红斑,其上常见瘀点。本病皮疹通常无瘙痒及疼痛,缓解期皮疹可完全消失或遗留皮肤萎缩、色素沉着或脱失、毛细血管扩张或皮下钙化,皮疹多为暂时性,但可反复发作。此型约占特发性炎症性肌病的 35%。

(三)其他

可出现肺脏受累,如间质性肺炎、肺纤维化、吸入性肺炎等,表现为干咳、呼吸困难,少数患者有少量胸腔积液,大量胸腔积液少见,严重者出现呼吸衰竭,肺部受累是影响 IIM 预后的重要因素之一。累及心脏可出现无症状性心电图改变,心律失常甚至继发于心肌炎的心力衰竭。累及消化道可出现吞咽困难、饮水呛咳、反酸、食管炎、腹胀痛及吸收障碍等。

少数可累及肾脏,出现蛋白尿、血尿、肾衰竭等。发热、体质量减轻、关节痛、关节炎并不少见,由于肌肉挛缩可引起关节畸形。PM/DM 可伴发恶性肿瘤,以 DM 为多,可先于恶性肿瘤 1~2 年出现,也可同时或晚于肿瘤发生。发病年龄越高,伴发肿瘤机会越大,常见肿瘤是肺癌、卵巢癌、乳腺癌、胃肠道癌和淋巴瘤。PM/DM 可与系统性红斑狼疮、系统性硬化症或类风湿关节炎同时存在。

包涵体肌炎多见于中老年人,起病隐袭,进展缓慢,四肢远近端肌肉均可累及,多为无痛性,可表现为局限性、远端、非对称性肌无力,通常腱反射减弱或消失,可有心血管受累,以高血压为最常见。有 20% 患者出现吞咽困难,随着肌无力的加重,常伴有肌萎缩,肌电图呈神经或神经肌肉混合改变。特征性病理变化是肌细胞质和(或)核内有嗜碱性包涵体和镶边空泡纤维,电镜下显示肌纤维内有管状细丝或淀粉样细丝包涵体。

三、辅助检查

(一)一般检查

血常规可见白细胞增高,红细胞沉降率增快,补体 C3、C4 减少,血肌酸增高,肌酐下降,血清肌红蛋白增高,尿肌酸排泄增多。

(二)血清肌酶谱

肌酸激酶(creatine kinase,CK)、醛缩酶、天门冬氨酸氨基转移酶、丙氨酸氨基转移酶、乳酸脱氢酶增高,尤以 CK 升高最敏感。CK 可以用来判断病情的进展情况和治疗效果,但是与肌无力的严重性并不完全平行。由于这些酶也广泛存在于肝、心脏、肾等脏器中,因此对肌炎诊断虽然敏感性高,但特异性不强。

(三)自身抗体

大部分患者抗核抗体阳性,部分患者类风湿因子阳性,伴发干燥综合征或系统性红斑狼疮的患者中可见抗 SSA 抗体和 SSB 抗体阳性,伴发系统性硬化症的患者中可见 Scl-70 抗体阳性。近年研究发现了一类肌炎特异性抗体(MSA)。①抗氨酰 tRNA 合成酶抗体(抗 Jo-1、EJ、PL-12、PL-7 和 OJ 抗体等):其中检出率较高的为抗 Jo-1 抗体。此类抗体阳性者常表现为肺间质病变、关节炎、"技工手"和雷诺现象,称之为"抗合成酶综合征"(antisyn-thetase syndrome)。②抗 SRP 抗体:抗 SRP 抗体阳性的患者常表现为急性发作的严重肌炎,且常伴有心脏受累,可无皮肤症状,肺间质病变少见,关节炎与雷诺现象极少见,对激素反应不佳。此抗体阳性虽对 PM 更具特异性,但敏感性很差。③抗 Mi-2 抗体:是对 DM 特异的抗体,此抗体阳性者 95％可见皮疹,但少见肺间质病变,预后较好。

(四)肌电图

肌电图可早期发现肌源性病变,对肌源性和神经性损害有鉴别诊断价值。本病约 90％病例出现肌电图异常,典型肌电图呈肌源性损害:表现为低波幅,短程多相波;插入(电极)性激惹增强,表现为正锐波,自发性纤颤波;自发性、杂乱、高频放电。

(五)肌活检

肌活检病理在 PM/DM 的诊断和鉴别诊断中占重要地位。约 2/3 病例呈典型肌炎病理改变;另 1/3 病例肌活检呈非典型变化,甚至正常。免疫病理学检查有利于进一步诊断。

四、诊断要点

目前诊断 PM/DM 大多仍采用 1975 年 Bohan/Peter 的诊断标准:①对称性四肢近端肌无力;②肌酶谱升高;③肌电图示肌源性改变;④肌活检异常;⑤皮肤特征性表现。前 4 条具备 3 条加第 5 条者为确诊皮肌炎。仅具备前 4 条者为确诊多发性肌炎。前 4 条具备 2 条加第 5 条者为"很可能皮肌炎"。具备前 4 条中 3 条者为"很可能多发性肌炎"。前 4 条具备 1 条加第 5 条者为"可能皮肌炎"。仅具备前 4 条中 2 条者为"可能多发性肌炎"。在诊断前应排除肌营养不良、肉芽肿性肌炎、感染、横纹肌溶解、代谢性疾病、内分泌疾病、重症肌无力、药物和毒物诱导的肌病症状等。

临床及活组织检查证实有皮肌炎皮肤改变,但临床及实验室检查无肌炎证据,称为无肌病性皮肌炎。可能是疾病早期,或"只有皮肤改变阶段",或是一种亚临床类型皮肌炎。

五、治疗要点

治疗应遵循个体化原则,治疗开始前应对患者的临床表现进行全面评估。

(一)一般性治疗

支持疗法、对症处理等不容忽视。有呼吸肌、吞咽肌受累的患者,呼吸道的护理、必要时机械通气,胃肠道或静脉营养支持,维持水、电解质酸碱平衡,防治感染、抗生素合理使用等至关重要。重症患者应卧床休息,但应早期进行被动运动和功能训练,随着肌炎好转,应逐渐增加运动量,以促进肌力恢复。

(二)糖皮质激素

到目前为止,糖皮质激素仍然是治疗 PM/DM 的首选药物,一般可口服泼尼松(龙),$1\sim2$ mg/(kg·d),经治 $1\sim4$ 周病情即见改善,缓慢减量,常需一年以上,约 90％病例病情明显改善,部分患者可完全缓解,但易复发。对重症者可用甲泼尼龙静脉滴注,方法是甲泼尼龙每日 $500\sim1\,000$ mg,静脉滴注,连用 3 d。

(三)免疫抑制剂

对糖皮质激素反应不佳者可加用甲氨蝶呤每周 $5\sim25$ mg,口服、肌内注射或静脉注射;或加用硫唑嘌呤 $2\sim3$ mg/(kg·d),重症患者免疫抑制剂可以联合应用;环磷酰胺有一定疗效,但远期疗效及肺间质病变者疗效不肯定。皮肤损害者可加用羟氯喹。

(四)静脉注射免疫球蛋白

对危重症状可用大剂量免疫球蛋白静脉冲击治疗,常规治疗剂量是 0.4 g/(kg·d),每月用 5 d,连续用 3~6 个月以维持疗效,不良反应少。

(五)生物制剂

近年来,生物制剂如 CD20 单抗等应用于少数病例并取得较好疗效,但还需要进一步临床验证。

六、护理评估

1.皮肤症状

有无典型的皮疹(眶周紫红色、Gottron 征、V 形征、披肩征、技工手、皮下钙质沉着)。

2.肌肉症状

有无近端肌肉对称性肌痛和肌无力,是否有颈肌、咽肌、呼吸肌无力,并逐渐加重,有无进行性肌萎缩。

3.关节症状

关节肿痛。

4.全身症状

晨僵、发热,乏力、食欲缺乏、体质量下降。

5.呼吸系统症状

干咳、呼吸困难等呼吸道受累症状。

6.消化系统症状

吞咽困难,进食性呛咳等。

7.心血管症状

胸闷、心悸和端坐呼吸。

七、护理诊断/合作性问题

1.躯体移动障碍

躯体移动障碍与肌无力、肌萎缩有关。

2.皮肤完整性受损

皮肤完整性受损与血管和肌肉的炎性反应有关。

3.气体交换受损

气体交换受损与肺纤维化肺炎有关。

4.自理缺陷

自理缺陷与肌肉的炎性反应有关。

5.焦虑

焦虑与对本病的病程及治疗方案不了解有关。

6.有废用综合征的危险

有废用综合征的危险与肌无力、肌萎缩有关。

7.有吞咽困难的危险

有吞咽困难的危险与咽喉及食管、腭部肌肉病变有关。

8.有呼吸困难的危险

有呼吸困难的危险与膈肌、呼吸肌受累有关。

八、护理目标

(1)能进行基本的日常活动和工作,及时满足患者的生活需要。

(2)患者学会自我护理皮肤的方法。

(3)保持呼吸道通畅,患者能有效呼吸。

(4)患者了解预防感染的措施。

(5)焦虑程度减轻。

(6)吞咽、呼吸功能有改善。

九、护理措施

(一)一般护理

1.饮食护理

给予营养丰富易消化、高蛋白、高维生素,尤其是含维生素 C、E 较高的饮食,以促进机体蛋白的合成,加强肌力恢复。对于有吞咽困难者,予以半流质或流质饮食,采用少食多餐缓慢进食。对咀嚼和吞咽困难者给予半流质或流质饮食,少量进食,以免呛咳,引起吸入性肺炎,必要时给予鼻饲。

2.休息与活动

急性期有肌痛、肌肉肿胀和关节疼痛者应绝对卧床休息,以减轻肌肉负荷和损伤。病情缓解后根据肌力情况进行功能锻炼。

(1)肌力Ⅱ级以下的患者:施以被动性运动,帮助患者完成关节运动,运动的关节和活动范围以引起轻微疼痛为限,按摩肌肉,防止肌肉萎缩。

(2)肌力Ⅱ级的患者:施以辅助性主动运动,给予一定的外力协助患者完成关节运动,但施力不可过多,以能协助患者完成平稳运动为度,所施外力应随患者肌力恢复逐渐减少。

(3)肌力Ⅲ级的患者:进行主动运动,观察并指正患者的错误动作或代偿动作,完全由患者自行完成动作过程,鼓励患者生活自理。

(4)肌力Ⅳ级的患者:进行阻力主动运动,患者在进行主动运动时,给予受训练肌肉的相关部位一定的阻力。

(5)对于肌力Ⅰ~Ⅱ级的患者:应定时协助翻身,防止压疮发生。对肌无力的肢体应协助被动活动,并可配合温水浴按摩、推拿、理疗等治疗方法,缓解肌肉萎缩,提高协调能力,帮助恢复肌力。

3.皮肤护理

防止皮肤感染是重要环节,有皮疹的患者嘱咐患者勿搔抓,预防感染。

防治日光照射。夏季外出穿长袖衣裤,带遮阳伞防止皮疹加重。注意环境清洁,每日更换衣裤及被单,减少感染机会。急性期患者皮肤红肿,局部要保持清洁干燥,避免擦伤。对于皮损局部每日清洁,尽量暴露皮损部位,不予包裹,以防加重皮肤损伤,有水泡时可涂用炉甘石洗剂,有渗出时用3‰硼酸溶液湿敷。伴感染者,可根据局部温度、分泌物的颜色、气味等判断感染情况,必要时进行细菌培养和使用合理的抗生素。

4.日常生活护理

(1)卧床期间落实好生活护理:协助患者在床上进餐、洗漱、解大小便等。

(2)患者经常使用的物品放在易于取放的地方,以减少体力消耗。

(3)呼叫器放在患者手边,听到呼叫即予帮助。

(4)病情允许者鼓励其适当活动,如梳头、下蹲运动、用手握健身球等,但应避免过劳。

(5)声音嘶哑时可用纸笔书写交谈,或用手语方式进行交流。

(6)吞咽有障碍时,遵医嘱静脉补液,加强营养。必要时鼻饲,吞咽功能如有恢复可逐渐予进食,速度不宜过快。

(二)病情观察

注意观察疼痛肌肉的部位,关节症状,是否伴有发热、呼吸困难、心律失常等变化,加强病情观察,做好抢救准备,如发绀、呼吸困难、呼吸衰竭时应及时给予吸氧,必要时备抢救仪器及用物如呼吸机、气管切开包、抢救用药等置于床旁。病变累及心肌,有心功能不全或传导功能失常时则按心功能不全抢救及治疗心律失常。观察药物的疗效及毒副反应。

(三)心理护理

关心理解患者,耐心倾听患者的诉说,并给予疏导。耐心讲解病情及治疗方案,让患者安心配合治疗。向患者婉言说明焦虑对身心健康的影响,鼓励患者放下思想包袱,勇敢地面对现实。对患者的合作与进步给予肯定和鼓励,增强其治病信心。

十、健康指导

(1)饮食:少食多餐、低盐、优质高蛋白、高热量、高维生素、易消化的软食,半流质或流质饮食,忌辛辣刺激食物。

(2)避免诱因:避免寒冷、药物、感染、精神创伤、情绪激动、过劳等诱发因素。

(3)药物:告知药物作用和不良反应,遵医嘱坚持正确服药,勿自行停药或减量。

(4)活动:根据病情有计划地进行活动与锻炼,劳逸适度,保证充足的睡眠。

(5)自我监测病情:告知患者及其家属病情危重的征象,如呼吸肌、咽肌无力等,一旦发生病情变化,应及时就医。

(6)复查:门诊随访,定期复查血压,肝、肾功能,血常规等。

第十一节　系统性硬化病的护理

系统性硬化症(systemic sclerosis,SSc)也称为硬皮病,是一种原因不明的全身性结缔组织病,临床上以局限性或弥散性皮肤增厚和纤维化为特征。除皮肤受累外,也可影响心、肺、肾、和消化道等内脏器官,引起多系统损害。女性多见,多数发病年龄在30～50岁。根据患者皮肤受累的情况将SSc分为5种亚型。①局限性皮肤型SSc:皮肤增厚限于肘(膝)的远端,但可累及面部、颈部;②CREST综合征:局限性皮肤型SSc的一个亚型,表现为钙质沉着,雷诺现象,食管功能障碍,指端硬和毛细血管扩张;③弥散性皮肤型SSc:除面部、肢体远端外,皮肤增厚还可累及肢体近端和躯干;④无皮肤硬化的SSc:无皮肤增厚的表现,但有雷诺现象、SSc特征性的内脏表现和血清学异常;⑤重叠综合征:弥散或局限性皮肤型SSc与其他诊断明确的结缔组织病同时出现,包括系统性红斑狼疮、多发性肌炎/皮肌炎或类风湿关节炎。

本病呈世界性分布。发病高峰年龄为30～50岁;儿童相对少见,局限性者则以儿童和中年发病较多。女性多见,男女比例为1∶(3～14)。患病率为(50～300)/100万人口,发病率每年为(2.3～22.8)/100万。

一、病因和发病机制

(一)病因

一般认为与遗传易感性和环境因素等多种因素有关。

1.遗传

尚不肯定。有研究显示与HLA-Ⅰ类基因相关,如HLA-DR1、DR2、DR3、DR5、DR8、DR52等位基因和HLA-DQA2,尤其是HLA-DR1相关性明显。

2.环境因素

目前已经明确,一些化学物质如长期接触聚氯乙烯、有机溶剂、环氧树脂、L-色氨酸、博来霉素、喷他佐辛等可诱发硬皮样皮肤改变与内脏纤维化。该病在煤矿、金矿和与硅石尘埃相接触的人群中发病率较高。这些都提示SSc的病因中,环境因素占有很重要的地位。

3.性别

本病育龄妇女发病率明显高于男性,故雌激素与本病发病可能有关。

4.免疫异常

SSc存在广泛的免疫异常。移植物抗宿主病可诱发硬皮样改变,提示与免疫异常有关。近年来研究发现,提示病毒抗原与自身抗原的交叉反应促使本病的发生,因此可能与感染有关。

可见,本病可能是在遗传基础上反复慢性感染导致自身免疫性疾病,最后引起的结缔组织代谢及血管异常。

(二)发病机制

尚不清楚。目前认为是由于免疫系统功能失调,激活、分泌多种自身抗体细胞因子等引起血管内皮细胞损伤和活化,进而刺激成纤维细胞合成胶原的功能异常,导致血管壁和组织的纤维化。受累组织广泛的血管病变、胶原增生、纤维化,是本病的病理特点。①血管病变主要见于小动脉、微细动脉和毛细血管。由于血管壁内皮细胞和成纤维细胞增生,以致血管腔狭窄、血流淤滞,至晚期指(趾)血管数量明显减少。皮肤早期可见真皮层胶原纤维水肿与增生,有淋巴细胞、单核或(和)巨噬细胞、浆细胞和朗格汉斯细胞散在浸润。②随着病情进展,水肿消退,胶原纤维明显增多,有许多突起伸入皮下组织使之与皮肤紧密粘连,表皮变薄,附件萎缩,小动脉玻璃样变。③心脏可见心肌纤维变性和间质纤维化,血管周围尤为明显。纤维化累及传导系统可引起房室传导障碍和心律失常。可见冠状动脉小血管壁增厚和心包纤维素样渗出。④肾损害表现为肾入球小动脉和叶间动脉内皮细胞增生以及血管壁的纤维化坏死,以致肾皮质缺血坏死。肾小球也可有病变。

二、临床表现

1.早期表现

早期起病隐匿。约70%的患者首发症状为雷诺现象,可先于本病的其他表现(如关节炎、内脏受累)几个月甚至 15 年(大部分 5 年内)出现。

2.皮肤

皮肤病变为本病标志性特点,呈对称性。一般先见于手指及面部,然后向躯干蔓延。

典型皮肤病变一般经过三个时期:①肿胀期:皮肤病变呈非可凹性肿胀,有些患者可有皮肤红斑,皮肤瘙痒,手指肿胀像香肠一样,活动不灵活,手背肿胀,逐渐波及前臂。②硬化期:皮肤逐渐变厚、发硬,手指像被皮革套住,皮肤不易被提起,两手不能握紧拳头。皮肤病变可以逐渐向手臂、颈部、上胸部、腹部及背部蔓延,两腿很少受累。面部皮肤受损造成正常面纹消失,使面容刻板,鼻尖变小,鼻翼萎缩变软,嘴唇变薄、内收,口周有皱褶,张口度变小,称"面具脸",为本病特征性表现之一。③萎缩期:经 5～10 年后进入萎缩期。皮肤萎缩,变得光滑但显得很薄,紧紧贴在皮下的骨面上,关节屈曲挛缩不能伸直,还可出现皮肤溃疡、疼痛且不易愈合。受累皮肤可有色素沉着或色素脱失,头发毛囊处没有色素,形成黑白相间改变,称"椒盐征",也可有毛细血管扩张,皮下组织钙化。指端由于缺血,导致指垫组织丧失,出现下陷、溃疡、瘢痕,指骨溶解、吸收。

3.关节、肌肉

60%～80%病例关节周围肌腱、筋膜、皮肤纤维化可引起关节疼痛。关节炎少见,只有少数病例出现侵蚀性关节炎。腕腱鞘纤维性增厚可表现为腕管综合征。晚期由于皮肤和腱鞘纤维化,发生挛缩而使关节僵直、固定在畸形位置,关节屈曲处皮肤可发生溃疡。主要见于指间关节,但大关节也可发生。皮肤严重受累者常有肌无力,多为失用性肌萎缩或累及肌肉,后者有以下两种类型:一为无或仅轻度肌酶升高,病理表现为肌纤维被纤维组织代替而无炎症细胞浸润;另一种则为典型多发性肌炎表现。

4.胃肠道

约 70%患者出现消化道异常。食管受累最常见,表现为吞咽食物后有发噎感,以及烧心感、夜间胸骨后痛,这些均为食管下段功能失调、括约肌受损所致。反流性食管炎还可引起狭窄。胃部和肠道可出现毛细血管扩张,引起消化道出血。胃部扩张的黏膜下毛细血管在内镜下呈宽条带,被称为"西瓜胃"。十二指肠与空肠、结肠均可受累,因全胃肠低动力症,使蠕动缓慢、肠道扩张,肠道憩室,肠内容物淤滞,有利于细菌繁殖,导致吸收不良综合征。偶有憩室穿孔而出现急腹症,以及肛门括约肌受损而引起大小便失禁。

5.肺部

2/3 以上的患者有肺部受累,是本病最主要的死亡原因。早期多数没有症状。最早出现的症状为活动后气短。最常见的肺部病变为肺间质纤维化,导致肺功能下降以至通气障碍,表现为:①弥散功能障碍;②最大呼气中期流速减慢;③残气/闭合气量增加。

另一较为多见的病变是肺动脉高压,是由于肺动脉和微动脉内膜纤维化和中膜肥厚导致狭窄和闭塞造成,最终进展为右心衰竭。其预后非常差,平均生存期不到 2 年。肺间质纤维化多见于弥散型,而肺动脉高压则多见于 CREST 综合征中。

6.心脏

心脏病变包括心包、心肌、心传导系统病变,与心肌纤维化有关。最常见为缓慢发展的无症状心包积液,发生率为 16%～40%。心肌受损多见于弥散皮肤型,表现为呼吸困难、心悸、心前区痛等,还可见不同程度的传导阻滞和心律失常。临床心肌炎和心包填塞不多见。有心肌病变者预后差。

7.肾

肾脏损害提示预后不佳,应引起早期重视。多见于弥散型的早期(起病 4 年内)。表现为蛋白尿、镜下血尿、高血压、内生肌酐清除率下降、氮质血症等。有时可突然出现急进性恶性高血压和(或)急性肾衰竭。上述两种情况均称为硬皮病肾危象(renalcrisis),也是本病的主要死亡原因。

8.其他

本病常伴有眼干和(或)口干症状。神经系统受累多见于局限型,包括三叉神经痛、腕管综合征、周围神经病等。本病与胆汁性肝硬化及自身免疫性肝炎相关密切。约半数出现抗甲状腺抗体,可伴甲状腺功能低下。

三、辅助检查

(一)一般检查

一般无特殊异常。红细胞沉降率正常或轻度升高,可有轻度血清白蛋白降低、免疫球蛋白增高。

(二)免疫学检查

90%以上 ANA 阳性。抗拓扑异构酶(Scl-70)抗体是本病的特异性抗体,见于20%～56%病例。抗心磷脂抗体(ACA)则多见于局限型,尤其在 CREST 综合征较多见。抗 Scl-70 阳性者较阴性者肺间质纤维化多见。抗核仁抗体阳性率为 30%～40%,以弥散型多见。包括抗RNA 聚合酶Ⅰ/Ⅲ抗体、抗 PM-Scl 等。抗 RNP、抗 SSA 抗体亦时有出现,但抗 dsDNA 抗体阳性少见。约 30%的患者类风湿因子阳性。

(三)病理检查

硬变皮肤活检可见网格状真皮致密胶原纤维增多,表皮变薄,表皮突消失,皮肤附属器萎缩。真皮和皮下组织可见 T 细胞大量聚集。

(四)影像学检查

食管受累者,吞钡透视可见食管蠕动减弱或消失,以至整个食管扩张或僵硬。肺间质纤维化的患者常规胸片显示蜂窝状变化,高分辨率 CT 对早期病变最为敏感。无创性超声心动检查可发现早期肺动脉高压。

四、诊断要点

根据雷诺现象、皮肤表现、内脏受累以及特异性抗核抗体(抗 Scl-70 抗体和 ACA)等,诊断一般不难。1980 年美国风湿病学会制定的 SSc 分类诊断标准可供参考。

1.主要指标

近端皮肤硬化:对称性手指及掌指或跖趾近端皮肤增厚、紧硬,不易提起。类似皮肤改变同时累及肢体的全部、颜面、颈部和躯干。

2.次要指标

①指端硬化:硬皮改变仅限于手指;②指端凹陷性瘢痕或指垫变薄:由于缺血导致指端有下陷区,或指垫消失;③双肺底纤维化:标准立位胸片双下肺出现网状条索、结节、密度增加,亦可呈弥散斑点状或蜂窝状,并已确定不是由原发于肺部疾病所致。

具备上述主要指标或≥2 个次要指标者,可诊断为 SSc 综合征。

五、治疗要点

本病尚无特效药物。早期治疗的目的在于阻止新的皮肤和脏器受累,而晚期治疗的目的在于改善已有的症状。控制现有症状,防止重要脏器损害,减缓疾病进展。全身应用激素、免疫抑制剂和青霉胺、扩血管、抗凝改善血循环及对症治疗。

1. 雷诺现象的治疗

戒烟,手足保暖。

2. 糖皮质激素

糖皮质激素对本症效果不显著,通常对皮肤病变的早期(水肿期)、关节痛、炎性肌病、间质性肺病的炎症期有一定疗效;糖皮质激素与 SSc 肾危象的风险增加有关,应用时需仔细监测血压和肾功能。

3. 免疫抑制剂

免疫抑制剂主要用于合并脏器受累时。常用的有环孢素 A、环磷酰胺、硫唑嘌呤、甲氨蝶呤等,有报道甲氨蝶呤可改善早期弥散型 SSc 的皮肤硬化,与糖皮质激素合并应用,常可提高疗效和减少糖皮质激素用量。

4. 传统的抗纤维化治疗

传统的抗纤维化治疗有 D-青霉胺。早期使用可能减轻硬皮、减少肾受累和肺间质纤维化。目前对其疗效还有质疑。其他如秋水仙碱、α-干扰素等为试验性治疗。

5. 肺间质纤维化

早中期可用糖皮质激素以抑制局部免疫反应,同时静脉用药或口服环磷酰胺,连续 2 年,可能有助于改善肺功能和肺间质病变。

6. 合并肺动脉高压

合并肺动脉高压包括氧疗、利尿剂和强心剂以及抗凝、血管扩张剂、有钙通道阻滞剂、前列环素及其类似物、内皮素-1 受体拮抗剂及 5 型磷脂二酯酶抑制剂等。内皮素-1 受体拮抗剂治疗 SSc 相关的肺动脉高压,是治疗心功能Ⅲ～Ⅳ级肺动脉高压首选治疗。

7. 肾危象

用血管紧张素转换酶抑制剂治疗可能有效果,肾衰竭可行血液透析或腹膜透析治疗。即使患者已经开始透析治疗,仍应继续应用血管紧张素转换酶抑制剂。

8. 可用抗酸药以保护食管黏膜

对反流性食管炎要少食多餐,餐后取立位或半卧位。

可服用质子泵抑制剂降低胃酸。如有吞咽困难、早饱等胃肠运动功能障碍的表现,可应用促胃肠动力药物。营养不良者应积极补充蛋白质、维生素和微量元素。

9. 有肌肉、关节疼痛者可给予非甾体抗炎药

有肌炎者需用糖皮质激素,甚至加用免疫抑制药物。

六、护理评估

1. 皮肤评估

评估皮肤的颜色、温度、湿度、弹性,有无红、肿、疼痛,近端肢体及面部、颈部、躯干的皮肤是否增厚、紧绷、肿胀、硬化。指尖有无凹陷性瘢痕、雷诺现象。皮肤的完整性受损、溃疡及溃疡面的大小。

2.消化道症状

胸骨后灼热、反酸、疼痛,吞咽困难,腹痛、腹胀、腹泻便秘交替,尿便失禁,食管反流。

3.心脏方面

有无心悸、胸闷、胸痛、夜间呼吸困难。

4.硬皮病肾危象

视力下降,恶性高血压,头痛,呕吐,抽搐,急性肾衰竭。

5.患者的自理能力、心理状态。

七、护理诊断/合作性问题

1.周围组织灌注改变

周围组织灌注改变与血管病变有关。

2.关节疼痛

关节疼痛与炎症反应有关。

3.关节强直

关节强直与皮肤和腱鞘纤维化有关。

4.皮肤完整性受损

皮肤完整性受损与血管病变、皮肤病变、感染有关。

5.活动无耐力

活动无耐力与疼痛、慢性疾病有关。

6.潜在并发症:肾危象

潜在并发症感染:肾危象与肾血管硬化、肾皮质硬化致内分泌功能紊乱有关。

7.潜在并发症

感染与长期服用激素有关。

八、护理目标

(1)保持最佳周围组织灌注,表现为指、趾颜色正常。

(2)疼痛减轻或消失。

(3)关节强直程度减轻,能进行日常活动。

(4)患者皮肤完整无损害。

(5)口腔黏膜完整无改变,养成良好的口腔卫生习惯。

(6)保持轻松,消除乏力感。

(7)严密观察病情变化,及时发现并发症。

九、护理措施

(一)一般护理

1.心理护理

(1)帮助患者正确认识疾病,掌握自我护理知识。

(2)协助患者完成日常活动,提高生活质量。

(3)教会患者自我放松的方法,鼓励患者保持健康乐观向上的情绪,树立长期治疗的信心。

(4)鼓励患者多参加集体活动,发挥社会支持系统的作用。

(5)多与患者交流,鼓励患者表达自身感受,评估其心理动态,进行针对性心理护理。

2.饮食护理

(1)宜给予高蛋白、高热量、高维生素、清淡可口、易消化的低盐饮食,少食多餐。多食新鲜水果、蔬菜。

(2)戒酒、戒烟,忌辛辣及刺激性食物。

(3)根据病情的变化而选择普食、半流质或流质饮食。

(4)指导患者少食多餐,细嚼慢咽,进食时尽量取坐位,或取头高脚低20°斜坡卧位以减少胃—食管反流,必要时给抗反流药物治疗。休息时适当抬高头部,以免发生呛咳造成窒息。

(5)吞咽困难者可给予半流质饮食或糊状易消化的食物,严重困难者可留置鼻饲管,保证营养供给。

3.环境与休息

(1)避免阴冷潮湿的居住环境,注意保暖。

(2)卧床休息,保证充足睡眠。

(二)专科护理

1.常见症状、体征的护理

(1)皮肤护理:肢端保暖,避免外伤,肢端、关节处避免摩擦,以免发生溃疡。对已发生的溃疡,避免感染,加强换药。清洁皮肤时使用中性清洁剂,浴后皮肤涂润肤品,预防干裂。

(2)消化道护理:予清淡可口、易消化、营养丰富饮食,少吃多餐,避免夜间进食。必要时予以流质饮食、鼻饲或胃肠外营养。进食后不可立即卧床,应采取头高脚低位,减少食物反流。

(3)视觉障碍感觉障碍时,外出要有陪伴,经常检查感觉障碍部位有无损伤,保证患者安全。

(4)心、肺部护理:吸氧,监测肺功能。预防感冒,避免肺部感染,必要时可以雾化,加强拍背排痰。呼吸肌麻痹者,应做气管切开,使用人工呼吸器并做相应的护理。

(5)肾脏护理:监测肾功能、控制高血压、予低盐优质低蛋白饮食。

2.功能锻炼

目的是防止肌肉萎缩和关节僵硬,维持正常活动能力。

(1)功能锻炼以患者能耐受为宜,强度与幅度应循序渐进。

(2)鼓励患者可在床上进行屈伸肘、双臂、膝、上臂的旋转及抬腿等运动。病情缓解后可下床活动,注意安全。

(3)对关节僵硬者应予以按摩、热浴、辅以物理治疗。

3.用药护理

(1)告知患者坚持正规用药的重要性,不要自行换药、停药。

(2)讲解用药方法及注意事项,提高患者依从性。

(3)观察药物疗效及不良反应。

十、健康指导

1.饮食

合理饮食,以高蛋白、高热量、高维生素、清淡可口、易消化的低盐饮食,多食新鲜水果、蔬菜、少食多餐。

2.避免诱因

避免寒冷、药物、感染、精神创伤、过劳等诱发因素。

3.药物

严格遵医嘱服药,了解药物不良反应及防护措施,禁止使用对病情不利或对受累脏器有损害的药物。禁用血管收缩剂。

4.日常生活指导

皮肤注意多涂油剂保护,避免外伤等导致的溃疡,穿宽松柔软的衣服,戴手套,穿厚袜子。保证休息,避免过劳。病情允许的情况下,做一些力所能及的活动,以防止关节变形和肌肉萎缩。可给予按摩、理疗、药浴等辅助治疗措施。预防感冒,保证足够的营养,增强抵抗力。心情舒畅、情绪稳定,树立战胜疾病的信心。

5.自我监测

学会自我病情监测,病情加重时,及时就医。

6.复查

门诊随访,定期复查。

第四章　妇产与儿科疾病护理

第一节　宫颈炎的护理

子宫颈炎症是妇科最常见的疾病,有急性和慢性两种。急性子宫颈炎症与急性子宫内膜炎症或急性阴道炎同时发生。临床以慢性子宫颈炎多见,本节仅叙述慢性子宫颈炎。

一、病因

多见于分娩、流产或手术损伤宫颈后,病原体侵入引起感染。临床多无急性过程的表现。病原体主要为葡萄球菌、链球菌、大肠杆菌及厌氧菌。目前,沙眼衣原体及淋病奈氏菌感染引起的慢性宫颈炎亦日益增多,已引起医务人员的注意。此外,单纯疱疹病毒也可能与慢性宫颈炎有关。病原体侵入宫颈黏膜,并在此处隐藏,由于宫颈黏膜皱襞多,感染不易彻底清除。

二、临床表现

(一)症状

主要症状是白带增多,白带的性状依据病原体的种类、炎症的程度不同而不同,可呈乳白色黏液状,或呈淡黄色脓性,或血性白带。当炎症沿宫骶韧带扩散到盆腔时,可有腰骶部疼痛、盆腔部下坠痛等。宫颈黏稠脓性分泌物不利于精子穿过,可造成不孕。

(二)体征

妇科检查时可见宫颈有不同程度糜烂、肥大,有时较硬,并可见息肉、裂伤、外翻及宫颈腺囊肿。

三、处理原则

进行治疗前先行宫颈刮片检查、碘试验或宫颈组织切片检查,排除早期宫颈癌。慢性宫颈炎以局部治疗为主,可采用物理治疗、药物治疗及手术治疗,以物理治疗最常用。

(一)物理治疗

过去常用的方法是电烫法,近年来新的治疗仪器不断问世,陆续用于临床的有激光治疗、冷冻治疗、红外线凝结疗法及微波疗法等。其原理都是将宫颈糜烂面破坏,结痂脱落后,新的鳞状上皮覆盖创面,使宫颈恢复光滑外观。恢复期3～4周;病变较深者,需6～8周。

(二)药物治疗

局部药物治疗适用于糜烂面积小和炎症浸润较浅的病例。过去局部涂硝酸银或铬酸腐蚀,现已少用。

目前临床多用康妇特栓剂,简便易行,疗效满意。每天放入阴道一枚,连续7～10 d。中医有许多验方、配方,临床应用有一定疗效。对宫颈管内有脓性分泌物的患者,局部用药效果差,需全身治疗。治疗前取宫颈管分泌物做培养及药物试验,同时查找淋病奈氏菌及沙眼衣原体,根据检测结果采用相应的抗感染药物。

（三）手术治疗

有宫颈息肉者行息肉摘除术。对宫颈肥大、糜烂面较深广且累及宫颈管者,可考虑行宫颈锥切术。由于此术出血多,并且大多数慢性宫颈炎通过物理治疗和药物治疗可治愈,故此方法现已很少采用。

四、护理

（一）物理治疗术护理

受物理治疗的患者,应选择月经干净后 3～7 d 内进行。有急性生殖器炎症者,暂时列为禁忌。术后应每天清洗外阴 2 次,保持外阴清洁,禁止性交和盆浴 2 个月。患者在宫颈创面痂皮脱落前,阴道有大量黄水流出,在术后 1～2 周脱痂时可有少量血水和少许流血,如出血量多者需急诊处理。局部用止血粉或压迫止血,必要时加用抗生素。一般于两次月经干净后 3～7 d 复查,未痊愈者可择期再做第二次治疗。

（二）健康教育

指导妇女定期做妇科检查,发现宫颈炎症予以积极治疗。治疗前常规行宫颈刮片细胞学检查,以排除癌变可能。

（三）采取预防措施

避免分娩时或器械损伤宫颈,产后发现宫颈裂伤应及时缝合。

第二节　盆腔炎的护理

女性内生殖道及其周围结缔组织、盆腔腹膜发生炎症时称为盆腔炎（PID）。盆腔炎大多发生在性活跃期妇女,分为急性盆腔炎和慢性盆腔炎两种。

一、急性盆腔炎

（一）病因

急性盆腔炎的病因有以下几种。

1.宫腔内手术操作后感染

刮宫术、放置和取出宫内节育器、输卵管通液术、子宫输卵管造影术、宫腔镜检查等,因消毒不严或术前适应证选择不当而导致感染。

2.产后或流产后感染

产道损伤、妊娠组织残留于宫腔内合并感染引起急性盆腔炎。

3.经期卫生不良

使用不洁的月经垫、经期性交等,均可导致炎症。

4.感染性传播疾病

不洁性生活史、早年性交、多个性伴侣、性交过频者导致性传播疾病的病原体入侵,引起炎症。

5.邻近器官炎症

如阑尾炎、腹膜炎等蔓延至盆腔。

6.慢性盆腔炎急性发作。

(二)护理评估

1.病史

了解患者生育史、手术史、月经史、月经期卫生习惯,有无阑尾炎、慢性盆腔炎、不洁性生活等。

2.身体评估

(1)症状:了解患者有无下腹痛、发热、寒战,饮食、大小便等有无异常。

(2)体征:测量体温、脉搏,观察面色。妇科检查阴道有无脓性分泌物;后穹隆是否饱满、触痛;子宫颈有无举痛,子宫是否有压痛、活动是否受限;双附件是否增厚或是否触及肿块等。

(3)辅助检查:检查血常规、尿常规,了解患者一般身体状况,提示炎症程度。脓液或血培养查找致病菌。B超有助于盆腔炎性包块的诊断。

3.心理—社会评估

发热、疼痛使患者烦躁不安,因担心治疗效果不佳、需手术或转为慢性炎症而恐惧、焦虑。

(三)护理问题

(1)疼痛与盆腔炎有关。

(2)体温过高与炎症有关。

(3)潜在并发症:败血症、感染性休克。

(4)焦虑因担心治疗效果不佳及预后有关。

(四)护理措施

1.预防措施

(1)做好妇女经期、孕期、产褥期的卫生保健。

(2)严格掌握妇科、产科手术指征;宫腔手术应严格进行无菌操作;保持外阴清洁卫生。

(3)注意性生活卫生,防止性传播疾病。

2.一般护理

(1)嘱患者取半卧位休息,有利于炎症局限。

(2)给予高热量、高蛋白、高维生素的流质或半流质饮食,及时补液。高热时给予物理降温;有腹胀时应行胃肠减压术;出汗多时及时更衣、更换床单,保持清洁舒适。

(3)保持会阴清洁干燥,会阴垫、便盆等物品用后应立即消毒。

3.心理护理

关心理解患者,耐心倾听患者诉说。向患者解释疾病的原因、发展及预后,说明手术的重要性,减轻患者的焦虑、忧郁等心理压力。

4.观察病情

(1)定时监测体温、脉搏、血压,并做好记录。发现感染性休克征象应及时报告医生并协助抢救。

(2)观察下腹部疼痛程度,注意有无压痛与反跳痛;产妇注意观察会阴伤口有无感染及脓性分泌物等。

5. 医护配合

(1)正确采集各种检验标本,及时送检并收集结果。

(2)按医嘱给予足量抗生素,常联合用药,注意观察输液反应,做好配血等准备,必要时少量输血。

(3)对手术患者做好术前准备、术中配合及术后护理。

(五)健康教育

指导患者注意休息,增加营养,保持会阴部清洁,不断提高机体抵抗能力,预防慢性盆腔炎急性发作。遵医嘱及时彻底治愈急性盆腔炎,防止其转为慢性。

二、慢性盆腔炎

(一)病因

慢性盆腔炎常为急性盆腔炎未彻底治愈,患者体质较差,病程迁延所致。亦可无急性盆腔炎病史。慢性盆腔炎病情顽固,反复发作,久治不愈,严重影响妇女健康,困扰妇女生活和工作。当机体抵抗力下降时,可导致急性发作。

(二)护理评估

1. 病史

了解患者的性生活史、生育史、宫腔手术操作史及个人卫生习惯,急性盆腔炎发作史,治疗方法,使用的药物及其效果。

2. 身体评估

(1)症状:评估体温变化,是否出现低热、乏力。了解下腹部、腰部疼痛的性质,与月经及性交的关系,月经周期是否正常。

(2)体征:妇科检查时注意子宫的位置、活动度,输卵管、卵巢有无增粗、积液、囊肿等。

(3)辅助检查:B超及腹腔镜检查了解盆腔情况,确定炎性包块、脓肿、囊肿的部位和大小。

3. 心理—社会评估

病程长、治疗效果不明显易引起患者焦虑、精神不振、失眠等神经衰弱症状,严重者可影响正常生活和工作,因不孕甚至可影响夫妻关系。了解患者及家属对疾病的心理反应、对不孕的态度。

(三)护理问题

1. 疼痛

疼痛与炎症引起下腹疼痛、腰骶痛有关。

2. 焦虑

焦虑与病程长、疗效差、反复发作有关。

3. 睡眠形态紊乱

睡眠形态紊乱与炎症反复发作、长期慢性疼痛、正常生活受干扰有关。

(四)护理措施

1. 预防措施

(1)及时、彻底治疗急性盆腔炎,防止扩散、迁延转为慢性盆腔炎。

(2)注意经期卫生、性生活卫生,减少感染机会。

(3)加强营养与锻炼,增强体质。

2.一般护理

(1)疼痛时注意休息,防止受凉,必要时可遵医嘱给予镇静止痛药,以缓解症状。

(2)保持生活规律,劳逸结合,若患者睡眠不佳,可在睡眠前用热水泡脚、饮热牛奶等;保持室内安静或在睡前进行按摩,必要时服用安眠药。

3.心理护理

耐心讲解疾病的病因、发生发展和治疗,倾听患者诉说不适和烦恼,提供心理支持,减轻患者压力,增强治疗信心,鼓励按疗程治疗。

4.病情观察

观察患者精神状态,有无焦虑、烦躁、失眠,注意腹痛程度、性质,了解白带、月经是否正常等。

5.医护配合

(1)指导患者服用清热利湿、活血化瘀的中药,遵医嘱帮助患者以不同途径用药,如口服、保留灌肠和外敷等;灌肠后嘱患者俯卧休息 30 min 以上。

(2)协助医生进行物理治疗,此法有利于炎症吸收和消退,可选用短波、超短波微波、激光、离子透入(可加入各种药物如青霉素、链霉素等),或用食盐炒热放入袋中,热敷下腹部。

(3)盆腔炎性肿块体积大或经药物、物理治疗无效,可考虑手术切除病灶,做好术前准备、术中配合、术后护理。

(五)健康教育

加强卫生宣教,注意经期、孕期、产褥期及性生活的卫生;彻底治愈急性盆腔炎,防止转为慢性;坚持治疗;积极锻炼身体,提高机体抵抗能力;注意劳逸结合,避免长时间站立、行走和过度疲劳等。

第三节 会阴切开缝合术的护理

会阴切开缝合术是产科最常用的手术。阴道分娩时,为了避免会阴严重裂伤,减少会阴阻力,缩短第 2 产程,多行会阴切开术,以初产妇多见。常用的切开方式有会阴后侧切开及会阴正中切开 2 种,临床上前者多用。会阴后一侧切可充分扩张阴道口,不易出现会阴及盆底严重裂伤,但切开组织较多,缝合技术要求较高,手术后产妇疼痛感较重;会阴正中切开由于切开组织较少,故易缝合,且手术后疼痛轻,愈合后瘢痕不明显,但易出现会阴Ⅲ度裂伤,需严格掌握手术指征并要求手术者技术熟练。

一、适应证

(1)会阴条件不良造成的分娩阻滞,如会阴体长、会阴部坚韧等。

(2)初产妇需行产钳术、胎头吸引术或臀位助产术。

(3)缩短第 2 产程,如妊娠合并心脏病、子痫前期、胎儿窘迫等。

(4)第 2 产程延长、子宫收缩乏力。

(5)早产儿预防颅内出血。

二、用物准备

(一)器械

会阴切开剪或钝头直剪刀1把、20 mL注射器1个、长穿刺针头1个、弯止血钳4把、巾钳4把、有齿镊1把、持针器1把、三角形缝合针1枚,圆形缝合针1枚、1号丝线1团、0号肠线1根。

(二)敷料

治疗巾4块、纱布10块。

(三)药物

0.25%～0.5%普鲁卡因20 mL或2%利多卡因5 mL。

三、麻醉方式

采用会阴部神经阻滞和皮下浸润麻醉。

四、操作步骤

(一)切开

以会阴左后一侧切开为多。手术者左手示指、中指伸入胎先露与阴道侧后壁之间,右手持剪刀于会阴后联合中线偏左约0.5 cm处,与正中线成45°放好,于子宫收缩时剪开会阴皮肤与黏膜,切口长度一般为3～4 cm。

(二)止血

纱布压迫止血,小动脉出血时应予以结扎。

(三)缝合

缝合应在胎盘、胎膜完全娩出后,先检查其他部位有无裂伤,然后将带尾线的纱布塞入阴道内,以免宫腔血液流出而影响手术。手术结束后取出,按层次缝合。

1.缝合阴道黏膜

用示指、中指撑开阴道壁,暴露阴道黏膜切口顶端及整个切口,用0号络制肠线,自切口顶端上方0.5 cm处开始,间断或连续缝合阴道黏膜及黏膜下组织,直到处女膜外缘打结。缝合时应对齐创缘。

2.缝合肌层(肛提肌)

用0号络制肠线间断缝合肌层,缝针不宜过密,肌层切口缘应对齐缝合,切开的下缘肌组织往往会略向下错开,应注意恢复解剖关系。

3.缝合皮肤

1号丝线或0号络制肠线间断缝合皮肤。注意缝针勿过密,缝线勿过紧,以免组织水肿或缝线嵌入组织内,影响伤口愈合,或造成拆线困难。

(四)肛诊检查

取出阴道内纱布,仔细检查缝合处有无出血或血肿。常规肛诊检查有无肠线穿透直肠黏膜,如有肠线穿透直肠黏膜,应立即拆除,重新消毒缝合。

五、护理要点

(1)手术前向产妇讲解手术的目的、必要性、意义,取得产妇知情同意并积极配合。

(2)手术中多陪伴与鼓励产妇,指导产妇屏气用力,帮助擦汗、递水等。

(3)密切观察产程,协助医生恰当把握会阴切开时机,切开时间应在预计胎儿娩出前5~10 min,不宜过早。

(4)手术后指导产妇取健侧卧位;保持外阴清洁,每天擦洗切口 2 次;手术后 5 d 内,每次大小便后,用 0.025% 碘伏棉球擦洗外阴,勤换外阴垫。

(5)外阴伤口处水肿、疼痛明显者,24 h 内可用 95% 乙醇溶液湿敷或冷敷,24 h 后可用50%硫酸镁溶液纱布湿热敷,或进行超短波或红外线照射,1 次/日,每次 15 min。缝线手术后3~5 d 拆线。

(6)手术后每日查看切口有无出血、红肿,若发现感染,应立即拆线,彻底清创,引流,换药;并按医嘱给予抗生素。

第四节　剖宫产术的护理

一、适应证

(一)产力异常

子宫收缩乏力、先兆子宫破裂、滞产经处理无效。

(二)产道异常

骨盆狭窄、软产道异常(畸形、宫颈坚韧、瘢痕等)。

(三)胎儿异常

胎儿窘迫、脐带脱垂、巨大胎儿、多胎妊娠、胎位异常等。

(四)妊娠合并症及并发症

妊娠合并心脏病、并发妊娠期高血压病、前置胎盘、胎盘早剥等。

(五)其他

高龄初产妇、珍贵儿、引产失败、瘢痕子宫、生殖道修补术后等。

二、手术方式

(一)子宫下段剖宫产术

在妊娠晚期或临产后,于子宫下段切开子宫膀胱反折腹膜,下推膀胱,暴露子宫下段,在子宫下段前壁正中做横小切口,并钝性撕开 10~12 cm,取出胎儿、胎盘。此术式切口愈合好,与盆腔粘连的概率小,再次妊娠发生子宫破裂的机会少,目前临床上广泛使用。

(二)子宫体剖宫产术

在子宫体正中做纵行切开。

手术方法较易掌握,可用于妊娠期的任何时间。但手术中出血多,手术后切口愈合差且易与周围脏器粘连,再次妊娠、分娩时发生子宫破裂的可能性较大。此手术仅用于急于娩出胎儿或不能在子宫下段进行手术者。

(三)腹膜外剖宫产术

腹膜外剖宫产术是切开腹壁,经腹膜外分离膀胱子宫反折腹膜,推开膀胱,暴露子宫下段后切开子宫取出胎儿的手术,多用于子宫腔有严重感染者。

手术较复杂,有损伤膀胱的可能,若为巨大胎儿,则娩出胎头有困难。此术式具有手术后肠蠕动恢复快、腹痛轻的特点。

三、护理要点

(一)手术前准备

(1)知识宣教:向患者及家属讲解剖宫产术的必要性、手术过程及术后的注意事项,消除其紧张情绪及恐惧心理,以取得患者和家属的配合。

(2)手术前禁食 12 h、禁水 6 h,紧急手术立即禁水、禁食。

(3)备皮。同一般腹部手术。

(4)药物过敏试验。遵医嘱做好青霉素、普鲁卡因等药物过敏试验。手术前禁用呼吸抑制剂,以防新生儿窒息。

(5)留置导尿管,排空膀胱。

(6)核实交叉配血情况,做好输血准备。

(7)做好新生儿保暖和抢救准备,如气管插管、氧气及急救药品。

(8)观察产妇的生命体征,监测胎心,并做好记录。

(9)术前 30 min 遵医嘱注射阿托品。

(二)手术中配合

1.巡回护士

协助产妇取仰卧位,必要时稍倾斜手术台,可防止或纠正产妇血压下降和胎儿窘迫情况;开放静脉通道,观察产妇生命体征,听胎心音,必要时按医嘱输血、给宫缩剂。如因胎头下降太深,取胎头困难,助手可在手术台下戴消毒手套,自阴道向上推胎头,以利胎儿娩出;备好术中所需物品,协助助产士处理及抢救新生儿。

2.器械护士

应熟悉手术步骤,及时递送器械、敷料,随时清点物品,确保无误。

3.助产士

携带新生儿用品、抢救器械及药品等到手术室候产,胎儿娩出后协助医生处理和抢救新生儿。

(三)手术后护理

(1)病房值班护士与麻醉师及手术室护士床边交接班,了解术中情况,测量生命体征,检查输液管、导尿管、腹部切口、阴道流血等情况,做好记录。

(2)手术后 24 h 产妇取半卧位,利于恶露排出。

(3)鼓励产妇术后做深呼吸、勤翻身、尽早下床活动,以防肺部感染及脏器粘连。

(4)减轻切口疼痛,指导产妇深呼吸、分散注意力等,必要时给止痛药物。

（5）观察产妇体温、切口、恶露，注意子宫收缩及阴道流血情况，如有异常，及时通知医生。

（6）酌情补液 2～3 d,有感染者按医嘱加用抗生素。

（7）术后留置导尿管 24 h,观察尿液颜色及尿量。拔出导尿管后注意产妇排尿情况。

（8）健康指导。保持外阴部清洁;注意乳房护理,按需哺乳;指导高热量、高蛋白、高维生素、高纤维素、多汤饮食;坚持做产后保健操,以帮助身体的恢复;产后 6 周内禁止性生活,产后 6 周到门诊复查,手术后避孕 2 年。

第五节　产力异常的护理

一、疾病概要

产力是以子宫收缩力为主,子宫收缩力贯穿于分娩全过程。在分娩过程中,子宫收缩的节律性、对称性及极性不正常或强度、频率发生改变时,称子宫收缩力异常,简称产力异常。子宫收缩力异常临床上分为子宫收缩乏力和子宫收缩过强两类,每类又分为协调性子宫收缩和不协调性子宫收缩。

二、子宫收缩乏力

（一）护理评估

1. 病史

有头盆不称或胎位异常;胎儿先露部下降受阻;子宫壁过度伸展;多产妇子宫肌纤维变性;子宫发育不良或畸形;产妇精神紧张及过度疲劳,内分泌失调,产妇体内雌激素、缩宫素、前列腺素、乙酰胆碱等分泌不足;过多应用镇静剂或麻醉剂等因素。

2. 身心状况

（1）宫缩乏力:有原发性和继发性两种。原发性宫缩乏力是指产程开始就出现宫缩乏力,宫口不能如期扩张,胎先露部不能如期下降,导致产程延长;继发性宫缩乏力是指产程开始子宫收缩正常,只是在产程较晚阶段(多在活跃期后期或第二产程),子宫收缩转弱,产程进展缓慢甚至停滞。①协调性宫缩乏力(低张性宫缩乏力):子宫收缩具有正常的节律性、对称性和极性,但收缩力弱,宫腔内压力低,表现为持续时间短,间歇期长且不规律,宫缩<2 次/10 分钟。此种宫缩乏力,多属继发性宫缩乏力。协调性宫缩乏力时由于宫腔内压力低,对胎儿影响不大。②不协调性宫缩乏力(高张性宫缩乏力):子宫收缩的极性倒置,宫缩的兴奋点不是起自两侧宫角部,而是来自子宫下段的一处或多处冲动,子宫收缩波由下向上扩散,收缩波小而不规律,频率高,节律不协调;宫腔内压力虽高,但宫缩时宫底部不强,而是子宫下段强,宫缩间歇期子宫壁也不完全松弛,表现为子宫收缩不协调,宫缩不能使宫口扩张,不能使胎先露部下降,属无效宫缩。

（2）产程延长:通过肛查或阴道检查,发现宫缩乏力导致异常。

产程延长有以下 7 种:①潜伏期延长:从临产规律宫缩开始至宫口扩张 3 cm 称潜伏期。

初产妇潜伏期正常约需 8 h,最大时限 16 h,超过 16 h 称潜伏期延长。②活跃期延长:从宫口扩张 3 cm 开始至宫口开全称活跃期。初产妇活跃期正常约需 4 h,最大时限 8 h,超过 8 h 称活跃期延长。③活跃期停滞:进入活跃期后,宫口扩张无进展达 2 h 以上,称活跃期停滞。④第二产程延长:第二产程初产妇超过 2 h,经产妇超过 1 h 尚未分娩,称第二产程延长。⑤第二产程停滞:第二产程达 1 h 胎头下降无进展,称第二产程停滞。⑥胎头下降延缓:活跃期晚期至宫口扩张 9～10 cm,胎头下降速度每小时少于 1 cm,称胎头下降延缓。⑦胎头下降停滞:活跃期晚期胎头停留在原处不下降达 1 h 以上,称胎头下降停滞。

以上 7 种产程进展异常,可以单独存在,也可以合并存在。当总产程超过 24 h 称滞产。

(3)对母儿影响:①对产妇的影响:由于产程延长可出现疲乏无力、肠胀气、排尿困难等,影响子宫收缩,严重时可引起脱水、酸中毒、低钾血症;由于第二产程延长,可导致组织缺血、水肿、坏死,形成膀胱阴道瘘或尿道阴道瘘;胎膜早破以及多次肛查或阴道检查增加感染机会;产后宫缩乏力影响胎盘剥离,娩出和子宫壁的血窦关闭,容易引起产后出血。②对胎儿的影响:协调性宫缩乏力容易造成胎头在盆腔内旋转异常,使产程延长,增加手术产机会,对胎儿不利。不协调性宫缩乏力,不能使子宫壁完全放松,对子宫胎盘循环影响大,胎儿在子宫内缺氧,容易发生胎儿窘迫。胎膜早破易造成脐带受压或脱垂,造成胎儿窘迫甚至胎死宫内。

(二)护理诊断

1.疼痛

腹痛与不协调性子宫收缩有关。

2.有感染的危险

感染与产程延长、胎膜破裂时间延长有关。

3.焦虑

焦虑与担心自身和胎儿健康有关。

4.潜在并发症

胎儿窘迫,产后出血。

(三)护理目标

(1)疼痛减轻,焦虑减轻,情绪稳定。

(2)未发生软产道损伤、产后出血和胎儿缺氧。

(3)新生儿健康。

(四)护理措施

1.准备

首先配合医生寻找原因,估计不能经阴道分娩者遵医嘱做好剖宫产术准备。或阴道分娩过程中应做好助产的准备。

2.估计能经阴道分娩者应实施下列护理措施

(1)加强产时监护,改善产妇全身状况,加强产程观察,持续胎儿电子监护。第一产程应鼓励产妇多进食,必要时静脉补充营养;避免过多使用镇静药物,注意及时排空直肠和膀胱。

(2)提供心理支持。

(3)协助医生加强宫缩。协调性宫缩乏力应实施下列措施。①人工破膜:宫口扩张 3 cm 或 3 cm 以上,无头盆不称,胎头已衔接者,可行人工破膜;②缩宫素静脉滴注:适用于协调性宫缩乏力,宫口扩张 3 cm,胎心良好,胎位正常,头盆相称者。使用方法和注意事项如下:取缩宫素 2.5 U 加入 5% 葡萄糖液 500 mL 内,使每滴糖液含缩宫素 0.33 mU,从 4～5 滴/分钟即 1.3～1.6 mU/分钟,根据宫缩强弱进行调整,通常不超过 30～40 滴,维持宫缩为间歇时间 2～3 min,持续时间 40～60 s。对于宫缩仍弱者,应考虑到酌情增加缩宫素剂量。在使用缩宫素时,必须有专人守护,严密观察,应注意观察产程进展,监测宫缩、听胎心率及测量血压。

(4)不协调性宫缩乏力应调节子宫收缩,恢复其极性。要点是:①给予强镇静剂哌替啶 100 mg,或安定 10 mg 静脉推注,不协调性宫缩多能恢复为协调性宫缩;②在宫缩恢复为协调性之前,严禁应用缩宫素;③若经处理,不协调性宫缩未能得到纠正,或伴有胎儿窘迫征象,或伴有头盆不称,均应行剖宫产术;④若不协调性宫缩已被控制,但宫缩仍弱时,可用协调性宫缩乏力时加强宫缩的各种方法处理。

3.预防产后出血及感染

破膜 12 h 以上应给予抗生素预防感染。当胎儿前肩娩出时,给予缩宫素 10～20 U 静脉滴注,使宫缩增强,促使胎盘剥离与娩出及子宫血窦关闭。

4.详尽评估新生儿。

(五)护理教育

应对孕妇进行产前教育,使孕妇了解分娩是生理过程,增强其对分娩的信心。分娩前鼓励多进食,必要时静脉补充营养;避免过多使用镇静药物,注意检查有无头盆不称等,均是预防宫缩乏力的有效措施;注意及时排空直肠和膀胱,必要时可行温肥皂水灌肠及导尿。

三、子宫收缩过强

(一)护理评估

1.协调性子宫收缩过强(急产)

子宫收缩的节律性、对称性和极性均正常,仅子宫收缩力过强、过频。若产道无阻力,宫口迅速开全,分娩在短时间内结束,总产程不足 3 h,称急产。经产妇多见。

对产妇及胎儿新生儿的影响:宫缩过强过频,产程过快,可致初产妇宫颈、阴道以及会阴撕裂伤;接产时来不及消毒可致产褥感染;胎儿娩出后子宫肌纤维缩复不良,易发生胎盘滞留或产后出血;宫缩过强、过频影响子宫胎盘血液循环,胎儿在宫内缺氧,易发生胎儿窘迫,新生儿窒息甚至死亡;胎儿娩出过快,胎头在产道内受到的压力突然解除,可致新生儿颅内出血;接产时来不及消毒,新生儿易发生感染;若坠地可致骨折、外伤。

2.不协调性子宫收缩过强

由于分娩发生梗阻或不适当地应用缩宫素,粗暴地进行阴道内操作或胎盘早剥血液浸润子宫肌层等因素造成。引起宫颈内口以上部分的子宫肌层出现强直性痉挛性收缩,宫缩间歇期短或无间歇。产妇烦躁不安,持续性腹痛,拒按。胎位触不清,胎心听不清。有时可出现病理缩复环、血尿等先兆子宫破裂征象。子宫壁局部肌肉呈痉挛性不协调性收缩形成的环状狭窄,持续不放松,称子宫痉挛性狭窄环。狭窄环可发生在宫颈、宫体的任何部分,多在子宫上下段交界处,也可在胎体某一狭窄部,以胎颈、胎腰处常见。

(二)护理措施

(1)有急产史的孕妇,在预产期前 1～2 周不应外出远走,以免发生意外,有条件应提前住院待产。临产后不应灌肠,提前做好接产及抢救新生儿窒息的准备。胎儿娩出时,勿使产妇向下屏气。若急产来不及消毒及新生儿坠地者,新生儿应肌内注射维生素 K_1 10 mg 预防颅内出血,并尽早肌内注射精制破伤风抗毒素 1 500 U。产后仔细检查软产道,若有撕裂应及时缝合。若属未消毒的接产,应给予抗生素预防感染。

（2）确诊为强直性宫缩,应及时给予宫缩抑制剂,如 25% 硫酸镁 20 mL 加入 5% 葡萄糖液 20 mL 内缓慢静脉推注(不少于 5 min)。若属梗阻性原因,应立即行剖宫产术。若仍不能缓解强直性宫缩,应行剖宫产术。

（3）子宫痉挛性狭窄环,应认真寻找导致子宫痉挛性狭窄环的原因,及时纠正,停止一切刺激,如禁止阴道内操作、停用缩宫素等。若无胎儿窘迫征象,给予镇静剂,也可给予宫缩抑制剂,一般可消除异常宫缩。

（4）经上述处理,子宫痉挛性狭窄环不能缓解,宫口未开全,胎先露部高,或伴有胎儿窘迫征象,均应立即行剖宫产术。若胎死宫内,宫口已开全,可行乙醚麻醉,经阴道分娩。

第六节　胎儿异常的护理

一、胎位异常

（一）概要

胎位异常是造成难产的常见因素之一。最常见的异常胎位为臀位,占 3%～4%。本节仅介绍持续性枕后位、枕横位、臀先露、肩先露。

1.持续性枕后位、枕横位

在分娩过程中,胎头以枕后位或枕横位衔接。在下降过程中,胎头枕部因强有力宫缩绝大多数能向前转,转成枕前位自然分娩。仅有 5%～10% 胎头枕骨持续不能转向前方,直至分娩后期仍位于母体骨盆后方或侧方致使分娩发生困难者,称持续性枕后位或持续性枕横位。国外报道发病率均为 5% 左右。

2.臀先露

臀先露是最常见的异常胎位,占妊娠足月分娩总数的 3%～4%,多见于经产妇。臀先露以骶骨为指示点,有骶左前、骶左横、骶左后,骶右前、骶右横、骶右后 6 种胎位。根据胎儿两下肢所取姿势,分为 3 类:单臀先露或腿直臀先露,最多见;完全臀先露或混合臀先露,较多见;不完全臀先露或足位,较少见。

3.肩先露

胎体纵轴与母体纵轴相垂直为横产式。胎体横卧于骨盆入口之上,先露部为肩,称肩先露,又称横位,占妊娠足月分娩总数的 0.25%,是一种对母儿最不利的胎位。胎儿极小或死胎浸软极度折叠后才能自然娩出外,正常大小的足月胎儿不可能从阴道自产。根据胎头在母体左或右侧和胎儿肩胛朝向母体前或后方,有肩左前、肩左后、肩右前、肩右后 4 种胎位。

（二）护理评估

1.病史

骨盆形态、大小异常是发生持续性枕后位、枕横位的重要原因。胎头俯屈不良、子宫收缩乏力、头盆不称、前置胎盘、膀胱充盈、子宫下段宫颈肌瘤等均可影响胎头内旋转,形成持续性枕横位或枕后位。肩先露与臀先露发生原因相似,有以下原因:①胎儿在宫腔内活动范围过大,如羊水过多、经产妇腹壁松弛以及早产儿羊水相对过多,胎儿容易在宫腔内自由活动形成臀先露;②胎儿在宫腔内活动范围受限,如子宫畸形、胎儿畸形等;③胎头衔接受阻,如狭窄骨盆、前置胎盘易发生。

2.身心状况与检查

(1)持续性枕后位、枕横位:①表现:临产后胎头衔接较晚及俯屈不良,常导致协调性宫缩乏力及宫口扩张缓慢,产妇自觉肛门坠胀及排便感,致使宫口尚未开全时过早使用腹压。持续性枕后位常致活跃期晚期及第二产程延长。②腹部检查:在宫底部触及胎臀,胎背偏向母体后方或侧方,在对侧明显触及胎儿肢体。若胎头已衔接,有时可在胎儿肢体侧耻骨联合上方扪到胎儿颏部。胎心在脐下一侧偏外方听得最响亮,枕后位时因胎背伸直,前胸贴近母体腹壁,胎心在胎儿肢体侧的胎胸部位也能听到。③肛门检查或阴道检查:当肛查宫口部分扩张或开全时,若为枕后位,感到盆腔后部空虚,查明胎头矢状缝位于骨盆斜径上。前囟在骨盆右前方,后囟(枕部)在骨盆左后方则为枕左后位,反之为枕右后位。查明胎头矢状缝位于骨盆横径上,后囟在骨盆左侧方,则为枕左横位,反之为枕右横位。当出现胎头水肿,颅骨重叠,囟门触不清时,需行阴道检查借助胎儿耳郭及耳屏位置与方向判定胎位,若耳郭朝向骨盆后方,诊断为枕后位;若耳郭朝向骨盆侧方,诊断为枕横位。④B超检查:根据胎头颜面及枕部位置,能准确探清胎头位置以明确诊断。⑤危害:对产妇的影响有胎位异常导致继发性宫缩乏力,使产程延长,常需手术助产,容易发生软产道损伤,增加产后出血及感染机会。若胎头长时间压迫软产道,可发生缺血坏死脱落,形成生殖道瘘。对胎儿的影响有第二产程延长和手术助产机会增多,常出现胎儿窘迫和新生儿窒息,使围生儿病死率增高。

(2)臀先露:①表现:孕妇常感肋下有圆而硬的胎头。常致宫缩乏力,宫口扩张缓慢,产程延长。②腹部检查:子宫呈纵椭圆形,胎体纵轴与母体纵轴一致。在宫底部可触到圆而硬、按压时有浮球感的胎头。若未衔接,在耻骨联合上方触到不规则、软而宽的胎臀,胎心在脐左(或右)上方听得最清楚。衔接后,胎臀位于耻骨联合之下,胎心听诊以脐下最明显。③肛门检查及阴道检查:肛门检查时,触及软而不规则的胎臀或触到胎足、胎膝。④B超检查:可明确诊断,能准确探清臀先露类型以及胎儿大小,胎头姿势等。⑤危害:对产妇的影响:容易发生胎膜早破或继发性宫缩乏力,使产后出血与产褥感染的机会增多,容易造成宫颈撕裂甚至延及子宫下段。对胎儿及新生儿的影响:胎臀高低不平,对前羊膜囊压力不均匀,常致胎膜早破,发生脐带脱垂是头先露的10倍,脐带受压可致胎儿窘迫甚至死亡;胎膜早破,使早产儿及低体质量儿增多。后出胎头牵出困难,常发生新生儿窒息,臂丛神经损伤及颅内出血。

(3)肩先露:①表现:分娩初期,因先露部高,不能紧贴子宫下段及宫颈内口,缺乏直接刺激,容易发生宫缩乏力;由于先露部不能紧贴骨盆入口,致前后羊水沟通,当宫缩时,宫颈口处胎膜所承受的压力很大,胎肩对宫颈压力不均,容易发生胎膜破裂及脐带脱垂。破膜后羊水迅速外流,胎儿上肢或脐带容易脱出,导致胎儿窘迫甚至死亡。羊水流出后,胎体紧贴宫壁,宫缩转强,胎肩被挤入盆腔,胎臂可脱出于阴道口外,而胎头和胎体则被阻于骨盆入口之上,称为"忽略性横位。"此时由于羊水流失过多,子宫不断收缩,上段愈来愈厚,下段异常伸展变薄,出现"病理性缩复环",可导致子宫破裂。由于失血、感染及水电解质发生紊乱等,可严重威胁产妇生命,多数胎儿因缺氧而死亡。有时破膜后,分娩受阻,子宫呈麻痹状态,产程延长,常并发严重宫腔感染。②腹部检查:外形呈横椭圆形,子宫底部较低,耻骨联合上方空虚,在腹部一侧可触到大而硬的胎头,对侧为臀,胎心在脐周两旁最清晰。子宫呈横椭圆形,子宫长度低于妊娠周数,子宫横径宽。肩前位时,胎背朝向母体腹壁,触之宽大平坦;肩后位时,胎儿肢体朝向母体腹壁,触及不规则的小肢体。胎心在脐周两侧最清楚。根据腹部检查多能确定胎位。③肛门检查或阴道检查:在临产初期,先露部较高,不易触及,当宫口已扩开,由于先露部不能紧贴骨盆入口,致前后羊水沟通,当宫缩时,宫颈口处胎膜所承受的压力很大,易发生胎膜破裂及脐带或胎臂脱垂。胎膜未破者,因胎先露部浮动于骨盆入口上方,肛查不易触及胎先露部。若胎膜已破,宫口已扩张者,阴道检查可触到肩胛骨或肩峰,肋骨及腋窝。肩胛骨朝向母体前或后方,可决定肩前位或肩后位。例如,胎头在母体右侧,肩胛骨朝向后方,则为肩右后位。胎手若已脱出于阴道口外,可用握手法鉴别是胎儿左手或右手。④B超检查:能准确探清肩先露,并能确定具体胎位。

(三)护理诊断

1.恐惧

恐惧与分娩结果未知及手术有关。

2.有新生儿受伤的危险

新生儿受伤与缺氧及手术产有关。

3.有感染的危险

感染与胎膜早破有关。

4.潜在并发症

产后出血、子宫破裂、胎儿窘迫。

(四)护理目标

(1)产妇恐惧感减轻,积极配合医护工作。

(2)孕产妇及新生儿未出现因护理不当引起并发症。

(3)产妇与家属对胎儿夭折能正确面对。

(五)护理措施

1.及早发现异常并纠正

妊娠期加强围生期保健,宣传产前检查,妊娠发现胎位异常者,配合医师进行纠正。28周以前臀位多能自行转成头位,可不予处理。30周以后仍为臀位者,应设法纠正。常用的矫正方法有以下几种。

(1)胸膝卧位:让孕妇排空膀胱,松解裤带,做胸膝卧位姿势,每日2次,每次15 min,使胎臀离开骨盆腔,有助于自然转正。为了方便进行早晚各做一次为宜,连做1周后复查。

(2)激光照射或艾灸至阴穴:激光照射至阴穴,左右两侧各照射10 min,每天1次,7次为1个疗程,有良好效果。也可用艾灸条,每天1次,每次15～20 min,5次为1个疗程。1周后复查B超。

(3)外转胎位术:现已少用。腹壁较松子宫壁不太敏感者,可试外倒转术,将臀位转为头位。倒转时切勿用力过猛,亦不宜勉强进行,以免造成胎盘早剥。倒转前后均应仔细听胎心音。

2.持续性枕后位、枕横位的护理

在骨盆无异常,胎儿不大时,可以试产。试产时应严密观察产程,注意胎头下降,宫口扩张程度,宫缩强弱及胎心有无改变。

第一产程:①潜伏期:需保证产妇充分营养与休息。若有情绪紧张、睡眠不好可给予派替啶或地西泮;②活跃期宫口开大 3～4 cm,产程停滞除外头盆不称可行人工破膜;若产力欠佳,静脉滴注缩宫素。在试产过程中,出现胎儿窘迫征象,应行剖宫产术结束分娩。

第二产程:若第二产程进展缓慢,初产妇已近 2 h,经产妇已近 1 h,应行阴道检查。当胎头双顶径已达坐骨棘平面或更低时,可先行徒手将胎头枕部转向前方;若转成枕前位有困难时,也可向后转成正枕后位,再以产钳助产。若以枕后位娩出时,需做较大的会阴后一斜切开。若胎头位置较高,疑有头盆不称,需行剖宫产术,中位产钳禁止使用。

第三产程:因产程延长,容易发生产后宫缩乏力,胎盘娩出后应立即静脉注射或肌内注射子宫收缩剂,以防发生产后出血。有软产道裂伤者,应及时修补。新生儿应重点监护。产后应给予抗生素预防感染。

3.臀先露的护理

臀位分娩的关键在于胎头能否顺利娩出,胎头娩出的难易,与胎儿与骨盆的大小以及与宫颈是否完全扩张有直接关系。对疑有头盆不称、高龄初产妇及经产妇屡有难产史者,均应仔细检查骨盆及胎儿的大小,常规做 B 超以进一步判断胎儿大小,排除胎儿畸形。未发现异常者,可从阴道分娩,如有骨盆狭窄或相对头盆不称(估计胎儿体质量≥3 500 g),或足先露、胎膜早破、胎儿宫内窘迫、脐带脱垂者,以剖宫取胎为宜。因此应根据产妇年龄、胎产次、骨盆类型、胎儿大小、胎儿是否存活、臀先露类型以及有无合并症,于临产初期做出正确判断,决定分娩方式。

择期剖宫产的指征:狭窄骨盆,软产道异常,胎儿体质量≥3 500 g,胎儿窘迫,高龄初产,有难产史,不完全臀先露等,均应行剖宫产术结束分娩。

决定经阴道分娩的处理如下。

第一产程:待产时应耐心等待,做好产妇的思想工作,以解除顾虑,产妇应侧卧,不宜站立走动,少做肛查,不灌肠,尽量避免胎膜破裂。勤听胎心音,一旦破膜,应立即听胎心。若胎心变慢或变快,应行肛查。必要时行阴道检查,了解有无脐带脱垂。若有脐带脱垂,胎心尚好,宫口未开全,为抢救胎儿,需立即行剖宫产术。若无脐带脱垂,可严密观察胎心及产程进展。若出现协调性宫缩乏力,应设法加强宫缩。

臀位接产的关键在于胎头的顺利娩出,而胎头的顺利娩出有赖于产道,特别是宫颈是否充分扩张。胎膜破裂后,当宫口开大 4～5 cm,胎臀或胎足出现于阴道口时,消毒外阴之后,用一消毒巾盖住,每次阵缩用手掌紧紧按住使之不能立即娩出,使用“堵”外阴方法。此法有利于后出胎头的顺利娩出。在“堵”的过程中,应每隔 10～15 min 听胎心一次,并注意宫口是否开全。宫口已开全再堵易引起胎儿窘迫或子宫破裂。宫口近开全时,要做好接产和抢救新生儿窒息的准备。“堵”时用力要适当,忌用暴力,直到胎臀显露于阴道口,检查宫口确已开全为止。“堵”的时间一般需 0.5～1 h,初产妇有时需堵 2～3 h。

第二产程:臀位阴道分娩,有自然娩出、臀位助产及臀位牵引等 3 种方式。自然分娩系胎儿自行娩出;臀位助产系胎臀及胎足自行娩出后,胎肩及胎头由助产者牵引;臀位牵引系胎儿全部由助产者牵引娩出,为手术的一种,应有一定适应证。后者对胎儿威胁较大。接产前,应导尿排空膀胱。初产妇应做会阴切开术。3 种分娩方式分述如下:①自然分娩:胎儿自然娩出,不做任何牵拉。极少见,仅见于经产妇,胎儿小,宫缩强,骨盆腔宽大者。②臀助产术:当胎臀自然娩出至脐部后,胎肩及后出胎头由接产者协助娩出。脐部娩出后,一般应在 2~3 min 娩出胎头,最长不能超过 8 min。后出胎头娩出有主张用单叶产钳,效果佳。③臀牵引术:胎儿全部由接产者牵拉娩出,此种手术对胎儿损伤大,一般情况下应禁止使用。

第三产程:产程延长易并发子宫收缩乏力性出血。胎盘娩出后,应肌内注射缩宫素或麦角新碱,防止产后出血。行手术操作及有软产道损伤者,应及时检查并缝合,给予抗生素预防感染。

4.肩先露的护理

妊娠期发现肩先露应及时矫正。可采用胸膝卧位,激光照射(或艾灸)至阴穴。上述矫正方法无效,应试行外转胎位术转成头先露,并包扎腹部以固定胎头。若行外转胎位术失败,应提前住院决定分娩方式。

分娩期应根据产妇年龄、胎产次、胎儿大小、骨盆有无狭窄、胎膜是否破裂、羊水留存量、宫缩强弱、宫颈口扩张程度、胎儿是否存活、有无并发感染及子宫先兆破裂等决定分娩方式:①足月活胎,对于有骨盆狭窄、经产妇有难产史、初产妇横位估计经阴道分娩有困难者,应于临产前行择期剖宫产术结束分娩。②初产妇,足月活胎,临产后应行剖宫产术。如系经产妇,宫缩不紧,胎膜未破,仍可试外倒转术,若外倒转失败,也可考虑剖宫产。③破膜后,立即做阴道检查,了解宫颈口扩张情况、胎方位及有无脐带脱垂等。如胎心好,宫颈口扩张不大,特别是初产妇有脐带脱垂,估计短时期内不可能分娩者,应即剖宫取胎。如系经产妇,宫颈口已扩张至 5 cm 以上,胎膜破裂不久,可在全身麻醉下试做内倒转术,使横位变为臀位,待宫口开全后再行臀位牵引术。如宫口已近开全或开全,倒转后即可做臀牵引。④破膜时间过久,羊水流尽,子宫壁紧贴胎儿,胎儿存活,已形成忽略性横位时,应立即剖宫取胎。如胎儿已死,可在宫颈口开全后做断头术,出现先兆子宫破裂或子宫破裂征象,无论胎儿死活,均应立即行剖宫产术。如宫腔感染严重,应同时切除子宫。⑤胎儿已死,无先兆子宫破裂征象,若宫口近开全,在全麻下行断头术或碎胎术。⑥胎盘娩出后应常规检查阴道、宫颈及子宫下段有无裂伤,并及时做必要的处理。如有血尿,应放置导尿管,以防尿瘘形成。产后用抗生素预防感染。⑦临时发现横位产及无条件就地处理者,可给哌替啶 100 mg 或氯丙嗪 50 mg,设法立即转院,途中尽量减少颠簸,以防子宫破裂。

二、巨大胎儿

胎儿体质量达到或超过 4 000 g 以上者,称巨大胎儿。近年来,因营养过度而致巨大胎儿的孕妇有增多的趋势。巨大胎儿引起的主要问题是头盆不称,特别当妊娠过期时,胎儿可因过度成熟,致囟门变小、骨缝变狭、头骨不易重叠塑形,娩出较困难,脑部易受伤,产道损伤机会也较大,易并发产后出血及感染。

(一)护理评估

1.病史

询问病史,可有巨大胎儿分娩史、糖尿病史。相关因素有父母身材高大,胎儿常较大。与遗传因素、胎儿营养吸收过度、过期妊娠、多产等有关。

2.身心状况

(1)表现:孕妇常在妊娠后期出现呼吸困难,自觉腹部沉重及两胁部胀痛。因担心分娩会发生困难及手术而产生焦虑,甚至恐惧。

（2）腹部检查：腹部明显膨隆，测宫高、腹围大于正常妊娠月份；胎体大、先露部高浮；胎心音较正常稍高。应注意与多胎妊娠、羊水过多相鉴别。

3.检查

B超有助诊断。

（二）护理诊断

1.有新生儿受伤的危险

有新生儿受伤的危险与分娩过程的损伤有关。

2.有感染的危险

有感染的危险与分娩过程中母体软产道损伤及产程延长或糖尿病产妇抵抗力低下有关。

3.预感性悲哀

预感性悲哀与得知胎儿异常有关。

（三）护理目标

（1）新生儿健康。

（2）产妇接受处理方案，不发生并发症。

（3）产妇宣泄出心中的失落与悲哀，接受现实。

（四）护理措施

（1）协助医师处理医嘱：孕妇患糖尿病应积极治疗，36周后根据胎儿成熟度、胎盘功能及疾病控制情况，择期引产或剖宫产。

若有头盆不称、胎位异常、高龄初产或在试产中胎头停滞中骨盆、胎儿窘迫等，均宜行剖宫产术结束分娩。

若胎头已达坐骨棘平面下3cm，第二产程时间延长，必要时做会阴侧切加胎头吸引器或产钳助产。若胎儿已死，行穿颅术或碎胎术。

（2）产时应做好新生儿复苏准备。

（3）检查新生儿的健康情况。

（4）提供母体情绪上的支持及持续产后监测。

第七节　羊水栓塞的护理

羊水栓塞是指在分娩过程中羊水进入母体血液循环后引起的肺栓塞、休克、弥散性血管内凝血（DIC）、肾衰竭等一系列病理改变，是极其严重的分娩期并发症。发生在足月分娩者，其死亡率高达80%以上；也可发生在妊娠早、中期流产时，病情较轻，死亡少见。近年的研究认为，羊水栓塞的核心问题是过敏反应，故有人建议将羊水栓塞改名为"妊娠过敏反应综合征"。

一、病因

羊膜腔内压力过高（过强宫缩）、胎膜破裂、宫颈或宫体损伤致静脉或血窦开放是导致羊水栓塞发生的基本条件。高龄初产妇、多产妇、急产是羊水栓塞的好发因素。胎膜早破、胎盘早剥、前置胎盘、子宫破裂、剖宫产手术是发生羊水栓塞的诱因。

二、病理生理

(一)肺动脉高压

羊水内有形成分经肺动脉进入肺循环,阻塞小血管引起肺动脉高压,并刺激肺组织产生和释放血管活性物质,使肺小血管痉挛,加重肺动脉高压。羊水内含有大量激活凝血系统的物质,激活凝血过程,使小血管内形成广泛的血栓阻塞肺小血管,反射性引起迷走神经兴奋,使肺小血管痉挛加重;更重要的是羊水中的抗原成分可引起Ⅰ型变态反应,很快使小支气管痉挛,支气管内分泌物增多,使肺通气、换气量减少,反射性地引起肺内小血管痉挛。这种变态反应引起的肺动脉压升高有时起主要作用。肺动脉高压可引起急性右心衰竭,继而呼吸循环衰竭。

(二)过敏性休克

羊水内某些成分为致敏原,引起Ⅰ型变态反应,导致过敏性休克,多在羊水栓塞后立即出现血压骤降甚至消失,尔后方有心肺功能的衰竭。

(三)弥散性血管内凝血(DIC)

羊水含有多量促凝物质,进入母血后使血管内产生广泛微血栓,消耗大量凝血因子,发生DIC。羊水中也存在激活纤溶系统的物质可激活纤溶系统,发生纤溶亢进。此时因大量凝血物质消耗及纤溶亢进,最终可导致全身性出血及出血不凝。

(四)急性肾衰竭

由于休克和DIC,肾急性缺血导致肾功能障碍和衰竭。

三、临床表现

羊水栓塞的典型临床经过可分以下三个阶段。

(一)呼吸循环衰竭及休克

在分娩过程中,一般发生在第一产程末、第二产程宫缩较强时,有时也发生在胎儿娩出后短时间内。

患者开始出现烦躁不安、寒战、恶心、呕吐、气急等先兆症状,继而出现呛咳、呼吸困难、发绀,肺底部出现湿啰音,心率加快,血压下降,面色苍白,四肢发冷等。严重者发病急骤,甚至没有先兆症状,产妇仅惊叫一声或打一哈欠,血压迅速下降或消失,多于数分钟内迅速死亡。

(二)弥散性血管内凝血

患者渡过心肺功能衰竭和休克阶段之后,发生难以控制的大量阴道流血、切口渗血、全身皮肤黏膜出血、甚至出现消化道大出血。

(三)急性肾衰竭

羊水栓塞后期患者出现少尿(或无尿)和尿毒症的表现。主要是由于循环功能衰竭引起的肾缺血及DIC前期形成的血栓堵塞肾内小血管,引起肾脏缺血、缺氧,导致肾脏器质性损害。

典型病例临床表现通常按顺序出现,不典型者仅有阴道流血和休克,也有休克和出血的同时合并少尿、无尿者。钳刮术中出现羊水栓塞也可仅表现为一过性呼吸急促、胸闷后出现阴道大量出血。

四、诊断

根据分娩及钳刮时出现的上述临床表现,可初步诊断,并立即进行抢救。在抢救同时为确诊应做如下检查:①抽取下腔静脉血,镜检有无羊水成分;②床边胸部 X 线片:见双肺有弥散性点片状浸润影,沿肺门周围分布,伴有右心扩大;③床边心电图检查:提示右心房、右心室扩大;④与 DIC 有关的实验室检查。

五、处理

一旦出现羊水栓塞的临床表现,应立即给予紧急处理。最初阶段主要是抗休克、抗过敏,解除肺动脉高压,纠正缺氧及心力衰竭。DIC 阶段应早期抗凝、补充凝血因子,晚期抗纤溶同时补充凝血因子。少尿或无尿阶段要及时应用利尿剂,预防及治疗肾衰竭。

(一)解除肺动脉高压,改善低氧血症

1. 保持呼吸道通畅及给氧

出现呼吸困难、发绀者,立即面罩给氧,如症状严重,应行气管插管正压给氧。保证供氧,是改善肺泡毛细血管缺氧、预防及缓解肺水肿的关键,也可改善心、脑、肾等重要脏器的缺氧状况。

2. 解痉药物的应用

解除支气管平滑肌及血管平滑肌痉挛,纠正机体缺氧。常用药物如下。

(1)盐酸罂粟碱:为首选药物。可直接松弛血管平滑肌,使冠状动脉、肺和脑小动脉扩张,降低小血管阻力。盐酸罂粟碱 30～90 mg 加于 10%～25% 葡萄糖注射液 20～40 mL 中缓慢静脉推注,日量不超过 300 mg。

(2)阿托品:阿托品既可阻断迷走神经反射引起的肺血管痉挛及支气管痉挛,解除迷走神经对心脏的抑制,又可改善微循环,兴奋呼吸中枢,但心率>120 次/分钟者慎用。阿托品 1 mg 加于 10%～25% 葡萄糖注射液 10 mL 中,每隔 15～30 min 静脉注射 1 次,直至患者面部潮红、症状好转为止。

(3)氨茶碱:可扩张冠状动脉及支气管平滑肌。氨茶碱 250 mg 加于 25% 葡萄糖注射液 10 mL 中缓慢推注,必要时重复应用。

(二)抗过敏

改善缺氧的同时,应迅速抗过敏。肾上腺皮质激素可稳定溶酶体,保护细胞以对抗过敏反应。

地塞米松 20 mg 加于 25% 葡萄糖注射液中静脉推注后,再将 20 mg 加于 5%～10% 葡萄糖注射液中静脉滴注。

(三)抗休克

1. 补充血容量

应尽快输新鲜血液和血浆以补充血容量。在抢救过程中应监测中心静脉压,既可了解心脏负荷状况,指导输液量及速度,又可抽取血液寻找羊水有形成分。

2. 升压药

多巴胺 10～20 mg 加于 5%～10% 葡萄糖注射液 250 mL 中静脉滴注。通常滴速为 20～30 滴/分钟,根据血压调整滴速。

3. 纠正心力衰竭

常选用去乙酰毛花苷 0.2～0.4 mg 加于 25% 葡萄糖注射液 20 mL 中静脉缓慢推注;或毒毛花苷 K 0.125～0.25 mg 同法静脉缓慢注射,必要时 4～6 h 重复一次。

4.纠正酸中毒

在抢救过程中,及时做血气分析和血清电解质的测定。若有酸中毒可用 5% 碳酸氢钠 250 mL 静脉滴注,并及时纠正电解质紊乱。

(四)防治 DIC

1.肝素钠

用于治疗羊水栓塞早期的高凝状态,尤其在发病后 10 min 内使用效果更佳。肝素钠 25～50 mg 加于 0.9% 氯化钠溶液 100 mL 中,静脉滴注 1 h,4～6 h 后再将 50 mg 加于 5% 葡萄糖注射液 250 mL 中缓慢静脉滴注,在用药过程中将凝血时间控制在 20～25 min 左右。24 h 肝素钠总量控制在 100 mg 以内为宜。

2.抗纤溶药物

羊水栓塞由高凝状态向纤溶亢进发展时,可在肝素化的基础上使用抗纤溶药物,如氨基己酸 4～6 g 加于 5% 葡萄糖注射液 100 mL 中,15～30 min 滴完,维持量 1 g/h。

(五)预防肾衰

羊水栓塞的第三阶段为肾衰竭期,应注意尿量。

当血容量补足的情况下仍少尿,应予 20% 甘露醇 250 mL(滴速 10 mL/min),以扩张肾小球前小动脉。心力衰竭患者慎用。尿量仍少,可给予呋塞米 20～40 mg 缓慢静脉注射,并定时检测血电解质。

(六)预防感染

应选用对肾脏毒性较小的广谱抗生素,剂量要大。

(七)产科处理

原则上应在产妇呼吸循环功能得到明显改善,并已纠正凝血功能障碍后进行。在第一产程发病应立即考虑剖宫产终止妊娠,以去除病因。在第二产程发病应在抢救产妇的同时,及时阴道助产结束分娩。若有产后大出血,应积极采取措施,短时间内无法止血可行子宫切除术,以减少胎盘剥离大面积血窦开放出血,这对争取抢救时机有利。

六、护理

(一)护理评估

1.健康史

应仔细评估与其发生有密切相关的诱因(如宫缩剂的应用不当,胎膜早破,引产时的剥膜或人工破膜,子宫收缩过强,前置胎盘,胎盘早剥,子宫破裂等)。

2.身心状况

(1)躯体状况:与妊娠月份、羊水进入的量与速度有关,可分为:①急性休克期,胎儿娩出前后短时间内或中期妊娠引产中,患者突然发生烦躁不安,寒战、呕吐等先兆症状,随之有呛咳、呼吸困难、胸闷、发绀、心率快,血压下降,肺部有湿啰音,很快发生抽搐昏迷等;②出血期,休克后不久,继之可出现出血倾向而血液不凝,此时出血可有下列特征:自发的,无产科原因,多部位(包括阴道出血、黏膜、鼻、皮下和注射针孔等)出血,呈不凝状态;③肾衰竭,在休克及出血的同时伴有少尿、无尿或尿毒症的征象。羊水栓塞对胎儿威胁也很大,胎儿均有窘迫现象,胎心缓慢甚至消失,胎死宫内。

(2)心理状况:本病起病急,病情险恶,产妇危在旦夕,易产生恐惧感。

3.实验室及其他检查

(1)血凝障碍检查:血小板、凝血酶原时间及纤维蛋白原定量检查。

(2)腔静脉取血可查出羊水中的有形物质。

(3)X线可见肺部双侧弥散性点状或片状浸润性阴影。

(二)护理诊断

1.气体交换受损

这与肺血管栓塞、肺动脉高压及肺水肿有关。

2.组织灌流量改变

这与出血多有关。

3.潜在的并发症

肾衰竭。

(三)预期目标

(1)产妇经急救呼吸困难和缺氧症状得以改善。

(2)产妇能维持最基本的生理功能。

(3)出血情况被及时发现和救治。

(四)护理措施

1.预防措施

(1)遵医嘱给予镇静剂及抑制子宫收缩剂,以缓解宫缩。

(2)协助做好人工剥膜与人工破膜,扩张宫颈和剥膜时均应注意避免损伤;人工破膜时必须在宫缩间歇时进行,减少羊水进入母体血循环的机会。

(3)在使用缩宫素时应专人看护,以防止宫缩过强。

(4)对存在羊水栓塞诱因者,应严密观察,警惕羊水栓塞的发生。

2.配合抢救

(1)解除肺动脉高压,遵医嘱首选盐酸罂粟碱 30～90 mg,稀释于 15% 或 20% 葡萄糖注射液 20 mL 内静脉缓慢推注;或用阿托品 1～2 mg,每 15～30 min 静脉推注 1 次,两药并用效果更佳;氨茶碱 250 mg 稀释于 25% 葡萄糖注射液 20 mL 内静脉缓慢推注;给予吸氧,严重者加压给氧,必要时气管插管或气管切开或使用呼吸机,注意维持有效的呼吸节律,使肺缺氧迅速得到改善。

(2)在补充血容量时,按医嘱给予新鲜血液或右旋糖酐(24 h 内输注 500～1 000 mL);为确保输液途径的通畅,开放静脉应选用粗针头。

羊水栓塞早期按医嘱给予肝素钠抗凝;晚期则按医嘱以抗纤溶。

3.严密观察

应专人护理,保持呼吸道的通畅,在抢救过程中正确、有效、及时地完成治疗计划。留置导尿管,保持导尿管的通畅,观察尿的排出量和性质,及时反映情况,采取措施,防止肾衰竭。定时测量血压、脉搏、呼吸,准确地测定出血量,并观察血凝情况,特别护理应详细记录情况和24 h的出入量。在各项操作中严格执行无菌操作,正确使用大剂量抗生素,防止肺部和生殖道感染。配合做好实验室检查,采取血小板、凝血酶原时间、纤维蛋白原定量、鱼精蛋白副凝试验、凝血时间测定的血样标本。在反复观察动态变化中做到遵照医嘱及时反复抽血送验,及时反映异常数据。

4.提供心理支持

一旦发生羊水栓塞,医护人员均需冷静、沉着,抢救工作有条不紊;若产妇神志清醒,应加以鼓励,使其增强信心;理解家属焦虑的心理,耐心解答疑问并向家属介绍产妇病情的实际情况,同时指导避免其焦虑的状态影响产妇。待病情稳定后,针对具体情况提供康复及出院指导。

第八节 胎膜早破与脐带脱垂的护理

胎膜破裂是指临产前胎膜自然破裂,可引起早产、脐带脱垂和宫腔感染。胎膜破裂后,脐带脱出于阴道内或会阴部,称脐带脱垂,对胎儿的危害很大。

一、护理评估

1.健康史

有无胎位异常、头盆不相称、先露衔接不良、多胎妊娠、羊水过多和创伤等因素存在。

2.身体状况

(1)胎膜早破:孕妇自觉突然有液体自阴道不可控制地流出,断续性,时多时少。腹压增加时,流液增多。肛查时,触不到羊膜囊,上推先露部,有液体流出。

(2)脐带脱垂:胎膜破裂后,胎心率可突然改变,变换体位或抬高臀部后,可缓解。阴道检查可触及条索状物,或脐带已经脱出到阴道口外。

(3)对母儿的影响:胎膜早破易引起宫内感染和产褥感染,可诱发早产、脐带脱垂、胎儿窘迫,围产儿的病死率明显增加。

3.心理－社会状况

突然发生的胎膜早破,会令孕妇和家属惊慌失措、焦虑不安;脐带脱垂,更会增加担忧、恐惧甚至悲伤。

二、护理诊断

1.围产儿有受伤的危险

围产儿受伤与早产和脐带受压有关。

2.有感染的危险

感染与胎膜破裂易引起宫腔内感染有关。

3.焦虑

焦虑与担心胎儿的安危有关。

三、护理措施

1.预防围产儿受伤

胎膜早破而先露未衔接的孕妇,要及时住院,绝对卧床休息,采取头低、臀高和左侧卧位,以防止脐带脱垂和羊水流出过多。其间要做好患者的生活护理。密切观察胎心率、体温变化、羊水的气味及形状,了解胎儿宫内安危,及时发现感染征象。如有脐带先露或脐带脱垂,应取臀高位,上推胎先露,立即报告医师。如需结束分娩者,做好抢救早产儿及新生儿的准备。

2. 预防感染

密切观察生命体征,定期检查血常规。每天擦洗会阴 2 次,保持外阴部清洁,指导患者使用消毒会阴垫,并及时更换,勤换内衣裤。严格无菌操作。破膜 12 h,遵医嘱使用抗生素。

3. 减轻焦虑

及时与产妇和家属沟通,把病情及可能发生的情况告知,并说明将采取的措施。鼓励产妇说出其内心的担忧和心理感受,并给予安抚和帮助。

4. 健康指导

良好孕期保健指导,注意营养和卫生,及时纠正胎位不正。孕晚期要注意休息,防止负重和外伤,禁止性生活。一旦破膜,要立即平卧,抬高臀部,尽快送医院。

第九节 产褥感染的护理

产褥感染是指分娩及产期生殖道受病原体侵袭而引起的局部或全身感染,发病率约为 6%。产褥病率是指分娩 24 h 以后的 10 d 内,用口表每日测量体温 4 次,有 2 次体温不低于 38 ℃。

引起产褥病率的主要原因是产褥感染,但也可由生殖道以外的感染(如泌尿系感染、乳腺感染、上呼吸道感染等)引起。产褥感染是目前导致产妇死亡的 4 大疾病之一。

一、护理评估

1. 病史

询问产褥感染诱因:产妇是否有严重贫血、营养不良,孕期有无生殖器炎症史、本次妊娠有无妊娠合并症与并发症,分娩时有无胎膜早破、产程延长、产前出血、产后出血、软产道损伤、产科手术等,妊娠晚期有无性生活、盆浴等。

2. 身体评估

(1)症状:评估有无发热、下腹痛,重者是否出现畏寒、寒战、高热、头痛、恶心、腹胀、腹泻、里急后重、排尿困难等症状。

(2)体征:主要评估以下体征。①体温:急性外阴炎、阴道炎、子宫颈炎体温一般正常,轻型的急性子宫内膜炎、子宫肌炎可有低热,重型急性子宫内膜炎、子宫肌炎、急性盆腔炎、输卵管炎、急性腹膜炎则表现为高热,血栓性静脉炎可表现为弛张热;②有无腹膜刺激征;③外阴伤口有无肿痛及脓汁溢出;④恶露的量、色、味、性状是否正常;⑤子宫复旧情况,子宫颈有无举痛、子宫旁有无增粗的输卵管或炎性包块;⑥下肢有无"股白肿"。

(3)辅助检查:①血常规、尿常规检查:严重感染或全身感染时,血白细胞计数增高;②宫腔分泌物或后穹隆穿刺物培养和药敏试验:可确定病原体和指导用药;③CT、B 超检查:能够对感染形成的炎性包块、脓肿做出定位及定性诊断。

3.心理—社会评估

由于感染严重,产妇持续高热、疼痛,易产生焦虑、恐惧等心理问题,并可因为母婴分离而不安,因不能亲自照顾婴儿而产生内疚感。

二、护理问题

1.体温过高

体温过高与产褥感染有关。

2.疼痛

疼痛与炎症刺激有关。

3.焦虑

焦虑与疾病及母婴分离有关。

三、护理措施

1.预防措施

(1)加强妊娠期、分娩期和产褥期卫生宣教,建立良好个人卫生习惯,保持外阴部清洁。

(2)正确处理产程,防止产道损伤和产后出血,严格无菌操作,避免诱发产褥感染的因素。

(3)妊娠 32 周后,避免性生活与盆浴,积极治疗孕期生殖器炎症。

2.心理护理

鼓励产妇倾诉不安与焦虑,向其讲解有关疾病的知识,解除产妇及家属疑问;帮助产妇及其家属护理好孩子,提供母婴接触机会,为其提供良好的社会支持,减轻焦虑。

3.一般护理

保持休养室通风、清洁、安静。给予高热量、高蛋白、高维生素饮食,并鼓励产妇多饮水。保证产妇充分休息,指导其取半卧位,有利于炎症的局限及恶露排出。下肢血栓性静脉炎的患者,应抬高患肢,局部保暖、湿热敷,促进血液循环,减轻患肢肿胀。高热者,给予物理降温。协助产妇做好皮肤、乳房、会阴护理,勤换内衣、内裤及床单,及时更换会阴垫,保持环境舒适。

4.病情观察

严密观察体温、子宫复旧、恶露及腹痛等情况,监测血白细胞、中性粒细胞计数是否升高,并做好观察、记录。

5.医护配合

(1)正确执行医嘱,合理使用抗生素,并做好特殊治疗配合。

(2)配合医生做好各种手术(如清宫术、脓肿引流术等)的准备及护理。

四、健康教育

(1)加强产褥期宣教,教会产妇观察恶露及监测体温等,有异常及时就诊。

(2)指导产妇培养良好的卫生习惯,便后清洁会阴,清洗会阴的用物要消毒,勤换会阴垫。

(3)指导产妇饮食、休息、用药、定时复查等自我康复保健护理。

第十节　晚期产后出血的护理

分娩 24 h 后,在产褥期内发生大量的子宫出血,称晚期产后出血。以产后 1~2 周发病最常见,亦有迟至产后 6 周发病者。

一、病因

1.胎盘或胎膜残留

其是晚期产后出血最常见原因,多发生于产后 10 d 左右。黏附在子宫腔内的残留胎盘组织发生变性、坏死、机化,形成胎盘息肉。当坏死组织脱落时,暴露基底部血管,引起大量出血。

2.蜕膜残留

若产后蜕膜剥离不全而长时间残留,影响子宫复旧,继发子宫内膜炎,引起晚期产后出血。

3.胎盘附着面感染或复旧不良

胎盘附着面感染或复旧不良多发于产后 2 周左右。若胎盘附着面感染、复旧不全可引起血栓脱落,血窦重新开放,导致子宫出血。

4.感染

感染常见于子宫内膜炎,致胎盘附着面复旧不良和子宫收缩欠佳,血窦关闭不全引起子宫出血。

5.剖宫产术后子宫切口裂开

剖宫产术后子宫切口裂开多发于术后 2~3 周,多见于子宫下段剖宫产横切口两侧端切口裂开。主要原因如下:①子宫下段横切口两端切断了子宫动脉向下斜行分支,造成局部供血不足;②横切口选择过低或过高;③缝合技术不佳;④切口感染。上述因素都可因手术缝合的肠线溶解脱落,血窦重新开放,导致大量阴道流血,甚至休克。

6.其他

子宫黏膜下肌瘤、妊娠滋养细胞肿瘤等。

二、治疗原则

1.保守治疗

纠正贫血、抢救休克,及时补充血容量,给予宫缩剂和广谱抗生素;并按病因进行处理。

2.手术治疗

胎盘、胎膜残留者应立即行刮宫术;剖宫产术后子宫出血者,应住院给予抗生素及宫缩剂,严密观察出血量;大量出血则需紧急抢救,若已诊断为切口裂开应立即行剖腹探查术。

三、护理评估

1.病史

详细询问分娩史,了解胎盘、胎膜娩出是否完整,评估剖宫产的指征、术式及术后恢复情况,了解子宫复旧情况以及恶露有无臭味等。

2.身体评估

(1)症状:评估阴道流血的量、色、味,是否伴有发热、下腹痛等。

(2)体征:评估有无面色苍白、脉搏细弱及血压下降;妇科检查示子宫颈口松弛,子宫多为复旧不全、大而软,有时可触及残留组织。

(3)辅助检查:进行血常规、尿常规检查,了解感染与贫血程度;B超检查了解了子宫腔有无残留组织等。

3.心理—社会评估

因阴道反复流血、发热、腹痛等,产妇可出现焦虑、抑郁情绪;因突然大量出血,可出现紧张、恐惧情绪;因不能很好照顾新生儿及影响正常哺乳,产妇可出现担忧、内疚情绪。

四、护理问题

1.体液不足

体液不足与产后失血有关

2.有感染的危险

有感染的危险与阴道流血时间长、贫血等有关。

3.焦虑

焦虑与担心自身健康及婴儿喂养有关。

五、护理措施

1.预防措施

(1)分娩时仔细检查胎盘、胎膜是否完整,有残留者应及时清宫。

(2)剖宫产术应严格遵守操作规程,缝线不宜太紧或太松,术后保持伤口清洁,避免咳嗽,保持大便通畅等。

(3)注意产褥期卫生,预防感染。

2.心理护理

解释病情,引导产妇说出担忧、焦虑,主动关心、安慰产妇,帮助其护理婴儿,使其情绪稳定并配合治疗。

3.一般护理

提供清洁、安静、舒适的休息环境,指导产妇半卧位休息,保证充分睡眠;增加营养,给予高热量、高蛋白、高维生素、富含铁的饮食;保持会阴清洁。

4.病情观察

严密观察阴道流血、体温、子宫复旧等情况。发现阴道大量流血或休克征兆时,应立即报告医生,并积极配合抢救。

5.医护配合

(1)按医嘱给广谱抗生素与缩宫素。

(2)配合医生做好清宫术或剖腹探查术的准备及护理工作,刮出物立即送病理检查。

六、健康教育

(1)教会产妇观察恶露、子宫复旧、体温等情况,有异常时应及时就诊。

(2)指导产妇饮食、休息、活动与卫生处理,定时复查。

第十一节 小儿急性上呼吸道感染的护理

一、疾病概要

急性上呼吸道感染,简称上感,俗称"感冒",包括流行性上感和一般类型上感,是小儿最常见的疾病,主要指鼻、鼻咽和咽部的急性感染,常诊断为"急性鼻咽炎、急性咽炎、急性扁桃体炎"等,也可统称为上呼吸道感染。该病全年均可发生,以冬春季为多。

该病的治疗原则以支持治疗和对症治疗为主,适当选用抗病毒药物,病情较重、有继发细菌感染或发生并发症者,应合理应用抗生素。

二、护理评估

(一)健康史

本病 90% 以上是由病毒引起,主要有呼吸道合胞病毒、流感病毒、副流感病毒、腺病毒、鼻病毒、柯萨奇病毒、单纯疱疹病毒、EB 病毒等。病毒感染后也可以继发细菌感染,常见为溶血性链球菌,其次为肺炎球菌等。由于上呼吸道的解剖生理特点和免疫特点,婴幼儿易患上呼吸道感染。

患儿发病前多有"受凉"史,或当地有类似疾病的流行;有维生素 D 缺乏性佝偻病、营养不良、先天性心脏病、贫血等疾病的患儿因抵抗力低下易患本病,多有反复发病史及病程迁延。气候改变、空气污浊、护理不当等容易诱发本病。

(二)身体状况

病情轻重不一。与年龄、病原和机体抗病能力强弱有关。年长儿症状较轻,以局部症状为主;婴幼儿局部症状不显著而全身症状重。

1. 一般类型上感

轻症主要是鼻咽部症状,多见于年长儿,常于受凉后 1~3 d 出现流涕、鼻塞、喷嚏、咽部不适、干咳及不同程度的发热,可伴有头痛、食欲减退、乏力、全身酸痛等。重症多见于婴幼儿,可骤然起病,高热、咳嗽、拒乳、乏力,可伴有呕吐、腹泻、腹痛、烦躁,甚至高热惊厥。部分患儿发病早期可有阵发性腹痛,多位于脐周,与发热所致的阵发性肠痉挛或肠系膜淋巴结炎有关。

体检可见咽部充血,扁桃体肿大,可有白色斑点状渗出物,颌下淋巴结肿大、触痛。

肠病毒感染患儿可出现不同形态的皮疹。病程为 3~5 d。如体温持续不退或病情加重,应考虑感染可能侵袭其他组织或器官。

2. 几种特殊类型上感

(1)疱疹性咽峡炎:系柯萨奇 A 组病毒感染所致,好发于夏秋季。表现为急起高热、咽痛、流涎、厌食、呕吐等;体检可见咽充血,咽腭弓、悬雍垂、软腭等处有 2~4 mm 大小的疱疹,周围有红晕,疱疹破溃后形成小溃疡。患儿因疼痛影响吞咽和进食,病程 1 周左右。

(2)咽—结合膜热:由腺病毒 3、7 型所致,常发生于春夏,可在集体儿童机构中流行。临床以发热、咽炎、结合膜炎为特征;多呈高热、咽痛、咽部充血、一侧或双侧滤泡性眼结合膜炎、眼部刺痛、流泪、结膜充血;颈部、耳后淋巴结肿大,有时伴胃肠道症状。病程 1~2 周。

(3)流行性感冒(流感):由流感病毒引起,可导致大流行。突出表现为严重的感染中毒症状,患儿持续高热、寒战、头痛、乏力、全身肌肉和关节酸痛、呕吐等,可伴惊厥,甚至昏迷、休克等。易继发肺炎、心肌炎等,病程多超过 7 d。

3.并发症

并发症在婴幼儿多见,上呼吸道炎症波及邻近器官或向下蔓延,可引起中耳炎、鼻窦炎、咽后壁脓肿、颈淋巴结炎、喉炎、支气管炎、肺炎等。年长儿若患链球菌性上感可引起急性肾炎、风湿热等疾病。

(三)心理、社会资料

因鼻塞或发热等不适感常引起患儿烦躁、哭闹。家长在患儿起病初多不重视,当患儿出现高热等严重表现后,家长便担心病情恶化,产生焦虑、抱怨等情绪。要多和患儿及家长沟通,消除急躁、焦虑情绪。特殊类型的上感常呈流行,且很多急性传染病的早期表现为上呼吸道感染症状,因此还应注意评估流行病学情况。

三、护理诊断与合作性问题

1.体温过高

体温过高与上呼吸道感染有关。

2.潜在并发症

潜在并发症包括高热惊厥。

3.烦躁、哭闹

烦躁、哭闹与咽痛、鼻塞通气不畅有关。

四、护理目标

(1)患儿体温恢复正常。

(2)患儿的饮食与睡眠等生活习惯恢复正常。

五、护理措施

1.发热的护理

(1)密切观察患儿的体温变化,急性期患儿应卧床休息,保持室内安静、空气清新,但应避免让冷风直接吹到患儿躯体;当体温超过 38.5 ℃时应给予物理降温,如头部冷敷、温水擦浴、冷盐水灌肠等。物理降温后 30 min 测体温,并记录于体温单上。维持室温 18 ℃~22 ℃,湿度 50%~60%,以湿化气道,利于呼吸道分泌物排出;定期进行空气消毒,以免病原体播散。

(2)保证患儿摄入充足的水分,鼓励患儿多饮水,以加快毒素排泄和调节体温,给予易消化和富含维生素的清淡饮食;对鼻塞严重妨碍吸吮的婴幼儿,宜在哺乳前 10~15 min 清除鼻腔分泌物后用 0.5%麻黄素液滴鼻,每次 1~2 滴,使鼻腔通畅,保证吸吮,必要时静脉补充营养和水分;及时更换汗湿的衣服,保持皮肤干燥、清洁;保持口腔清洁,及时清除鼻腔及咽喉部分泌物,保证呼吸道通畅,咽部不适时可给予咽喉喷雾剂或行雾化吸入。

(3)遵医嘱给予退热药,并观察记录用药效果。

2.观察病情

(1)密切观察病情变化,警惕高热惊厥的发生。采取有效措施控制患儿体温是预防高热惊厥发作的根本措施。婴幼儿体温超过 39 ℃时,应密切观察有无惊厥先兆,尤其是有高热惊厥史的患儿更应注意。当高热患儿出现兴奋、烦躁、惊跳等惊厥先兆时,应立即通知医生,按医嘱给予镇静药,同时采取降温措施。

(2)如患儿病情加重,体温持续不退,应考虑并发症的可能,需及时报告和处理,如病程中出现皮疹,应区别是否为某种传染病早期征象,以便及时采取措施。

3.健康教育

指导家长掌握上呼吸道感染的预防知识和护理要点,懂得相应的应对技巧,如加强体格锻炼,多进行户外活动,以增强机体抵抗力,但在呼吸道疾病流行期间,避免去人多拥挤的公共场所;气候变化时及时增减衣服,避免过热或过冷。鼓励母乳喂养;及时添加辅食,积极防治各种慢性病,如佝偻病、营养不良及贫血等,按时预防接种。在集体儿童机构中,如有上感流行趋势,应早期隔离患儿,室内用食醋熏蒸法消毒(食醋 $2\sim10$ mL/m^2 加水 $1\sim2$ 倍,加热熏蒸到全部汽化)。

第十二节　小儿急性支气管炎的护理

一、疾病概要

急性支气管炎,是由于各种致病原引起的支气管黏膜急性炎症,常继发于上呼吸道感染,或为某些急性传染病的一种临床表现。气管常同时受累,故可称为急性气管支气管炎。本病是儿童时期常见的呼吸道疾病,以婴幼儿多见。

治疗原则以应用抗生素控制感染和对症治疗为主。对症治疗一般不用镇咳药或镇静药,以免抑制咳嗽反射,影响痰液排出。

二、护理评估

(一)健康史

凡能引起上呼吸道感染的病毒和细菌皆可引起支气管炎,常为混合感染。特异性体质、免疫功能失调、营养不良、佝偻病、鼻窦炎等患儿常易反复发生支气管炎。病前多有上呼吸道感染史。患儿可有湿疹或其他过敏史;应详细询问既往健康情况,发病时的治疗情况、效果等。

(二)身体状况

大多先出现上呼吸道感染症状,以咳嗽为主,初为刺激性干咳,之后有痰且有时痰中带血。婴幼儿全身症状较明显,常有发热、纳差、乏力、呕吐、腹胀、腹泻等。体检肺部呼吸音粗糙,可闻及不固定的散在干、湿啰音,啰音常在体位改变或咳嗽后随分泌物的排出而有明显变化或消失,一般无气促和发绀。婴幼儿可发生一种特殊类型的支气管炎,称为哮喘性支气管炎,也称喘息性支气管炎,系指婴幼儿时期以喘息为突出表现的支气管炎。患儿除有上述临床表现外,主要特点为:①多见于 3 岁以下,有湿疹或其他过敏史的患儿;②咳嗽频繁,并有呼气性呼吸困难伴喘息,夜间或清晨较重,或在哭闹、活动后加重,肺部叩诊呈鼓音,听诊两肺布满哮鸣音及少量粗湿啰音;③有反复发作倾向,但大多数患儿随年龄增长而发作减少,至学龄期停止发作,有少数患儿可发展为支气管哮喘。

(三)心理、社会资料

本病易反复发作,尤其是哮喘性支气管炎,少数患者可发展成为支气管哮喘。应注重评估家长对该病的了解程度,护理知识的掌握程度、是否存在焦虑等。患儿常因呼吸困难产生烦躁情绪,住院患儿因环境陌生可出现恐惧。

三、护理诊断及合作性问题

1.清理呼吸道无效

清理呼吸道无效与痰液黏稠不易咳出、气道分泌物堆积有关。

2.体温过高

体温过高与细菌或病毒感染有关。

四、护理目标

(1)患儿痰液排出,呼吸平稳。

(2)体温维持在正常范围。

五、护理措施

1.保持呼吸道通畅

(1)室内空气新鲜,室温适宜(18 ℃~20 ℃),湿度55%~65%,以减少对支气管黏膜的刺激,利于排痰。

(2)做好体位的护理,注意经常更换患儿体位,定时为患儿拍背,指导并鼓励患儿有效咳嗽,以利于呼吸道分泌物排出,促进炎症消散。

(3)鼓励患儿多饮水,可给予超声雾化吸入,以湿化气道,利于痰液咳出,以防止痰液黏稠不易咳出。

(4)遵医嘱给予抗生素、化痰止咳药、平喘药,密切观察用药后反应,以免过量或不足。

(5)对哮喘性支气管炎的患儿,注意观察有无缺氧症状,必要时给予氧气吸入。

2.维持正常体温

(1)密切观察体温变化,体温超过38.5 ℃给予物理降温或遵医嘱给予药物降温,防止发生惊厥。

(2)保证充足的水分及营养供给。保持口腔清洁,婴幼儿可在进食后喂适量开水,以清洁口腔;年长儿应在晨起、餐后、睡前漱洗口腔。

3.健康教育

(1)向家长说明本病的护理要点,如注意休息、多饮水,喂食清淡、易消化食物,观察病情等,提高理性认识,减轻焦虑。

(2)指导患儿和家长了解增强机体抵抗力的方法,如何加强营养,适当开展户外活动,进行体格锻炼,增强机体对气温变化的适应能力;根据气温变化增减衣服,避免受凉或过热;在呼吸道疾病流行期间,避免到人多拥挤的公共场所,以免交叉感染;积极预防营养不良、佝偻病、贫血和各种传染病,按时预防接种,增强机体的免疫能力。

第十三节　小儿肺炎的护理

一、疾病概要

肺炎系指由不同病原体或其他因素所致的肺部炎症,以发热、咳嗽、气促、呼吸困难和肺部固定湿啰音为主要临床表现。该病是儿科常见病,也是我国 5 岁以下小儿死亡的第一位原因,为我国儿童保健中重点防治的"四病"之一。据联合国儿童基金会统计,全世界每年有 350 万左右儿童(<5 岁)死于肺炎,占儿童(<5 岁)总死亡率的 28%;我国每年儿童(<5 岁)因肺炎死亡者约 35 万,占全世界儿童肺炎死亡数的 10%。

因此,积极采取措施,降低小儿肺炎的发病率和病死率是儿童医疗保健工作的重要任务。

二、护理评估

(一)健康史

引起肺炎的主要病原微生物为病毒和细菌,病毒中最常见的为呼吸道合胞病毒,其次为腺病毒、流感病毒等;细菌中以肺炎链球菌多见,其次有葡萄球菌、链球菌、革兰阴性杆菌等。低出生体质量、营养不良、维生素 D 缺乏性佝偻病、先天性心脏病等患儿易患本病,且病情严重,容易迁延不愈,病死率也较高。

(二)身体状况

支气管肺炎是小儿时期最常见的肺炎,多见于 3 岁以下婴幼儿。

1. 轻症肺炎

轻症肺炎以呼吸系统症状为主,大多数起病急。主要表现为:①发热:热型不定,多为不规则发热,新生儿及重度营养不良儿可不发热,甚至体温不升;②咳嗽:咳嗽较频,初为刺激性干咳,以后有痰,新生儿则表现为口吐白沫;③气促:多发生在发热、咳嗽之后,呼吸加快,每分钟可达 40～80 次,可有鼻翼扇动,严重者呈现点头状呼吸、三凹征、唇周发绀。肺部可听到固定的中、细湿啰音,病灶较大者可出现肺实变体征。新生儿、小婴儿症状可不典型。

2. 重症肺炎

由于存在严重的缺氧和毒血症状,除呼吸系统外,还可累及循环、神经和消化等系统,出现相应功能障碍:①循环系统:常见心肌炎和心力衰竭。心肌炎表现为面色苍白、心动过速、心音低钝、心律不齐,严重者可闻及奔马律。重症肺炎表现的心率增快、呼吸增快、呼吸困难、烦躁不安和肝脏增大,应与心力衰竭相鉴别,要进行综合判断。②神经系统:当发生脑水肿时表现为烦躁或嗜睡、意识障碍、惊厥、前囟隆起、球结膜水肿、瞳孔对光反射迟钝或消失、呼吸不规则、脑膜刺激征等。③消化系统:一般多为食欲减退、呕吐和腹泻等,发生中毒性肠麻痹时表现为严重的腹胀、膈肌升高,加重了呼吸困难。听诊肠鸣音消失,重症患儿还会呕吐咖啡样物,大便隐血阳性或解柏油样便。

若延误诊断或病原体致病力强,可引起脓胸、脓气胸、肺大疱、肺脓肿、化脓性心包炎、败血症等并发症,多表现为体温持续不退,或退而复升,中毒症状或呼吸困难突然加重。

(三)心理、社会资料

评估患儿的心态,由于病情较重,住院时间较长,可因发热、缺氧等不适加上环境陌生及与父母分离而产生焦虑和恐惧,表现为哭闹、易激惹或少动寡言、情绪抑郁,或不能配合和支持医疗护理工作。家长因患儿住院时间较长,家庭正常生活秩序被打乱,同时因不了解该病的有关知识而产生焦虑和不安,表现为急躁、不知所措。应评估患儿及家长的心理状态,对疾病的病因和预防知识的了解程度,家庭环境及家庭经济情况,了解患儿既往有无住院的经历。

三、护理诊断及合作性问题

1.气体交换受损

气体交换受损与肺部炎症有关。

2.清理呼吸道无效

清理呼吸道无效与呼吸道分泌物过多、黏稠,不易排出有关。

3.体温过高

体温过高与肺部感染或毒血症有关。

4.潜在并发症

潜在并发症包括心力衰竭、中毒性脑病、中毒性肠麻痹、脓胸。

四、护理目标

(1)患儿气促、发绀消失,呼吸平稳。

(2)患儿能及时清除痰液,呼吸道通畅。

(3)患儿体温恢复正常。

五、护理措施

1.改善缺氧状况

(1)保持病室环境舒适,空气流通,定期紫外线消毒,室温维持在 $18\sim22\ ^{\circ}\text{C}$,湿度以 $55\%\sim60\%$ 为宜,利于呼吸道的湿化,有助于分泌物的排出。不同病原体肺炎患儿应分室居住,以防交叉感染。

(2)患儿应定时更换体位,具体应视病情和病变部位而调节,应经常帮助患儿翻身,更换体位,或抱起患儿以有利于分泌物排出,减轻肺部淤血和防止肺不张。

(3)凡有低氧血症,呼吸困难、喘憋、口唇发绀、面色苍白等情况立即按医嘱给氧。婴幼儿可用面罩法给氧,年长儿可用鼻导管法。若出现呼吸衰竭则使用人工呼吸器。

(4)正确、适时留取标本送检,以指导临床用药;遵医嘱正确使用抗生素,以消除肺部炎症,促进气体交换。绝大多数重症肺炎是由细菌感染引起,故需采用抗生素治疗,注意观察治疗效果和不良反应。

2.保持呼吸道通畅

(1)及时清除患儿口鼻分泌物,经常协助患儿变换体位,同时轻拍背部,边拍边鼓励患儿咳嗽,以促进肺泡及呼吸道的分泌物借助重力和振动排出;病情许可的情况下可进行体位引流。

(2)给予超声雾化吸入,以稀释痰液,易于咳出;雾化吸入器中加入庆大霉素/利巴韦林(病毒唑)、地塞米松、糜蛋白酶等药物以消除炎症,分解痰液,促进排痰。必要时给予吸痰,吸痰不宜在哺乳后 1 h 内进行,以免引起呕吐;吸痰时患儿多因刺激而咳嗽、烦躁,吸痰后酌情吸氧。

(3)遵医嘱给予祛痰药,如复方甘草合剂等;对严重喘憋者遵医嘱给予支气管解痉药,中毒症状明显、严重喘憋者可用地塞米松,疗程 $3\sim5\ \text{d}$。

（4）给予易消化、营养丰富的流质、半流质饮食，少食多餐，避免过饱影响呼吸；喂食时应耐心，防止呛咳引起窒息；重症不能进食者，给予静脉营养。鼓励患儿多饮水，保证液体的摄入量，以湿润呼吸道黏膜，防止痰液黏稠不易咳出，同时可以防止发热导致的脱水。

3.降低体温

监测体温变化，并警惕高热惊厥的发生。对高热者给予降温措施。保持口腔及皮肤清洁。

4.密切观察病情变化

（1）密切观察有无心力衰竭的表现：如患儿出现烦躁不安、面色苍白、气喘加剧，心率加速（幼儿>160 次/分钟，婴儿>180 次/分钟）、肝在短时间内急剧增大等心力衰竭的表现，及时报告医生。给予氧气吸入并减慢输液速度，遵医嘱给予强心、利尿、镇静药物，以增强心肌收缩力，减慢心率，增加心排血量，减轻体内水钠潴留，从而减轻心脏负荷。

（2）密切观察中毒性脑病的表现：若患儿出现烦躁或嗜睡、惊厥、昏迷、呼吸不规则等，提示颅内压增高，立即报告医生并共同抢救。

（3）当患儿腹胀明显伴低钾血症时，及时补钾；若有中毒性肠麻痹，应禁食、胃肠减压，遵医嘱皮下注射新斯的明，每次 0.04 mg/kg，以促进肠蠕动，消除腹胀，缓解呼吸困难。

（4）如患儿病情突然加重，出现剧烈咳嗽、烦躁不安、呼吸困难、胸痛、面色青紫，患侧呼吸运动受限等，提示并发了脓胸或脓气胸，应及时配合进行胸腔穿刺或胸腔闭式引流。

5.健康教育

（1）向患儿家长介绍肺炎的有关知识，如发病原因、主要表现及转归等，介绍患儿的病情，解释治疗用药的作用和疗程；做医疗护理操作时应向孩子或家长做必要的解释，这样既可得到他们的配合和支持，又可缓解患儿及家长的紧张、焦虑情绪。

（2）指导家长做好家庭护理，室内空气应流通，光照充分，合理安排患儿休息对疾病康复非常重要，解释经常怀抱小婴儿及年长儿要经常更换体位的意义，教会家长拍背协助排痰的方法。

（3）指导家长正确用药，介绍治疗肺炎常用药物的名称、剂量、用法及不良反应，说明用药前后的注意事项。

（4）指导家长合理喂养，小儿应加强体格锻炼，以改善呼吸功能；对易患呼吸道感染的患儿，在寒冷季节或气候骤变外出时，应注意保暖，避免着凉；定期健康检查，按时预防接种；教育患儿咳嗽时用手帕或纸捂嘴，不随地吐痰，防止病原菌污染空气而传染给他人。积极治疗佝偻病、贫血、营养不良、先天性心脏病及各种急性传染病等，以减少肺炎的发生。

第十四节　小儿腹泻的护理

一、疾病概要

小儿腹泻或称腹泻病，是一组多病原、多因素引起的以大便性状改变和大便次数增多为特点的临床综合征，是儿科常见病。6 个月至 2 岁婴幼儿多见，一岁内占半数，是造成小儿营养不良、生长发育障碍的主要原因之一。严重者可造成水与电解质紊乱,一年四季均可发病,但夏秋季发病率高。本病为我国儿童保健重点防治的"四病"之一。

临床上根据腹泻的病因可分为感染性腹泻和非感染性腹泻;根据病程可分为急性腹泻(病程在2周以内,最多见)、迁延性腹泻(病程在2周至2个月)和慢性腹泻(病程在2个月以上,多与营养不良和急性期未彻底治疗有关)。根据病情分为轻型腹泻及重型腹泻。

感染性腹泻时,病原微生物多随污染的食物、日用品、手或水进入消化道,当机体防御功能下降,大量病原微生物侵入并产生毒素,可引起腹泻。产毒性大肠埃希菌主要通过其产生的肠毒素促使水及电解质向肠腔内转移,肠道分泌增加导致水样腹泻,侵袭性大肠埃希菌、空肠弯曲菌、鼠伤寒沙门氏菌以及金黄色葡萄球菌等,可侵入肠黏膜组织,产生广泛的炎性反应,出现血便或黏胨状大便;轮状病毒侵袭肠绒毛的上皮细胞,使之变性坏死,绒毛变短脱落,引起水、电解质吸收减少,导致腹泻。同时,继发的双糖酶分泌不足使食物中糖类消化不全而积滞在肠腔内,并被细菌分解成小分子的短链有机酸,使肠液的渗透压增高,进一步造成水和电解质的丧失。

非感染性腹泻多因进食过量或食物成分不恰当引起,消化、吸收不良的食物积滞于小肠上部,使肠内的酸度减低,肠道下部细菌上移并繁殖,产生内源性感染,使消化功能更加紊乱。加之食物分解后腐败性毒性产物刺激肠道,使肠蠕动增加,引起腹泻、脱水、电解质紊乱及中毒症状。

小儿腹泻的治疗主要是调整饮食、控制感染、纠正水和电解质紊乱及对症治疗。

二、护理评估

(一)健康史

婴幼儿易患腹泻与下列因素有关。

1.易感因素

(1)消化系统特点:婴幼儿消化系统发育尚未成熟,胃酸和消化酶分泌不足,消化酶的活性低,不能适应食物质和量的较大变化;生长发育快,所需营养物质相对较多,胃肠道负担重,因此在受到不良因素影响时,易发生消化道功能紊乱。

(2)机体防御功能差:婴幼儿血清免疫球蛋白和胃肠道分泌型IgA水平及胃内酸度偏低,新生儿出生后尚未建立正常肠道菌群或因使用抗生素等引起肠道菌群失调时,使正常肠道菌群对入侵致病微生物的拮抗作用丧失,均可致肠道感染,使正常肠道菌群对入侵致病微生物的拮抗作用丧失,均可致肠道感染。

(3)人工喂养:由于不能从母乳中获取SIgA、乳铁蛋白等体液因子、巨噬细胞和粒细胞等有很强抗肠道感染作用的成分。动物乳中上述成分在加热处理过程中易被破坏,且人工喂养的食物和食具极易受污染,故人工喂养儿肠道感染发生率明显高于母乳喂养儿。

2.感染因素

肠道内感染的诱因多是食物污染、饮食不卫生、长期应用广谱抗生素或糖皮质激素致肠道菌群失调或机体免疫力低下继发感染等,感染的病原主要有以下几种。

(1)病毒:寒冷季节的婴幼儿腹泻80%由病毒感染引起,以轮状病毒引起的秋冬季腹泻最常见,其次有柯萨奇病毒、埃可病毒、腺病毒等。

(2)细菌感染(不包括法定传染病):以致病性大肠埃希菌、产毒性大肠埃希菌、侵袭性大肠埃希菌及出血性大肠埃希菌为主,其次为空肠弯曲菌、耶尔森菌、鼠伤寒沙门氏菌等。

(3)其他:真菌和寄生虫也可引起肠炎,如白色念珠菌、蓝氏贾第鞭毛虫和阿米巴原虫等。

3.非感染因素

(1)饮食因素:①喂养不当可引起腹泻,多为人工喂养儿,常因喂养不定时,饮食量不当,或未经食物过渡突然断乳,过早喂给大量淀粉或脂肪类食物,突然改变食物品种或骤然断乳等;②过敏性腹泻,如对牛奶或大豆(豆浆)过敏而引起的腹泻;③原发性或继发性双糖酶缺乏或活性降低,肠道对糖的消化吸收不良而引起的腹泻。

(2)气候因素所致腹泻:腹部受凉使肠蠕动增加;天气过热使消化液分泌减少,由于口渴又吃奶过多,可能诱发消化功能紊乱而致腹泻。

(3)症状性腹泻:如患中耳炎、上呼吸道感染、肺炎或急性传染病时,可由于发热和病原体毒素的内在作用,导致消化功能紊乱性腹泻。

(二)身体状况

1.轻型腹泻

轻型腹泻多由饮食因素及肠道外感染因素引起;或因肠道内毒素或非侵袭细菌感染引起。起病可急可缓,以胃肠道症状为主,主要表现为食欲缺乏,偶有恶心、呕吐或溢乳。大便次数增多及性状改变,每日大便多在10次以下,呈黄色或黄绿色、稀糊状、有酸味、常见白色或黄白色奶瓣(皂块)和泡沫,可混有少量黏液,大便镜检可见大量脂肪球和少量白细胞。排便前常因腹痛而哭闹不安,便后恢复安静。一般无脱水及全身中毒症状,多在数日内痊愈。

2.重型腹泻

重型腹泻多由肠道内感染所致,或由轻型腹泻发展而来,除有较重的胃肠道症状外,还有较明显的脱水、电解质紊乱和全身中毒症状。

(1)胃肠道症状:食欲低下,常有呕吐,有时甚至进水即吐,严重者可吐咖啡色液体。腹泻频繁,每日大便10次以上,多者可达数十次,多为黄色水样或蛋花汤样便,量多,可有少量黏液,粪便镜检可见脂肪球及少量白细胞。由于频繁大便刺激,肛周皮肤可发红或糜烂。

(2)全身中毒症状:发热或体温不升、烦躁不安、精神萎靡、嗜睡甚至昏迷、惊厥。

(3)水、电解质及酸碱平衡紊乱表现。

三、护理诊断及合作性问题

1.腹泻

腹泻与喂养不当、感染导致胃肠道功能紊乱有关。

2.体液不足

体液不足与腹泻、呕吐丢失体液过多和摄入不足有关。

3.体温过高

体温过高与肠道感染有关。

4.潜在并发症

潜在并发症包括皮肤黏膜完整性受损、酸中毒、低血钾、低血钙、低血镁。

5.知识缺乏

知识缺乏与患儿家长缺乏合理的喂养知识、卫生知识以及腹泻患儿的护理知识有关。

四、护理目标

（1）患儿腹泻、呕吐次数逐渐减少至停止，大便次数、性状恢复正常。

（2）患儿脱水、电解质紊乱纠正，体质量恢复正常，尿量正常。

（3）患儿体温逐渐恢复正常。

（4）住院期间患儿无红臀发生。

（5）家长能了解小儿腹泻的病况、预防措施和喂养知识，能协助医护人员合理地护理患儿。

五、护理措施

1.控制腹泻，防止继续失水

（1）调整饮食：腹泻和腹泻的恢复期间，给予适宜的营养对促进恢复，减少体质量下降和生长停滞的程度，缩短腹泻后康复时间，预防营养不良非常重要。故腹泻脱水患儿除严重呕吐者暂禁食 4～6 h（不禁水）外，均应继续进食。母乳喂养儿继续哺乳，暂停辅食；人工喂养者，可喂以等量米汤或稀释的牛奶或其他代乳品，腹泻次数减少后，给予半流质，如粥、面条等，少量多餐，随着病情好转，逐渐过渡到正常饮食。病毒性肠炎多有双糖酶缺乏，不宜用蔗糖，对可疑病例暂停乳类喂养，改为豆制代乳品或发酵乳，以减轻腹泻，缩短病程。对少数严重病例口服营养物质不能耐受者，应加强支持疗法，必要时全静脉营养。

（2）严格消毒隔离制度：对感染性腹泻患儿应施行床边隔离，食具、衣物、尿布应专用，对传染性较强的腹泻患儿最好用一次性尿布，用后焚烧。护理患儿前后认真洗手，防止交叉感染。

（3）控制感染：感染是引起腹泻的主要原因，黏液、脓血便患者多为细菌感染，应根据临床特点，针对病原菌选用抗生素，再根据大便细菌培养和药敏试验结果进行调整。大肠埃希菌、空肠弯曲菌、耶尔森菌、鼠伤寒沙门氏菌所致感染常选用庆大霉素、丁胺卡那霉素、氨苄西林、红霉素、诺氟沙星、复方新诺明等。金黄色葡萄球菌肠炎、真菌性肠炎应立即停用原使用的抗生素，根据症状可选用万古霉素、新青霉素、利福平、甲硝唑或抗真菌药物治疗。病毒性肠炎以饮食疗法和支持疗法为主，一般不用抗生素。

（4）微生态疗法：有助于恢复肠道正常菌群的生态平衡，抑制病原定植和侵袭，控制腹泻。常用双歧杆菌、嗜乳酸杆菌、粪链球菌、需氧芽孢杆菌、蜡样芽孢杆菌制剂。

（5）观察排便情况：观察记录大便次数、颜色、气味、性状、量，及时送检，采集标本时注意应采集黏液脓血部分。做好动态比较，根据大便常规检查结果，调整治疗和输液方案。

2.静脉补液

纠正水、电解质紊乱及酸碱失衡，脱水往往是小儿急性腹泻死亡的主要原因，合理的液体疗法是降低病死率的关键。根据病情可选择口服或静脉补液。

3.发热的护理

密切观察患儿体温变化，体温过高应给予头枕冰袋、温水或酒精擦浴等物理降温措施或遵医嘱给予药物降温。鼓励患儿多饮水，为患儿擦干汗，及时更衣，做好口腔护理。

第十五节　小儿惊厥的护理

一、护理评估

（一）健康史

1.出生史

新生儿多有窒息或产伤史,可致缺氧缺血性脑病或颅内出血。

2.喂养史

新生儿喂养不及时易发生低血糖;婴儿维生素 D 不足可引起低钙血症等,均易发生惊厥。

3.感染及传染病史

感染是小儿惊厥最常见的原因,多见于呼吸系统及消化系统感染;传染病多有季节性,夏、秋季节多为细菌性痢疾、乙型脑炎及其他肠道传染病;秋、冬季节多为流行性脑脊髓膜炎及其他呼吸道传染病。

4.其他病史

中毒史(如药物或食物中毒可引起惊厥,尤以幼儿多见;冬季可见一氧化碳中毒等)、心或肾疾病史(如心律失常、急性肾小球肾炎等)、颅脑损伤或畸形、颅内出血或肿瘤等病史;既往发作史(如癫痫及高热惊厥既往可有类似的发作病史)。

5.发作诱因

部分小儿惊厥发作有明显的诱因,如高血压脑病在紧张及过度劳累时易诱发惊厥;原发性癫痫在突然停药或感染时易诱发惊厥等。

（二）身体状况

1.抽搐

惊厥发作时患儿处于过度兴奋状态,多表现为全身或局部肌群不自主地收缩,眼球上翻或凝视,多有意识障碍,持续数秒至数分钟自行停止。根据抽搐表现分为以下几种类型:①强直—阵挛发作:又称大发作,表现为躯干及四肢对称性强直抽动,眼球上斜固定,呼吸暂停,面色苍白或发绀,意识丧失;②强直性发作:突发的全身肌肉强直收缩伴意识障碍,使患儿固定于某种姿势(上下肢伸直,前臂旋前,足跖屈,有时呈角弓反张状);③局限性发作,表现多样:一侧眼轮匝肌、面肌或口轮匝肌抽动,或一侧肢体抽动,或手指、脚趾抽动,或眼球转动、眼球震颤或凝视,或呼吸肌痉挛抽搐以致呼吸运动减慢、呼吸节律不匀或呼吸停止、出现阵发性苍白或发绀。多见于新生儿或幼小婴儿。

2.惊厥持续状态

若一次发作持续超过 30 min 或反复发作间歇期意识不能恢复超过 30 min 者称惊厥持续状态。此时可引起体内氧消耗过多,脑组织缺氧可导致脑水肿及脑损伤,出现颅内压增高及脑损伤的表现。

3.高热惊厥

婴幼儿最常见的惊厥,多由病毒性上呼吸道感染所致,其特点是:①主要发生在 6 个月至 3 岁小儿;②惊厥大多发生于急骤高热开始后 12 h 之内;③惊厥发作时间短暂,在一次发热性疾病中很少连续发作多次,发作后意识恢复快,没有神经系统异常体征;④已排除小儿惊厥的其他病因(尤其是颅内病变);⑤热退后一周做脑电图正常;⑥如果一次发热过程中惊厥发作频繁,发作后昏睡,有锥体束征,38 ℃以下即可引起惊厥,脑电图持续异常,有癫痫家族史者,则日后可能转为癫痫。

4.其他状况

(1)患儿发作时可造成机体受伤,如咀嚼肌痉挛抽搐可发生舌体咬伤(见于出牙的患儿),抽搐时双手握拳,指甲可将手心皮肤损伤;肢体抽动摩擦,可造成腋下等处皮肤损伤;也可因意识丧失而发生摔伤,或抽搐时不当的肢体约束造成骨折或脱臼及各种意外事件,如烧伤、溺水等。

(2)部分患儿可出现呼吸肌痉挛、喉肌痉挛或呼吸道分泌物阻塞而发生窒息。

(3)抽搐持续时间长者可因体内氧消耗过多而造成机体缺氧。

(4)发作时由于神经系统功能紊乱可出现大、小便失禁等。

(三)心理、社会资料

惊厥患儿的心理改变主要表现在发作后,由于年龄及致病原因不同可产生不同的心理反应,如年长的癫痫患儿在醒来时可产生失控感、自卑、恐惧等心理,担心再次发作而长时间处于紧张状态;年幼患儿心理改变不明显。患儿家长的恐惧较为突出,因知识缺乏,面对抽搐的患儿非常紧张,多表现为惊慌及不知所措,并采取错误的处置方式,如大声喊叫、摇晃患儿等。同时担心疾病的严重程度、对脑发育的影响、预后情况,产生焦虑心理。

(四)实验室及其他检查

根据需要做血、尿、粪常规检查、血生化检查(血糖、血钙、血钠、血尿素氮等)、脑脊液检查(主要鉴别有无颅内感染)、眼底检查(有视网膜下出血提示颅内出血,视盘水肿提示颅内高压),其他检查(如脑电图、颅脑 B 超、颅脑 CT、磁共振等)。

二、护理诊断及合作性问题

1.潜在并发症

潜在并发症包括窒息、损伤、脑水肿。

2.焦虑

焦虑与家长缺乏惊厥的相关知识有关。

三、护理目标

(1)患儿生命体征平稳。

(2)患儿不发生外伤或外伤程度降到最低限度。

(3)患儿家长了解惊厥发作时的急救、护理要点和预防措施。

四、护理措施

1.急救护理

(1)就地抢救及保持安静:无论何种原因引起的惊厥,患儿机体多处于高度兴奋状态,轻微刺激即可使惊厥加重或延长抽搐时间。故患儿发作时急救处理首先要避免各种刺激,保持安静,应就地抢救,不要搬运,切勿大声喊叫或摇晃患儿,必要时可针刺止惊。

(2)保持呼吸道通畅:因小儿惊厥可出现喉肌痉挛而发生窒息,或因意识障碍而出现误吸造成呼吸不畅,加重机体缺氧,故应考虑呼吸维护,立即松解衣扣,以防衣服对颈、胸部的束缚影响呼吸,将舌轻轻向外牵拉,防止舌后坠阻塞呼吸道引起呼吸不畅;让患儿去枕仰卧位,头偏向一侧,以防呕吐物误吸发生窒息,及时清除呼吸道分泌物及口腔呕吐物,保持呼吸道通畅,备好吸痰器及急救药品。

(3)防止受伤:若患儿发作时倒在地上,应就地将患儿平放,及时将周围可能伤害患儿的物品移开;若在有栏杆的儿童床上发作时,应在栏杆处放置棉垫,防止患儿抽搐时碰在栏杆上,同时注意将床上的一切硬物移开,以免造成损伤;切勿用力强行牵拉或按压患儿肢体,以免骨折或脱臼,对有可能发生皮肤损伤的患儿应在患儿的手中或腋下垫上纱布,防止皮肤摩擦受损;已出牙的患儿应注意用纱布包裹压舌板置于患儿上下磨牙之间,防止舌咬伤。

(4)按医嘱应用止惊药物,如地西泮、苯巴比妥、水合氯醛等,以解除肌肉痉挛,并观察患儿用药后的表现,详细记录。

2.防止脑水肿

(1)避免加重或诱发惊厥,重点是保持患儿安静,避免对患儿的一切刺激,如声、光及触动等,可按医嘱给予针刺及抗惊厥药控制惊厥,避免惊厥时间过长引起缺氧导致脑水肿甚至脑损伤。

(2)惊厥较重或持续时间较长者,应按医嘱给予吸氧,密切观察其呼吸、脉搏、血压、意识及瞳孔等变化,发现异常及时通知医生,发生脑水肿者按医嘱用脱水药。

3.心理护理

(1)帮助患儿家长进行心理调适,首先表示同情和理解,并向他们讲解惊厥的有关知识,尤其是保持安静的重要性,介绍患儿的病情、预后估计及影响因素,根据不同病因,说明家长应采取的正确处理方法,对他们的一点点进步给予及时的肯定和鼓励,给他们心理支持,提高应对能力,使之更好地与医护人员配合。

(2)对年长患儿,在发作后尽量将其安置在单人房间,醒来时会感觉到隐私被保护,避免失控感及自卑心理的产生。

4.健康教育

(1)根据患儿及家长的接受能力选择适当的方式向他们讲解惊厥的有关知识,特别是急救处理、预防再发和避免受伤的有关知识,如应保持安静、避免刺激;在床边设置防护床栏,防止坠地摔伤;对有可能发生惊厥的患儿要有专人守护,以防患儿发作时受伤等。

(2)出院指导重点讲解惊厥的预防、急救处理、后遗症的观察。对高热惊厥的患儿应向家长说明日后若发热仍有可能出现惊厥,介绍高热时应采取的降温方法,以防惊厥再发作,同时讲解惊厥发作时的急救方法,如就地抢救,针刺(或指压)人中穴,保持安静,不能摇晃、大声喊叫或抱着患儿往医院跑,以免加重惊厥或造成机体损伤。发作缓解时迅速将患儿送往医院查明原因,防止再发。对癫痫患儿应嘱咐家长遵医嘱按时给患儿服药,不能随便停药,以免诱发惊厥,并嘱咐患儿避免到危险的地方及易受伤的环境中,以免发作时出现危险。对惊厥发作持续时间较长的患儿,应嘱咐家长日后利用游戏的方式观察患儿有无耳聋、肢体活动障碍、智力低下等神经系统后遗症,及时给予治疗和指导康复锻炼。

第五章 老年常见疾病护理

第一节 老年糖尿病的护理

一、护理目标与评价

(1)老年人能自觉进行合理饮食和运动治疗控制血糖。

(2)能遵医嘱坚持规律、正确使用降糖药。

(3)血糖控制稳定,无并发症发生或发生率低。

(4)患者能保持乐观和积极的心态应对疾病。

二、护理措施

(一)一般护理

1.饮食护理

饮食治疗是糖尿病治疗的基本措施,应长期坚持。根据患者的情况,控制总摄入量,合理调配饮食,达到控制血糖、改善症状、减少并发症的目的。

(1)目标。

1)尽可能将血糖控制在正常范围,空腹血糖 4.4~7.0 mmol/L,餐后 2 h 血糖<10 mmol/L,糖化血红蛋白(HbAlc)<7%。老年糖尿病患者合并有心脑血管疾病时,或经常出现低血糖患者,应根据个体情况而定,通常空腹 7~9 mmol/L,餐后 2 h 8.0~11.1 mmol/L,糖化血红蛋白 7.0%~7.5%为宜,以防止出现各种急慢性并发症。

2)超重/肥胖患者减重的目标是 3~6 个月减轻体质量 5%~10%。消瘦者应通过合理的营养计划达到并长期维持理想体质量。

3)维持胆固醇和甘油三酯达到目标值。

4)供给营养均衡的膳食,满足患者对微量营养素的需求,养成良好的饮食习惯。

5)减少心血管疾病的危险因素,包括控制血脂异常和高血压。

(2)确定每日所需总热量:根据患者性别、年龄和身高计算理想体质量,利用简易公式计算理想体质量,建议计算公式为:标准体质量(kg)=身高(cm)-105,然后根据理想体质量和劳动强度确定每 8 g 所需总热量,每日所需要的总热量=理想体质量×每千克体质量需要的热量。老年人基础代谢率低,且日常活动减少,休息状态下每日每千克理想体质量给予热量 104.6~125.52 kJ,轻体力劳动 125.52~146.44 kJ,中体力劳动 146.44~167.36 kJ,重体力劳动 167.36 kJ 以上。消瘦或伴有消耗性疾病者应酌情增加,肥胖者酌减,使体质量逐渐恢复到理想体质量±5%左右。

(3)确定各营养要素的比例:碳水化合物占总热量的 50%~65%,提倡用粗制米面和一定量杂粮,忌食用葡萄糖、蔗糖、蜜糖等;蛋白质占总热量的 15%~20%,其中至少 1/3 来自动物蛋白质,推荐蛋白摄入量约为 0.8 g/(kg·d);脂肪类占总热量的 20%～30%,多食用含不饱和脂肪酸的植物油,少食用含饱和脂肪酸的动物油,每日胆固醇的摄入量宜在 300 mg 以下。

(4)每餐热量分配根据患者的生活习惯安排餐次、分配热量,每日三餐者按 1/5、2/5、2/5 或 1/3、1/3、1/3 分配,三餐(四餐)饮食搭配均匀,每餐均有糖类、蛋白质、脂肪。

(5)老年糖尿病患者饮食护理需特别注意:①因老年糖尿病患者患有多种慢性病,应结合全身情况调整食物成分,以免加重病情,如冠心病者应减少脂肪的摄入;②根据老年人咀嚼和味觉变化,注意食物的烹饪方式和营养素的摄入;③家属及照顾者迁就往往是患者未能执行饮食治疗方案的主要原因,必须加强照顾者健康教育与指导,取得其配合,以提高患者的依从性;④严格限制各种甜食,如葡萄糖、蔗糖、蜜糖及其制品(如各种糖果、甜糕点、饼干、冰淇淋、含糖饮料等);⑤每日饮食中膳食纤维素含量不宜少于 40 g,提倡食用绿叶蔬菜、豆类、粗谷物、含糖分低的水果等;⑥少量胆固醇高的食物(动物内脏、蛋黄、鱼子等),每日摄入量 30 g 以下,尽量使用植物油,限制动物脂肪摄入,忌油炸、油煎食物;⑦每周测量体质量 1 次,如果体质量变化超过 2 kg,应报告医师;⑧若患者生活不规律,应随身携带一些方便食品,如饼干、糖果、奶粉等,以预防低血糖发生。

2.康复护理

根据患者的年龄、性别、体力、病情等不同情况,遵循循序渐进和长期坚持的原则,指导患者进行运动锻炼。

(1)运动方式:糖尿病患者以有氧运动为主,如散步、慢跑、快走、做广播操、打太极拳、游泳、骑自行车、跳舞等。

(2)运动时间:一般以饭后 1 h 进行为宜,避免空腹运动引起低血糖;每周至少 150 min(如每周运动 5 d,每次 30 min)中等强度(50%～70%最大心率,运动时有点用力,心跳和呼吸加快但不急促)的有氧运动。每次运动持续 20～30 min。

(3)运动强度:以活动时心率达到个体最大耗氧量的 60%为宜,最大耗氧量达 60%时,安全心率为 170－年龄。

(4)注意事项:①运动前应对患者进行全面评估,根据患者的具体情况选择运动方式、持续时间及运动强度;②避免注射胰岛素 2 h 前后运动,空腹时不宜运动,清晨未注射胰岛素前避免运动;③运动时随身携带糖果,注意补充水分,当出现饥饿感、心慌、冷汗、头晕及四肢无力或颤抖等低血糖症状时及时食用;④并发急性感染、活动性肺结核、严重并发症尤其是心血管并发症时不宜运动,当血糖>14 mmol/L 时应减少运动;⑤运动中出现胸闷、胸痛、视物模糊等应立即停止运动,并及时就医处理。

(二)心理护理

评估患者心理状态,了解患者能否积极配合治疗与护理。关心体贴患者,耐心向患者介绍糖尿病的基本知识,及时对家属进行健康教育,以取得家属支持,使患者能坚持治疗。

第二节　原发性高血压的护理

原发性高血压(primary hypertension)是一种以动脉血压升高为特征伴或不伴有多种心血管危险因素的临床综合征。原发性高血压占高血压总数的 95% 以上,简称高血压病。继发性高血压不足 5%,病因明确,血压升高是某种疾病的一种临床表现。

一、护理评估

(一)健康史及相关因素

(1)病因:包括遗传因素、精神因素、饮食因素、吸烟、酗酒、年龄、超重或肥胖等。

(2)病理生理:高血压早期无明显病理改变,长期高血压引起全身小动脉病变,血管内膜纤维组织和弹性纤维增生,壁腔比值增加,管腔内径变小,导致重要脏器如心、脑、肾组织缺血、缺氧,各脏器发生继发性变化。血压持续增高,还可损伤大、中动脉,并促进动脉粥样硬化的形成和发展。

(二)身体状况

1.临床表现

高血压通常起病缓慢,早期多无症状,可于体格检查时发现血压升高,少数患者则在发生心、脑、肾等并发症后才被发现。部分患者有头痛、头晕、疲劳、健忘、心悸、耳鸣等症状,多数症状可于休息后缓解,劳累后可出现视物模糊、鼻出血等较重症状。

2.高血压急症

部分高血压患者在短时期内发生血压严重升高,并伴有心、脑、肾等重要器官功能障碍,表现为高血压危象、高血压脑病、脑出血、蛛网膜下隙出血、急性心肌梗死、急性主动脉夹层等。

3.辅助检查

①常规检查,包括尿常规、电解质、肾功能、血脂、血糖、血尿酸、心电图、胸部 X 线和眼底检查等,通过检查可发现相关危险因素,了解高血压严重程度和靶器官受累情况;②24 h 动态血压监测,由仪器连续 24 h 自动定时测量患者血压,每隔 15~30 min 1 次,可测定白昼与夜间各时段血压的平均值和离散度,能较敏感、客观地反映实际血压水平。

二、常见护理诊断/问题

(1)舒适的改变:与头痛、头晕有关。

(2)有跌到的危险:与直立性低血压有关。

(3)营养失调:高于机体需要量,与摄入量过多、活动量过少有关。

三、护理措施

(一)一般护理

(1)休息与活动:休息可使血压降低,高血压患者每天起居时间要有规律,保证充足有效的睡眠;适当的运动有助于血压的降低,提高机体活动能力,但应避免做剧烈活动。

(2)饮食护理:①减少钠盐,食盐摄入量每日不超过 5 g;②减少脂肪摄入,减少动物脂肪和胆固醇的摄入,限制全脂奶粉、肥肉、蛋黄等含有高饱和脂肪酸及胆固醇食物,以植物油为主,补充适量优质蛋白质;③补充钙和钾盐,多食含钾高的新鲜蔬菜和水果,喝牛奶也可补充钙和钾;④补充维生素,多食富含维生素的新鲜蔬菜、水果及海产品;⑤限制饮酒量,男性每日不可超过 30 g,女性不可超过 15 g;⑥减轻体质量,控制食量,每顿饭 6 分饱,不吃零食,达到减轻体质量的目的,忌饮咖啡、浓茶等刺激性食物。

(二)用药护理

(1)做好查对工作,保证患者按时、按量准确服用降压药物,不可擅自停药。

(2)注意观察药物疗效和不良反应,每日定时测量血压并做好记录,一旦出现药物不良反应,立即通知医师及时处理。

(3)用药期间改变体位要缓慢,防止血压突然下降引起直立性低血压。

(三)高血压急症的护理

(1)病情观察:将患者安置在抢救病房,绝对卧床休息,加强基础护理,避免一切不良刺激,稳定情绪,定时监测血压,密切观察病情变化,发现血压急剧升高、剧烈头痛、恶心、呕吐、大汗、视物模糊及不同程度的意识障碍、肢体运动障碍等症状,立即通知医师。

(2)安全护理:对谵妄、躁动和意识障碍的患者应用保护具防止发生意外。使用床档防止坠床;躁动者使用约束带限制身体及肢体活动,松紧度以不影响血液循环为宜;抽搐者使用牙垫,防止唇舌咬伤。

(3)保持呼吸道通畅:遵医嘱给予氧气吸入,及时吸出呼吸道分泌物,昏迷患者头偏向一侧,防止分泌物或呕吐物吸入气管引起窒息。

(四)心理护理

介绍老年高血压的相关知识,坚持治疗的重要性,了解并发症的危险性和可预防性;指导老年患者学会自我调节、控制情绪,消除紧张、焦虑心理,避免一切不必要的精神刺激;鼓励老年患者感到较大的精神压力时应向他人倾吐,将压力宣泄;对于易激动的老年患者做好家属工作,使家属理解、宽容患者,帮助患者树立战胜疾病的信心。

第三节　老年慢性阻塞性肺疾病的护理

一、护理评估

(一)致病因素

COPD 病因不清,往往是内、外因素共同作用的结果。

(1)外因:包括吸烟、感染、过敏、气候寒冷及理化因素刺激等,其中吸烟为重要的发病因素,感染亦是 COPD 发生发展的重要因素之一。

(2)内因:包括老年人呼吸系统器官组织的老化、自主神经功能失调、免疫球蛋白(SIgA)减少、单核巨噬细胞功能低下、遗传因素等。

(二)身体状况

1.症状

起病缓慢,病程长,主要症状如下。

(1)慢性咳嗽、咳痰：症状不典型或阙如，咳嗽不重，气促不明显。常晨间咳嗽、咳痰明显，痰多为白色黏液或浆液性泡沫样；急性发作期咳嗽加重，痰量增加，可有脓性痰。

(2)呼吸困难：更突出，早期在劳力时出现，后逐渐加重，以致日常活动或休息时即有胸闷、气促发作，是 COPD 的标志性症状。

(3)易反复感染：老年人呼吸道防御功能减退，体质下降，故易反复感染。在慢性支气管炎急性发作期体温可不升，白细胞不增多。

(4)其他：胸闷、喘息，部分患者可有食欲减退、体质量下降等。

2.体征

早期可无异常，病情进展为慢性阻塞性肺气肿时可出现以下体征。

(1)视诊：桶状胸，呼吸增快，呼吸运动减弱。

(2)触诊：双侧语颤减弱。

(3)叩诊：呈过清音，心浊音界缩小，肺下界及肝浊音界下移。

(4)听诊：双肺呼吸音减弱，呼气时间延长，部分患者可闻及湿啰音和(或)干啰音。

3.并发症多

慢性肺源性心脏病、自发性气胸、呼吸衰竭、肺性脑病、休克、弥散性血管内凝血(DIC)和水、电解质及酸碱平衡紊乱等并发症的发生率高。

(三)心理—社会状况

由于病程长、反复发作、病情逐渐加重，给患者及家庭带来较重的心理压力和经济负担，患者容易出现紧张、焦虑等情绪，甚至对治疗失去信心。

二、护理诊断及医护合作问题

(1)清理呼吸道无效：与呼吸道感染、分泌物多、痰液黏稠、无力咳嗽等有关。

(2)气体交换受损：与气道阻塞、呼吸面积减少所致通气和(或)换气功能障碍有关。

(3)活动无耐力：与呼吸功能下降引起慢性缺氧有关。

(4)营养失调：低于机体需要量与食欲减退、摄入不足、能量消耗增加有关。

(5)焦虑：与呼吸困难影响生活、工作和害怕窒息有关。

(6)潜在并发症：慢性肺源性心脏病、自发性气胸、肺部感染、呼吸衰竭。

三、护理措施与健康指导

(一)治疗要点

1.缓解期治疗

(1)支气管舒张药：常用 β_2 受体激动药，如沙丁胺醇气雾剂，每次 $100\sim200\ \mu g$；茶碱类，如氨茶碱缓(控)释片 $0.2\ g$，每天 2 次或氨茶碱 $0.1\ g$，每天 3 次。

(2)祛痰药：常用药物有盐酸氨溴索和乙酰半胱氨酸等。

(3)家庭氧疗：建议患者进行 $1\sim2\ L/min$，每天 $15\ h$ 以上持续吸氧，能有效提高 COPD 患者的生活质量和生存率。

2.急性加重期治疗

(1)积极控制感染：根据细菌培养及药物敏感试验选择有效抗生素，如 β 内酰胺类、头孢类、大环内酯类及喹诺酮类等。

（2）保持气道通畅：按医嘱应用支气管舒张药及祛痰药，痰液黏稠者可行雾化吸入，喘息明显者可给予糖皮质激素。

（3）纠正缺氧：低氧血症者可给予低流量、低浓度、持续吸氧，避免持续吸入过高浓度的氧，以免引起氧中毒和（或）二氧化碳潴留加重。

（二）护理措施

1.氧疗

按医嘱合理氧疗，以纠正缺氧和改善呼吸功能。应予持续低流量（1～2 L/min）、低浓度（25%～29%）吸氧。

2.保持呼吸道通畅，加强呼吸功能锻炼

为改善呼吸功能，可教会老年人做呼吸操及腹式呼吸锻炼，也可通过练气功、太极拳、定量行走或登梯练习等医疗体育运动达到目的。

3.用药护理

（1）急性期：按医嘱给予抗感染药物，考虑到老年人肾功能减退应慎用氨基糖苷类。

（2）支气管舒张药：常用药物茶碱，注意观察恶心、呕吐，心律失常、血压下降等不良反应。

（3）其他：抗胆碱药可有口干、口苦的反应；β受体兴奋药可引起心动过速、心律失常，长期使用可发生肌肉震颤；糖皮质激素可引起老年人高血压、糖尿病、骨质疏松及继发感染等。

（三）健康指导

（1）指导患者及家属了解本病的相关知识，正确对待疾病，坚持康复，在患者能力范围内，鼓励患者自我护理。

（2）避免病因和诱因，避免刺激性气体或污染物的吸入，在上呼吸道感染流行期间，尽量减少或避免去公共场所，注意保暖，选择空气清新的环境居住和生活，戒烟。

（3）改善营养状况，指导患者科学膳食，进高蛋白、高热量、高维生素、低脂、易消化饮食，如瘦肉、蛋、奶、鱼、蔬菜、水果等。鼓励患者少量多次饮水，每日饮水量不少于 1 500 mL，以稀释痰液利于排出；少食多餐，避免加重喘憋。

（4）提倡家庭氧疗，长期家庭氧疗可明显提高患者的生活质量和劳动能力，延长寿命，每天低流量、低浓度吸氧 15 h 以上。

（5）耐寒锻炼和呼吸功能锻炼，指导患者注意避免受凉、过劳等诱因，气温变化时及时增减衣服。在上呼吸道感染流行期间尽量不去公共场所，避免接触流行性感冒患者。指导患者持之以恒地进行有效的呼吸功能锻炼，改善呼吸功能。

第四节　老年神经系统疾病的护理

一、短暂性脑缺血发作

（一）疾病概述

短暂性脑缺血发作（TIA）是指颈动脉或椎－基底动脉系统一过性供血不足，表现为突然

发病,在数秒、数分钟及数小时,最长不超过 24 h 内完全恢复,而不留任何症状和体征,常反复发作。一般认为 TIA 是脑卒中的重要危险因素,其发病原因多与高血压动脉硬化有关,必须高度重视。

(二)护理措施

1.病情观察

密切观察病情变化,定时测量体温、脉搏、呼吸、血压。

2.护理要点

(1)对有失明、眩晕、共济失调、猝倒发作的患者,应及时给予生活需求,避免受伤。

(2)对伴有腹泻、大汗高热等症状的患者,应及时补液,防止低血压、血液浓缩而诱发脑血栓形成。

(3)本病发作时可出现较严重的神经症状,虽为一过性,但大部分患者会产生恐惧心理,应引导患者放松心理,对其疾病有正确的认识。

(4)药物护理:应用抗凝剂治疗的患者,有其作用及不良反应,应密切观察出血倾向,如皮肤出血点、紫斑、消化道出血等。

3.健康教育

(1)积极治疗已有的高血压、冠心病、高脂血症、糖尿病。

(2)生活规律,适当运动。合理安排起居,坚持适当的体育运动。

(3)避免吸烟、饮酒及食用辛辣食物。

(4)定期到医院体检各项指标,发现异常,积极治疗。

二、脑血栓形成

(一)疾病概述

脑血栓形成又称动脉硬化性脑梗死,是供应脑部的动脉系统中的粥样硬化和血栓形成使动脉管腔狭窄、闭塞,导致急性脑供血不足所引起的局部脑组织坏死。本病是老年人的常见病、多发病。临床表现为突然发生的偏瘫、失语等症状,其发病率随年龄增高而增高。脑血栓形成的首要病因是动脉粥样硬化,而引起动脉粥样硬化的最常见疾病是长期高血压、糖尿病和高脂血症以及高龄,其次为动脉炎、动脉畸形、血液成分的改变等。

(二)护理措施

1.一般护理

(1)应保持安静、卧床休息,加强基础护理。

(2)密切观察病情变化,应定时检查意识、瞳孔、生命体征、肌力、肌张力等。

2.饮食护理

给予营养丰富饮食,多吃新鲜蔬菜和水果,以保持大便通畅,如有吞咽困难,可给予流质或半流质,进食时要慢,以免呛咳,出现误吸。

3.预防压疮

呼吸道感染昏迷或瘫痪患者应定时翻身、拍背、吸痰、加强口腔护理,保持室内空气新鲜。

4.药物护理

静脉应用扩血管药物时,滴速要慢,每分钟 30 滴左右,并注意血压的变化。使用改善微循环的药物,如低分子右旋糖酐,可有过敏反应如发热、荨麻疹等。用溶栓、抗凝药物时严格注意药物剂量,注意有无出血倾向。口服阿司匹林患者应注意有无黑便。如患者再次出现偏瘫或原有症状加重等,应考虑是否为梗死灶扩大及合并颅内出血。如有腹痛、肢体血运障碍、皮肤肿胀、发绀等,应考虑是否有栓子脱落引起的栓塞。

5. 心理护理

脑血栓形成的患者,因偏瘫、失语,常常使患者产生自卑、消极心理,因偏瘫失语、生活不能自理而致性情急躁,甚至发脾气,这样常常会使血压升高,病情加重。护士及家属应主动关心患者,告诉患者简单的哑语,从思想上开导患者,训练患者定期排便,嘱家属要给予患者物质和精神上的支持,鼓励患者多交流,以消除患者异常心理。

第六章　神经外科疾病护理

第一节　颅内压增高的护理

一、概述

颅内压增高是许多颅脑疾病所共有的综合征。当颅腔内容物体积增加或颅腔容积减少超过颅腔可代偿的容量,导致颅内压持续高于 1.96 kPa(200 mmH$_2$O),并出现头痛、呕吐和视神经盘水肿三大病征时,称为颅内压增高。

二、病因

病因可分两大类。

(一)颅腔内容物的体积或量增加

(1)脑体积增加,如脑组织损伤、炎症、缺血缺氧、中毒等导致脑水肿。

(2)脑脊液增多,如脑脊液的分泌、吸收失衡,或循环障碍导致脑积水。

(3)脑血流量增加,如高碳酸血症时,血液中二氧化碳分压增高,脑血管扩张,脑血流量增多。

(二)颅内空间或颅腔容积缩小

(1)颅内占位性病变,如颅内血肿、脑肿瘤、脑脓肿等,使颅内空间相对变小。

(2)先天性畸形,如狭颅症、颅底凹陷症,使颅腔容积变小。

(3)大片凹陷性骨折使颅腔变小。

三、临床表现

(1)头痛是最常见的症状,系颅内压增高使脑膜血管和神经受刺激与牵拉所致。以清晨和晚间多见,多位于前额及颞部,程度随颅内压增高而进行性加重,咳嗽、打喷嚏、用力、弯腰、低头时可加重。

(2)呕吐呈喷射状,常出现于剧烈头痛时,亦易发生于饭后,可伴恶心,系因迷走神经受激惹所致。呕吐后头痛可有所缓解,患者因此常拒食,导致水电解质紊乱及体质量减轻。

(3)视神经盘水肿:因视神经受压、眼底静脉回流受阻引起。表现为视神经乳头充血、边缘模糊、中央凹陷变浅或消失,视网膜静脉怒张、迂曲、搏动消失,动、静脉比例失调,静脉管径增粗,严重时乳头周围可见火焰状出血。早期视力无明显障碍,晚期可因视神经萎缩而失明。

(4)意识障碍及生命体征变化:慢性颅内压增高患者,往往神志淡漠,反应迟钝;急性颅内压增高者,常有明显的进行性意识障碍甚至昏迷。患者可伴有典型的生命体征变化,出现 Cushing(库欣)综合征,即血压升高,尤其是收缩压增高,脉压增大;脉搏缓慢,宏大有力;呼吸深慢等。严重患者可因呼吸循环衰竭而死亡。

(5)其他症状和体征:颅内压增高还可引起外展神经麻痹或复视、头晕、猝倒等。婴幼儿颅内压增高时可见头皮静脉怒张,囟门饱满,张力增高,骨缝分离。

四、辅助检查

1.头颅 X 线片

慢性颅内压增高患者可见脑回压迹增多、加深,蛛网膜颗粒压迹增大、加深,蝶鞍扩大,颅骨的局部破坏或增生等,小儿可见颅缝分离。

2.CT 及 MRI

可见脑沟变浅,脑室、脑池缩小或脑结构变形等,通常能显示病变的位置、大小和形态,对判断引起颅内压增高的原因有重要参考价值。

3.脑血管造影或数字减影血管造影

主要用于疑有脑血管畸形等疾病者。

4.腰椎穿刺

可以测定颅内压力,同时取脑脊液作检查。但对有明显颅内压增高症状和体征的患者,因腰穿可能引发脑疝而视为禁忌。

五、诊断要点

(1)具有颅内压增高的"三主征":头痛、呕吐、视神经盘水肿。

(2)神经系统及辅助检查结果有助于诊断。

六、处理原则

(1)处理原发病因:对于颅内占位性病变,争取手术切除。有脑积水者,行脑脊液分流术,将脑室内的液体通过特殊的导管引入蛛网膜下隙、腹腔或心房。颅内压增高造成急性脑疝时,应紧急手术处理。

(2)对于原因不明或一时不能解除病因者,可采用:①脱水治疗;②激素治疗;③过度换气;④冬眠低温治疗;⑤手术:脑室穿刺外引流、颞肌下减压术以及各种脑脊液分流术,可缓解颅内高压。

七、护理评估

1.健康史

了解有无脑外伤、颅内炎症、脑肿瘤及高血压、脑动脉硬化病史,初步判断颅内压增高的原因;有无合并其他系统疾病,有无呼吸道梗阻、便秘、剧烈咳嗽、癫痫等导致颅内压急骤升高的因素。

2.身体状况

症状和体征:患者头痛的部位、性质、程度、持续时间及变化,有无诱因及加重因素,头痛是否影响患者休息、睡眠;呕吐的程度,是否影响患者进食而导致水电解质紊乱及营养不良;患者有无视力障碍、意识障碍等;患者有无因肢体功能障碍而影响自理能力。

辅助检查:如血电解质检查结果有无提示水、电解质紊乱;CT 或 MRI 检查是否证实颅内出血或占位性病变等。

3.心理—社会情况

头痛、呕吐等不适可引起患者烦躁不安、焦虑等心理反应。了解患者及家属对此的认知程度。

八、常见护理诊断/问题

(1)疼痛与颅内压增高有关。

(2)组织灌注量改变与颅内压增高有关。

(3)体液不足与颅内压增高引起剧烈呕吐及应用脱水剂有关。

(4)受伤与视力障碍、复视以及意识障碍有关。

(5)潜在并发症:脑疝。

九、护理目标

(1)患者主诉头痛减轻,舒适感增强。

(2)脑组织灌注正常,避免引起颅内压骤升的因素。

(3)体液恢复平衡,生命体征平稳,尿比重在正常范围,无脱水症状和体征。

(4)患者无意外受伤发生,日常生活需求能够被满足。

(5)患者发生脑疝征象能够被及时发现和处理。

十、护理措施

(一)一般护理

1.体位

抬高床头 15°～30°,以利于颅内静脉回流,减轻脑水肿。

2.给氧

持续或间断吸氧,改善脑缺氧,使脑血管收缩,降低脑血流量。

3.饮食与补液

控制液体摄入量。不能进食者,成人每日补液量不超过 2 000 mL,保持每日尿量不少于 600 mL。神志清醒者,可予普通饮食,但需适当限盐,注意防止水、电解质紊乱。

4.病情观察

密切观察患者意识状态、生命体征、瞳孔变化,警惕颅内高压危象的发生。有条件者可作颅内压监测。

5.生活护理

满足患者日常生活需要,适当保护患者,避免外伤。

(二)防止颅内压骤然升高的护理

1.休息

劝慰患者安心休养,避免情绪激动,以免血压骤升而增加颅内压。

2.保持呼吸道通畅

呼吸道梗阻时,因患者用力呼吸,致胸腔内压力增高及 $PaCO_2$ 增高致脑血管扩张、脑血流量增多,均可使颅内压增高。护理时应及时清除呼吸道分泌物和呕吐物;舌根后坠者可托起下颌或放置口咽通气道;防止颈部过曲、过伸或扭曲;对意识不清的患者及咳痰困难者,应配合医师尽早行气管切开术;重视基础护理,定时为患者翻身拍背,以防肺部并发症。

3.避免剧烈咳嗽和便秘

剧烈咳嗽和用力排便均可使胸腹腔内压力骤然升高而导致脑疝。应避免并及时治疗感冒、咳嗽。颅内压增高患者因限制水分摄入及脱水治疗,常出现大便干结,可鼓励患者多吃蔬菜和水果,并给予缓泻剂以防止便秘。对已有便秘者,予以开塞露或低压小剂量灌肠,必要时,戴手套掏出粪块;禁忌高压灌肠。

4.协助医师及时控制癫痫发作

癫痫发作可加重脑缺氧及脑水肿,应遵医嘱定时定量给予抗癫痫药物;一旦发作应及时给予抗癫痫及降颅内压处理。

(三)症状护理

1.高热

及时给予有效降温措施,因高热可使机体代谢率增高,加重脑缺氧。

2.头痛

适当应用止痛剂,但禁用吗啡、哌替啶(度冷丁),以免抑制呼吸中枢;避免使头痛加重的因素,如咳嗽、打喷嚏,或弯腰、低头以及用力活动等。

3.躁动

查明原因及时处理,切忌强制约束,以免患者挣扎而使颅内压进一步增高。

4.呕吐

及时清理呕吐物,防止误吸,观察并记录呕吐物的量、性质。

(四)脱水治疗的护理

应用高渗性和利尿性脱水剂,使脑组织间的水分通过渗透作用进入血循环再由肾脏排出,可达到降低颅内压的目的。常用 20%甘露醇 250 mL,15～30 min 内滴完,每日 2～4 次,滴注后 10～20 min 颅内压开始下降,约维持 4～6 h。速尿 20～40 mg,口服、静脉或肌肉注射,每日 2～4 次,但过多使用速尿可引起电解质紊乱、血糖升高,应注意观察。脱水治疗期间,准确记录 24 h 出入液量。为防止颅内压反跳现象,脱水药物应按医嘱定时、反复使用,停药前逐渐减量或延长给药间隔。

(五)激素治疗的护理

肾上腺皮质激素通过稳定血脑屏障,预防和缓解脑水肿,改善患者症状。常用地塞米松 5～10 mg,静脉或肌肉注射;或氢化可的松 100 mg 静脉注射,每日 1～2 次;或泼尼松 5～10 mg口服,每日 1～3 次。由于激素有引起消化道应激性溃疡出血、增加感染机会等不良反应,故应在按医嘱给药的同时加强观察及护理。

(六)辅助过度换气的护理

根据病情,按医嘱给予肌松剂后,调节呼吸机的各项参数。过度换气的主要不良反应是脑血流减少,有时会加重脑缺氧,因此应定时进行血气分析,维持患者 PaO_2 于 12～13.33 kPa(90～100 mmHg)、$PaCO_2$ 于 3.33～4.0 kPa(25～30 mmHg)水平为宜。

(七)脑室引流的护理

脑室引流是经颅骨钻孔或锥孔穿刺侧脑室,放置引流管,将脑脊液引流至体外。护理要点如下。

1.引流管的位置

待患者回病室后,立即在严格的无菌条件下连接引流瓶(袋),妥善固定引流管及引流瓶(袋),引流管开口需高于侧脑室平面 10～15 cm,以维持正常的颅内压。

2.引流速度与量

术后早期尤应注意控制引流速度,若引流过快过多,可使颅内压骤然降低,导致意外发生。因此,术后早期应适当将引流瓶(袋)挂高,以减低流速,待颅内压力平衡后再放低。此外,因正常脑脊液每日分泌 400~500 mL,故每日引流量以不超过 500 mL 为宜;颅内感染患者因脑脊液分泌增多,引流量可适当增加,但同时应注意补液,以避免水、电解质失衡。

3.保持引流通畅

引流管不可受压、扭曲、成角、折叠,应适当限制患者头部活动范围,活动及翻身时应避免牵拉引流管。注意观察引流管是否通畅,若引流管内不断有脑脊液流出,管内的液面随患者呼吸、脉搏等上下波动多表明引流管通畅;若引流管内无脑脊液流出,应查明原因。原因如下。

(1)颅内压低于 0.98~1.47 kPa(10~15 cmH$_2$O),证实的方法是将引流瓶(袋)降低再观察有无脑脊液流出;

(2)引流管放入脑室过深过长,在脑室内盘曲成角,可请医师对照 X 线片,将引流管缓慢向外抽出至有脑脊液流出,然后重新固定;

(3)管口吸附于脑室壁,可将引流管轻轻旋转,使管口离开脑室壁;

(4)若疑引流管被小凝血块或挫碎的脑组织阻塞,可在严格消毒管口后,用无菌注射器轻轻向外抽吸,切不可注入生理盐水冲洗,以免管内阻塞物被冲至脑室系统狭窄处,引起日后脑脊液循环受阻。经上述处理后,仍无脑脊液流出,必要时换管。

4.观察并记录脑脊液的颜色、量及性状

正常脑脊液无色透明,无沉淀。术后 1~2 d 脑脊液可略呈血性,以后转为橙黄色。若脑脊液中有大量血液,或血性脑脊液的颜色逐渐加深,常提示有脑室内出血。一旦脑室内大量出血,需紧急手术止血。脑室引流时间一般不宜超过 5~7 d,时间过长有可能发生颅内感染。感染后的脑脊液混浊,呈毛玻璃状或有絮状物,患者有颅内感染的全身及局部表现。

5.严格遵守无菌操作原则

每日定时更换引流瓶(袋)时,应先夹闭引流管以免管内脑脊液逆流入脑室,注意保持整个装置无菌,必要时作脑脊液常规检查或细菌培养。

6.拔管

开颅术后脑室引流管一般放置 3~4 d,此时脑水肿期已过,颅内压开始逐渐降低。拔管前一天应试行抬高引流瓶(袋)或夹闭引流管 24 h,以了解脑脊液循环是否通畅,有否颅内压再次升高的表现。若患者出现头痛、呕吐等颅内压增高症状,应立即放低引流瓶(袋)或开放夹闭的引流管,并告知医师。拔管时应先夹闭引流管,以免管内液体逆流入脑室引起感染。拔管后,切口处若有脑脊液漏出,也应告知医师妥为处理,以免引起颅内感染。

(八)冬眠低温治疗的护理

1.环境准备

将患者安置于单人房间,室内光线宜暗,室温 18 ℃~20 ℃。室内备氧气、吸引器、血压计、听诊器、水温计、冰袋或冰毯、导尿包、集尿袋、吸痰盘、冬眠药物、急救药物及器械、护理记录单等,由专人护理。

2.降温方法

根据医嘱首先给予足量冬眠药物,如冬眠Ⅰ号合剂(包括氯丙嗪、异丙嗪及哌替啶)或冬眠Ⅱ号合剂(哌替啶、异丙嗪、双氢麦角碱),待自主神经被充分阻滞,患者御寒反应消失,进入昏睡状态后,方可加用物理降温措施。否则,患者一旦出现寒战,可使机体代谢率升高、耗氧量增加、无氧代谢加剧及体温升高,反而增高颅内压。为增强冬眠效果,减轻御寒反应,可酌情使用苯巴比妥或水合氯醛。物理降温方法可采用头部戴冰帽,在颈动脉、腋动脉、肱动脉、股动脉等主干动脉表浅部放置冰袋;此外,还可采用降低室温、减少被盖、体表覆盖冰毯或冰水浴巾等方法。降温速度以每小时下降 1 ℃为宜,体温降至肛温 32 ℃～34 ℃,腋温 31 ℃～33 ℃较为理想。体温过低易诱发心律紊乱、低血压、凝血障碍等并发症,且患者反应极为迟钝,影响观察;体温高于 35 ℃,则疗效不佳。冬眠药物最好经静脉滴注,以便调节给药速度及药量,以控制冬眠深度。灵活使用降温方法,使患者体温稳定在治疗要求的范围内,避免体温大起大落。

3.严密观察病情

在治疗前应观察并记录生命体征、意识状态、瞳孔和神经系统病征,作为治疗后观察对比的基础。冬眠低温期间,若脉搏超过 100 次/分钟,收缩压低于 13.3 kPa(100 mmHg),呼吸次数减少或不规则时,应及时通知医师停止冬眠疗法或更换冬眠药物。饮食随着机体代谢率降低,对能量及水分的需求量也相应减少。每日液体入量不宜超过 1 500 mL,可根据患者意识状态、胃肠功能确定饮食种类。鼻饲者,流质或肠内营养液温度应与当时体温相同。低温时患者肠蠕动减弱,应观察患者有无胃潴留、腹胀、便秘、消化道出血等,注意防止反流和误吸。

4.预防并发症

(1)肺部并发症:保持呼吸道通畅,加强肺部护理。由于患者处于昏睡状态且因药物作用,肌肉松弛,患者易出现舌下坠,吞咽、咳嗽反射均较正常减弱,故应定时为患者翻身、拍背,予以雾化吸入,以防肺部并发症。

(2)低血压:低温使心排出量减少,冬眠药物使周围血管阻力降低而引起低血压,在搬动患者或为其翻身时,动作要缓慢、轻稳,以防发生体位性低血压。

(3)冻伤:冰袋外加用布套并定时更换部位,观察放置冰袋处的皮肤及肢体末端,如手指、脚趾、耳郭等处的血循环情况,定时局部按摩,以防冻伤。

(4)其他:由于患者意识障碍及循环功能减低,应加强皮肤护理,防止压疮发生。冬眠低温时,角膜反射减弱,保护性分泌物减少,应注意眼的保护。

5.缓慢复温

冬眠低温治疗时间一般为 3～5 d。停用冬眠低温治疗时,应先停物理降温,再逐步减少药物剂量或延长相同剂量的药物维持时间直至停用;为患者加盖被让体温自然回升,必要时加用电热毯或热水袋复温,温度应适宜,严防烫伤,复温不可快,以免出现颅内压"反跳"、体温过高或酸中毒等。

十一、护理评价

(1)患者是否主诉疼痛减轻。

(2)患者颅内压增高症状是否得到缓解,头痛是否减轻,意识状态是否改善。

(3)患者生命体征是否平稳,水、电解质是否平衡,尿量及尿比重是否正常。

(4)患者是否发生外伤。

(5)患者是否出现脑疝迹象,若出现是否得到及时发现和处理。

第二节　急性脑疝的护理

当颅腔内某一分腔有占位性病变时,该分腔的压力高于邻近分腔,脑组织由高压区向低压区移动,部分脑组织被挤入颅内生理空间或裂隙,产生相应的临床症状和体征,称为脑疝。脑疝是颅内压增高的危象和引起死亡的主要原因,常见有小脑幕切迹疝和枕骨大孔疝。

一、病因及分类

引起脑疝的常见原因有:颅内血肿、颅内脓肿、颅内肿瘤、颅内寄生虫病及各种肉芽肿性病变等。

根据移位的脑组织及其通过的硬脑膜间隙和孔道,脑疝可分为小脑幕切迹疝、枕骨大孔疝和大脑镰下疝。

二、临床表现和诊断

(一)小脑幕切迹疝

小脑幕切迹疝是因一侧幕上压力增高,使位于该侧小脑幕切迹缘的颞叶的海马回、钩回疝入小脑幕裂孔下方,故又称颞叶钩回疝。

1.颅内压增高

剧烈头痛,进行性加重,伴躁动不安,频繁呕吐。

2.进行性意识障碍

由于阻断了脑干内网状结构上行激活系统的通路,随脑疝的进展患者出现嗜睡、浅昏迷、深昏迷。

3.瞳孔改变

脑疝初期由于患侧动眼神经受刺激导致患侧瞳孔缩小,随病情进展,患侧动眼神经麻痹,患侧瞳孔逐渐散大,直接和间接对光反应消失,并伴上睑下垂及眼球外斜。晚期,对侧动眼神经因脑干移位也受到推挤时,则相继出现类似变化。

4.运动障碍

钩回直接压迫大脑脚,锥体束受累后,病变对侧肢体肌力减弱或麻痹,病理征阳性。

5.生命体征变化

若脑疝不能及时解除,病情进一步发展,则患者出现深昏迷,双侧瞳孔散大固定,去大脑强直,血压骤降,脉搏快弱,呼吸浅而不规则,呼吸心跳相继停止而死亡。

(二)枕骨大孔疝

枕骨大孔疝是小脑扁桃体及延髓经枕骨大孔被挤向椎管中,又称小脑扁桃体疝。由于颅后窝容积较小,对颅内高压的代偿能力也小,病情变化更快。患者常有进行性颅内压增高的临床表现,剧烈头痛,频繁呕吐,颈项强直或强迫头位;生命体征紊乱出现较早,意识障碍出现较晚。患者早期即可突发呼吸骤停而死亡。

三、处理原则

关键在于及时发现和处理。

(1)患者一旦出现典型的脑疝症状,应立即给予脱水治疗,以缓解病情,争取时间。确诊后,尽快手术,去除病因。

（2）若难以确诊或虽确诊但病变无法切除者,可通过脑脊液分流术、侧脑室外引流术或病变侧颞肌下、枕肌下减压术等降低颅内压。

四、急救护理

（1）快速静脉输入甘露醇、山梨醇、呋塞米等强力脱水剂,并观察脱水效果。

（2）保持呼吸道通畅,吸氧。

（3）准备气管插管盘及呼吸机,对呼吸功能障碍者,行人工辅助呼吸。

（4）密切观察呼吸、心跳、瞳孔变化。

（5）紧急做好术前特殊检查及术前准备。

五、病情观察

1. 小脑切迹疝

患者剧烈头痛、反复呕吐、躁动、血压增高、脉搏缓慢洪大、呼吸深慢,进行性意识障碍,或原有意识障碍加重,同侧瞳孔散大,光反射消失;对侧肢体偏瘫。

2. 枕骨大孔疝

病情改变快,头痛剧烈,尤为枕后、前额为重;频繁呕吐、颈项强直或强迫头位。患者可有血压骤升,脉搏迟缓有力,呼吸由深慢至快,随后呼吸不规则至停止,患者意识障碍表现较晚,个别患者甚至呼吸骤停前数分钟仍呼之能应。

六、健康教育

（1）让患者及其家属了解脑疝发生的常见原因及严重后果,引起他们对该病的足够重视,一旦发生病情变化能够得到家人的理解。

（2）避免诱发因素。

第三节　脑损伤的护理

一、概述

脑损伤是指脑膜、脑组织、脑血管以及脑神经的损伤。

二、分类

（1）根据受伤后脑组织是否与外界相通分为开放性和闭合性脑损伤。前者多为锐器或火器直接造成,常伴有头皮裂伤、颅骨骨折和硬脑膜破裂,有脑脊液漏;后者为头部接触钝性物体或间接暴力所致,脑膜完整,无脑脊液漏。

（2）根据脑损伤病理改变的先后又分为原发性和继发性脑损伤。前者是指暴力作用于头部后立即发生的脑损伤,主要有脑震荡、脑挫裂伤等;后者是指头部受伤一段时间后出现的脑受损病变,主要有脑水肿和颅内血肿等。

三、脑震荡

脑震荡是最常见的轻度原发性脑损伤。为一过性脑功能障碍,无肉眼可见的神经病理改变,但在显微镜下可见神经组织结构紊乱。

(一)临床表现和诊断

患者在伤后立即出现短暂的意识障碍,持续数秒或数分钟,一般不超过 30 min。同时可出现皮肤苍白、出汗、血压下降、心动徐缓、呼吸微弱、肌张力减低、各生理反射迟钝或消失。清醒后大多不能回忆受伤前及当时的情况,称为逆行性遗忘。常有头痛、头昏、恶心、呕吐等症状。神经系统检查无阳性体征,脑脊液中无红细胞,CT 检查亦无阳性发现。

(二)处理原则

通常无须特殊治疗。一般卧床休息 1~2 周,可完全恢复。可适当给予镇痛、镇静对症处理,但禁用吗啡及哌替啶。少数症状迁延者,应加强心理护理。

四、脑挫裂伤

脑挫裂伤是常见的原发性脑损伤。包括脑挫伤及脑裂伤,前者指脑组织遭受破坏较轻,软脑膜完整;后者指软脑膜、血管和脑组织同时有破裂,伴有外伤性蛛网膜下隙出血。由于两者常同时存在,合称为脑挫裂伤。

(一)临床表现和诊断

(1)意识障碍是脑挫裂伤最突出的临床表现。一般伤后立即出现意识障碍,其程度和持续时间与损伤程度、范围直接相关。多数患者超过半小时,严重者可长期持续昏迷。

(2)局灶症状和体征:依损伤的部位和程度而不同,若伤及脑皮质功能区,可在受伤当时立即出现与损伤灶区功能相应的神经功能障碍或体征,如语言中枢损伤出现失语,运动区损伤出现锥体束征、肢体抽搐、偏瘫等。若仅伤及"哑区",可无神经系统缺损的表现。

(3)头痛、呕吐与颅内压增高、自主神经功能紊乱或外伤性蛛网膜下隙出血有关。后者还可出现脑膜刺激征,脑脊液检查有红细胞。

(4)颅内压增高与脑疝:因继发颅内血肿或脑水肿所致。可使早期的意识障碍或偏瘫程度加重,或意识障碍好转后又加重。

脑干损伤是脑挫裂伤中最严重的特殊类型,常与弥散性脑损伤并存。患者常因脑干网状结构受损、上行激活系统功能障碍而持久昏迷。伤后早期常出现严重生命体征紊乱,表现为呼吸节律紊乱,心率及血压波动明显。双侧瞳孔时大时小,眼球位置歪斜或凝视。亦可四肢肌张力增高,呈"去大脑强直"发作,伴单侧或双侧锥体束征等。经常出现高热、消化道出血。

CT 和 MRI 检查可显示脑挫裂伤的部位、范围、脑水肿的程度及有无脑室受压与中线结构移位等。

(二)处理原则

以非手术治疗为主,减轻脑损伤后的病理生理反应,预防并发症。

1.非手术治疗

(1)一般处理:①静卧、休息,床头抬高 15°~30°,宜取侧卧位;②保持呼吸道通畅,必要时作气管切开或气管内插管辅助呼吸;③营养支持,维持水、电解质、酸碱平衡;④应用抗生素预防感染;⑤对症处理,如镇静、止痛、抗癫痫等;⑥严密观察病情变化。

（2）防治脑水肿是治疗脑挫裂伤的关键。

（3）应用营养神经药物促进脑功能恢复。

2.手术治疗

重度脑挫裂伤经上述治疗无效,颅内压增高明显甚至出现脑疝迹象时,应作脑减压术或局部病灶清除术。

五、颅内血肿

颅内血肿是颅脑损伤中最多见、最危险、却又是可逆的继发性病变。由于血肿直接压迫脑组织,常引起局部脑功能障碍的占位性病变症状和体征以及颅内压增高的病理生理改变,若未及时处理,可导致脑疝危及生命,早期发现和及时处理可在很大程度上改善预后。

根据血肿的来源和部位分为:硬脑膜外血肿、硬脑膜下血肿和脑内血肿。根据血肿引起颅内压增高及早期脑疝症状所需时间分为:①急性型,3 d 内出现症状;②亚急性型,3 d 至 3 周出现症状;③慢性型,3 周以上才出现症状。

硬脑膜外血肿是指出血积聚于颅骨与硬脑膜之间。

(一)临床表现及诊断

症状取决于血肿的部位及扩展的速度。

1.意识障碍

意识障碍可以是原发性脑损伤直接所致,也可由血肿导致颅内压增高、脑疝引起,后者常发生于伤后数小时至 1～2 d。典型的意识障碍是在原发性意识障碍之后,经过中间清醒期,再度出现意识障碍,并渐次加重。如果原发性脑损伤较严重或血肿形成较迅速,也可能不出现中间清醒期。少数患者可无原发性昏迷,而在血肿形成后出现昏迷。

2.颅内压增高及脑疝表现

头痛、恶心呕吐剧烈,一般成人幕上血肿大于 20 mL,幕下血肿大于 10 mL,即可引起颅内压增高症状。幕上血肿者大多先经历小脑幕切迹疝,然后合并枕骨大孔疝,且严重的呼吸循环障碍常发生在意识障碍和瞳孔改变之后。幕下血肿者可直接发生枕骨大孔疝,较早发生呼吸骤停。

3.CT 检查

表现为颅骨内板与脑表面之间有双凸镜形或弓形密度增高影,常伴颅骨骨折和颅内积气。

(二)处理原则

一经确诊,立即手术,清除血肿。

六、护理评估

1.健康史

详细了解受伤过程,如暴力大小、方向、性质、速度,患者当时有无意识障碍,其程度及持续时间,有无中间清醒期、逆行性遗忘,受伤当时有无口鼻、外耳道出血或脑脊液漏发生,是否出现头痛、恶心、呕吐等情况;初步判断是颅伤、脑伤或是复合损伤;同时应了解现场急救情况;了解患者既往健康状况。

2.身体状况

全面检查并结合 X 线、CT 以及 MRI 检查结果判断损伤的严重程度及类型。评估患者损伤后的症状及体征,确定是开放性或闭合性损伤;了解有无神经系统病征及颅内压增高征象;根据观察患者生命体征、意识状态、瞳孔及神经系统体征的动态变化,区分脑伤是原发性还是继发性。了解患者的营养状态、自理能力等。

3. 心理—社会支持情况

了解患者及家属对颅脑损伤及其后功能恢复的心理反应,常见心理反应有焦虑、恐惧等。了解家属对患者的支持能力和程度。

七、常见的护理诊断/问题

(1)意识模糊、昏乱与脑损伤、颅内压增高有关。

(2)清理呼吸道无效与脑损伤后意识不清有关。

(3)营养低于机体需要量与脑损伤后高代谢、呕吐、高热等有关。

(4)废用综合征与脑损伤后意识和肢体功能障碍及长期卧床有关。

(5)潜在并发症:颅内压增高、脑疝及癫痫发作。

八、护理目标

(1)患者意识逐渐恢复,生命体征平稳,意识障碍期间生理需求得到满足。

(2)患者呼吸道保持通畅,呼吸平稳,无误吸发生。

(3)患者营养状态能够维持良好。

(4)患者未出现因不能活动引起的并发症。

(5)患者颅内压增高、脑疝的早期迹象及癫痫发作能够被及时发现和处理。

九、护理措施

(一)现场急救

及时而有效的现场急救,不仅使当时的某些致命性威胁得到缓解,如窒息、大出血、休克等,而且为进一步治疗创造有利条件,如预防或减少感染机会,提供确切的受伤经过。保持呼吸道通畅,颅脑损伤患者常有不同程度的意识障碍,丧失正常的咳嗽反射和吞咽功能,呼吸道分泌物不能有效排除;血液、脑脊液及呕吐物等可引起误吸;舌根后坠可引起严重呼吸道梗阻。因此,应尽快清除口腔和咽部血块或呕吐物,将患者侧卧或放置口咽通气道,必要时行气管切开。禁用吗啡止痛,以防呼吸抑制。

1. 妥善处理伤口

单纯头皮出血,可在清创后加压包扎止血;开放性颅脑损伤应剪短伤口周围头发,消毒时注意勿使酒精流入伤口;伤口局部不冲洗、不用药;外露的脑组织周围可用消毒纱布卷保护,外加干纱布适当包扎,避免局部受压。若伤情许可宜将头部抬高以减少出血。尽早进行全身抗感染治疗及破伤风预防注射。

2. 防治休克

一旦出现休克征象,应协助医师查明有无颅外部位损伤,如多发性骨折、内脏破裂等。患者应平卧,注意保暖、补充血容量。

3. 做好护理记录

准确记录受伤经过、初期检查发现、急救处理经过及生命体征、意识、瞳孔、肢体活动等病情演变,供进一步处理时参考。

（二）病情观察

动态的病情观察是鉴别原发性与继发性脑损伤的主要手段。无论伤情轻重，急救时就应建立观察记录单，每 15 min 至半小时观察及记录一次，稳定后可适当延长。观察内容包括意识、瞳孔、生命体征、神经系统体征等。其中，意识观察最为重要。

1.意识

意识障碍是脑损伤患者最常见的变化之一。意识障碍的程度可反映脑损伤的轻重；意识障碍出现的迟早和有无继续加重，可作为区别原发性和继发性脑损伤的重要依据。观察患者意识状态，不仅了解有无意识障碍，还应注意意识障碍程度及变化。

目前临床对意识障碍的分组方法不一。

传统方法：分为清醒、模糊、浅昏迷、昏迷和深昏迷五级。

Glasgow 昏迷评分法：评定睁眼、语言及运动反应，三者得分相加表示意识障碍程度，最高15 分，表示意识清醒，8 分以下为昏迷，最低 3 分，分数越低表明意识障碍越严重。

2.生命体征

患者伤后可出现持续的生命体征紊乱。监测时，为避免患者躁动影响准确性，应先测呼吸，再测脉搏，最后测血压。伤后早期，由于组织创伤反应，可出现中等程度发热；若累及间脑或脑干，可导致体温调节紊乱，出现体温不升或中枢性高热；伤后即发生高热，多系视丘下部或脑干损伤；伤后数日体温升高，常提示有感染性并发症。注意呼吸节律和深度、脉搏快慢和强弱以及血压和脉压变化。若伤后血压上升，脉搏缓慢有力，呼吸深慢，提示颅内压升高，应警惕颅内血肿或脑疝发生；枕骨大孔疝患者可突然发生呼吸停止；闭合性脑损伤呈现休克征象时，应检查有无内脏出血，如迟发性脾破裂、应激性溃疡出血等。

3.神经系统病征

神经系统病征有定位意义，原发性脑损伤引起的局灶症状，在受伤当时立即出现，且不再继续加重；继发性脑损伤引起的则在伤后逐渐出现。神经系统病征包括多种，其中以眼征及锥体束征最为重要，具体如下。

（1）瞳孔变化：可因动眼神经、视神经以及脑干部位的损伤引起。观察两侧睑裂大小是否相等，有无上睑下垂，注意对比两侧瞳孔的形状、大小及对光反应。正常瞳孔等大、圆形，在自然光线下直径 3～4 mm，直接、间接对光反应灵敏。伤后一侧瞳孔进行性散大，对侧肢体瘫痪、意识障碍，提示脑受压或脑疝；双侧瞳孔散大、光反应消失、眼球固定伴深昏迷或去大脑强直，多为原发性脑干损伤或临终表现；双侧瞳孔大小形状多变，光反应消失，伴眼球分离或异位，多为中脑损伤；有无间接对光反射可以鉴别视神经损伤与动眼神经损伤。观察瞳孔时应注意某些药物、剧痛、惊骇等也会影响瞳孔变化，如吗啡、氯丙嗪可使瞳孔缩小，阿托品、麻黄碱可使瞳孔散大。眼球不能外展且有复视者，为外展神经受损；双眼同向凝视提示额中回后份损伤；眼球震颤见于小脑或脑干损伤。

（2）锥体束征：伤后立即出现的一侧下肢运动障碍且相对稳定，多系对侧大脑皮层运动区损伤所致。伤后一段时间才出现一侧肢体运动障碍且进行性加重，多为幕上血肿引起的小脑幕切迹疝使中脑受压、锥体束受损所致。

4.其他

观察有无脑脊液漏、呕吐及呕吐物的性质，有无剧烈头痛或烦躁不安等颅内压增高表现或脑疝先兆，注意 CT 和 MRI 扫描结果及颅内压监测情况。

(三)昏迷护理

中、重型颅脑损伤患者具有不同程度的意识障碍。护理需注意以下内容。

1.保持呼吸道通畅

及时清除呼吸道分泌物及其他血污。呕吐时将头转向一侧以免误吸。深昏迷患者应抬起下颌或放置口咽通气管,以免舌根后坠阻碍呼吸。短期不能清醒者,宜行气管插管或气管切开,必要时使用呼吸机辅助呼吸。定期作血气分析。加强气管插管、气管切开患者的护理。保持室内空气于适宜的温度和湿度。湿化气道,避免呼吸道分泌物黏稠、不易排出。使用抗生素防治呼吸道感染。

2.保持正确体位

抬高床头 $15°\sim30°$,以利脑静脉回流,减轻脑水肿。深昏迷患者取侧卧位或侧俯卧位,以利于口腔内分泌物排出。保持头与脊柱在同一直线上,头部过伸或过屈均会影响呼吸道通畅以及颈静脉回流,不利于降低颅内压。

3.营养

创伤后的应激反应可产生严重分解代谢,使血糖增高、乳酸堆积,后者可加重脑水肿。因此,必须及时、有效补充能量和蛋白质以减轻机体损耗。早期可采用肠外营养,待肠蠕动恢复后,逐步过渡至肠内营养支持。当患者肌张力增高或癫痫发作时,应防肠内营养液反流所致呕吐、误吸。定期评估患者营养状况,如体质量、氮平衡、血浆蛋白、血糖、血电解质等,以便及时调整营养素供给量和配方。

4.预防并发症

昏迷患者因意识不清、长期卧床可造成多种并发症,应加强观察和护理。

(1)压疮:保持皮肤清洁干燥,定时翻身,尤应注意骶尾部、足跟、耳郭等骨隆突部位,亦不可忽视敷料包裹部位。消瘦者伤后初期及高热者常需每小时翻身、长期昏迷、一般情况较好者可每 $3\sim4$ h 翻身一次。

(2)泌尿系感染:昏迷患者常有排尿功能紊乱,短暂尿滞留后继以尿失禁,长期留置导尿管是引起泌尿系感染的主要原因。必须导尿时,应严格执行无菌操作。留置尿管过程中,加强会阴部护理,并定时放尿以训练膀胱贮尿功能,尿管留置时间不宜超过 $3\sim5$ d,需长期导尿者,考虑行耻骨上膀胱造瘘术,以减少泌尿系感染。

(3)肺部感染:加强呼吸道护理,定期翻身拍背,保持呼吸道通畅,防止呕吐物误吸引起窒息和呼吸道感染。

(4)暴露性角膜炎:眼睑闭合不全者,给予眼药膏保护,无须随时观察瞳孔时,可用纱布遮盖上眼睑,甚至行眼睑缝合术。

(5)关节挛缩、肌萎缩:保持肢体于功能位,防止足下垂。每天做四肢关节被动活动及肌肉按摩,防止肢体挛缩和畸形。

(四)对抗脑水肿、降低颅内压

在降低颅内压,如脱水、激素、过度换气或冬眠低温治疗期间,定时观察和记录患者意识、瞳孔和生命体征的变化,以掌握病情发展的动向,避免造成颅内压骤然增高的因素,如呼吸道梗阻、高热、剧烈咳嗽、便秘、癫痫发作等。

(五)躁动的护理

颅内压增高、呼吸道不通畅导致缺氧、尿潴留导致膀胱过度充盈、大便干硬导致排便反射、冷、热、饥饿等不舒适均可引起躁动。寻找并解除引起躁动的原因，不盲目使用镇静剂或强制性约束，以免导致颅内压增高。适当加以保护以防外伤及意外。若躁动患者变安静或由原来安静变躁动，常提示病情变化。

第四节　听神经瘤的护理

听神经瘤(acoustic neuroma)是指起源于听神经鞘的肿瘤，为良性肿瘤，是常见的颅内肿瘤之一，占颅内肿瘤的 8%～10%，约占桥小脑角区肿瘤的 80%。肿瘤多数发生于听神经前庭段，少数发生于该神经的耳蜗部。随着肿瘤生长，可出现一些神经压迫症状。

一、病因与病理

(一)病因

从解剖角度看，听神经包括前庭神经和耳蜗神经，与面神经共同走行于内听道中；听神经颅内部分长 17～19 mm，从脑干到内听道口无神经鞘膜，仅为神经胶质细胞和软脑膜被覆，至内听道口穿过软脑膜后，由 Schwann 细胞被覆，故其多发生在内听道内的前庭神经鞘膜，并逐渐向颅内扩展。

前庭神经鞘瘤起源于外胚层，其前庭神经的鞘膜细胞增生瘤变，逐渐形成肿瘤。

(二)病理

听神经瘤是一具有完整包膜的良性肿瘤，表面光滑，有时可呈结节状。肿瘤大多从内听道内开始生长，逐渐突入颅腔。肿瘤小者局限在内听道内，直径仅数毫米，仅有内听道扩大，随着肿瘤的不断增大，大者可占据整个一侧后颅窝，可向上经小脑幕向幕上、幕下生长达枕骨大孔，内侧可越过脑桥的腹侧达对侧。相邻的脑神经、小脑和脑干等结构可遭受不同程度的推移，面神经、三叉神经可被压向前方或前上方，向下延伸至颈静脉孔可累及舌咽神经、迷走神经及副神经，向内可压迫脑干、小脑和第四脑室。

二、治疗要点

听神经瘤是良性肿瘤，治疗原则主要是手术治疗，尽可能安全、彻底地切除肿瘤，避免毗邻神经的损伤。多数学者认为肿瘤全切除后，可获得根治。如果手术残留，可以考虑辅助 γ 刀治疗。若为急性瘤内出血，肿瘤体积增大，出现颅内压升高和意识障碍，可先予激素和脱水治疗，然后进行急诊手术。

三、护理措施

(一)术前护理

1.疾病指导

告知患者各项术前检查的目的和重要性，如何做好各项检查的配合，完善术前准备；了解患者对疾病和手术的认知程度，告知术后可能发生的脑神经损伤情况、并发症及需要配合的事项。

2.预防枕骨大孔疝发生

观察患者意识状态、生命体征、肢体活动情况,避免一切诱发颅内压升高的因素。若出现剧烈头痛、频繁呕吐、颈强直、呼吸变慢,应及时通知医生。

3.改善患者的营养状况

注意监测肝脏功能及水、电解质情况,保持水、电解质及酸碱平衡。对后组脑神经麻痹有饮水呛咳或吞咽困难的患者,行肠内、肠外营养支持,防止吸入性肺内感染。

4.生活护理

患者存在小脑性共济失调,动作不协调。嘱患者卧床休息,指导患者练习床上大小便,给予生活护理,加强安全护理,防止意外发生。

5.沟通障碍的护理

耐心与患者交谈,必要时辅助手势及文字或护患沟通图解进行沟通,以满足患者需求。

6.心理护理

评估患者的文化程度及对疾病的认识程度,向患者讲解手术和麻醉的相关知识、手术的目的和意义,减轻患者的焦虑和恐惧。

（二）术后护理

1.病情观察

观察患者意识状态、生命体征、瞳孔、肢体活动情况,密切观察患者呼吸、血氧饱和度的变化。给予吸氧、心、电血氧监测。遵医嘱给予脱水剂及激素类药物。注意观察患者是否有头痛、呕吐及颈强直的情况。

2.体位

麻醉未清醒者取仰卧位头偏向健侧,清醒后头部抬高 $15°\sim30°$,对肿瘤切除后残腔较大的患者,术后 $24\sim48$ h 内取头部健侧卧位,行轴位翻身,避免颈部扭曲或动作过猛,造成脑干摆动或移位,而导致呼吸骤停。

3.引流管护理

(1)残腔引流管:引流血性脑脊液和局部渗血。护理措施:①引流高度在基线上:仰卧时以外耳道为基线、侧卧位时以正中矢状面为基线。引流管过高会导致引流不充分;引流管过低则会导致引流过度,造成低颅内压,有时还会造成桥静脉断裂,形成颅内远隔部位的血肿。②引流管勿受压和折叠,适当限制患者头部活动范围,活动及翻身时避免牵拉引流管。③观察并记录引流液的颜色、量及性质。发现异常,及时通知医生进行处理。

(2)慢性硬膜下血肿:引流瓶(袋)应低于创腔 30 cm,保持引流管通畅,观察引流液的颜色、性质和量。

(3)脓腔引流:取利于引流的体位;引流瓶(袋)至少低于创腔 30 cm,引流管的开口在创腔的中心,应根据 X 线检查结果加以调整。

4.呼吸道护理

第Ⅴ、Ⅶ、Ⅸ、Ⅹ、Ⅻ对脑神经损伤,可导致吞咽和呛咳反射异常;由于手术时间长,常采取侧卧位,气管插管的留置和摩擦也会导致咽后部水肿。患者可有不同程度的咳嗽无力,痰液不能排出,导致窒息和并发肺部感染。护理措施:①及时吸痰保持呼吸道通畅,充足给氧;②每 2 h 翻身、叩背 1 次,每 4~6 h 雾化吸入 1 次,防止呕吐物误吸引起窒息;③术后咳嗽无力不能排痰者,可用导管插入气管吸出分泌物,必要时协助医生通过支气管镜吸痰。发生呼吸困难、发绀、血氧饱和度低于90％应及时通知医生,必要时考虑行气管切开。

5.并发症的预防和护理

(1)颅内继发出血:颅内血肿多发生在术后24～48 h内,由于后颅窝容积狭小,代偿容积相对较小,术区脑组织水肿或瘤腔渗血时病情变化较快。需监测患者生命体征,特别是血压、呼吸、动脉血氧饱和度;因此术后24 h内应严密观察有无剧烈头痛、频繁呕吐及血压升高、心率减慢、呼吸深慢或不规则、动脉血氧饱和度下降、烦躁不安、意识模糊等颅内压升高症状,如有变化应立即通知医生,并做好抢救的准备。

(2)颅内继发感染:颅内感染与脑室外引流、切口愈合不良、脑脊液漏有关。护理措施:①保持脑室外引流或腰大池引流装置通畅,管道勿受压、扭曲、脱落,倾倒时严格遵守无菌操作原则,防止逆流;②保持头部敷料清洁干燥,发现切口渗出,及时通知医生处理;③监测体温的变化,遵医嘱合理应用抗生素。

(3)暴露性角膜炎:患者肿瘤体积较大时,术前可出现周围性面瘫及三叉神经功能障碍,手术也可导致或加重脑神经的损伤,出现眼睑闭合不全、瞬目动作减少、球结膜干燥、面部感觉消失、口角向健侧歪斜等症状。护理措施:①给患者戴眼罩,形成湿房;②日间用眼药水滴眼2～3次,夜间涂眼膏;③保持眼部清洁,每日眼部护理2次。如果出现暴露性角膜炎,必要时需要行眼睑缝合术。

(4)吞咽困难:由于手术牵拉刺激可伴有舌咽和迷走神经的损伤,出现声音嘶哑、吞咽困难。①饮水试验:术后6 h需进行饮水试验,进食呛咳者,予以鼻饲流食,并行吞咽康复训练,待吞咽功能恢复后给予经口饮食;经口进食无呛咳者,给予流食,并逐渐过渡为半流食及软食。②进食时需注意:床头抬高30°～45°,健侧卧位;温度在38 ℃～40 ℃,避免过热造成烫伤;注意进食速度,将食物放在健侧舌上方,小口、细嚼慢咽,少量多餐,以防误吸发生。③口腔清洁:进食后漱口或行口腔护理,以免食物残留发生口腔感染。④吞咽功能训练:临床上可应用日本洼田俊夫饮水试验评估,筛选患者吞咽障碍的程度,以便及时给予相应的干预。进行咽部冷刺激、空吞咽、屏气发声运动及摄食训练,有助于吞咽功能的恢复。

(5)面部带状疱疹:与术中三叉神经受刺激有关,多在2周内消失。护理措施:①每日2次口腔护理,保持口唇周围清洁,并涂抗生素软膏;②根据医嘱给予抗病毒药物及B族维生素;③超短波治疗。

四、健康指导

1.用药指导

根据医嘱服用药物,不可擅自停药或漏服药物。

2.眼睑闭合不全

保持眼部清洁,指导患者禁止用不洁净的物品擦眼,白天滴眼药水,外出戴太阳镜,以防阳光和异物的伤害;睡前涂眼药膏,用干净塑料薄膜覆盖,以形成湿房,防止发生暴露性角膜炎。

3.面瘫

指导患者进行面部肌肉练习,对着镜子做皱眉、闭眼、吹口哨及呲齿等动作;避免进食过硬、不易嚼碎的食物,最好进食软食;每日2次进行患侧面部按摩,按摩时力度适宜、部位准确。

4.活动指导

出院后注意休息,在身体尚未完全恢复前,减少去公共场所的机会,注意自我保护,防止感染其他疾病。逐渐增加活动量,3个月后根据身体恢复情况可适当做些简单的家务,避免头部剧烈运动及重体力劳动。

5.饮食指导

饮食合理,忌食辛辣等刺激性食物,给予高热量、高蛋白、丰富维生素及易消化的饮食,多吃富含维生素 A、维生素 C 的绿色蔬菜和水果。吞咽困难者应进软食,并遵循少量多餐、小口慢咽的原则。

6.复诊

出院后3个月到门诊复查,若病情稳定,每6个月复查1次,持续2年;此后,改为每年复查1次。出现以下症状,应立即随诊:切口处出现漏液;头痛逐渐加重,恶心、呕吐;体温持续高于38℃,颈部僵直;不稳步态加重等。

第五节　垂体瘤的护理

垂体瘤(pituitarya denoma)是一组从腺垂体和神经垂体及颅咽管上皮残余细胞发生的肿瘤。此组肿瘤以腺垂体的腺瘤占大多数,来自神经垂体者少见。垂体瘤约占颅内肿瘤的10%,大部分为良性腺瘤,极少数为恶性。

一、病因

垂体瘤的发病机制是一个多种因素共同参与的复杂的多步骤过程,至今尚未明确。主要包括两种假说:一是下丘脑调控异常机制,二是垂体细胞自身缺陷机制。人们对下丘脑—垂体轴生理功能的不断研究,发现腺垂体可分泌如下激素:生长激素(GH)、泌乳素(PRL)、促肾上腺皮质激素(ACTH)、促甲状腺素(TSH)、促卵泡激素(FSH)、黄体生成素(LH)。

二、临床表现

垂体瘤可有一种或几种垂体激素分泌亢进的临床表现。除此之外,还可因肿瘤周围的正常垂体组织受压和破坏引起不同程度的腺垂体功能减退的表现,以及肿瘤向鞍外扩展压迫邻近组织结构的表现。

三、辅助检查

1.激素测定

激素测定包括 PRL、GH、ACTH、TSH、FSH、LH、MSH、T_3、T_4 等。

2.影像学检查

(1)MRI:垂体瘤的影像学检查首选 MRI,因其敏感,能更好地显示肿瘤及其与周围组织的解剖关系,可以区分视交叉和蝶鞍隔膜,清楚显示脑血管及垂体肿瘤是否侵犯海绵窦和蝶窦、垂体柄是否受压等情况,MRI 比 CT 检查更容易发现小的病变。MRI 检查的不足是它不能像 CT 一样显示鞍底骨质破坏征象以及软组织钙化影。

(2)CT:常规 5 mm 分层的 CT 扫描仅能发现较大的垂体占位病变。高分辨率多薄层

（1.5 mm）冠状位重建 CT 在增强扫描检查时可发现较小的垂体瘤。

（3）X 线片：瘤体较大时平片可见蝶鞍扩大、鞍底呈双边，后床突及鞍背骨质吸收、变薄及向后竖起。

（4）放射性核素：应用于鞍区疾病的放射性核素成像技术也发展迅速，如正电子断层扫描（PET）已开始用于临床垂体瘤的诊断。

3. 其他检查

垂体瘤的特殊检查主要指眼科检查。包括视野检查、视力检查和眼球活动度检查。肿瘤压迫视交叉或视束、视神经时可引起视野缺损，或伴有视力下降。

四、治疗要点

垂体瘤的治疗方法有手术治疗、放射治疗、药物治疗及激素替代治疗。

1. 手术治疗

瘤体微小限于鞍内者可经鼻蝶入路显微手术切除。有鼻部感染、鼻窦炎、鼻中隔手术史（相对），巨大垂体瘤明显向侧方、额叶底、鞍背后方发展者（相对），有凝血机制障碍或其他严重疾病的患者禁忌经鼻蝶手术方式，需经颅垂体瘤切除术。手术方法有：①经颅垂体瘤切除术；②经蝶垂体瘤切除术；③立体定向手术（经颅或经蝶），垂体内植入同位素金（^{180}Au），铱（^{90}Ir），放射外科（γ 刀和 X 刀）。

2. 放射治疗

放射治疗对无功能性垂体瘤有一定效果。适应证：①肿瘤体积较小，视力、视野未受影响；②患者全身情况差，年老体弱，有其他疾病，不能耐受手术者；③手术未能切除全部肿瘤，有残余肿瘤组织者，术后加放射治疗。

3. 药物治疗

常用药物为溴隐亭，可减少分泌性肿瘤过高的激素水平，改善临床症状及缩小肿瘤体积。

4. 激素替代治疗

有腺垂体功能减退者，应补充外源性激素，纠正内分泌紊乱。

五、护理措施

（一）术前护理

1. 心理护理

垂体瘤由于病程长，常伴有头晕、头痛、视力减退、肢端肥大、性功能障碍、闭经、泌乳等症状，使患者思想负担重，精神压力大，常有恐惧、焦虑、自卑、抑郁等心理障碍。入院后护士应准确评估患者心理，加强沟通和交流，做好心理疏导。

2. 术前准备

经蝶垂体瘤切除术：①经口呼吸训练：术后患者由于鼻腔填塞碘仿纱条及手术创伤切口疼痛，需经口呼吸，因此术前应训练患者经口呼吸，让患者或他人将双鼻腔捏紧；②鼻腔准备：因手术经鼻腔蝶窦暴露鞍底，经过鼻腔黏膜，因此需保持口、鼻腔清洁，用生理盐水棉签清洗鼻腔或眼药水滴鼻，注意保暖，防止感冒，术前剃鼻毛。

3. 垂体卒中

应避免一切诱使颅内压升高的因素，防止感冒、咳嗽及保持排便通畅。如发生垂体卒中，应遵医嘱应用肾上腺皮质激素,并做好急诊手术的准备工作。

4.垂体功能低下

晚期由于肿瘤的压迫,垂体萎缩,腺体组织内分泌功能障碍,致垂体功能下降。表现为面色苍白、嗜睡、低体温、低血压、食欲缺乏。如出现上诉症状立即通知医生,遵医嘱应用激素替代治疗。

(二)术后护理

1.体位

麻醉完全清醒后取半卧位,床头抬高 30°～60°,除有利于呼吸和颅内静脉回流,减轻脑水肿外,对经蝶垂体瘤切除的患者,还可减少创腔渗液,利于切口愈合。

2.气道管理

经鼻蝶垂体手术术后早期易发生气道梗阻,危险因素与手术入路和患者的基础疾病有关。鼻腔、口腔积血和鼻腔填塞物均可造成堵塞。护理上需注意:①及时清除口腔及呼吸道内分泌物;②由于鼻腔用凡士林纱布条或膨胀海绵填塞,吸氧管应放于口腔或行面罩吸氧,指导患者用口呼吸;③对经蝶入路患者,禁忌经鼻腔安置气管插管、鼻胃管以及经面罩无创正压通气。

3.视力、视野观察

密切观察患者视力、视野改变,若患者术后视力、视野同术前或较术前明显改善,但数小时后又出现视力、视野损害,甚至失明,应高度警惕继发鞍区血肿或水肿。

4.鼻部护理

鼻内镜下术后鼻腔伤口一般经过肿胀、结痂期、恢复期。术后肿胀最为明显,患者术后鼻腔用高分子膨胀海绵填塞止血,由于手术和海绵的刺激,鼻腔常有少量液体渗出,术后应注意观察渗出液的颜色、性质及量,保持鼻前庭周围及敷料清洁,避免打喷嚏、擤鼻等动作,当咽部有异物感或窒息感时,立即通知医生处理,直至 48 h 后拔出纱条。

5.并发症的观察和护理

(1)出血:密切观察患者生命体征、意识状态,评估视力及视野变化以及有无剧烈头痛,如有异常,立即通知医生。

(2)水钠平衡失调:尿崩症是垂体瘤术后最常见的并发症之一,由于垂体柄和神经垂体受损,引起抗利尿激素分泌减少所致。多发生在术后 48 h 内,可出现烦渴、多饮、多尿,每小时尿量大于 250 mL,或 24 h 尿量在 4 000～10 000 mL。尿比重<1.005。

护理:①及时发现尿崩症状,根据医嘱应用垂体后叶素;②排除引起多尿的因素,如脱水剂的应用、大量饮水、大量及过快地补液等,准确记录尿量、尿比重,严格记录 24 h 出入液体量;③遵医嘱术后 3 日内每日 2～3 次检测血电解质,及时纠正电解质紊乱;④评估患者脱水情况,指导患者饮水;⑤部分患者表现为低钠血症,需缓慢纠正,避免中枢脱髓鞘。

(3)脑脊液鼻漏:可出现拔出引流条后鼻腔有水样液体流出,患者坐起、低头时加重。护理主要是防止颅内感染。

1)体位:患者取半坐卧位,头偏向患侧,借重力作用使脑组织移至颅底,促使脑膜形成粘连而封闭漏口,待脑脊液漏停止 3～5 日后改平卧位。

2)保持局部清洁:每日 2 次清洁、消毒外耳道、鼻腔或口腔,避免棉球过湿,以防液体逆流入颅。勿挖鼻、抠耳。

3)防治颅内逆行感染:禁忌堵塞鼻腔、耳道;禁忌冲洗鼻腔、耳道及经鼻腔给药;脑脊液鼻漏者,严禁经鼻腔置胃管、吸痰及鼻导管给氧;观察有无头痛、发热等颅内感染迹象;遵医嘱应用抗生素和破伤风抗毒素,预防颅内感染。

4)避免颅内压骤升:避免用力排便、咳嗽、打喷嚏、擤鼻涕等,以免颅内压骤升;禁止灌肠,以防腹压升高,引起颅内压剧增,诱发脑疝;保证氧的供给,防止窒息及吸入性肺炎加重脑乏氧;保证血压稳定,维持正常脑灌注压。

5)观察记录脑脊液漏量:在外耳道口或鼻前庭疏松地放置干棉球,棉球渗湿后及时更换,并记录 24 h 浸湿的棉球数,以此估计漏出的脑脊液量。

6)观察有无低颅内压综合征:脑脊液外漏多时,若出现立位头痛加重、卧位时缓解,并出现头痛、眩晕、呕吐、畏食、反应迟钝、脉搏细数、血压偏低等症状考虑颅内压过低,遵医嘱迅速补充液体以缓解症状。

(4)消化道出血:由于下丘脑损伤使自主神经功能障碍所致。可出现呕吐或由胃管内抽出大量的咖啡色胃内容物,伴有呃逆、腹胀等症状。护理:①密切观察生命体征的变化;②保持静脉输液通畅;③出血期遵医嘱禁食,出血停止后给予温凉流质、半流质和易消化软食;④可遵医嘱给予预防消化道出血的药物;⑤出血后 3 d 未排便者慎用泻药。

(5)高热:是由于下丘脑体温调节中枢受损所致。体温可高达 39 ℃~40 ℃,持续不降,肢体发凉。护理措施包括:①监测体温变化及观察周身情况;②给予物理降温,必要时应用药物降温;③及时更换潮湿的衣服、被褥,保持床单清洁干燥;④给予口腔护理,每日两次,鼓励患者多饮水;⑤给予清淡易消化的高热量、高蛋白流质或半流质饮食。

(6)垂体功能低下:护理同术前。

(7)激素替代治疗的护理:①用药时间:选择早晨静脉滴注或口服激素治疗,使激素水平的波动符合生理周期,减少不良反应;②预防应激性溃疡:应用抑酸剂预防应激性溃疡,增加优质蛋白的摄入,以减少激素的蛋白分解作用所致的营养不良;③监测生命体征:大剂量应用激素者需严格监测生命体征,激素在减量时注意观察患者的意识状态,若意识由清醒转为嗜睡、淡漠甚至昏迷需及时通知医师,同时监测血糖。

六、健康指导

1.用药指导

指导患者用药方法和注意事项,自觉遵医嘱服用药物,若服用激素类药物,不可擅自减量,需经门诊检查后遵医嘱调整用量。

2.活动指导

出院后注意休息,在体力允许的情况下逐渐增加活动量,避免劳累,少去公共场所,注意自我保护,防止感冒。视力、视野障碍未恢复时,尽量不外出,如需外出应有家人陪伴。

3.饮食

进食清淡易消化饮食,勿食辛辣食物,戒烟酒;术后有尿崩者,需及时补充水分,以保证出入液量的平衡。

4.复诊

出院后 3 个月到门诊复查。出现以下症状,应立即就诊:①鼻腔流出无色透明液体;②头痛逐渐加重;③视力、视野障碍加重;④精神萎靡不振、食欲差、面色苍白、无力等。

第七章 手外科疾病护理

第一节 手外伤的护理

手外伤（hand injuries）多为综合伤，常同时伴有皮肤、骨、关节、肌腱、神经和血管损伤，完全或不完全性断指、断掌和断腕等也有发生。据统计，手外伤占外科急诊总数 20%，占骨科急诊总数的 40%。

一、护理问题

1.自理缺陷

（1）骨折。

（2）医疗限制：牵引、石膏固定等。

（3）瘫痪。

（4）卧床治疗。

（5）体力或耐力下降。

（6）意识障碍，如合并有脑外伤。

2.疼痛

（1）化学刺激：炎症、创伤。

（2）缺血、缺氧：创伤、局部受压。

（3）机械性损伤：体位不当，组织受到牵拉。

（4）温度不宜：热或冷。

（5）心理因素：幻觉痛，紧张。

3.有皮肤受损的危险——神经损伤后手部感觉、运动障碍和肌萎缩

（1）患者了解皮肤受损的危险因素与避免方法。

（2）患者未出现皮肤受损。

4.潜在并发症——手部血液循环障碍

（1）骨折。

（2）外伤：如骨筋膜室综合征。

（3）血管损伤。

（4）局部受压。

5.知识缺乏

（1）缺乏医学知识。

（2）不了解功能锻炼的重要性和方法。

（3）疼痛、畏惧。

二、护理目标

1. 自理缺陷

(1)患者卧床期间生活需要能得到满足。

(2)患者能恢复或部分恢复到原来的自理能力。

(3)患者能达到病情允许下的最佳自理水平,如截瘫患者能坐轮椅进行洗漱、进食等。

2. 疼痛

(1)患者疼痛的刺激因素或被消除或减弱。

(2)患者痛感消失或减轻。

3. 有皮肤受损的危险——神经损伤后手部感觉、运动障碍和肌萎缩

(1)患者了解皮肤受损的危险因素与避免方法。

(2)患者未出现皮肤受损。

4. 肢体血液循环障碍

(1)四肢损伤、手术患者肢体血液循环得到重点观察。

(2)患者一旦出现血液循环障碍能得到及时处理。

5. 知识缺乏

(1)患者及其家属了解功能锻炼对手外伤治疗与康复的重要性。

(2)患者基本掌握功能锻炼的计划、步骤与方法。

(3)患者未出现或少出现功能障碍。

三、护理措施

(一)术前护理

1. 心理护理

意外致伤,顾虑手术效果,易产生焦虑心理。应给予耐心开导,介绍治疗方法及预后情况,并给予悉心护理,同时争取家属的理解与支持,减轻或消除心理问题,积极配合治疗。

2. 体位

平卧位,患手高于心脏,有利于血液回流,减轻水肿和疼痛。

3. 症状护理

手部创伤常伴有明显疼痛,与手部神经末梢丰富、感觉神经末端的位置表浅(特别是在桡侧与尺侧)、腕管内容相对拥挤有关。剧烈的疼痛会引起血管痉挛,还可引起情绪、凝血机理等一系列的变化,因此,应及时遵医嘱使用止痛药。

4. 病情观察

病情观察包括生命体征及患肢局部情况,尤其应警惕失血性休克,正确使用止血带。

(二)术后护理

1. 体位

平卧位,抬高患肢,以利静脉回流,防止和减轻肿胀。手部尽快消肿,可减少新生纤维组织的形成,防止关节活动受限。

2. 饮食

宜高能量、高蛋白、高维生素、高铁、粗纤维饮食。局部保温应用 60～100 W 照明灯,距离

30～40 cm 照射局部,保持室温在 22 ℃～25 ℃(当室温接近 30 ℃时可免用烤灯),使局部血管扩张,改善末梢血液循环。术后 3～4 d 内进行持续照射,以后可以在早晨、夜间室温较低时照射,术后 1 周即可停用。

3.用药护理

及时、准确地执行医嘱,正确使用解痉、抗凝药物,如罂粟碱、妥拉苏林、右旋糖酐-40,以降低红细胞之间的凝集作用和对血管壁的附着作用,并可增加血容量,减低血液的黏稠度,利于血液的流通及伤口愈合;用药过程中,需注意观察药物不良反应(如出血倾向等)。

4.病情的观察与处理

(1)全身情况:伤员经受创伤和手术后,失血较多而致低血压。而低血压容易使吻合的血管栓塞,直接影响肢体的成活,因此,术后要及时补充血容量,纠正贫血。

(2)局部情况:手部皮肤颜色、温度、毛细血管回流反应、有无肿胀等。损伤后的肿胀程度与损伤部位的结缔组织特征和血管分布有关,即结缔组织、血管丰富的部位肿胀明显。疼痛与损伤的程度和局部活动度有关:损伤越严重,局部活动度越大疼痛越剧烈。疼痛一般在伤后 2～3 d 开始缓解,1 周左右可适应。此时,若疼痛未减轻且有加重趋势,应考虑感染的可能。

5.潜在并发症的预防

(1)感染:①患者入院后,注意保护患手,避免或防止污染程度增加,妥善固定患肢,防止加重损伤;②术前认真细致地备皮;③及时应用破伤风抗毒素和广谱抗生素。

(2)关节活动障碍:①手指尽量制动在功能位;②尽量缩小固定范围和缩短固定时间,如血管吻合后固定 2 周,肌腱缝合后固定 3～4 周,神经修复后固定 4～6 周;③一旦拆除固定,及时进行患肢功能练习,以免造成关节僵直。

(3)肌肉失用性萎缩:①患肢充分进行肌力练习;②新近修复的肌腱肌肉,在静息约 2 周后应随着缝合处抗扩张强度的恢复而逐渐开始由轻而重的主动收缩;③肌力为 1～2 级时进行感应电刺激;④肌力达 3 级以上时必须进行抗阻练习,如揉转石球、捏皮球或海绵卷及挑皮筋网。

6.功能锻炼

(1)主动练习法:一般可在术后 3～4 周开始。主动充分的屈曲和伸直手的各关节,以减少肌腱粘连。对于肌腱移位术后的患者,在主动锻炼其移位的肌腱功能时,应结合被移植的肌腱原先的功能进行锻炼。

(2)被动活动法:被动活动开始的时间及力量大小,要依手术缝合方法、愈合是否牢固而定。如编织法缝合可在术后 5～6 周开始被动活动,力量由小到大,缓慢进行,不可用力过猛;在开始锻炼之前先做物理疗法,如理疗、按摩等。术后 5 周内不做与缝合肌腱活动方向相反的被动活动及牵拉肌腱活动,可做被动牵拉肌腱活动,使轻度的粘连被动拉开,但不可用力过猛,以防肌腱断裂。

(3)作业疗法:为患者提供有助于改善关节活动度、肌力及手部协调运动的练习,如包装、木工、装配、编织、镶嵌、制陶、园艺、弹奏乐器、玩纸牌、球类活动等。

第二节 断肢（指）再植的护理

断肢再植是将断离的肢体血管重新吻合，恢复其血循环，彻底清创和作骨、神经、肌腱及皮肤的整复手术。断肢再植术恢复断离肢体血液循环后大量毒素被吸收，加上断肢时常合并有其他部位的损伤，患者术后体质虚弱，随时都有可能发生创伤性、中毒性休克、急性肾功能衰竭等严重并发症；另外，也可能发生再植血管痉挛栓塞，甚至出现血管危象，若处理不当，可造成断肢（指）坏死，致使再植失败。因此术后细心观察与精心护理是再植成功与否的重要环节之一。

一、病情评估

1. 病史

（1）受伤史：包括致伤物、受伤原因与过程。了解现场及转运途中使用药物情况。

（2）既往健康状况：有无吸烟史，以便掌握麻醉药、解痉药的有效使用量。

2. 身体状况评估

（1）创口的部位及性质，皮肤缺损的范围、皮肤活力，肌腱、神经、血管及骨关节损伤的程度，以判断伤情。

（2）患手血运情况：了解扎止血带时间，观察是否存在皮肤苍白、皮温降低、指腹瘪陷、毛细血管回流缓慢或消失、皮肤青紫或肿胀等情况，以便及时松解止血带，配合医生采取有效措施。

（3）伤口疼痛程度：以便及时处理疼痛，避免因剧烈疼痛发生虚脱、休克。

（4）肢（指）体离断的程度：①完全离断：离断肢（指）体和人体完全分离，无任何组织相连；②不完全离断：伤肢（指）的软组织大部分离断，相连的软组织少于该端面软组织的1/4。

（5）肢（指）体损伤的性质：①整齐损伤：肢体的创缘整齐，创面周围没有严重的组织碾挫和缺损；②不整齐损伤：组织的损伤范围广泛。

（6）离断肢（指）体的处理与存放是否恰当：受伤现场离医院的距离，转运的时间，气温，是否将肢（指）体先用清洁或无菌布单，然后用塑料布或塑料袋包装后周围放置冰块，以减慢离断肢（指）体的远端组织代谢和细菌繁殖。禁忌将冰块和肢（指）体直接接触，以防冰块溶化后冰水将肢体泡肿；也不可将断肢（指）远端浸泡在盐水里，以免血管床遭破坏，减低成活机会。

（7）再植适应证：①伤员全身情况好，无严重多发伤；②断肢（指）远、近侧经清创后相对完整，有可修复的神经、血管、肌肉和肌腱预计再植成活后能恢复一定功能；③断肢（指）部位及伤后时间：高位肢体离断伤，如肩部、大腿上段离断，一般伤情重，时间以伤后 6 h 内为宜，但在寒冷环境或经冷藏（2 ℃～4 ℃）处理者，离体缺血时间可延长；④自体断肢移位再植：如两上肢破坏性离断，不能原位再植，但一手尚好，可自体移植于另一前臂，挽救一个有一定功能的手。或两下肢破坏性离断，如有一个相对完整的足，将其自体移植于另一小腿可保留一个下肢。

（8）再植禁忌证：①多发伤或重要脏器伤，全身情况差，不能耐受再植手术者，伤后时间过长，断肢未冷藏处理；②肢体损毁严重，软组织广泛碾挫伤，血管床破坏，感染中毒危险很大；③肢体缺损过大；④肩部或大腿高位断肢，断肢肌肉丰富，伤后时间较长，或软组织挫伤严重，尤其是年老体弱者；⑤主要神经撕脱伤不能修复者。

（9）全身情况：是否有烦躁不安或表情淡漠、皮肤黏膜苍白、湿冷、尿量减少、脉搏细速、血压下降等失血性休克的早期表现,以便及时补充血容量。

(10)精神情感状况:患者对伤情的认识和对康复的期望值如何,以便针对性疏导。

(11)辅助检查:X线检查可以了解骨折的类型和移位情况。

二、护理问题

1.焦虑

(1)预感到个体健康受到威胁,形象将受到破坏,如截瘫、截肢等。

(2)疼痛预后不佳,如恶性骨肿瘤、脊髓或神经受损等。

(3)担心社会地位改变。受伤后可能遗留不同程度的残疾或功能障碍,工作将可能改变。

(4)不理解手术程序,担心术后效果。

(5)不理解特殊检查与治疗,如 CT、MRI 检查及高压氧治疗等。

(6)已经或预感到将要失去亲人,如家庭车祸、患者自身病情危重等。

(7)不适应住院环境。

(8)受到他人焦虑情绪感染,如同病室住有焦虑的患者。

(9)经济困难,如骨髓炎患者治疗费用较高且可能迁延难愈,骨与关节结核患者治疗时间较长,费用较高。

2.自理缺陷

(1)骨折。

(2)医疗限制:牵引、石膏固定等。

(4)卧床治疗。

(5)体力或耐力下降。

(6)意识障碍,如合并有脑外伤。

3.疼痛

(1)化学刺激:炎症、创伤。

(2)缺血、缺氧:创伤、局部受压。

(3)机械性损伤:体位不当,组织受到牵拉。

(4)温度不宜:热或冷。

(5)心理因素:幻觉痛,紧张。

4.潜在并发症——休克(失血性、中毒性)

(1)创伤大、出血量多,尤其是高位断肢。

(2)毒素吸收:肢体严重创伤、高平面断离,尤其是缺血时间较长的断肢。

5.潜在并发症——肾衰竭

(1)休克。

(2)肾缺血。

(3)肾中毒。

6.潜在并发症——再植肢(指)体血液循环障碍

(1)血管痉挛:吸烟、疼痛、寒冷。

(2)血管栓塞。

(3)血容量不足。

7.潜在并发症——便秘

(1)长期卧床,缺少活动。

(2)中枢神经系统引起排泄反应障碍,脊髓损伤或病变。

(3)肠蠕动反射障碍:骨盆骨折、谷类、蔬菜摄入不足、轻泻剂使用时间过长。

(4)机械性障碍:腹部、盆腔及横膈肌等肌肉软弱;年老体弱,缺乏 B 族维生素,低钾;排便环境改变。

(5)液体摄入不足。

(6)摄入纤维素不足。

(7)正常排泄之解剖结构有机械性的障碍,如痔疮患者排便时疼痛与出血。

(8)心理因素:担心排便导致邻近会阴部的伤口受影响(搬运后移位、出血、疼痛),担心床上排便污染房间空气而遭他人嫌弃或不愿给人添麻烦等而未能定时排便。

8.缺乏功能锻炼知识

(1)未接受过专业知识教育。

(2)畏惧。

三、护理目标

1.焦虑

(1)患者能说出焦虑的原因及自我感受。

(2)患者能运用应付焦虑的有效方法。

(3)患者焦虑有所减轻,表现在生理上、心理上的舒适感有所增加。

2.自理缺陷

(1)患者卧床期间生活需要能得到满足。

(2)患者能恢复或部分恢复到原来的自理能力。

(3)患者能达到病情允许下的最佳自理水平,如截瘫患者能坐轮椅进行洗漱、进食等。

3.疼痛

(1)患者疼痛的刺激因素被消除或减弱。

(2)患者痛感消失或减轻。

4.休克

(1)患者能得到及时观察,出现休克先兆时能得到及时处理。

(2)患者未发生休克。

5.肾衰竭

(1)患者能得到及时观察,肾衰竭早期即能得到处理。

(2)患者未发生肾功能衰竭。

6.潜在并发症——再植肢(指)体血液循环障碍

(1)患者无明显血液循环障碍的潜在因素。

(2)患者无明显再植肢(指)体血液循环障碍。

(3)患者一旦出现再植肢(指)体血液循环障碍,能得到及时处理。

7.便秘

(1)患者便秘症状解除,不适感消失。

(2)患者已重建正常排便型态。

(3)患者身体清洁,感觉舒适。

8.知识缺乏

(1)患者了解并掌握功能锻炼的方法。

(2)患者再植肢(指)体功能逐步恢复。

四、护理措施

(一)术前护理

1.心理护理

由于再植手术风险大,再植肢体存在功能难以完全复原、外观不同程度的破坏,甚至再植肢体不能成活,患者对手术效果担忧。应对患者进行心理护理,使其正视现实,树立信心。

2.体位

患肢或受伤局部抬高、制动,避免不必要的搬动,以减少出血或再损伤。

3.术前准备

改善患者全身情况,如补充血容量等,争取尽早手术。

(二)术后护理

1.体位

绝对卧床休息,避免肢体受压,预防血管痉挛。

2.局部情况的观察与处理

(1)皮肤温度:①正常指标:再植肢(指)皮温应在 33 ℃～35 ℃,一般比健侧低 2 ℃以内。手术结束时皮温一般较低,通常在 3 h 内恢复。②变化规律:a.平行曲线:移植组织与健侧组织的皮温相差±0.5 ℃～2 ℃以内呈平行变化,说明动、静脉吻合口通畅,血流通畅,移植组织血液循环良好;b.骤降曲线:移植组织与健侧组织的皮温突然相差 3 ℃以上时,系动脉栓塞所致,应立即行手术探查;c.分离曲线:移植组织与健侧组织的皮温相差逐渐增大,24～48 h 后皮温相差达 3 ℃,系静脉栓塞所致。③干扰因素:其一,室温及患肢局部温度干扰:再植的肢体为失神经组织,温度调节功能已丧失,易受外界温度的影响,局部有烤灯时皮温的高低不能反映实际情况;其二,暴露时间的干扰:移植组织一般均用多层纱布、棉垫包裹而保暖,一旦暴露后,皮温即随外界温度的变化而变化,暴露的时间越长,皮温变化越大;其三,因血液循环危象而行减张切开后,组织的渗血渗液也可干扰皮温的测定。④测量要点:测量皮温(包括再植组织和健侧组织)的部位应固定,可用圆珠笔标出,以便定位观察;测量先后次序及每次测量时间要恒定;压力也要恒定。一般应用半导体点温测量计,当压力较大时,点的接触面积较大,测出的温度也较高。

(2)皮肤颜色:①正常指标:再植肢体的皮肤颜色与健侧一致。②变化规律:皮肤颜色变淡或苍白,提示动脉痉挛或栓塞;皮肤出现散在性淤点,提示静脉部分栓塞或早期栓塞;随着栓塞程度的加重,散在性淤点相互融合成片,并扩展到整个再植组织表面,提示栓塞已近完全;移植组织的皮肤颜色大片或整片变暗,乃至变为紫黑色,提示静脉完全性栓塞。③干扰因素:光线的明暗。在自然光线下观察皮肤颜色比较可靠;皮肤色素的影响随民族、地域及个体不同而有所差异。

(3)肿胀程度:①正常指标:一般患肢均有微肿为(一);皮肤肿胀但皮纹存在为(＋);肿胀

明显,皮纹消失为(++);极度肿胀皮肤上出现水泡为(+++)。②变化规律:当血管痉挛或吻合口栓塞时,动脉血液供应不足,组织干瘪;静脉回流受阻或栓塞时,组织肿胀明显;当动、静脉同时栓塞时,肿胀程度不发生变化。③干扰因素:再植肢体的肿胀程度很少受外界因素干扰,因此,肿胀是比较可靠的血液循环观察指标。

(4)毛细血管回流测定:①正常指标:指压皮肤后,皮肤毛细血管迅速回流充盈,在 $1\sim2$ s 内恢复。②变化规律:动脉栓塞时回流消失;静脉栓塞时回流早期增快,后期消失,而不论动脉痉挛或静脉痉挛,肢体毛细血管回流均不会消失,故毛细血管回流是鉴别栓塞或痉挛最重要的指标。③干扰因素:毛细血管很少受外界干扰,对临床判断再植肢体有无血液循环障碍有最直接的价值。

五、并发症的观察与处理

1.休克

患者经过创伤和长时间的再植手术后,失血较多,加之血液循环恢复后肢体的灌注,术后创面不可避免地渗出等,均可出现血容量不足导致休克。早期表现为烦躁不安或表情淡漠、皮肤黏膜苍白、湿冷、尿量减少、脉搏快而弱。而血压下降后,周围血管痉挛,引起血流变慢,血管吻合口容易栓塞,使再植手术失败。因此,术后患者应每 $10\sim15$ min 观察呼吸、血压、神志、皮肤黏膜的色泽 1 次,观察每小时尿量和尿相对密度,以便及早发现休克迹象,从而采取积极有效的措施:补液、输血以纠正贫血与休克。但不宜使用升压药物,因其对周围血管引起收缩性痉挛,造成再植肢体和肾脏等脏器的缺血,加重再植肢体组织缺氧,并增加急性肾功能衰竭发生机会。患者还可因肢体严重创伤,缺血时间长而致中毒性休克,可出现中枢神经刺激症状,如神志不清、四肢痉挛、抽搐、口吐白沫、牙关紧闭。

2.急性肾衰竭

急性肾衰竭是术后的严重并发症,也是导致死亡的主要原因之一。相关因素有:长时间低血压、肢体挤压伤、断离肢体缺血时间长、清创不彻底并发感染、升压药物的滥用等。因此,应严密观察尿量与尿相对密度、血钾、非蛋白氮、血 pH 值等,并准确记录液体出入量。应遵医嘱预防性应用抗生素等药物。

3.脂肪栓塞综合征

在创伤性断肢患者中有一定的发病率,应引起重视。观察患者有无咳嗽、呼吸困难和低氧血症,皮下、结膜下及眼底有无出血点,是否神志不清、谵语、昏迷,少尿或尿中检查出脂肪滴等。

一旦出现,立即报告医生给予抢救。

六、功能训练

1.上肢(尤其是断掌、断腕)离断再植后

(1)术后 5 d,即可开始在控制下被动轻度活动手指,包括掌指关节和指间关节。否则,极易发生肌腱粘连,影响功能恢复。应指导和协助患者有控制地进行,活动的力量和幅度由小到大,循序渐进。

(2)术后 3 周缝合的肌腱已基本愈合,主动和被动活动力量和幅度即可加大。但切忌做粗暴的被动活动或用力主动活动,以免将缝合的肌腱撕脱。并注意防止拇指内收、掌指关节伸直及腕关节屈曲等非功能位,以免严重影响手的功能。

2.断指再植后

(1)术后 3 周,对再植手指的关节开始功能锻炼。锻炼的幅度由小到大,次数由少到多。对已行理想内固定的骨折部位也可以做轻度的被动活动,待指骨连接、克氏针拔除后锻炼,每日 3～5 次,每次 10～20 min,并逐渐加大活动量,用伤手做捏、握、抓的训练,如捏皮球,握擀面棍,拣核桃、火柴梗、花生米、黄豆、绿豆等。

(2)术后 3 个月可恢复正常生活与劳动,从而使伤手的功能获得较满意的恢复。

七、康复与健康指导

1.饮食

合理饮食,增加营养,提高机体抵抗力。

2.药物

对继续进行神经营养药物治疗的患者,详细介绍药物的用法、剂量、作用以及可能发生的不良反应和停药指征。

3.强调功能锻炼

对患者及其家属反复进行指导,嘱其按照功能训练计划,进行功能锻炼。

4.复查

定期复查再植肢(指)体功能恢复情况。

第三节　指伸肌腱损伤的护理

指伸肌腱损伤常常由于较为暴露或浅表的损伤导致。手背侧皮肤和皮下组织薄弱,肌腱在多处紧紧贴近皮肤表面,手背侧的切割、挫捻、压挤或撕裂等均会累及伸肌腱。

一、诊断

伸肌腱不同部位断裂,其相应关节不能伸展,可出现畸形。对伸肌腱损伤的诊断同样可以根据受伤史、临床表现以及辅助检查,主要是依据不同区域的指伸肌健损伤后的特征性表现。

1.远侧指间关节处的伸肌腱损伤

远侧指间关节处的伸肌腱损伤表现为槌状指畸形,手指末节处于半屈位置,不能主动伸直。在损伤的急性期还可以检查到手指末节背侧肿胀和压痛。

2.近指间关节处的指伸肌腱(尤其是中央束单独损伤时)损伤

近指间关节处的指伸肌腱表现为纽孔样畸形,致邻近指间关节半屈,远指间关节过伸,掌指关节处的指伸肌腱中央束损伤或伸肌腱帽损伤表现为伸指力量减弱。

二、护理

(一)术前护理

1.心理护理

意外的伤害以及手部肌腱损伤后,相应关节活动功能丧失,患者往往会产生焦虑及恐惧的心理,这些不良的心理因素会影响手术效果。术前,护士应主动与患者交流,了解患者对手术的态度和想法,有针对性地向患者解释手术目的、注意事项及术后功能锻炼的重要性等,取得配合,树立患者战胜疾病的信心,使手术达到预期的效果。

2.术前准备

(1)完善术前各项常规检查:如血常规、出凝血时间、肝功能、肾功能、心电图、胸部 X 线片。

(2)术前的健康指导:包括术前禁食、禁水时间,卫生处置,加强营养,注意休息和保暖,预防感冒,术后外固定的体位及注意事项等。

(3)皮肤准备:认真做好手术野皮肤清洁,术前可沐浴 1 次,并修剪指甲。手术晨常规备皮,以减少术后感染。

(二)术后护理

1.心理护理

术后患者担心手术疗效,或是对疼痛特别敏感,不愿接受早期锻炼等。护士应针对存在的问题,及时做好患者的思想工作,让其主动配合,共同完成各项治疗和护理工作。

2.一般护理

观察生命体征及患肢情况,伤口敷料外观有无渗血、渗液,手部及手指的肿胀程度、温度、感觉及活动状况。如有异常,及时通知医生并给予处理。

3.患肢体位与外固定的护理

立位时患肢于胸前悬吊,防止下垂影响手指末端血液循环;卧位时垫高患肢,一般抬高 20°～30°,以促进血液循环,减轻肿胀。勿患侧卧位,以免影响血液循环。外固定者保持外固定的有效,并注意外固定包扎松紧适宜。

4.疼痛护理

由于手部神经支配丰富,肌腱手术后患者常感到伤口有不同程度的疼痛。为患者创造舒适、利于休息的环境,正确有效地评估患者的疼痛程度,并给予积极有效的止痛措施,减轻患者的疼痛,促进患者的舒适并能进行有效的功能锻炼。

5.康复护理

康复治疗包括手功能康复体疗、作业疗法、支具疗法、物理疗法等。向患者宣传康复治疗的重要性,了解康复锻炼的有关知识和方法。并根据患者受伤程度制订不同的锻炼方法和时间,指导并督促患者进行积极、有效的康复训练。

功能锻炼的时间和方法如下。

(1)早期无抗阻的功能锻炼:最早第 2 天就可以开始进行限制性被动功能锻炼。术后 1～3 周限制性被动活动,以减少粘连,促进愈合。此期在医务人员的严格指导下进行患肢(指)被动屈曲、伸直活动,方法同上。

(2)中期无阻抗的功能锻炼:术后 4～5 周,指导患者轻度主动活动患肢(指),练习时动作缓和,用力适当,每天 10 次,每次 5 min,以引起轻度酸胀为宜,避免暴力性动作。对肌肉和关节进行按摩,配合采用局部理疗如超短波、频谱等疗法。

(3)后期逐渐增加阻抗的功能锻炼:4～8 周后完全去除石膏保护负重锻炼,渐进加大阻抗活动;术后 6～10 周变被动活动为主动活动患肢(指)20 次,每 1～2 h 重复 1 次。练习时掌握动作要领,功能活动由简到繁,循序渐进。鼓励患者做日常生活动作。

（4）10 周后根据患者的工作性质或意愿进行各种不同的作业训练,为回归社会、恢复工作做好准备。

6.并发症的预防与护理

（1）水肿的预防与护理:水肿一般出现在术后 48 h 内,是手外伤术后常见及相对较轻的并发症。手术后,置患者舒适卧位,用枕头或支架抬高患指连同该侧手臂,略高于心脏水平,促进静脉血和淋巴液回流,以减轻肢体水肿及疼痛,避免指（肢）体因长时间受压而加重肿胀。患者坐位或立位时将患肢悬吊于胸前,不能下垂或随步行而活动。密切观察手指末梢循环,防止因敷料包扎过紧或石膏固定不佳而造成静脉回流不畅。注意抬高患肢体位,敷料包扎松紧合适,术后 24 h 后就可以轻轻按摩患指指腹;术后 1 d 后可进行红外线理疗,每天 2 次,每次20 min,促进末梢血液循环,减轻肿胀。

（2）肌腱粘连的预防与护理:肌腱修复术后,很难避免与周围组织发生粘连。一旦发生粘连,轻则影响肌腱活动,重则使肌腱修复手术失败。肌腱粘连是导致手术失败的最主要原因。

（3）肌腱断裂的预防与护理:原因:①功能锻炼不当;②早期主动活动,术后早期主动活动是导致肌腱断裂的重要原因,由于术后早期肌腱尚未愈合,此时主动活动易使肌腱吻合口因张力过高而导致肌腱断裂;③术后过早负重,术后 4～5 周是轻度主动活动期,个别患者对功能锻炼过于急躁,盲目加大活动度可造成肌腱再断裂;④其他因素,与受伤的部位、程度及手术方法有关。预防:正确指导术后功能锻炼的方法,详见上述。

（4）关节僵硬的预防与护理:①原因:患者因为过度焦虑,担心疼痛,又惧怕肌腱断裂而不敢活动,结果导致正常关节肌肉的酸胀、疼痛,以至于关节僵硬。预防关节废用性挛缩的最好方法是尽量缩小固定范围,并尽量缩短固定时间,同时指导患者练习固定范围以外肢体近端和远端各关节的大幅度活动。要使患者清楚地认识到,未被固定的关节不但可以运动,而且必须运动。这需要护理人员给予耐心的解释,使患者知道,出现关节僵硬后给生活带来的诸多影响,根据患者的不同情况及时予以相应的功能锻炼与理疗等,防止关节僵硬的发生。

（5）其他并发症:肌腱修复术后除以上几种并发症外,还可以出现瘢痕挛缩、肌肉萎缩等并发症,主要与不及时的功能锻炼有关,也与患者的个体差异有关。治疗与护理上要注意为患者补充营养,增强患者免疫力,及时给予热疗、蜡疗等物理治疗。

7.健康教育

（1）遵医嘱定时服药。

（2）保护患肢,保持伤口的清洁干燥,抬高患肢。带石膏固定出院者,应定期来院拆除石膏。

（3）补充营养,避免刺激性食物。

（4）继续加强康复训练,并逐渐加大运动幅度和量,直至手的功能恢复为止（肌腱粘连松解手术后,以主动锻炼为主）。

（5）定期门诊随访。

第四节　腕管综合征的护理

腕管综合征(carpal tunnel syndrome,CTS)是最常见的周围神经卡压性疾患,也是手外科医生最常进行手术治疗的疾患。病理基础是正中神经在腕部的腕管内受卡压。

一、病因

腕管综合征发生的原因,是腕管内压力增高导致正中神经受卡压。无论是腕管内的内容物增加,还是腕管容积减小,都可导致腕管内压力增高。最常见的导致腕管内压力增高的原因,是特发性腕管内腱周滑膜增生和纤维化,其发生的机理尚不明了。有时也可见到其他一些少见病因,如屈肌肌腹位置过低,类风湿等滑膜炎症,创伤或退行性变导致腕管内骨性结构异常卡压神经,腕管内软组织肿物如腱鞘囊肿等。

二、临床表现

腕管综合征在女性的发病率较男性更高,但原因尚不清楚。常见症状包括正中神经支配区(拇指、示指、中指和无名指桡侧半)感觉异常和(或)麻木。夜间手指麻木很多时候是腕管综合征的首发症状,许多患者均有夜间手指麻醒的经历。很多患者手指麻木的不适可通过改变上肢的姿势或甩手而得到一定程度的缓解。患者在白天从事某些活动也会引起手指麻木的加重,如做针线活、驾车、长时间手持电话或长时间手持书本阅读。部分患者早期只感到中指(或)无名指指尖麻木不适,而到后期才感觉拇指、示指、中指和无名指桡侧半均出现麻木不适。某些患者也会有前臂甚至整个上肢的麻木或感觉异常,甚至感觉这些症状为主要不适。随着病情加重,患者可出现明确的手指感觉减退或散失,拇短展肌和拇对掌肌萎缩或力弱。患者可出现大鱼际最桡侧肌肉萎缩,拇指不灵活,与其他手指对捏的力量下降甚至不能完成对捏动作。

三、护理

(一)术前护理

1.心理护理

CTS患者由于病程长,术前接受过保守治疗,但效果不佳,因此对手术治疗顾虑重重。护士应做好宣传教育,告诉患者手术后6~8 h内大部分患者能立即感到腕部轻松舒适;但由于创伤反应,术后3 d可能会重新出现术前症状,需2~3周才会逐渐消失。

2.做好术前准备

术前常规检查胸部X线片、肌电图、心电图、血常规、尿常规、出凝血时间、肝功能、肾功能、血糖、肝炎两对半及人类免疫缺陷病毒(HIV),术前做好沐浴、更衣、修剪指甲、备皮、禁食等准备。

(二)术后护理

(1)按臂丛麻醉后常规护理。

(2)垫枕抬高患肢,使患肢高于心脏水平15 cm左右。

(3)观察石膏托固定是否适宜,松紧以伸进1指为宜,石膏边缘处妥善衬托。

(4)观察伤口敷料外观有无渗血、渗液。

(5)观察肢端色泽、温度,末梢循环、肿胀程度,发现异常及时通知医生处理。

(6)在麻醉后患肢感觉未恢复前,用温水洗去敷料两端暴露处的石膏粉末及消毒液痕迹。

(7)询问患者伤口的疼痛程度,按评估的分值给予相应处理。

(8)按医嘱给予抗生素及营养神经药物。观察药物反应。协助患者生活护理。

(三)并发症的观察与护理

1.切口血肿形成

手术创伤引起切口渗血、渗液,增加腕管内压力而压迫正中神经。密切观察敷料渗血情况,开始每小时 1 次,连续 4 次,以后每班观察,渗血增多时及时处理。观察腕部肿胀、疼痛情况和手指皮肤颜色、温度变化。手掌侧中立位石膏固定,抬高患肢 $10°\sim20°$,促进静脉回流,减轻组织水肿。

2.肌腱粘连

除术中使用确炎舒松、几丁糖外,手术后 2 d 拆除石膏立即指导患者活动手指关节,能防止肌腱粘连,促进血液循环,减轻组织水肿,减轻腕管内压力。

3.神经损伤

正中神经返支和掌皮支易在术中受损。术后密切观察拇指对掌功能,以了解返支是否受损;观察手掌皮肤有无麻木,了解掌皮支是否受损。观察疼痛的性质及其发生、发展的演变,密切注意有无痛性神经瘤的发生。告知患者禁用热水袋,冬天用热水时应用健侧手试温,以免烫伤。

4.功能锻炼

康复锻炼是促进肢体功能恢复的重要措施。

(1)告知患者神经卡压后引起的肌肉萎缩、肌力减退需要较长时间才能恢复,使其树立长期锻炼的信心。

(2)根据正中神经卡压后引起拇指及大鱼际肌无力的特点,制订训练方案,重点训练拇指屈、内收及对指、对掌等手部的精细动作。

(3)方法:术后48 h后可行手指活动,3 d后指导患者肩肘活动,1 周后鼓励手部正常活动,2 周后伤口拆线后指导患者用力握拳、伸指,用力抓握橡皮球、揉转健身球等;训练拇指与其余4指指腹相对,捏拿各种物品,每天 3 次,每次15~30 min,每分钟频率35~50 次。频率太快,手部抓握力量不够,不能达到锻炼效果。2~3周后进行拇指抗阻力运动训练,促使鱼际肌体积增大,肌力增强,恢复手部协调动作。运动强度由小到大,次数由少到多,每次锻炼以患肢承受能力为度,循序渐进。

(四)出院的健康指导

1.用药的护理

口服维生素 B_1、维生素 B_6、地巴唑、甲钴胺(弥可保,长期服用对肝脏有损,应 1 个月左右复查肝功能 1 次)。

2.门诊随访及注意事项

定期门诊随访(一般 3 个月),尤其要注意睡觉的姿势,不要压迫患肢。

第八章　骨科疾病护理

第一节　锁骨骨折的护理

一、概述

锁骨位于胸廓前上方,呈横 S 形,是联系上肢与躯干的支架。骨折主要为间接暴力所致,常为跌倒时肩部着地或以手撑地而引起,大多发生在中 1/3 与外 1/3 交界处,多见于青壮年及儿童。

二、护理

(一)术前护理要点

1.体位

(1)原因:保持两肩后伸外展,有利于维持良好的复位位置。

(2)具体措施:复位固定后,站立时保持挺胸提肩,两手叉腰,卧位时应去枕仰卧于硬板床上,两肩胛骨中间垫一窄枕。

2.术前功能锻炼

(1)原因:功能锻炼能够促进上肢的血液循环,改善受伤局部的血液供应。

(2)具体措施:术前可进行上肢手指、腕、肘关节的主动功能锻炼,并鼓励患者在病情允许时,进行适当的离床活动。①手部锻炼:缓慢用力握拳,持续 5～10 s,放松后缓慢用力伸直手指,持续 5～10 s;反复练习 5～10 次为一组,每日练习 3～4 组。②腕关节锻炼:双手对掌练习背伸动作。③肘关节锻炼:肩关节中立位,进行肘关节屈伸运动。④禁忌肩前屈、内收等动作。

(二)术后护理要点

进行术后功能锻炼。

1.原因

术后的功能锻炼能够促进上肢的肿胀消退,同时有效避免肌肉的萎缩和促进骨折的愈合。

2.具体措施

(1)麻醉作用消失后,可鼓励患者进行手指屈伸练习。

(2)术后第 1 天,平卧位进行手部及腕、肘关节的活动,如手指、腕、肘关节伸屈运动,每日 2～3 次,每次 5～10 min,因人而异,不感疲劳为宜。

(3)术后第 2～3 天,坐位或站立位进行手指、腕、肘关节伸屈运动。坐起时使用吊带保护患肢。

(4)锁骨中 1/3 骨折的患者:术后需用吊带保护 4～6 周,早期可进行肩袖等肌肉的收缩练习,3 周后可以在保护下进行一定范围的肩关节活动,较大范围的活动则需手术后 4～6 周进行。定期拍片观察愈合情况。患者出现临床和放射学愈合后,且肩关节活动范围接近正常时,可进行体育活动,获得坚固的骨性愈合则需要 4~6 个月的时间。

(5)锁骨外 1/3 骨折的患者:改良 Knowles 针固定术后,需吊带保护 4~6 周。早期进行肌肉收缩练习,3 周后进行肩关节的功能活动,固定针可在 X 线片显示有早期愈合时拔除(在6~8周)。

第二节　肱骨干骨折的护理

一、概述

肱骨干骨折是较为常见的骨折,约占所有骨折的 3%。

二、护理

(一)术前护理要点——保护患肢

1.原因

由于桡神经在肱骨中段的解剖位置关系,肱骨干骨折有时会造成桡神经损伤,甚至在搬运过程中引起桡神经的损伤。肱骨干中下 1/3 处骨折多由间接暴力所致,大多有成角移位,此处骨折最易导致桡神经损伤,表现为垂腕畸形。桡神经损伤大多为挫伤,一般在 3 个月内都能恢复正常。

2.具体措施

(1)为防止桡神经的进一步损伤,术前患肢应置屈肘位,可用软枕垫起,使损伤组织处于无张力状态。

(2)搬动伤肢时两手分别托住肩关节和肘关节。

(3)尽量不在患肢上使用止血带、输液,以免加重桡神经的缺血、缺氧,不利于神经功能的恢复。

(二)术后护理要点——功能锻炼

1.原因

术后的功能锻炼能够促进上肢的肿胀消退,同时有效避免肌肉的萎缩、肘关节的僵硬和促进骨折的愈合。

2.具体措施

(1)伤后患肢手、腕关节的活动即刻就应开始。

(2)肩、肘关节活动随着患者疼痛减轻应尽早开始。

(3)伸屈肩、肘关节:健侧手握住患侧腕部,使患肢向前伸展,再屈肘后伸上臂。

(4)旋转肩关节:身体向前倾斜,屈肘 90°,使上臂与地面垂直,以健手握患侧腕部,做画圆圈动作。

第九章　口腔护理

第一节　牙龈炎的护理

一、护理评估

（一）健康史

(1)患者有无全身性疾病,有无家族史、过敏史等。

(2)口腔卫生状况及卫生习惯。

(3)牙龈炎的治疗史,患者有无长期服用激素类避孕药病史等。

（二）心理—社会状况

(1)了解患者是否因牙龈慢性红肿、出血、口臭等产生压抑、自卑心理。妊娠者担忧疾病会影响到胎儿的健康和发育,极易产生焦虑。

(2)评估患者对疾病的治疗程序、配合方法、费用、预后的了解程度以及对口腔卫生保健掌握情况等。

二、常见护理诊断/问题

（一）牙龈组织受损

牙龈组织受损与牙龈炎症有关。

（二）舒适的改变

舒适的改变与牙龈红肿、出血等有关。

（三）自我形象紊乱

自我形象紊乱与口臭、牙龈红肿有关。

（四）知识缺乏

知识缺乏与缺乏牙龈疾病及自我护理的相关知识有关。

（五）焦虑

焦虑与担心疾病预后有关。

三、护理计划与实施

（一）护理目标

(1)患者了解牙龈病特点、治疗方法及预后。

(2)患者能掌握正确的刷牙方法和自我控制菌斑的方法。

(3)牙龈炎症逐渐减轻或消失,口臭消除。

(4)青春期牙龈炎患者纠正用口呼吸的习惯。

(5)完善临床护理质量管理,持续改进质量。

(二)护理措施

1.保持诊室清洁

治疗前予0.2%氯已定液含漱1 min,减少洁治时喷雾的细菌数量,减少诊室的空气污染;尽量打开门窗,使诊室内空气流通。

2.龈上洁治术护理

(1)用物准备:超声波洁牙手机及龈上工作尖1套、慢速手机弯机头1个、抛光杯、抛光膏、3%过氧化氢液及0.2%氯已定冲洗液。

(2)护理配合:①协助患者用0.2%氯已定含漱清洁口腔。向患者解释术中可能引起的不适,如酸、痛、胀、牙龈出血等,取得合作。保持术野清晰,调节体位及光源,及时吸唾。②洁治:开机后根据牙石厚薄调节洁牙机频率和功率,踩脚踏开关,左手握持口镜牵拉口角,右手以握笔式握持洁牙机手柄,使龈上工作尖的前端与牙面平行或<15°角接触牙石的下方来回移动,利用超声振动击碎并震落牙石。对于牙间隙难以清除的牙石,可用手动洁治器清除;对种植牙应换特殊仪器,如塑料器械和钛刮治器等处理。③抛光:安装抛光杯于慢速手机弯机头上,蘸抛光膏于牙面进行抛光。可稍施压力使抛光杯的薄边缘伸入龈下,使牙面光洁无刻痕。④冲洗消毒:用三用枪进行口腔冲洗,并及时吸干液体。用3%过氧化氢液及0.2%氯已定冲洗液进行龈袋交替冲洗,嘱患者漱口。

(3)健康指导:①告知患者洁牙后短期内可能出现冷热敏感不适,随着时间的延长会好转。如果加重应随时就诊。②出血观察及处理:术后24 h内有少量渗血属正常,术后当天勿进食过热食物。③预防感染:进食后注意漱口,保持口腔清洁,正常刷牙,预防感染。④准确记录,嘱患者1周后复诊。

第二节 牙周炎的护理

一、护理评估

(一)健康史

(1)患者有无全身性疾病,有无家族史、过敏史等。

(2)口腔卫生状况及卫生习惯。

(3)牙周疾病的病史。

(二)心理—社会状况

患者因口臭、牙龈红肿、出血可有自卑、焦虑心理,因疼痛患者可出现烦躁、性格变化等。

二、治疗原则

通过洁治术、刮治术,彻底清除牙石,平整根面,控制菌斑,改善咀嚼功能,止痛,控制感染,脓肿切开引流,牙周手术。

三、常见护理诊断/问题

(一)牙周组织受损

牙周组织受损与牙周组织炎症有关。

(二)舒适的改变

舒适的改变与牙齿松动、牙根暴露、牙列缺失有关。

(三)自我形象紊乱

自我形象紊乱与牙龈红肿、牙齿松动、移位、脱落、戴义齿等有关。

(四)营养失调

营养失调与牙齿松动脱落及拔牙影响进食致机体摄入减少有关。

四、护理计划与实施

(一)护理目标

(1)牙周炎症减轻或消失,口臭消除。

(2)患者掌握保持口腔卫生、控制牙菌斑的方法。

(3)正常饮食,营养状况得到改善。

(二)护理措施

1.龈下刮治术(根面平整术)的护理

龈下刮治术通常在洁治术后待牙龈炎减轻、出血减少时进行。

(1)用物准备:麻醉药品,3%过氧化氢、0.2%氯己定冲洗液及含漱液、洁牙机手柄及龈下工作尖、龈下刮治器1套、超声洁牙机。

(2)患者准备:调节体位与光源,暴露术野,观察局部黏膜健康情况;告知患者术中配合事项,减少患者心理负担;协助患者用0.2%氯己定冲洗液含漱;协助医师进行局部麻醉。

(3)护理配合:安装洁牙机手柄及龈下工作尖并传递给医师。保持术野清晰,调节光源,协助牵拉口角,及时吸唾,及时吸除术区的血液。根据患牙的位置选择合适的刮治器并及时传递,用酒精棉球擦拭器械表面血液及肉芽组织。术区用3%过氧化氢、0.2%氯己定液交替冲洗,牙周袋上药。密切观察患者全身情况,及时向医师汇报。

(4)健康指导:①指导患者正确刷牙及使用牙线、牙缝刷,控制菌斑。②麻醉过后可能会有疼痛,嘱患者按医嘱服用镇痛药,缓解疼痛。③术后患者休息半小时无明显渗血方能离开;术后不要反复吸吮或吐唾,以免口内负压增加,引起出血;术后当日可进食温凉软食或流质饮食,不宜进食过热过硬食物,防止出血。④按医嘱服用抗生素,并观察服药后有无不良反应;进食后注意漱口,保持口腔清洁,术后当天正常刷牙,预防感染。⑤嘱患者1周后复诊分区刮治,刮治完成后1、3、6个月复诊。

2.松牙固定术的护理

(1)用物准备:扁形不锈钢丝、钢丝剪一把、钢丝结扎钳2把(平头)、持针钳一把、推压器一支、黏结剂、复合树脂等。

(2)护理配合:保持视野清晰,及时调节光源、吸唾,协助暴露术野。选择合适直径的扁形不锈钢丝,长度为结扎牙长度的2倍(5 cm左右),并从中央弯成U形,传递给医师。结扎钢丝时及时传递持针钳、结扎丝、钢丝剪、推压器等。选用光固化树脂加强固定,按复合树脂黏结修复术护理。

（3）健康指导：①指导患者保持口腔卫生的方法，严格控制菌斑；②嘱患者勿用患牙咬硬物。

3.牙周手术的护理

常用的牙周手术方法有翻瓣术、磨牙远中楔形瓣手术、骨成形术、骨切除术、植骨术等。

（1）用物准备：牙周手术包1个（内置骨膜分离器、龈下刮治器、牙周探针、骨凿、骨挫、小弯剪刀、线剪、吸唾管、刀柄、缝合用物1套、纱布等），手术刀，缝线，冲洗器，高速牙科手机，车针，冲洗器，刮治器，遵医嘱备特殊材料如人工骨、组织再生膜等。

（2）护理配合：①巡回护士：a.参见牙龈手术护理；b.需植入人工骨或组织再生膜者，应备好灭菌生理盐水。②洗手护士：洗手护士戴无菌手套，配合手术护理。铺孔巾，与手术区域相连形成一个无菌区，且方便手术者操作为宜。切口，递手术刀给医师进行切口，牵拉口角，暴露术野，及时用强吸管吸除术区血液，保持术野清晰。吸引器必须保持通畅，及时用蒸馏水抽吸冲洗管道，防止血凝块堵塞管腔。递骨膜分离器进行龈瓣的翻开，暴露病变区。递刮治器刮除暴露根面和病变处的肉芽组织，刮净牙根表面的牙石及牙骨质。手术部位冲洗时递0.2%氯己定与生理盐水给医师进行交替冲洗，及时清除术中刮除的结石及炎性组织。协助龈瓣复位，用湿纱布压迫，使之与根面贴合。协助缝合，缝合完毕检查口腔内是否有残留的物品，防止发生意外。协助在创口处敷牙周塞治剂。与巡回护士清点器械、敷料，确保无误。用湿纱布清洁患者唇周血渍，揭去孔巾，撤离手术用物。

（3）健康指导：嘱患者1周后复诊拆线，植骨术后10～14 d拆线，6周复诊观察牙周情况。

4.牙周脓肿的护理

患者就诊时局部肿胀明显，疼痛难忍，甚至伴有发热等全身症状。接诊时应注意病情观察，安排优先就诊。体温异常者，注意监测体温变化，及时对症处理。需切开排脓时，遵医嘱准备局部麻醉药并协助注射，递11号刀片进行脓肿切开，递生理盐水、3%过氧化氢、0.2%氯己定液交替冲洗，用棉球协助擦干脓血，递引流条置切口引流脓液。嘱患者24～48 h内复诊，拔除引流条。

（三）健康指导

（1）保持良好的口腔卫生习惯，每天早晚两次彻底刷牙，每次3 min。饭后漱口，少食糖类食物，不能口含食物睡觉。

（2）采用正确的刷牙方法，并定期到医院检查、治疗，及时清除菌斑。

（3）掌握牙线的正确使用方法。

（4）去除和控制与牙周疾病关系密切的不良因素，如积极改善食物嵌塞，对创伤的牙齿进行调整；有吸烟嗜好者应戒烟；预防和矫治错颌畸形。

（5）需定期检查预防复发。牙周治疗完成后，一般2～3个月后复查；每6～12个月做一次洁治术，维护牙周组织健康。

（6）保持均衡饮食，经常补充富含蛋白质、维生素 A、维生素 D、维生素 C 及钙和磷的营养食物，增强牙周组织对致病因子的抵抗力和免疫力。

第十章　ICU 护理

第一节　各种引流管的护理

一、定义

引流是将人体组织间或体腔中积聚的血、脓或其他物质导流出体外的技术。常见引流管有脑室、创腔、硬膜下、脓腔、颈部、胸腔、腹腔、T 形管、胃管、尿管。

二、目的

(1)引流气体、液体(消化液、腹腔液、脓液、切口渗出液)至体外,降低局部压力,减少粘连,促进愈合。

(2)作为检测、治疗途径。

三、引流管的评估

(1)引流管的名称标记和位置是否正确,引流管固定方法是否妥当,冲洗吸引是否通畅,设置负压是否正确。

(2)记录是否齐全,有无色质的描述,出入量计量是否准确等。

(3)引流管周围皮肤是否正常。

四、固定

(1)胃管、鼻肠管做好三固定,即吊线固定于鼻部上方,胶布固定于脸颊,别针和皮筋固定于床单位上。同时,胃管和鼻肠管上应有明确的刻度标记,必须将其有效长度做好记录,班班交接,防止管道滑动和移位。

(2)胃造口管、胆囊造口管、T 管、空肠造口管、胸腔闭式引流管遵循双固定的原则,即导管以缝针固定于皮肤,别针和皮筋固定于床单位上。

(3)胸腔、三腔冲洗管和双腔复吸管遵循三固定原则,即导管在切口部位以缝线固定于皮肤,内套管以缝线固定于外套管,导管的敷料外部分以别针固定于床单位上。

五、护理常规

遵循密闭、安全、无菌、通畅、观察、计量原则。

(一)密闭

防止漏气,气体进入体内可致逆行感染。

(二)安全

(1)每根引流管均做好明显标记,标明管道的名称、深度、日期等。

(2)妥善固定管道。

（3）保持患者安静，勿使患者自己将引流管拔出。

（4）意识障碍患者应适当约束。

（三）无菌

严格无菌操作，定期更换引流瓶、引流袋及冲洗导管，引流瓶及引流袋的位置均应低于引流管放置部位，防止逆行感染。

（四）引流袋高度

根据不同引流部位选择相应高度。

（五）观察引流液的色、质、量

若颜色异常或量过多过少、冲洗不平衡，及时通知医师做相应处理。精确记录冲洗引流出入量，防止腹腔内积液，并重视患者主诉，如有腹胀、腹痛等主诉应及时通知医师处理。

（六）保持引流通畅

（1）引流管不可受压、扭曲、折叠、成角。

（2）患者活动范围适当限制，引流管留有一定的长度，给患者活动余地。

（3）治疗护理动作应轻柔，避免牵拉引流管。

（4）引流液随患者呼吸、脉搏等上下波动示通畅，反之不畅。

（5）搬运患者时暂夹闭引流管；30～60 min 挤压一次（由上至下捏挤引流管），以防纤维血块堵塞。

（七）生命体征

引流期间及夹管后严密观察生命体征变化。

（八）体位

生命体征平稳后可采取半卧位，并经常更换体位以利于引流。负压吸引维持一定压力并经常检查是否有效，防止引流管受压、扭曲或被血块阻塞。

（九）皮肤

保护引流管周围皮肤清洁干燥，用凡士林纱布保护皮肤，若渗出及时换药。

第二节　脑室引流护理

一、定义

经颅骨钻孔穿刺侧脑室放置硅胶管将脑脊液引流至体外的技术。

二、目的

降低颅内压、排出脑室积血、降低伤口脑脊液漏，同时用于各种原因脑室出血。

三、适应证

（1）抢救脑脊液循环受阻所致脑内高压危机状态。

（2）暂时改善症状，为治疗、检查创造条件，如颅内肿瘤等引起的梗阻性脑积水。

（3）术中放出侧脑室脑脊液改善暴露，便于操作。

（4）治疗脑室出血或脑组织出血。

（5）剖颅术后早期引流血性脑脊液，减轻脑膜刺激征，控制颅内压。

四、护理常规

（一）安全

（1）标记：用胶布注明引流管名称、留置日期。

（2）妥善固定管道。

（3）保持患者安静，勿使患者自己将引流管拔出。

（4）意识障碍患者适当约束。

（二）无菌

整个装置保持无菌性，每天更换引流装置，严格无菌操作（先夹管用聚维酮碘离心式消毒引流管外壁，长度＞3 cm，更换新的无菌引流袋）。

（三）引流袋（瓶）高度（根据引流量决定）

引流管的最高处（开口处）距侧脑室的距离（一般以发际做参照）为10～15 cm。

（四）观察引流液量

（1）正常脑脊液每小时分泌20 mL，每日400～500 mL，所以控制引流速度，引流量＜500 mL/d，若引流过快过多，易出现低颅内压性头痛、恶心，此时抬高或暂夹闭引流管。

（2）引流速度过快（尤其早期＞20 mL/h），量过大（＞500 mL/24 h）的潜在危险：①脑积水，脑室扩大，骤然引流出大量脑脊液，脑室塌陷，硬脑膜下/外血肿；②脑室肿瘤，一侧脑室压力骤减，脑室系统压力不平衡，肿瘤内出血；③颅后窝占位病变，幕下压力偏高，若幕上压力骤降，小脑可疝入小脑幕裂孔。

（五）观察引流液性状

（1）正常脑脊液无色透明，无沉淀，术后1～2 d可略带血性，以后转为橙黄色。

（2）如大量鲜血，或血性脑脊液逐渐加深为脑室内出血。

（3）颅内感染征象：脑脊液混浊，呈毛玻璃状或有絮状物，可放低引流。

（六）保持引流通畅

（1）引流管不可受压、扭曲、折叠、成角。

（2）患者头部活动范围适当限制。

（3）治疗护理动作轻柔，避免牵拉引流管。

（4）引流液随患者呼吸、脉搏等上下波动示通畅，反之不畅。

（5）搬运患者时暂夹闭引流管。

（6）每小时挤压引流管一次。

（七）引流时间

一般为3～5 d，不大于1周。

（八）双侧脑室引流

双侧脑室引流时，两侧引流管不能同时打开，采用交替开放的办法可避免形成气颅。

(九)注意事项

注意患者外出检查时需暂时夹闭引流管,避免引流瓶内的脑脊液或空气逆流至脑室内。

(十)拔管

试夹管 24 h,了解脑脊液循环是否通畅,观察患者意识、瞳孔、体温、生命体征的变化,是否再度出现颅内压增高等。

拔管后注意有无脑脊液漏,局部有无炎症反应。

(十一)脑积液引流不畅原因

(1)脑内压低于 1.18~1.47 kPa,证实办法为降低引流袋高度观察有无脑脊液流出。

(2)引流管放置过深过长、折曲,对照 CT 将引流管缓慢向外抽出至有脑脊液流出。

(3)管口吸附于脑室壁,将引流管轻轻旋转,使管口离开脑室壁。

(4)脑组织、血凝块堵塞,用注射器轻轻外抽。

(5)必要时更换引流管。

腰大池引流的护理同脑室。

第三节　创腔引流护理

一、定义

颅内占位性病变手术摘除后,在残留的创腔内放置引流。

二、目的

引流手术残腔内气体及血液,使残腔逐渐闭合,减少局部积液或形成假性囊肿。

三、护理常规

(一)按照"引流管护理常规"护理。

(二)引流袋(瓶)高度

(1)与头部创腔一致,放于枕边,保持创腔内一定液体压力,避免脑组织移位。

(2)术后 24~48 h 后引流瓶逐渐放低,能够较快引流创腔积液,此时脑水肿进入高峰期,若引流不畅,无效腔不能消灭,积液占位可加重颅内高压。

(3)顶后枕部创腔术后 48 h 内不可放低引流瓶,否则腔内液体被引流出,脑组织移位,大脑上静脉撕裂,引起颅内血肿。

(三)保持引流通畅

(1)引流管不可受压、扭曲、折叠、成角。

(2)患者头部活动范围适当限制。

(3)治疗护理动作轻柔,避免牵拉引流管。

(4)搬运患者时暂夹闭引流管。

（5）每小时挤压引流管一次。

（四）拔管

一般术后 3～4 d 拔管，血性脑脊液已转清亮时应及时拔出引流管，以免形成脑脊液漏。

第四节　心肺脑复苏护理

一、概论

心肺复苏（CPR）是针对呼吸、心跳停止的患者所采取的抢救措施，即用按压心脏或其他方法形成暂时的人工循环，恢复心脏的自主搏动和血液循环，用人工呼吸代替自主呼吸并恢复自主呼吸，达到恢复苏醒和挽救生命的目的，而其最终目的是脑功能的恢复，故心肺复苏现已发展成心肺脑复苏（CPCR）。

（一）基础生命支持

基础生命支持（BLS）是对发生呼吸、心跳骤停患者实施心肺复苏急救的初始技术，目的是能够维持人体质量要脏器的基本血氧供应，直至延续到建立高级生命支持或恢复自主心跳和呼吸。

1. 立即识别心搏骤停并启动急救系统

判断和避免各种存在和潜在的危险之后，判断患者反应，确认后立即启动急诊医疗服务系统（EMS）。

2. 置患者于复苏体位

将患者仰卧、平放于硬质平面上。

3. 胸外心脏按压

（1）体位：患者必须平卧，背部置于硬物上。

（2）部位：胸骨中下 1/3 交界处。

（3）姿势：将一手掌根部置于按压点，另一手掌根部覆于前者之上，手指向上方翘起，双臂伸直，凭自身重力通过双臂和双手掌，垂直向下按压。

（4）按压深度大于或等于 5 cm。

（5）按压与放松时间为 1∶1。

（6）频率大于 100 次/分钟。

（7）按压与人工呼吸比例为 30∶2。

4. 开放气道

目的是维持呼吸道通畅，保障气体自由出入，是成功实施人工呼吸的基础。方法包括畅通呼吸道和开放气道。畅通呼吸道方法为迅速清除患者口鼻内异物及分泌物，有假牙者应取出。

5. 人工呼吸

（1）吹气约持续 1 s。

（2）应避免过度通气，潮气量 400～600 mL。

6.电击除颤

除颤指征为心电图提示心室颤动(VF)或无脉性室性心动过速(VT)患者。

(1)电除颤时双相波和单相波的能量选择:①成人:双相波形电击的能量设定相当于200 J,单相波形电击的能量设定相当于360 J;②儿童:首剂量2 J/kg,后续电击能量级别应至少为4 J/kg,并可使用更高能量级别,但不超过10 J/kg或成人最大剂量。

(2)电极板放置位置:①前侧位:一个电极板放置在左侧第五肋间与腋中线交界处,另一电极板放置在胸骨右缘第二肋间;②前后位:一个电极板放置胸骨右缘第二肋间,另一电极板放置在左背肩胛下面。

7.心肺复苏的四个早期

(1)提倡早期除颤:如果在室颤发生的最初5 min内进行电除颤,并随机进行有效CPR,将使复苏成功率成倍提高。

(2)有效不间断地心脏按压:从意外发生即可就开始进行CPR,按压应有力、迅速,每次按压后胸廓应充分复位,尽量保持按压的连续性。

(3)有效人工呼吸。

(4)建立紧急医疗服务系统。

(二)高级生命支持

高级生命支持(ALS)是在BLS的基础上应用特殊仪器及技术,建立和维持有效的呼吸和循环功能,通过ECG的监护和心电图判断识别及治疗心律失常,建立有效的静脉通路,改善并保持心肺功能及治疗原发病。

1.人工气道的建立与呼吸支持

(1)气管内插管。

(2)可选择的先进气道技术如喉罩、食管—气管联合导管、咽气管导管。

(3)人工机械通气与氧疗。

2.静脉通道的建立与药物治疗

(1)给药及时,给药时不中断CPR。

(2)熟知常用抢救药物种类和方法。

3.脏器功能监测

应用12导联心电图、无创多功能监护、动脉血气分析、血流动力学监测及肝肾功能测定来进行监测。

(三)持续生命支持

持续生命支持是指建立与维持更有效的通气和血液循环后,使用药物、设备和其他手段维持机体内环境稳定,改善各器官的功能,维持各器官的功能,维持生命,最大限度加速神经系统功能的恢复,使患者重新获得生活和工作的能力。

1.持续生命支持主要技术

(1)脑复苏、药物治疗、温度控制。

(2)维持循环功能。

(3)维持呼吸功能。

(4)纠正酸中毒和电解质紊乱。

(5)抗感染治疗。

(6)防治肾衰竭。

(7)严密观察患者的症状和体征。

2. CPCR 五个重要环节

(1)立即识别心搏骤停并启动急救系统。

(2)尽早进行心肺复苏,着重于胸外按压。

(3)快速除颤。

(4)有效的高级生命支持。

(5)综合的心搏骤停后治疗。

二、单人心肺复苏技术

(一)心肺复苏技术适应证

由于外伤、疾病、中毒、意外、低温、淹溺和电击等各种原因,导致呼吸、心跳骤停者。

心搏骤停的标志如下。

(1)突然意识丧失。

(2)颈动脉搏动不能触及。

(3)呼吸停止,瞳孔散大。

(4)皮肤黏膜成灰色或发绀。

(二)目的

开放气道,重建呼吸和循环达到恢复和挽救生命的目的。

(三)操作标准

1. 操作前准备

(1)准备:①个人准备:仪表端正,服装整洁;②物品准备:模拟人一个、硬板一块、纱布、治疗碗、弯盘、手表、抢救记录单、笔。

(2)评估患者:①判断意识:轻拍、摇动或人声呼唤患者无反应;②判断呼吸:直观胸部有无起伏,将面颊部贴近患者口鼻感觉有无气体溢出,判断时间为 10 s;③判断心跳:急救者示指和中指指尖触及患者气管正中部(相当于喉结的部位),旁开两指,至胸锁乳突肌前缘凹陷处,触摸患者颈动脉有无搏动。判断时间为 10 s。

(3)呼救并记录时间。

2. 操作步骤

(1)胸外按压:①体位:平卧硬板床,头颈、躯干无扭曲,两臂放于身体两侧;②定位:胸骨中下 1/3 交界处;③手法:右手重叠在左手背上,十指相扣,手心翘起,手指离开胸壁;④姿势:急救者上半身前倾,双臂绷直,双肩位于双手的正上方,垂直向下用力按压。按压深度大于或等于 5 cm,按压与放松时间为 1 : 1,频率大于 100 次/分钟。

(2)开放气道:检查口鼻清除分泌物,有假牙者取下假牙,仰面举颏法打开气道。解除气道梗阻,保持气道通畅。

(3)口对口吹气:取单层纱布覆盖患者口部,口对口吹气 2 次,按压/通气比为 30 : 2,反复进行吹气有效,口鼻无漏气,胸廓隆起,潮气量 400~600 mL,吸呼比为 1 : 1。

(4)判断效果:操作 5 个循环后判断心肺复苏效果。如已恢复,进行进一步生命支持;如未恢复,继续上述操作 5 个循环后再次判断,直至高级生命支持人员及仪器设备到达。每次按压前都重新定位,检查瞳孔、面色、甲床、呼吸、颈动脉搏动及血压情况。

(5)整理患者用物,洗手,记录:详细记录心搏骤停的时间、抢救过程和心肺复苏成功的时间。

(四)注意事项

(1)急救者正常呼吸,将口罩住患者的口,将气吹入患者口中,每次吹气时间应持续 1 s 以上,应见胸廓起伏(潮气量 500~600 mL),吹气后注意放开捏鼻子的手。

(2)胸外心脏按压只能在患者心脏停止跳动下才能施行。

(3)口对口吹气和胸外心脏按压应同时进行,吹气和按压的次数过多和过少均会影响复苏的成败。

(4)胸外心脏按压的位置必须准确,需保证按压后胸廓回弹,按压的力度要适宜。

(5)尽可能减少胸外按压中断,将中断控制在 10 s 以内。

(6)施行心肺复苏术时应将患者的衣扣及裤带松解,以免引起内脏损伤。

(7)心肺复苏有效的体征:①触及颈动脉或股动脉搏动,收缩压≥60 mmHg;②自主呼吸恢复,皮肤颜色由发绀转为红润;③瞳孔缩小,有时可有对光反射;④室颤波由细小转变为粗大,甚至恢复窦性心律。

三、多人心肺复苏术

(一)操作标准

1.操作前准备

(1)准备:①个人准备:仪表端正,服装整洁;②物品准备:模拟人一个、硬板一块、纱布、治疗碗、弯盘、手表、抢救记录单、笔。

(2)责任护士评估患者:①判断意识:轻拍、摇动或大声呼唤患者无反应;②判断呼吸:直观胸部有无起伏,将面颊部贴近患者口鼻感觉有无气体溢出,判断时间为 10 s;③判断心跳:急救者示指和中指指尖触及患者气管正中部(相当于喉结的部位),旁开两指,至胸锁乳突肌前缘凹陷处,触摸患者颈动脉有无搏动。判断时间为 10 s。

(3)责任护士呼救并记录时间。

2.操作步骤

(1)责任护士胸外按压:①体位:平卧硬板床,头颈、躯干无扭曲,两臂放于身体两侧;②定位:胸骨中下 1/3 交界处,手掌根部为按压区;③手法:右手重叠在左手背上,十指相扣,手心翘起,手指离开胸壁;④姿势:急救者上半身前倾,双臂绷直,双肩位于双手的正上方,垂直向下用力按压。

(2)辅助护士开放气道:检查口鼻清除分泌物,有假牙者取下假牙,仰面举颏法打开气道。解除气道梗阻,保持气道通畅。

(3)辅助护士口对口吹气:取单层纱布覆盖患者口部,口对口吹气 2 次,按压/通气比为30:2,反复进行,必要时配合医生予患者气管插管。吹气有效,口鼻无漏气,胸廓隆起,潮气量400~600 mL,吸呼比为 1:1。

(4)第三护士通知医师及准备用物药品:第三护士及时通知医师患者需要抢救,备好抢救用物及药品。及时建立静脉通道,遵医嘱应用抢救药品。口头医嘱执行时严格查对,用药后保留安瓿及时记录,安瓿待双人核对后方可弃去。

（5）第三护士准备除颤仪：涂导电糊、调节参数、遵医嘱选择能量、充电、除颤。

（6）责任护士判断效果：操作 5 个循环后判断心肺复苏效果。如已恢复，进行进一步生命支持。如未恢复，继续上述操作 5 个循环后再次判断，直至高级生命支持人员及仪器设备到达。

（7）整理患者用物，洗手记录：详细记录心搏骤停的时间、抢救过程和心肺复苏成功的时间。

（二）多人心肺复苏要求

（1）闭式循环交流。

（2）清楚提示信息。

（3）明确分工和职责。

（4）知道自己的局限性。

（5）知识共享。

（6）重新评估和总结。

（7）相互尊重。

第五节　电复律护理

一、概论

心脏电复律是用电能来治疗异位性快速性心律失常，使之转为窦性心律的方法，最早用于消除心室颤动，故亦称心脏电除颤。心脏电复律器是用于心脏电复律的装置，目前常用的为直流电心脏电复律器，由电极、除颤、同步触发、心电示波、电源等几部分组成，电功率可达 200～360 J。电除颤是心搏骤停抢救中必要的、有效的、重要的抢救措施。

（一）适应证

（1）心室颤动是电复律的绝对指征。

（2）慢性心房颤动（房颤史在 1～2 年以内），持续心房扑动。

（3）阵发性室上性心动过速，常规治疗无效而伴有明显血流动力学障碍者，或预激综合征并发室上性心动过速而用药困难者。

（二）禁忌证

（1）缓慢性心律失常，包括病态窦房结综合征。

（2）洋地黄过量引起的心律失常（除室颤外）。

（3）伴有高度或完全性传导阻滞的房颤、房扑、房速。

（4）严重的低血钾暂不宜做电复律。

（5）左心房巨大，心房颤动持续 1 年以上，长期心室率不快者。

（三）操作方法

立即将电极板涂导电糊或垫以生理盐水浸湿的纱布，按照电极板标示分别置于胸骨右缘第 2～3 肋间和胸前心尖区或左背,选择按非同步放电钮,按充电钮充电到指定功率,明确无人与患者接触,同时按压两个电极板的放电电钮,此时患者身躯和四肢抽动一下,通过心电示波器观察患者的心律是否转为窦性。

1. 非同步电复律

非同步电复律仅用于心室颤动,此时患者神志多已丧失。将电极板涂导电糊或垫以生理盐水充分浸湿的纱布垫分置于胸骨右缘第 2～3 肋间及心尖区,按充电按钮充电到功率 360 J 左右。将电极板导线接在复律器的输出端,按非同步放电按钮放电,通过心电示波器观察患者的心律是否转为窦性。

2. 同步电复律

用维持量洋地黄类药物的心房颤动患者,应停用洋地黄至少 1 d。复律前 1 d 应给予奎尼丁(普鲁卡因胺、普萘洛尔或苯妥英钠),每 6 h 1 次,目的是使这些药物在血中达到一定的浓度,转复后能预防心律失常再发和其他心律失常的发生,少数患者用药后心律即可转复。术前复查心电图并利用心电图示波器检测电复律器的同步性。静脉缓慢注射地西泮 0.3～0.5 mg/kg 或氯胺酮 0.5～1 mg/kg 麻醉,当患者睫毛反射开始消失时,充电到 150～200 J(心房扑动者则充到 100 J 左右),按同步放电按钮放电。如心电图显示未转复为窦性心律,可增加电功率,再次电复律。

3. 心律转复后

应密切观察患者的呼吸、心律和血压直到苏醒,必要时给氧吸入,以后每 6～8 h 一次口服奎尼丁(普鲁卡因胺、普萘洛尔或苯妥英钠)维持。

4. 外科开胸手术患者

可用体内操作法,电极板用消毒盐水纱布包裹后置于心脏前后,直接向心脏放电,但电功率宜在 60 J 以下。

(四)注意事项

(1)若心电显示为细颤,应坚持心脏按压或用药,先用 1% 肾上腺素 1 mL 静脉推注,3～5 min 后可重复一次,使细颤波转为粗颤波后,方可施行电击除颤。

(2)电击时电极要与皮肤充分接触,以免发生皮肤烧灼。

(3)触电早期(3～10 min 内)所致的心搏骤停,宜先用利多卡因 100 mg 静脉注射。

二、除颤仪使用

(一)目的

用电能来治疗快速性异位性心律失常,使之转复为窦性心律。

(二)基本原理

除颤仪在某些严重快速性心律失常时产生高能量电流脉冲使全部(或大部分)心肌细胞在瞬间同时除极,造成心脏电活动暂时停止,然后由最高自律性起搏点重新主导心脏节律。

(三)基本结构

除颤器基本结构由除颤充电、除颤放电、控制电路、电源及监视装置等五部分组成。

(四)除颤仪能量的选择和安放位置

1. 电除颤时双相波和单相波的能量选择

(1)成人:双相波形电击的能量设定相当于 200 J,单相波形电击的能量设定相当于 360 J。

（2）儿童：首剂量 2 J/kg，后续电击，能量级别应至少为 4 J/kg 并可使用更高能量级别，但不超过 10 J/kg。

2.电极板放置位置

（1）前侧位：一个电极板放置在左侧第五肋间与腋中线交界处，另一电极板放置在胸骨右缘第二肋间。

（2）前后位：一个电极板放置胸骨右缘第二肋间，另一电极板放置在左背肩胛下面。

（五）操作标准

1.操作前准备

（1）评估患者病情、意识状态、心电图状态及是否有室颤波、皮肤情况。

（2）评估除颤仪器各功能是否良好。

（3）个人准备：仪表端正、服装整洁、洗手。

（4）用物准备：除颤仪、导电糊、治疗盘（内有 75％酒精棉球、镊子）、干纱布、棉签。

（5）报告心律情况"需紧急除颤"。

2.操作步骤

（1）核对：确认患者各项生命体征情况。

（2）安置体位：平卧于硬板床上，充分暴露除颤部位。

（3）皮肤处理：清洁皮肤，酒精脱脂擦干。同时去除身上所有金属和其他导电物品。

（4）除颤仪准备：电极板涂抹导电糊，调节参数选择能量开始充电。导电糊涂抹均匀，具体参数根据医嘱调节。

（5）电极板安放：电极板与皮肤紧密安放，压力适当，请他人离开床旁。

（6）放电：按放电按钮电击除颤，须双电极同时放电。

（7）除颤结束：打回监护屏，观察心电示波变化，若不成功再次除颤。

（8）整理患者：擦净皮肤，取舒适卧位，严密监测心率变化。

（9）整理用物：清洁除颤仪电极板，用物整理归位，关闭仪器。

（10）洗手、记录。

（六）注意事项

（1）在准备电击除颤同时，做好心电监护以确诊心律失常类型。

（2）定时检查除颤仪性能，及时充电。

（3）电极板安放位置要准确，并应与患者皮肤密切接触，保证导电良好。

（4）电击时，任何人不得接触患者及病床，以免触电。

（5）对于细颤型室颤者，应先进行心脏按压、氧疗及药物治疗后，使之变为粗颤，再进行电击，以提高成功率。

（6）电击部位皮肤可有轻度红斑、疼痛，也可出现肌肉痛，3～5 d 后可自行缓解。

（7）对于能明确区分 QRS 和 T 波的室速，应进行同步电复律；无法区分者，采用非同步电除颤。

（8）同步电复律通常遵医嘱选择稍低的起始能量，选择能量前按下"同步"键。

（七）维护和保养

1.电极板的清洁与擦拭

每次使用结束后都要对其进行清洁与擦拭。常通过以下三步来完成：①检查仪器是否关闭,如未关闭则需关闭;②用湿润的抹布擦净电极板;③干燥后,可靠地置于卡槽中。在对电极板进行清洁与擦拭时,应注意不要损伤电极板。

2.电池的充电与更换

电池需要日常或定期维护与保养,有助于延长电池的使用寿命。充电时间 15 h 达到 100%,由 LED 指示。约 3 h 达到 90%,由 LED 指示。电池容量为可进行 100 min 心电图监护或 50 次全能量放电,或在起搏时 75 min 的心电图监护。

3.仪器工作状态的判断

将仪器与交流电源断开,打开仪器开关,在仪器完成自检后,即可判断仪器的工作状态。

4.电容维护

电路结构包括充电电路、放电电路及其控制电路,在使用频次较低的情况下,电容需要定期维护。

第六节　简易呼吸器的使用护理

简易人工呼吸器又称加压给氧气囊(AMBU),它是进行人工通气的简易工具。

一、目的

通过人工方式利用加压面罩直接给氧,使患者得到充分氧气供应,改善组织缺氧状态。

二、基本原理

氧气进入球形气囊和贮气袋或蛇形管,人工指压气囊打开前方活瓣,将氧气压入与患者口鼻贴紧的面罩内或气管导管内,以达到人工通气的目的。

三、基本结构

由弹性呼吸囊、呼吸活瓣、面罩或气管插管接口和氧气接口等组成。

四、操作标准

(一)操作前准备

(1)个人准备:仪表端庄、服装整洁、洗手。

(2)用物准备:简易呼吸器、氧气装置、吸氧管道、纱布两块、剪刀、弯盘。

(3)评估仪器各功能是否良好。

(4)评估患者病情、意识状态、呼吸、颈动脉搏动。

(二)操作步骤

1.判断

判断患者有无意识、呼吸、颈动脉搏动。方法同 CPR。

2.摆放体位

将床放平,去枕仰卧,头偏一侧,解开衣领、腰带露胸部。

3.清理呼吸道

有义齿者取下义齿。

4.开放气道

仰头抬颏法、托颏法。

5.简易呼吸器连接氧气

氧流量 8～10 L/min。

6.固定面罩

EC 手法固定面罩于患者口鼻部,面罩与面部接触紧密,防止漏气。

7.按压简易呼吸器

每分钟 12～16 次,每次充气 400～600 mL,注意个体化与疾病差异,如需胸外按压,呼吸与按压比 2∶30。

8.观察评估患者

观察评估患者过程中,应密切观察患者对呼吸器的适应性、胸腹起伏、皮肤颜色、听诊呼吸音、生命体征、氧饱和度读数。

9.注意事项

若患者口唇面色红润,呼吸平稳,停用简易呼吸器。关闭氧源,清洁患者口鼻及面部,调节氧流量给予患者吸氧。

10.调整体位

患者取舒适体位,安慰患者。

五、注意事项

(1)简易呼吸器易发问题是由于活瓣漏气患者得不到有效通气,所以要定时检查、测试、维修和保养。

(2)挤压呼吸囊时,压力不可过大,挤压呼吸囊的 1/3～2/3,不可时大时快时慢,以免损伤肺组织。

(3)患者有自主呼吸,应按患者的呼吸动作加以辅助。

(4)对清醒患者做好心理护理,缓解紧张情绪,使其主动配合,并边挤压呼吸囊边指导患者"吸……呼……"。

(5)弹性呼吸囊不宜挤压变形后放置,以免影响弹性。

(6)当婴儿及小孩使用时应具备安全阀装置,自动提供调整压力。如果需要较高的压力,可将压力阀向下压使安全阀暂时失效。

六、维护和保养

(1)将简易呼吸器各配件依顺序拆开,置入消毒液中浸泡。

(2)取出后使用清水冲洗所有配件,去除残留的消毒剂。

(3)贮氧袋只需擦拭即可,禁用消毒剂浸泡,因易损坏。

(4)如遇特殊感染患者,可使用环氧乙烷熏蒸消毒。

(5)消毒后的部件应完全干燥,并检查是否有损坏,将部件依顺序组装。

(6)做好测试工作,备用。①气囊的测试:取下单向阀和贮气阀,挤压球体,将手松开,球体应很快地自动弹回原状;将出气口用手堵住,挤压球体时,将会发觉球体不易被压下。如果发觉球体慢慢地向下漏气,请检查进气阀是否组装正确。②进气阀测试:将出气口用手堵住,挤压球体时,将会发觉球体不易被压下。如果发觉球体慢慢地向下漏气,请检查进气阀是否组装正确。③贮氧袋测试:在患者接头处接上贮气袋。挤压球体,鱼嘴阀会张开,使贮气袋膨胀,如贮气袋没有膨胀,请检查是否组装正确或贮气袋漏气。④贮氧安全阀测试:将贮氧阀和贮氧袋接在一起,将气体吹入贮氧阀,使贮氧袋膨胀,将接头堵住,压缩贮氧袋气体自贮氧阀溢出。如未能觉到溢出时,请检查安装是否正确。

第七节　口咽通气管的使用护理

口咽通气管侧面观呈"S"形,为方形中空导管,是最简单的气道辅助物。

一、适应证

(1)限制舌后坠,维持气道开放。

(2)需要协助进行口咽部吸引的患者。

(3)需要用口咽通气道引导进行插管的患者。

二、禁忌证

(1)清醒或浅麻醉患者(短时间应用的除外)。

(2)前四颗牙齿具有折断或脱落的高度危险的患者。

三、操作标准

(一)操作前准备

(1)评估患者病情、意识状态及气道情况,对患者家属告知放置口咽通气管的目的及方法,取得家属合作。

(2)评估患者选择合适型号的口咽通气管。

(3)个人准备:仪表端庄,服装整洁,洗手。

(4)用物准备:口咽通气管、手套、弯盘、压舌板、洗手液。

(5)环境准备:室内空气流通。

(二)操作步骤

1.核对

确认患者各项生命体征。

2.体位

患者在体位无禁忌证的情况下,平卧位,头后仰。

3.检查

检查患者口腔,是否有禁忌证。

4.选择口咽通气管

选择长度合适的口咽通气管,长度为门牙至下颌角长度。

5.插入通气管

先清除口咽部分泌物,将口咽通气管的咽弯曲面向腭部插入,当头端通过腭垂(悬雍垂)接近口咽部后壁时将管道旋转180°,向下推管至合适位置,使口咽通气管末端突出切牙(门齿)1～2 cm。动作要轻柔连贯,避免损伤患者。如操作过程中患者出现剧烈咳嗽、呼吸困难、血氧饱和度下降,心率、心律或血压明显变化,以及患者出现明显躁动时,应立即停止操作,以确保患者安全。

6.再次核对

床号,姓名,告知患者注意事项,洗手,记录。

四、护理常规

(1)维持口咽通气管通畅,防止阻塞气道。

(2)固定好口咽通气管外端,防脱出。

(3)做好口腔护理,每日更换一次口咽通气管。

(4)床头抬高35°～40°,防止发生吸入性肺炎。

(5)防止口腔压伤,每3～4 h更换口咽通气管位置。

(6)定时湿化气道,保持口腔湿润。

(7)预防并发症,最主要是口咽部创伤。

(8)口咽通气道的消毒,浸泡在含氯消毒液中15 min,清水冲净晾干,放置患者处备用。

第八节 气管插管术

一、定义

气管内插管术是指将特制的气管导管,通过口腔或鼻腔插入患者气管内,是一种气管内麻醉和抢救患者的技术,也是保持上呼吸道通畅的最可靠手段。气管或支气管内插管是实施麻醉的一项安全措施。

二、操作标准

(一)操作前准备

1.评估患者病情、意识状态及气道情况

根据患者性别、年龄准备合适的喉镜及气管插管型号,根据病情向清醒患者或家属做好解释工作,以取得配合。评估患者口腔有无炎症、溃疡,检查并取出义齿。

2.个人准备

仪表端庄,着装整齐,洗手,戴口罩。

3.用物准备

治疗盘内铺无菌治疗巾,内放喉镜、一次性气管导管2根、导管芯、牙垫、无菌吸痰管、10 mL注射器、听诊器、弯盘、胶布、简易呼吸器、无菌液状石蜡、治疗碗、纱布、手套、剪刀、治疗卡、表、笔、洗手液,另备吸痰器、急救药品、垃圾桶。

4.环境准备

室内空气流通。

(二)操作步骤

1.核对

医嘱及患者,确认患者。

2.检查

物品、准备胶布,检查气管导管气囊是否漏气,检查喉镜、导丝等所有物品是否处于备用状态。

3.体位

协助患者取仰卧位,将枕垫于颈部,头部充分后仰,使口、咽、喉三点呈一直线。

4.喉镜置入

戴手套,左手持喉镜,右手将患者上、下齿分开,将喉镜叶片沿口腔右颊侧置入,将舌体推向左侧,暴露腭垂(悬雍垂),继续进入,即可看到会厌,将弯镜片置于会厌和舌根之间的皱襞处,以左手腕为支点向前、向上提,并挑起会厌,充分暴露声门。严格按操作规程暴露声门,切忌以上切牙为杠杆支点,将镜柄向后旋而损伤上切牙。如采用弯喉镜片,见会厌后不需挑起会厌,只需将弯喉镜片远端伸入舌根与会厌面间的会厌谷,再上提喉镜,也可使会厌向上翘起,紧贴镜片而显露声门。

5.导管插入气管

暴露声门后,右手以握笔状持已润滑好的气管导管中端,沿喉镜片右侧弧形斜插口中送入,导管前端对准声门后,轻柔地将导管经声门插入气管。当导管尖端过声门1 cm后,及时将管芯拔出,检查管芯有无缺损,继续将导管旋转轻轻下送5 cm,小儿2~3 cm。

6.固定确认导管

确认导管插入气管内,向导管气囊内注气5~7 mL,立即在气管导管旁塞入牙垫,退出喉镜左手固定导管和牙垫,右手用长胶布妥善固定。确认导管的方法:①直视下气管导管过声门。②听诊双肺有呼吸音,并且相等。如气管导管在食管内,上腹部(胃区)可听到气泡咕噜声。③挤压贮气囊时,感觉胸部顺应性良好。观察患者胸廓有起伏,双侧均匀一致,气管导管壁有雾气出现。④监测呼气末二氧化碳浓度呈阳性。

7.安置患者、整理用物

将患者头部放平,检查患者口、唇有无受压,清理面部污物,整理病床单元,分类正确处理用物。

告知患者或家属气管导管对病情恢复的重要性,告之勿自行随意拔除。

8.记录

洗手,记录插管深度及插管时间。

三、气管插管护理常规

1.插管前准备

经口或经鼻插管前应充分给氧,并准备好插管需要的各种器械和吸引器。遵医嘱使用镇静药,减轻患者插管时的痛苦,防躁动,减少物理损伤。

2.正常位置

气管插管的尖端应位于气管隆嵴上 2～3 cm,相当于第 3～4 后肋水平。可通过 X 线片,听诊两肺呼吸音判断气管插管深度。

3.妥善固定

插管期间必须妥善固定插管,防止移位和滑出。用胶布和寸带固定,固定时不宜过紧,防止管腔变形。经口气管插管者,固定时要用硬牙垫,以免管子弯折。每次应测量、记录气管插管与切牙的距离,并做好交班。

4.防止漏气

人工辅助通气时需给气囊充气,气囊充气的压力为 25 mmHg,也可应用最小漏气技术,用注射器向囊内注气,同时用听诊器在颈部听诊,以刚刚听不到漏气声时,再回抽 0.5mL 为宜。气囊充气的压力应适当,过高的压力可阻断气管黏膜的血流,引起缺血、溃疡,甚至引起日后气管狭窄。

5.保持气道通畅

按需吸痰,保持气道通畅。一般情况下每 2 h 吸痰 1 次,双肺有痰鸣音时应缩短间隔时间。吸痰时应严格遵守无菌、无创、快速、有效的原则。根据痰液的黏稠度给予不同的湿化方式。

6.防止喉头水肿发生

对留置时间 72 h 以上者或小儿,应尽量改用经鼻气管插管,这可减轻插管对声门的压迫。患者的头应稍向后仰,以减轻插管对咽喉壁的压迫。对小儿或烦躁的患者,应充分镇静,可防止患者头颈部自由摆动,引发喉头水肿。在拔管之前,应推注地塞米松 5 mg,拔管后行雾化吸入。

7.做好心理护理

插管后患者当即失音,应做好心理安慰,通过手势或纸笔与患者交流,了解患者需要。

8.拔管护理

拔管程序如下。

(1)备好吸引装置。

(2)吸尽口腔、鼻腔内的分泌物,防止拔管时误吸。

(3)气管内充分吸痰。

(4)提高吸入氧浓度 4～6 L/min。

(5)解除固定气管插管的寸带和胶布。

(6)置吸痰管达气管插管最深处,气囊放气,边拔管边吸痰,同时鼓励患者咳痰。

(7)拔管后立即给予面罩吸氧或高流量鼻导管给氧。

(8)严密观察生命体征及口唇、面色,监测血氧饱和度,并做好记录。

9.拔管后护理

拔管后的护理非常重要,它关系到患者的预后。小儿拔管后应垫肩,开放气道,防止喉头水肿致缺氧。观察有无鼻翼扇动、呼吸急促、唇甲发绀、心率加快等缺氧及呼吸困难的表现,拔管 30 min 后复查血气。拔管后 6 h 内禁饮食,以防呛咳引起呼吸困难。对严重的喉头水肿、激素治疗无效者,应进行紧急气管插管,改善呼吸后再行气管切开术。拔管后早期呼吸道护理对预防呼吸道并发症有重要意义。应鼓励和协助患者咳嗽排痰、定时变换体位、拍背、雾化吸入、做深呼吸、必要时给予吸痰。

四、气管插管并发症

1.气管插管即时并发症

(1)牙齿及口腔软组织损伤。

(2)高血压及心动过速。

(3)心律失常。

(4)气管导管误入食管。

2.留置气管内导管期间的并发症

(1)气管导管梗阻。

(2)导管脱出。

(3)导管误入单侧主支气管。

(4)支气管痉挛。

(5)吸痰操作不当。

3.气管拔管时的并发症

(1)喉痉挛。

(2)拔管后误吸胃内容物或异物堵塞。

(3)拔管后气管萎陷。

4.拔管后并发症

(1)咽炎、喉炎。

(2)喉水肿或声门下水肿。

(3)声带麻痹。

(4)勺状软骨脱臼。

(5)上颌窦炎。

(6)肺感染。

(7)气管狭窄。

第九节　纤维支气管镜检查配合术

一、物品准备

消毒的纤支镜一套、光源器、吸引器、稳压器、摄影机、喉头麻醉喷雾器、无菌手套、治疗巾、纱布块、10 mL 注射器、标本瓶、载玻片、常规消毒治疗盘、局麻药、消毒药、急救药、各种急救器械等。

二、患者准备

(1)向患者说明检查目的及注意事项、配合要点。

(2)检查前 4~6 h 禁食,测血压、脉搏、呼吸等。

(3)有假牙者取出保管,给患者穿戴好布帽及罩衣。

(4)检查前 30 min 肌内注射阿托品 0.5 mg,精神紧张者按医嘱用药。

三、检查时配合

(1)用 2%利多卡因向咽喉部喷雾,每隔 5 min 一次,共 3 次。或用 2%利多卡因雾化吸入 10~15 min 做咽喉和气管麻醉,然后从插管侧鼻腔喷入 2%利多卡因 2~3 次。

(2)术中患者仰卧,清洗鼻腔,低流量给氧。

(3)经鼻插入纤支镜到达声门时,再予 2%利多卡因气道滴入,同时注意患者呼吸、脉搏、面色、血氧饱和度。并嘱患者深吸气,使纤支镜顺利到达气管、支气管。如发生意外,应及时停止插管并协助抢救。

(4)配合医师抽吸标本做培养、活检、细胞刷涂片检查和支气管内摄影等。

四、术后护理

(1)术后 2 h 内禁饮食,以防食物误入气管。痰与分泌物必须咳出,待麻醉药作用消除后,试予以饮温水,无呛咳时才可进食流质或半流质。

(2)密切观察生命体征变化,术后可出现体温升高,第一天每 4 h 测体温一次,准确送验各种标本。

(3)检查后痰中带血较常见,应向患者解释清楚。若持续性咳嗽,应嘱患者向患侧卧,并报告医生予以处理。

五、注意事项

注意观察并发症,如出现呼吸困难伴喘鸣、发音不全、发绀、窒息等喉头水肿或支气管痉挛症状时,立即给予吸氧并报告医生。

第十节　机械通气的管理

一、机械通气的常规护理

(一)患者的观察和护理

1. 一般生命体征的监护

注意患者的体温、脉搏、呼吸、血压、皮肤、神志变化及尿量等。体温升高通常是感染的一种表现,体温下降伴皮肤苍白湿冷则是休克的表现,应找出原因,采取相应措施。机械通气时气道内压增高,回心血量减少,可引起血压下降,心率反射性增快。由于心输出量减少和血压下降,可引起肾血流灌注降低,血浆中血管升压素、肾素和醛固酮水平升高,这三种激素升高均能减少尿液的生成和排出。机械通气时可抑制吸气尤其潮气量大时,可导致自主呼吸停止。

皮肤潮红、多汗和表浅静脉充盈,提示有二氧化碳潴留;肤色苍白、四肢末端湿冷可能是低血压休克的表现。

脑组织对缺氧的耐受性很差,机械通气患者如通气不足,缺氧和二氧化碳潴留,首先表现为意识状态的改变甚至昏迷。机械通气治疗得当,呼吸道保持通畅,缺氧和二氧化碳潴留缓解,神志转为清醒。对一般生命体征的观察要仔细,并且认真、详细、准确地记录。

2.胸部体征

机械通气时,两侧胸廓运动和呼吸音应该对称,强弱相等。否则提示气管插管进入一侧气管或有肺不张、气胸等情况。

3.呼吸频率、潮气量、每分钟通气量的监测

机械通气过程中要密切注意患者自主呼吸的频率、节律、与通气机是否同步。机械通气后通气量恰当,患者安静,自主呼吸与机械通气同步。如自主呼吸较强过快,与机械不同步,可给予镇静药或肌肉松弛药以抑制自主呼吸而达到控制呼吸。

4.血气检测

血气分析是判断通气和氧合情况的主要依据,是机械通气治疗中检测的重要指标,要经常、动态观察,尤其是机械通气开始阶段及病情变化时更应该及时检查,并根据检查结果及时调整通气机的各项参数。采取动脉血气标本时,注意在吸引呼吸道分泌物和调整通气机参数20 min后采取,采取及保存过程中严防标本与空气接触,采血后,应立即送检,如标本不能及时测定,应放冰箱保存。肝素对血气分析值有一定影响,注射器内应尽量少留肝素。

(二)通气机的检测

密切观察机械的正常运转和各项指标。注意通气机的报警,如有报警,应迅速查明原因,并及时排除,否则会危及患者的生命。如故障不能立即排除,首先取下通气机,如患者无自主呼吸应使用简易人工呼吸器维持通气和给氧,保证患者的安全。

1.检查机械故障的一般规律

(1)按报警系统提示的问题进行检查。

(2)如无报警,先查电源,注意稳压器有无保护和故障。

(3)查气源,注意中心供氧压力或氧气瓶压力,并注意空气压缩泵电源是否接紧。

(4)观察各种参数有无变化,分析发生原因。

(5)查看各连接部分是否衔接紧密,尤其是呼吸机与插管、套管的连接处是否漏气,管道是否打折扭曲。

(6)及时排除积水,注意通气机管道的水平面应低于患者的呼吸道。

2.检查气囊是否有故障

听有无漏气声;看口、鼻有无气体漏出;试气囊放气量与充气量是否相等;查套管位置有无改变导致漏气。

3.气道压力的观察

(1)吸气峰压增高的因素:①呼吸道分泌物多且黏稠;②患者气管痉挛,或有病情变化;③气道异物堵塞或是有套囊脱落堵塞气管插管;④通气机送气管道折叠或被压于患者身下;⑤通气机送气管道内的水逆流入呼吸道,发生呛咳;⑥人工设置的气道压力报警上限太低。

(2)气道压力降低的因素:①各部位管道衔接不紧密;②湿化罐盖未拧紧;③气囊漏气或充气不足。

4.通气量的检测

通气机的主要功能是维持有效的通气量。因此潮气量应视患者的病情、年龄、体质量而定，一般可按 8～12 mL/kg 计算。要注意实际潮气量。通气量＝潮气量×呼吸频率，所以通气量受到这两个因素的影响。

(1)气囊漏气，通气机输送的气体从气囊周围漏出，而测不到通气量。

(2)通气机的管道衔接不紧密，或湿化罐未拧紧。

(3)气源不足而致通气量下降。

(4)患者烦躁、呛咳或自主呼吸与通气机对抗，使潮气量发生变化。

(5)应用辅助呼吸的通气方式时，患者自主呼吸缓慢、微弱，而致使通气量下降。

通气机的通气量发生报警，一定要认真查明原因，及时进行处理，不能擅自消除报警和置之不理。

5.氧浓度的检测

吸入氧浓度根据患者病情和血气结果调节，轻中度低氧血症给予 30%～40%的氧。重症低氧血症给予 50%～60%的氧。吸氧浓度＞50%时，时间不宜过长，一般不超过2～3 d，以免发生氧中毒。在进行吸痰操作前后，可给予 1 min 100%氧，以防止发生低氧血症。

二、人工气道的护理

人工气道包括气管切开置管和气管内插管两种类型。气管插管又有经口气管插管和经鼻气管内插管两种方法。

(一)人工气道的固定

气管切开置管的固定：准备两根寸带，一长一短，分别系于套管的两侧，将长的一根绕过颈后，在颈部左侧或右侧打一死结，系带松紧度以容纳一个手指为宜。注意不要打活结，以免自行松开，套管固定不牢而脱出。

(二)经鼻气管插管的固定

剪一根长 10 cm、宽 2.5 cm 的白布纹胶布，从中间剪开一部分。宽的一侧贴在鼻翼上，将另一端两条细长的胶布分别环绕在气管插管的外露部分。胶布应定时更换。

(三)经口气管插管的固定

剪一条长 35 cm、宽 2 cm 的胶布，从一端中间剪开 32 cm，未剪开的一端固定在一侧颊部，将气管插管靠向口腔的一侧，剪开的一端胶布以气管插管外露部分为中心，交叉固定在另一侧颊部，注意经口气管插管要放置牙垫，防止患者双齿咬合时夹闭气管插管。

(四)人工气道的湿化

插管后的呼吸道黏膜加湿加温功能丧失，纤毛运动功能减弱，造成分泌物排出不畅。因此，进行呼吸道湿化非常重要。

1.保证充足的液体入量

机械通气时，液体入量保持每日 2 500～3 000 mL。呼吸道湿化必须以全身不失水为前提，如果机体液体入量不足，即使呼吸道进行湿化，呼吸道的水分会进入到失水的组织中，呼吸道仍然处于失水状态中，所以，必须补充机体足够的液体入量。

2.加热湿化器

加热湿化器以物理加热的办法为干燥气体提供恰当的温度和充分的湿度。加热湿化器能使湿化后的气体达到100%的湿度。机械通气的患者,湿化器的温度控制在31 ℃～33 ℃。

3.气道内持续滴注湿化液

给予0.45%氯化钠,用输液器连接静脉用头皮针,在气管套管口覆盖一层纱布并固定,将滴注针头别在纱布上,以每分钟0.2 mL的速度持续滴注。24 h可用250～300 mL。此种方法应用于脱机的患者。

4.气道冲洗

应用2%碳酸氢钠或生理盐水,在吸痰前抽吸2～5 mL液体,于患者吸气时注入气道。操作前,先给予100%氧气1 min,以免造成低氧血症。注入冲洗液后,给予吸痰或配合胸部叩拍,使冲洗液和黏稠的痰液混合震动后再吸出。如果痰液黏稠,可以间断反复多次冲洗。但一次冲洗时间不要过长。

5.雾化吸入

雾化吸入用于稀释分泌物,刺激痰液咳出及治疗某些肺部疾病。雾化液一般选择蒸馏水或生理盐水,根据病情可加入化痰和抗菌药物。经人工气道口进行雾化吸入。在雾化吸入过程中,可能会出现吸入雾化液体的氧浓度下降;药物刺激导致气管痉挛;分泌物湿化后膨胀使气道管腔变窄,从而增加气道阻力。这些因素可使患者出现憋气、咳嗽、呼吸困难、发绀、烦躁等,因此在雾化前和雾化过程中,要及时吸出气道分泌物。氧分压低的患者雾化与吸氧同时进行。雾化器及管道容易被污染,由于适当的温度环境而引起细菌繁殖,一次用后应该进行清洗全套容器,管道要用消毒液浸泡30 min后再应用。雾化液应现用现配。

6.其他

除了人工气道的湿化外,病房可采用地面洒水、应用空气加湿器等方法使室内相对湿度达到50%～70%。

(五)吸痰

机械通气时由于建立了人工气道,即经鼻、经口气管插管或气管切开置管,一旦呼吸道发生痰阻塞就会直接影响机械通气的治疗效果。由于机械通气的患者多数病情重,神志不清,反射迟钝,并因声门失去作用,不能形成咳嗽前的气道高压,因而得不到有效的咳嗽,呼吸道分泌物易于淤积堵塞而出现气道阻力增高,通气不足,进而导致呼吸功能障碍,加重缺氧和二氧化碳潴留,所以必须积极清除呼吸道内的分泌物。吸痰在人工气道的护理中非常重要。

吸痰一般选用12～14号硅胶管,吸痰管要插入气管插管末端以下。吸痰时的动作要轻、稳、准、快,一次吸痰时间不宜超过15 s,以免发生低氧血症。为防止吸痰时造成低氧血症,可以在吸痰前后给予100%氧1～2 min。

吸痰时应严格无菌操作。吸痰前洗手、戴口罩。吸痰管应一次性使用。吸痰时吸引力不可开得太大,应遵循无菌、无创、快速、有效的原则。

老年呼吸障碍,尤其是合并有冠心病、心律失常等严重器质性心脏病的患者,吸痰时应检测心电示波,观察心律、心率变化,如在吸痰过程中出现频繁严重的心律失常,或出现气道痉挛、发绀、烦躁不安等异常状况,应立即停止吸痰。

(六)防止气道阻塞

痰黏稠时,需反复湿化,反复彻底吸引直至痰液变稀薄。吸痰管要插到有效深度,以便将气管内导管口以下的痰液吸净。吸引时,如导管下端有阻力不易插入,则提示气道有阻塞,可能为痰痂,也可能为充气气囊脱落到气管导管末端。

气管切开后,如改用金属套管,要注意内套管,定时清洗时要防止异物存留在套管内,最好采用流水冲洗内套管。气管切开的患者,如果遇到突然烦躁不安、呼吸困难、发绀甚至意识丧失等,应考虑气道阻塞的可能。

翻身时,要在移动患者头颈部与气管内导管的同时,将通气机连接管一起移动,避免气管导管过度的牵拉和扭曲。

气道阻塞除以上原因外,还有其他因素,如气道大出血、呕吐物误吸或由气管食管瘘引起的误吸、针头的坠入等,机械通气治疗时,通气机突然工作失灵,会导致严重的后果。

三、感染的预防和护理

机械通气治疗时,由于建立人工气道,破坏了呼吸道正常的防御功能,同时下呼吸道与外界直接相通,废弃了上呼吸道对吸入气体的净化作用,并且进行机械通气治疗的患者,病情危重,机体抵抗力下降,所以机械通气增加了感染的危险因素。预防机械通气时发生院内感染是机械通气治疗取得成功的重要保证,因此,在许多环节上均应注意。

(一)严格执行无菌技术操作原则

(1)操作者在进行任何操作前要洗手、戴口罩。

(2)吸痰管一根只应用一次,不可反复使用。

(3)口腔内吸引和气管内吸引要分开使用吸痰管,不可将口腔的吸痰管用于吸引气管。

(二)保持呼吸道持续通畅

(1)加强湿化,保持呼吸道内湿润。

(2)定时吸引呼吸道分泌物。

(3)翻身、叩背:机械通气的患者长期卧床,活动量减少,痰液沉积不易排出,应给予定时翻身、叩背。叩背的方法是将手掌微屈,在吸气和呼气时叩击胸壁,叩拍频率大约为 5 Hz(1 Hz=1 次/秒),重点叩拍需要引流的部位,最好沿着支气管的大致走向由下往上叩拍,时间1~5 min。

(三)管饲饮食的护理

在病情允许时,插管前应先下胃管,抽出胃内容物,以免插管过程中发生呕吐物误吸。插管后不能经口进食,需经胃管给予管饲饮食。进行管饲饮食前,应先吸净痰液,抬高床头30°~45°或半坐位,抽吸胃液观察消化情况,如未消化,应暂不喂食。

(四)口腔护理

建立人工气道,往往忽视口腔和鼻腔清洁,而口鼻腔积留的分泌物常成为肺部感染的直接原因。因此应加强口腔护理。

插管前应进行口腔和鼻腔的清洁。插管后应用生理盐水、2%碳酸氢钠进行口腔护理,每日3~4 次,同时注意观察有无口腔真菌感染、黏膜溃疡等,给予相应的处理。

(五)套管的护理和消毒

(1)气管切开应用金属套管者,每4 h清洗内套管一次,碘伏消毒。

(2)停用机械通气时,导管口应盖单层湿盐水纱布,防止空气中的细菌、灰尘及异物吸入气道开口内。

(3)气管切开伤口周围皮肤保持清洁、干燥,切口纱布要及时更换,2~3 次/日。气管切开者,停机后可用人工鼻。

(4)长期应用机械通气或气管切开的患者,应定期更换气管套管。

(六)湿化器和湿化液

(1)用于湿化气道的液体,必须保持无菌,药液配置后应放于冰箱保存,有效期为 24 h。

(2)不要让通气机螺旋管的冷凝水流回到湿化器中,管道积水及时倒掉,防止流入气道。

(七)机械及附件的更换与消毒

(1)通气机停止使用后必须进行彻底的清理和消毒,方可用于其他患者。

(2)持续机械通气时应定期更换通气机管道。

(3)按要求定期更换或消毒通气机中的空气细菌过滤器、传感器和气体滤过管道等。

(八)房间消毒

室温保持在 18 ℃～22 ℃,相对湿度 50%～70%,注意通风,保持室内空气新鲜。每日紫外线照射 2 次,每次 30 min。用含 0.1%有效氯的消毒剂擦地,每日 2 次。尽量减少探视。现国内大多医院 ICU 应用层流病房。

四、机械通气患者心理护理

插管是在紧急情况下的一种抢救措施,具有一定的创伤性,并且气管非常敏感,清醒的患者耐受性非常差。紧急插管的患者,处于意识蒙眬或昏迷状态,经插管抢救、机械通气治疗后,呼吸得到改善,意识可逐渐恢复,此种情况下患者可出现自行拔管。自行拔管时,充盈的气囊可造成气道损伤,而且使病情迅速恶化、加重甚至死亡。为了避免自行拔管,插管后应该对双上肢进行约束固定,同时做好患者的心理护理。

对于清醒的患者,插管前应该向患者说明插管术可能出现的一系列情况,尤其是不适及发音障碍,教会与医护人员交流的具体办法,如摇铃、击掌、屈指、书写或手势来表达意图。充分满足基本的生理需要。插管后仔细观察病情,减少由于语言障碍对一个问题反复表达而出现的烦躁心理,医护人员应关心患者,了解患者的个性和特点,提出有针对性的问题,医护人员要主动到患者床旁,解释现阶段发生的问题及疾病的发展方向,减少患者的心理压力,增强患者的信心。

五、机械通气的并发症

机械通气在产生积极治疗作用的同时,也会产生一些消极的影响。理想的机械通气治疗应既给机体带来最大的治疗效果,又避免并发症的发生。以下就常见的并发症及其防治加以叙述。

(一)气压和容积损伤

1.气压和容积损伤形成原因

这种损伤包括肺泡上皮损伤、肺泡破裂、气胸、纵隔气肿等,是机械通气比较严重而又常见的并发症之一。其发生机制与以下两个因素有关。

(1)肺部原发病如 COPD、ARDS 等,严重的基础病变导致肺组织顺应性改变和肺泡壁结构的损害,使其对气道压和(或)肺容积变化的耐受性降低。

(2)气道压或肺泡容积过高,一般认为气道压大于 3.92 kPa 时,气压伤明显增加。

2.气压和容积损伤处理

气压和容积损伤的出现严重威胁着患者的生命,因此,要积极防止气压或容积性损伤的发生。

(1)加强原发病的治疗,尽量减轻肺组织的损害,以提高其对气压和容积变化的耐受能力。

(2)改变通气策略,如采用较快频率和较小潮气量的通气方式,允许性高碳酸血症,尽可能使气道压保持在 3.92 kPa 以下,应用 PEEP 时,则应根据病情变化随时调整。

(3)一旦出现严重气压或容积损伤,应及时引流气体并防止感染。

(二)呼吸机相关肺炎

呼吸机相关肺炎(VAP)是机械通气患者 48 h 后出现的肺部感染,是机械通气过程中常见的并发症,可由此导致败血症、多器官功能衰竭。因此,预防和减少 VAP 的发生,可大大地提高抢救成功率及缩短机械通气时间。

1.呼吸机相关肺炎形成的原因

(1)机体抵抗力降低:机械通气患者由于原发病、手术后创伤、激素的使用、营养不良等,机体的体液和细胞免疫均受到影响,尤其局部抵抗力的下降更为明显。同时,还可有气管黏膜的损害与肺内引流排痰功能障碍。

(2)环境因素:气管导管、呼吸机管道、雾化装置、吸痰管、不清洁的空气甚至医护人员不清洁的手均是感染的重要原因。感染的病原菌以革兰阴性杆菌为主,其中最主要为肺炎杆菌、铜绿假单胞菌、不动杆菌等。

2.呼吸机相关肺炎的预防和处理

(1)减少病原菌的侵入:包括及时清洁消毒呼吸机管道、吸痰管、无菌操作、改善室内通气条件等。

(2)增强机体自身的抵抗力:如加强原发病的治疗,营养状态的改善。患者行肠内营养时,尽量采用空肠鼻胃管,床头抬高 30°~45°,防止反流和误吸。

(3)合理选择抗生素:由于院内感染以革兰阴性杆菌为主,应该针对性地选择抗生素。

(三)消化系统并发症

1.上消化道出血

(1)形成原因:主要与胃液 pH、黏膜血流量的改变、胆盐反流、上皮受损等有关。

(2)预防和处理:①保证胃液 pH 在 3.5 以上。已有临床证实若 pH>3.5,上消化道出血发生率明显降低。因此,动态监测胃液 pH,尽量早期预防性地给予雷尼替丁等 H_2 受体拮抗药。②保护胃黏膜:尽量避免使用有严重胃肠道损害的药物,同时加用保护胃黏膜药物。③加强原发病的治疗:尽早恢复胃黏膜的血流,促进胃黏膜的自身修复。

2.肝功能损害

(1)形成原因:主要发生原因是门静脉血流改变和严重的缺氧。

(2)预防和处理:合理调整呼吸机参数,保持血压在正常范围,纠正缺氧及保肝治疗,可望减轻肝功能损害。

3.肾功能损害和水钠潴留

(1)形成原因:主要原因是心输出量下降,肾灌注压下降和缺氧,从而导致肾供血不足和抗利尿激素(ADH)、肾素-血管紧张素-醛固酮系统及心钠素(ANP)等的改变,这在原有肾功能不良者表现更为突出。

(2)预防和处理:主要预防措施是提高血压,保证肾脏的有效血流灌注。这包括调节呼吸机参数以降低气道压,必要时可考虑使用多巴胺和提高吸氧浓度,避免使用严重的肾毒性药物。对急性肾衰竭者应行床旁血液透析或腹膜透析。

(四)中枢神经系统并发症

中枢神经系统并发症主要是颅内压的升高,这对脑外伤的患者很重要。

1.形成原因

形成原因是颅内静脉回流受阻、脑脊液吸收减慢、脑组织水肿等致脑灌注压下降。

2.预防和处理

(1)提高脑灌注压。如保证动脉血压在正常范围,调节呼吸机参数,降低气道压和胸腔内压,促进颅内静脉回流。

(2)保证血 PaO_2、$PaCO_2$ 在正常范围,防止脑组织缺氧。

(3)适当的过度通气,维持轻微的呼吸性碱中毒,对降低颅内压有一定好处。

(五)呼吸机依赖

呼吸机依赖是机械通气后期并发症。指患者撤离呼吸机后,其自主呼吸不足以维持适当的氧合。

1.形成原因

呼吸机依赖的原因很多,但主要原因与以下因素有关。

(1)原发病控制不满意。

(2)呼吸衰竭诱因未完全去除。

(3)存在呼吸驱动力不足或呼吸肌疲劳。

(4)营养、水电解质、酸碱平衡失调未得到纠正。

(5)患者不配合。

(6)撤机方法不妥。

2.预防和处理

(1)注重原发病的控制和诱发因素的去除。

(2)努力改善患者的一般状况,补充营养,保证水电解质平衡,改善呼吸疲劳和中枢疲劳。

(3)争取患者的主动配合,并选用正确的撤离技术。

(4)对于那些在机械通气开始前就判为无撤机可能的患者,要适当选择适应证。

(六)通气不足

1.形成原因

通气不足主要为呼吸机回路漏气、阻塞、自主呼吸与呼吸机对抗和呼吸机参数调节不当所致。

此时,如供氧充分,则低氧血症不明显,但 $PaCO_2$ 升高。

2.预防和处理

注意监测潮气量、每分钟通气量和血气分析,及时发现和排除呼吸机故障,合理调节参数以保证有效通气。

(七)通气过度

1.形成原因

呼吸频率过快、潮气量过大或患者自主呼吸过强,常可导致过度通气,甚至发生呼吸性碱中毒,对组织供氧不利,必须防止发生和及时纠正。

2.预防和处理

方法是适当调整通气频率和潮气量,保证患者 $PaCO_2$ 在适当水平,改善缺氧。必要时,可使用镇静药或肌松药抑制患者呼吸。

(八)循环系统的并发症

1.机械通气可对心脏循环系统产生如下效应

(1)使胸腔内压升高,右心房与周围静脉压差减小,静脉回流减少和右心前负荷下降。

(2)肺毛细血管受到机械压迫,肺动脉压升高,右心后负荷增加。

(3)左心前负荷在早期增加,随后即减轻。

(4)机械通气还对心肌收缩力产生负性作用,冠状动脉血流减少。

这些作用的综合结果使心输出量下降,动脉血压下降和脏器供血不足。

2.预防和处理

加强原发病的治疗,改善循环状态,合理调节通气参数,使平均气道压下降,减轻对循环功能的影响。经上述处理,绝大多数患者的心脏循环系统的并发症可望避免。

第十一节 ICU常见急危重症状护理

一、咯血护理

(一)定义

声门以下呼吸道和肺组织任何部位出血,经喉头、口腔而咯出称为咯血。

(二)病因

引起咯血的原因有多种,其中主要是呼吸系统疾病,肺结核居首位,约占 1/3,其次为支气管扩张症,支气管肺癌亦居前列。

1.小量咯血

24 h 咯血量<100 mL(痰中带血)。见于支气管炎、肺炎、支气管肺癌的患者。

2.中等量咯血

24 h 咯血量在 100～400 mL 见于支气管异物、外伤、急性肺水肿、支气管扩张症、肺结核的患者。

3.大咯血

(1)一次咯血量>200 mL。

(2)24 h 咯血量>400 mL。

(3)48 h 咯血量>600 mL。

(4)持续咯血需输液以维持血容量。

(5)咯血引起气道阻塞而发生窒息。大量咯血多见于肺结核空洞内小动脉破裂等患者。

(三)判断是否发生窒息

咯血窒息是咯血致死的主要原因,需严加防范,并积极准备抢救。常见原因如下。

（1）大量咯血阻塞呼吸道。

（2）患者体弱、咳嗽无力或咳嗽反射功能下降,无力将血液咯出。

（3）患者极度紧张,诱发喉头痉挛。若患者咯血后突然出现胸闷、呼吸困难、端坐呼吸、烦躁不安或张口瞪目、面色苍白、憋气、唇甲发绀、冷汗淋漓等表现时,需警惕发生大咯血窒息,应积极处理。

（四）紧急救护

1.咯血窒息的紧急处理

（1）体位引流:立即使患者取头低脚高 45°的俯卧位,用手轻拍患者的背部,鼓励咳嗽,以利于积血的排出。

（2）清除积血:用手巾将口、咽、鼻内积血清除,并立即将舌拉出。紧急气管插管,将有侧孔的较粗的鼻导管迅速插入气管内,边进边吸,深度要达到隆突部位。还可采用硬质支气管镜吸引。

（3）高浓度吸氧:气道阻塞解除后,立即大量给氧,氧气流量 4～6 L/min,同时给呼吸兴奋药,迅速改善组织缺氧状况。

（4）避免刺激:保持病室安静,抢救同时应酌情给予止血药物,并密切观察病情变化,防止再次咯血。

2.止血治疗

（1）药物:垂体后叶素 5～10 U,溶于 10～20 mL 生理盐水稀释,静脉缓慢推注(10 min 以上),或以 10～20 U 加入 5％葡萄糖液 500 mL 缓慢静脉点滴,必要时 6～8 h 重复一次。高血压、冠心病和妊娠者禁用。

（2）气管镜下止血:用肾上腺素 2～4 mg 加入 4℃生理盐水 10～20 mL 局部滴入。

（3）紧急手术止血:仅用于经内科综合治疗无效或有窒息危险的大咯血患者。手术适应证:a.咯血量＞600 mL/12 h;b.一次咯血量≥200 mL 并于 24 h 内反复发生;c.曾有大咯血窒息史者。手术禁忌证包括肺癌晚期出血、二尖瓣狭窄出血、全身有出血倾向者,体质极差伴有肺功能不全和出血部位难以确定者。

3.镇静、休息和对症治疗

大量咯血患者应保持卧床休息,以患侧卧位为宜,尽量避免血液流向健侧肺,若不能明确出血部位,可暂时取平卧位。对精神紧张、恐惧不安者,必要时可用少量镇静药。咳嗽剧烈的患者,可适当给予止咳药。禁用吗啡,以免过度抑制咳嗽,使血液及分泌物淤积气道而引起窒息。

（五）观察要点

（1）严密观察病情,对大中量咯血者,应定时测量生命体征。

（2）对大咯血伴休克的患者,应注意保暖,根据血红蛋白和血压测定酌情给予少量输血。

（3）对有高热的患者,胸部或头部可置冰袋,有利于降温止血。

（4）观察有无咯血窒息的表现,观察治疗效果,特别是药物不良反应,根据病情及时调整药液滴速。观察有无并发症的表现,及时处理。

（六）护理要点

1.防治窒息

做好抢救窒息的准备,注意患者是否有咯血窒息的前驱症状。

2.体位

保持正确的引流体位,护理时尽量少翻动患者。

3.保持呼吸道通畅

鼓励患者轻微咳嗽,将血液咯出,以免滞留于呼吸道内。进行吸引时,避免用力过猛,应适当转动导管。若吸引过程中导管阻塞,应立即抽出导管,此时可带出导管顶端吸住的血凝块。

4.保持大便通畅,防止患者用力过大而加重咯血。

5.窒息复苏后应加强护理和观察,防止再窒息的发生。

6.饮食护理

大量咯血者应禁食,小量咯血者宜进少量温凉的流质饮食,因过冷或过热食物均易诱发或加重咯血。多饮水,多食富含纤维素食物,以保持大便通畅。

7.口腔护理

保持口腔清洁,给予清水或漱口剂漱口,必要时给予口腔护理每天 4 次。

8.心理护理

根据患者的心理特点进行有针对性的心理护理,帮助患者树立战胜疾病的信心。

二、急性上消化道出血护理

(一)定义

急性上消化道出血是指 Treitz 韧带以上的消化道(食管、胃、十二指肠、空肠上段、胰腺、胆道)的急性出血,是临床常见急症。临床表现为呕血、黑便,常伴失血性周围循环衰竭,若出血量过大、出血不止或治疗不及时,可导致死亡。

(二)病因

上消化道疾病和全身性疾病均可引起上消化道出血。临床上最常见的病因是消化道溃疡、食管—胃底静脉曲张破裂、急性糜烂出血性胃炎和胃癌。食管贲门黏膜撕裂综合征引起的出血亦不少见。

(三)临床表现

1.前驱症状

出血前,患者多有腹痛表现,其程度因人、因病而异。原有消化道溃疡病史者,疼痛节律消失,且服用抗酸药物不缓解。此外,患者还有头晕、目眩、心悸或恶心症状。

2.呕血和黑便

呕血和黑便是上消化道出血的特征性表现。上消化道出血后均有黑便,出血部位在幽门以上者常有呕血,幽门以下出血如出血量大、速度快,可因血液反流入胃引起恶心、呕吐而表现呕血。

3.失血性周围循环衰竭

急性大量失血由于循环血量迅速减少而导致周围循环衰竭。一般表现为头晕、心慌、乏力、心率加快、血压偏低等。严重者可表现出典型休克症状。

4.发热

一般 24 h 内出现低热(<38.5 ℃)。

5.氮质血症

可发生肠源性氮质血症,一般于出血后数小时血尿素氮开始上升,24～48 h 达高峰,大多不超过 14.28 mmol/L(40 mg/dL),3~4 d 后降至正常。

6.贫血。

(四)实验室检查

血常规监测、凝血功能监测、肾功能检测等。

(五)出血严重程度的估计

1.根据休克指数

脉率与收缩压的比值为休克指数,正常值为 0.54±0.02,当休克指数为 1,失血量为 800~1200 mL(占总血量 20%～30%),指数＞1,失血 1 200～2 000 mL(占总血量 30%~50%)。

2.根据临床表现

(1)一般成人每日消化道出血＞50 mL,粪便隐血试验呈阳性。

(2)每日出血量 50~100 mL,可出现黑便。

(3)胃内积血达 250~300 mL,可引起呕血。

(4)一次出血量不超过 400 mL 时,一般不引起全身症状。

(5)出血量超过 400~500 mL,可出现全身症状,如头晕、心慌、乏力等。

(6)短时间内出血量超过 1 000 mL,可出现周围循环衰竭表现。急性大出血严重程度的估计最有价值的指标是血容量减少所致的周围循环衰竭的临床表现,因此应将相关检查放在首位。血压和脉搏是关键指标,需进行动态观察,综合其他指标加以判断。若患者由平卧位改为坐位时出现血压下降(＞15~20 mmHg)、心率加快(＞10 次/分钟),提示血容量明显不足,是紧急输血的指征。若出现休克期症状,属严重大量出血,需积极抢救。

3.根据实验室检查

如血红蛋白低于 100 g/L 时红细胞已丢失 50%,可为输血指征。若血尿素氮＞8 mmol/L 而血肌酐正常时,提示出血已达 1 000 mL 以上。

(六)出血是否停止的判断

上消化道大出血经适当治疗,可在短时间内停止出血。由于肠道内积血需经数日(一般为 3 d)才能排尽,故不能以黑便作为继续出血的指标。临床上出现下列情况应考虑出血或再出血。

(1)反复呕血或黑便次数增多、粪质稀薄,伴有肠鸣音亢进。

(2)周围循环衰竭的表现经充分补液输血而未见明显改善,或暂时好转而又恶化。

(3)血红蛋白浓度、红细胞计数和血细胞比容继续下降,网织红细胞计数持续增高。

(4)补液与尿量足够的情况下,血尿素氮持续或再次升高。

(七)紧急救护

1.一般处理

患者应卧床休息,头偏向一侧,保持呼吸道通畅,避免呕吐物吸入窒息,给予吸氧。活动性出血期间禁食。严密观察病情。

2.积极补充血容量。

3.止血措施

(1)药物止血:①生长抑素止血效果肯定,因不伴全身血流动力学改变,故短期使用几乎没有严重不良反应,但价格较贵;②抑制胃酸分泌的药物,对消化道溃疡和急性胃黏膜损害引起的出血,常规予 H_2 受体拮抗药或质子泵抑制药,急性出血期经静脉途径给药。

(2)内镜治疗:对食管静脉曲张破裂所致大出血,在内镜直视下注射硬化剂至曲张静脉,或用皮圈套扎曲张静脉,可达到止血目的,并有效防止早期再出血,是目前治疗食管静脉曲张破裂出血的重要手段。

(3)内囊压迫止血:气囊压迫过久可引起黏膜糜烂,故持续压迫时间最长不超过 24 h,放气解除压迫一段时间后,必要时重复充盈气囊恢复牵引。

(八)观察要点

1.生命体征观察

有无心率加快、心律失常、脉搏细弱、血压降低、脉压变小、呼吸困难、体温不升或发热,给予心电监护。

2.精神和意识状态

有无精神疲倦、烦躁不安、嗜睡、表情淡漠、意识不清甚至昏迷。

3.观察皮肤和甲床色泽

肢体温暖或是湿冷,周围静脉特别是颈静脉充盈情况。

4.出血严重程度的观察

观察呕血和黑便的情况,记录出血次数和出血量,如有颜色变化,应及时留取标本。结合全身表现判断是否出现周围循环衰竭。如前所述,观察重点是血压和脉搏的变化。

5.止血治疗效果的观察

监测呕血、黑便的次数、数量和性质,动态观察血红蛋白浓度、红细胞计数、血细胞比容和网织红细胞计数,注意氮质血症的发展情况,综合判断出血是否停止。

(九)护理要点

1.心理护理

加强心理护理,耐心解释安静休息有利于止血,关心安慰患者。抢救工作应迅速而不忙乱,以减轻患者的紧张情绪。及时解答患者及家属的提问,以减轻他们的疑虑。

2.饮食护理

急性大出血伴恶心、呕吐者应禁食。少量出血无呕吐者,可进温凉、清淡流食。出血停止后改为营养丰富、易消化、无刺激性半流食、软食,少量多餐,逐步过渡到正常饮食。下三腔双囊管的患者,出血停止 24 h 后从胃管内注入流质饮食;有意识障碍的患者,应给予无蛋白质饮食;有腹腔积液者,应适当限制钠盐摄入。

3.口腔和皮肤护理

做好口腔和皮肤的护理,因出血患者口腔有腥臭味,应每日 4 次清洗口腔。水肿患者应加强皮肤护理,防止发生压疮。

4.出血护理

(1)按医嘱给止血药,如 6-氨基己酸加入 10％葡萄糖中经静脉滴入等。

(2)食管静脉曲张破裂出血,用垂体后叶素时,稀释后应缓慢静脉注射或静脉输入,速度不宜过快,以防出现不良反应(高血压、冠心病及孕妇忌用)。

(3)冰盐水洗胃法,用特制有两个口的胃管插入胃内(无特制管可用普通胃管,肝硬化患者用三腔双囊管即可),用 50 mL 注射器向胃管内缓慢注入 0～4 ℃生理盐水,从另一开口吸出,反复进行持续灌洗,用水量根据病情而定,一般用水量为 10 000 mL 左右,30 min 使胃内温度下降,起到止血作用。

(4)在 500 mL 生理盐水中加去甲肾上腺素 10～20 mg,经胃管缓慢滴入,如能口服者,可每 2 h 口服 50 mL,以降低门静脉压,从而对食管—胃底静脉曲张破裂出血产生止血效果,但对有动脉硬化者应慎用。

(5)如在紧急情况下,进行纤维胃镜检查者,应做好术前准备。

5.三腔双囊管的护理

(1)严密观察患者的意识、体温、血压、脉搏、呼吸、尿量,胃肠减压液、呕吐液及大便的色、量、质等,以判断有无继续出血,准确记录 24 h 出入量,并做好记录。

(2)管道观察与护理:密切观察牵引是否有效,三腔双囊管有无脱落,保证位置正确,固定妥当。经常抽吸胃内容物。在气囊压迫期间每 4～6 h 检查气囊内压力一次,如压力不足及时注气补充,每 8～12 h 放气松开牵引 30 min,先放食管气囊,后放胃气囊,同时让患者吞咽液状石蜡 20 mL,以防囊壁与粘膜黏合,再次充气时先将胃气囊插至标记的刻度处,其操作过程同前。

一般压迫时间不超过 3～5 d,个别放气后又有出血且又不能采取其他治疗方法者,在精心护理下可留置 1 周。在压迫出血停止 24 h 后松开牵引并放气,口服液状石蜡 20 mL,观察 24 h 未再出血者应抽空双气囊,将三腔双囊管慢慢拔出。拔管后仍观察有无出血现象。

(3)保持鼻腔黏膜清洁湿润,及时清除分泌物及结痂,经常用液状石蜡棉签涂口唇以防干裂,同时做好口腔护理。用液状石蜡滴入插管的鼻腔内,每日 2～3 次,以减少导管对鼻黏膜的刺激。保持床单位清洁干燥,保持皮肤清洁舒适,定时用温热水擦洗臀部。

(4)三腔双囊管压迫止血在应用过程中有一定的并发症发生,因此,应加强患者的心理护理,培训操作者熟练的插管技术,改进插管方法,插管后严密观察患者的病情,积极做好并发症的护理。

(5)做好患者的心理护理:插管前认真做好患者及家属的解释工作,消除患者的恐惧、紧张心理,使其能配合治疗。

插管过程中及插管后密切注意患者的心理变化,做好安慰、解释工作。

三、抽搐护理

(一)定义

抽搐指全身或局部成群骨骼肌非自主的抽动或强烈收缩,常可引起关节运动和强直。

(二)病因

(1)脑部疾病:感染、外伤、肿瘤、血管疾病、寄生虫病等。

(2)全身疾病:感染、中毒、心血管疾病、代谢障碍等。

(3)神经症。

(4)高热惊厥,多见于小儿。

(三)发病机制

抽搐发生机制尚未完全明了,认为可能是由于运动神经元的异常放电所致。这种病理性放电主要是神经元膜电位的不稳定引起,并与多种因素相关,可由代谢、营养、脑皮质肿物或瘢痕等激发,与遗传、免疫、内分泌、微量元素、精神因素等有关。

(四)临床表现

1. 全身性抽搐

全身肌肉强直,一阵阵抽动,呈角弓反张(头后仰,全身向后弯,呈弓形),双眼上翻或凝视,意识不清。

2. 局限性抽搐

仅局部肌肉抽动,如仅一侧肢体抽动,或面肌抽动,或手指、脚趾抽动,或眼球转动、眼球震颤、眨眼动作、凝视等。大多意识不清。以上抽搐的时间可为几秒或数分钟,严重者达数分钟或反复发作,抽搐发作持续 30 min 以上者称惊厥的持续状态。

3. 高热惊厥

高热惊厥主要见于 6 个月到 4 岁小儿在高热时发生抽搐。高热惊厥发作为时短暂,抽后神志恢复快,多发生在发热的早期,在一次患病发热中,常只发作一次抽搐,可以排除脑内疾病及其他严重疾病,且热退后 1 周做脑电图正常。

(五)紧急救护

(1)将患者去枕平卧位,解开衣领,头偏向一侧,不可强按肢体,以免骨折。

(2)取下假牙,将缠有纱布的压舌板置于上下磨牙之间,以免咬伤舌头。

(3)保持呼吸道通畅,及时吸痰、吸氧,必要时做好气管插管的准备。

(4)监测生命体征的变化。

(5)建立静脉通道,遵医嘱给予输液和抽血检查。

(6)药物:地西泮为各型癫痫持续状态最有效的首选药物;苯巴比妥为抗癫痫持续状态药物,有效而安全。

(六)观察要点

(1)观察生命体征的变化,尤其是神志、瞳孔、呼吸的变化。

(2)观察抽搐发作次数、间歇时间、发作过程。

(3)观察用药后发作是否缓解以及不良反应。地西泮可抑制呼吸,用药过程中注意观察呼吸,如有呼吸抑制,立即停药。

(4)高热时采取物理降温。

(5)遵医嘱用药,及时处理各种电解质紊乱。

(6)将各种急救物品备于床头(吸痰机、压舌板、吸痰用物)。

(七)护理要点

(1)防坠床,做好安全防护,患者床旁放置床档,适当约束。

(2)患者抽搐发作时,立即使患者平卧,牙齿之间放置牙垫防止舌咬伤。

(3)保持患者呼吸道通畅,解开领口及腰带,将头偏向一侧,及时清理呼吸道分泌物。

(4)患者癫痫发作时要立即通知医生,及时给予药物。

(5)认真观察并记录患者抽搐发作的过程及表现(意识、持续时间、开始部位、顺序、瞳孔变化、呼吸状态、大小便情况等)。

(6)昏迷患者给予鼻饲饮食,保证营养及入量。

第十一章　急症急救护理

第一节　水、钠代谢紊乱的护理

一、高渗性缺水

高渗性缺水又称原发性缺水。水和钠同时缺失,但失水多于失钠,故血清钠高于正常范围,细胞外液呈高渗状态。

高渗性缺水时,口渴中枢受到刺激,患者主动饮水,使体内水分增加,以降低渗透压。另一方面,细胞外液的高渗可引起血管升压素分泌增多,以致肾小管对水的再吸收增加。尿量减少,使细胞外液的渗透压降低和恢复其容量。如继续缺水,则因循环血量显著减少,引起醛固酮分泌增加,加强对钠和水的再吸收,以维持血容量。缺水严重时,因细胞外液渗透压增高,使细胞内液移向细胞外液间隙,其结果是细胞内、外液量都有减少,最后细胞内液缺水的程度超过细胞外液缺水的程度;严重时脑细胞可因缺水而发生功能障碍。

(一)护理评估

1.病史与诱因

凡是造成水分不足或细胞外液过多的疾病,均可引起高渗性缺水。病因主要有 3 种。

(1)水流失过多:大面积烧伤,腹泻,尿崩症,肾衰竭,糖尿病酸中毒,高热出汗过多。

(2)水分摄入不足:因吞咽困难及脑外伤致中枢受损、昏迷、意识障碍和身体虚弱无力而无法获得水分。

(3)高渗溶质摄取过多:摄入过量高张溶液,以大分子作为治疗。

2.症状与体征

高渗性缺水的临床症状,依据缺水程度和症状轻重不同,通常将其分为 3 度。

(1)轻度缺水:除口渴外,无其他症状,缺水量为体质量的 2%～4%。

(2)中度缺水:极度口渴,乏力,尿少,尿比重高,唇舌干燥,皮肤弹性差,眼窝凹陷,常出现烦躁,缺水量为体质量的 4%～6%。

(3)重度缺水:除上述症状外,出现躁狂、幻觉、谵妄,甚至昏迷等脑功能障碍的症状,缺水量为体质量的 6%以上。

3.实验室检查

(1)尿液检查:尿量减少而尿比重大于 1.025 以上。

(2)血液检查:血钠浓度超过 150 mmol/L,血浆渗透压大于 310 mmol/L,红细胞计数、血红蛋白量、血细胞比容轻度增高,血中尿素氮与肌酐比值升高。

(二)护理要点

1.护理问题

体液不足,皮肤完整性受损,有受伤的危险,心排出量不足。

2.护理措施

(1)维持适当的体液量:观察并记录生命体征、体质量、出入量、尿量及尿比重,以作为体液补充的依据;渗透性利尿药会造成钾离子流失,应注意给低钾血症患者补钾;补液时应检测体循环是否负荷过重;预防脱水并发症,当尿量每小时不足 30 mL 时,应立即报告医师;持续监测体液容积缺失恶化情况。

(2)维持皮肤完整性:定时擦洗,清洁皮肤,少用肥皂擦洗以免过于干燥;协助虚弱或意识不清的患者翻身,或床上被动运动以减少骨隆突部位长期受压;鼓励饮水,以保持身体、口鼻、唇舌的清洁及湿润;亦可稀释气管或肺部的痰液,增进呼吸道功能;若发生口腔黏膜炎症或溃疡,应加强口腔护理。

(3)防止因跌倒造成的创伤:监测情绪状态,如忧郁、焦虑、猜疑等,以确定患者的意识状态和病情变化;加强意识混乱及定向感丧失患者的保护措施,如移除环境中的危险因素、拉起床栏、加强室内灯光、安排护理人员照顾;定时监测血压,过低时应报告医师补充体液。

(4)补液的方法:高渗性脱水可致细胞脱水和脑功能障碍,其治疗应尽早去除病因。轻度缺水者,可经口摄取水分;中度以上缺水者则应由静脉补充已丧失的液体。

估计需要补充已丧失的液体量有两种方法:①根据临床表现的严重程度,按体质量百分比的丧失来估计,每丧失体质量的 1%,补液 400~500 mL;②根据血钠浓度计算。补水量(mL)=[血钠测得值(mmol/L)−血钠正常值(mmol/L)]×体质量(kg)×4。计算所得补水量一般分为 2 d 补给,当日先给补水量的一半,余下的一半在次日补给。此外,尚应补给当日需要量 2 000 mL。必须注意,血清钠测定虽有增高,但因同时有缺水、血液浓缩,体内总钠量实际上仍有减少。故在补水的同时应适当补钠,以纠正缺钠。

(三)健康教育

(1)饭前、饭后和就寝前注意口腔卫生,以防感染。

(2)多摄取水分,采取高纤维饮食。

(3)鼓励多下床活动,避免长期卧床。

二、低渗性缺水

低渗性缺水又称慢性缺水或继发性缺水。水和钠同时缺失,但失水少于失钠,故血清钠浓度低于正常范围,细胞外液呈低渗状态。

(一)护理评估

1.病史与诱因

大量钠盐丢失,如长期胃肠减压、反复呕吐、慢性肠瘘;排钠过多如利尿剂使用;钠补充不足,水分摄取过多;大面积创面的慢性渗液。

2.症状与体征

(1)轻度缺钠:血清钠为 130 mmol/L 左右,患者常有感软弱、疲乏、头晕,但口渴不明显。每千克体质量缺氯化钠 0.5 g。

(2)中度缺钠:血清钠为 129 mmol/L 左右,常有恶心、呕吐、脉速、视力模糊、站立性晕倒;每千克体质量缺氯化钠 0.5~0.75 g。

(3)重度缺钠:血清钠低于 110 mmol/L,常出现木僵,甚至昏迷、肌痉挛性抽搐、腱反射减弱或消失,常发生休克。每千克体质量缺氯化钠 0.75~1.25 g。

3.实验室检查

尿比重常在 1.010 以下,尿 Na^+、Cl^- 含量常有明显减少;血清钠<135 mmol/L,红细胞计数、血红蛋白的量、血细胞比容、血尿素氮均升高。

(二)护理要点

1.护理问题

体液容量不足,低效性呼吸形态,潜在并发症如疼痛、思维过程改变。

2.护理措施

(1)补液原则:积极治疗原发病,静脉输注高渗盐水或含盐溶液;计算:① 补钠盐量(NaCl)=体质量(kg)×缺钠盐量(g);②补钠量(mmol)=[正常血钠值(mmol/L)-测得血钠值(mmol/L)]×体质量(kg)×0.6(女性为 0.5)。

(2)维持适当的体液容积及减轻水肿:每日应测量体质量、出入液量、生命体征、尿比重、水肿程度并记录;限制液体摄入;避免过量清水灌肠;能口服者尽量口服含电解质的液体,静脉输液时应选择高张溶液或等张溶液。

(3)增加肺部气体交换:体位采取半坐卧位,以利液体的流动并减轻呼吸困难;持续监测呼吸频率、深度、呼吸音及呼吸困难的状态,必要时提供机械性辅助呼吸;监测呼吸器使用情况,对长期供氧的患者,若有精神异常,应立刻停止供氧并报告医师;教导患者深呼吸,学会腹式呼吸及咳嗽技巧;鼓励患者多运动以利身体对氧气的充分利用。

(4)避免受伤及减轻头痛:注意患者安全,移除环境中危险因素;保持环境安静,减少噪声及其他刺激;监测患者脑水肿,并常测量血压;若患者有头痛不适,应遵医嘱给予必要的处理。

(5)其他:营养支持,心理支持。

(三)健康教育

(1)注意口腔卫生,预防感染。

(2)养成正常的排便习惯,定时如厕。

三、等渗性缺水

等渗性缺水又称急性缺水或混合性缺水。外科患者最易发生这种脱水。水和钠成比例丧失,血清钠仍在正常范围,细胞外液的渗透压液保持正常,细胞外液量迅速减少,刺激肾素-血管紧张素-醛固酮系统兴奋,促进远曲小管对钠和水的重吸收,以增加水的再吸收。

(一)护理评估

1.病史与诱因

钠及水的急性丧失如大量呕吐和肠瘘,钠及水的摄取不足,体内液体不当的积聚。

2.症状与体征

(1)缺水症状:主要为少尿、恶心、乏力、厌食、皮肤唇舌干燥、眼球下陷,口渴不明显,缺水占体质量 5%。

(2)缺钠症状:以血容量不足症状为主,表现为颈静脉平坦、脉搏细速、肢端湿冷、血压不稳或下降。当体液丧失达体质量的 6%~7%时,可出现严重休克。

3.实验室检查

尿量减少或无尿,尿比重增高。血清钠、氯浓度尚在正常范围。红细胞计数、血红蛋白量和血细胞比容增高。

（二）护理要点

1. 护理问题

体液容积缺失，心排出量减少，营养失调。

2. 护理措施

（1）补液原则，治疗原发病的同时，应补等渗盐水，并注意补充血容量，包括晶体和胶体，纠正休克；可根据临床表现和血细胞比容来计算补液量。补液量（L）＝Hct 上升值／Hct 正常值×体质量（kg）×0.2。

（2）维持正常体液容积，观察并记录生命体征、体质量、出入液量、尿量及尿比重。

（3）补液防止负荷过重。补充液体时应监测体循环是否负荷过重。

（4）持续监测体液、容积缺失恶化情况及电解质不平衡的征象和症状。

（5）摄取足够的营养，饮食应摄入高热量、高蛋白的食物；但应减少纯水分或钠的摄取，以免水分过多滞留；注意患者摄食情况，必要时协助患者进食。

（6）防止体位性低血压，避免体位性低血压造成身体损伤。

（三）健康教育

（1）注意口腔卫生，以预防感染。

（2）鼓励多下床活动，避免长期卧床。

第二节　钾代谢紊乱的护理

正常人体内含 3500 mmol 的钾离子，细胞内液含量约占 98％以上，钾离子是细胞内液中的主要阳离子。细胞外液含量只占 2％，正常血清钾离子浓度为 3.5～5.5 mmol/L。正常人每日需要 40 mmol 的钾，摄入的钾 80％以上经肾脏排出，醛固酮对肾脏起着储钠排钾的作用。由于细胞外液钾离子浓度变动范围较小，钾离子在维持神经、肌肉应激及心肌的收缩与传导上有重要作用。血钾微小变化即会改变细胞内外钾离子的电场，影响钾离子的正常功能，从而导致正常活动的明显障碍，甚至危及生命。临床上根据血钾高低将其分为低钾血症和高钾血症，以前者多见。

一、低钾血症

血清钾离子浓度＜3.5 mmol/L 为低钾血症。

（一）护理评估

1. 病史与诱因

钾摄入量不足，如昏迷、禁食等。钾丢失过多，如呕吐、腹泻等。钾离子由细胞外进入细胞内，如合成代谢增加和代谢性碱中毒等。

2. 症状与体征

钾代谢紊乱主要引起神经、肌肉应激性降低和心肌应激性增强。表现为疲倦、昏睡、软弱无力、呼吸较浅，意识混乱、烦躁不安、抑郁；神经肌肉无力，如感应性减低、反射减弱、肌肉由无力至软瘫。胃肠道功能障碍,如口苦、恶心、厌食、腹胀、便秘。泌尿系统异常,如尿量增加,夜尿多,尿潴留。心脏功能异常,如心跳变慢、心律不齐、室性期间收缩,严重者心跳停止。代谢性碱中毒,如头晕、躁动、昏迷、口周及手足麻木、面部及四肢肌肉抽动。反常性的酸性尿。

3.实验室检查

血清钾<3.5 mmol/L,pH 升高且常伴代谢性碱中毒。尿比重下降。心电图改变可示 ST 段降低、T 波倒置和变平、QT 间期延长、U 波出现、心肌复极化延长。

(二)护理要点

1.护理问题

活动无耐力,便秘,心排出量减少,有受伤的危险。

2.护理措施

(1)静脉补钾的原则:①补钾的量:不宜超过 8 g/d,一般为 4～5 g/d;②补钾的速度:不宜超过 60～80 滴/分钟;③补钾的浓度:不宜超过 0.3%;④按尿量补钾:补钾前要求尿量必须在 30～40 mL/h 或每日尿量大于 500 mL 方可补钾。

(2)建立安全的活动方式:移除环境中的危险物品,减少跌倒的意外伤害;除下床活动外,亦可协助在床上进行被动活动,充分活动全身关节、肌肉;观察肌肉张力的改善情况,调整活动内容与时间。

(3)观察重点:对高危患者要动态观察患者的临床表现,若发现可能为低血钾的征象时,应立即通知医师;观察患者的心功能变化和呼吸情况;由食物来补充钾含量。

(4)摄取足够的营养及防止便秘:多摄取高纤维饮食;遵医嘱补充含钾药物,说明服用原因及用法。

(三)健康教育

(1)饮食应含高热量、高蛋白成分。

(2)为预防便秘,多摄取高纤维饮食,如蔬菜、水果等。

(3)建立正常的排便习惯,定时入厕。

二、高钾血症

血清钾离子浓度>5.5 mmol/L 为高钾血症。

(一)护理评估

1.病史与诱因

钾摄入量过多,如输入过多的钾、输入大量的库存血;钾排泄量减少,如肾功能不全、应用排钾利尿剂;细胞内钾释出过多,如挤压伤、烧伤、代谢性酸中毒。

2.症状与体征

(1)神经肌肉系统:轻度高钾血症患者应激性增加,患者可有手足感觉异常、疼痛、肌肉轻度抽搐;重度高钾血患者则应激性减低,常出现四肢无力、腱反射消失甚至弛缓性麻痹。

(2)胃肠道:出现恶心呕吐、小肠绞痛。

(3)心血管系统:可出现完全性的心传导阻滞、异位心律、心室纤颤、心搏骤停,或心律失常、心跳减慢进而停止于舒张期。

3.实验室检查

血清钾>5.5 mmol/L,pH 降低且伴代谢性酸中毒。尿钾含量增加。心电图出现高而尖的 T 波、PR 间期延长、P 波幅度下降或消失、ST 段下降。

（二）护理要点

1.护理问题

恶心呕吐,心排出量减少,知识缺乏。

2.护理措施

（1）观察重点:观察呕吐次数、量及呕吐物的性状。观察体质量减轻状况,并遵医嘱处理;应加强观察心律失常并做好急救准备工作。

（2）降低血清钾的浓度:停用一切带有钾的药物或溶液,尽量不食含钾量较高的食物。使钾离子暂时转入细胞内;应用阳离子交换树脂;血液透析疗法。

（3）对抗心律失常:重度高钾极易出现严重心律失常及导致心跳骤停,护理人员应加强观察,并做好急救复苏的准备工作。

（三）健康教育

（1）指导患者合理膳食及如何使用止泻药物。

（2）避免高纤维饮食。

（3）教导患者及家属采用放松技巧、娱乐活动等,分散患者对疾病所引起的不适感。

第三节　酸碱平衡失调的护理

一、代谢性酸中毒

代谢性酸中毒由体内 HCO_3^- 减少引起,是临床最多见的一种酸碱失衡。

（一）护理评估

1.病史与诱因

氢离子产生过多,如长时间饥饿、高脂肪低糖饮食、代谢产酸过多、严重创伤、高热、休克。肾衰竭时排泄过少。

HCO_3^- 产生过少,如肾衰竭、胰腺及肝功能减低。HCO_3^- 排泄增加,如腹泻、长期呕吐、脱水、肠瘘等。

2.症状与体征

轻者可被原发疾病症状掩盖。重者中枢神经系统以抑制性症状为主,可有表情淡漠、疲乏无力、嗜睡、昏迷;神经肌肉系统、腱反射降低或消失、骨骼肌无力;患者面部潮红、心跳加快、血压偏低、可出现心律不齐、急性肾功能不全或休克;最突出的表现是呼吸深而快、呼出气体带有酮味。

尿液呈酸性。

3.实验室检查

血液 pH <7.35,血浆 $HCO_3^- <24$ mmol/L,$PaCO_2 <5.3$ kPa(40 mmHg)。尿 pH <4.5。心电图检查出现 T 波升高、QRS 波变宽、PR 间期延长。

(二)护理要点

1.护理问题

低效性呼吸形态,体液不足。

2.护理措施

(1)观察呼吸频率与深度变化,根据血浆 HCO_3^- 丢失情况,补充碱性溶液。

(2)在纠正酸中毒时,应注意可能出现的医源性碱中毒,补碱不宜过速、过量。

(3)仔细记录 24 h 出入液量及体质量改变。

(4)输液选择等渗盐水或平衡盐液,纠正水电解质紊乱。

(三)健康教育

(1)劝告患者积极配合治疗。

(2)向亲属讲解有关疾病生活护理的方法及注意事项。

二、代谢性碱中毒

代谢性碱中毒由体内 HCO_3^- 增多引起。

(一)护理评估

1.病史与诱因

酸性胃液丧失过多,如严重呕吐、长期胃肠减压;碱性物质摄入过多,如长期服用碱性药物或大量输入库存血;缺钾、低钾血症时细胞内钾离子可与细胞外液中的氢离子交换,引起低钾性碱中毒;某些利尿药的应用等原因导致体内 HCO_3^- 增多所引起。

2.症状与体征

一般无症状,有时可有呼吸效力减低和精神与神经上异常,易出现焦虑、激动、神经错乱、嗜睡;严重时,可发生昏迷。

3.辅助检查

血液 pH$>$7.45,血浆 HCO_3^- 高于正常值,$PaCO_2$ 在 5.3 kPa(40 mmHg)以上。尿液pH$>$7.0。

(二)护理要点

1.护理问题

体液不足,潜在并发症。

2.护理措施

(1)控制呕吐,减少胃肠液的丧失、减少碱性物的摄取、矫正细胞外液的不足等诱发代谢性碱中毒的原因。

(2)监护生命体征,记录体质量、24 h 出入液量。

(3)输液应采用等渗盐水或葡萄糖盐水。

(4)纠正碱中毒不宜过于迅速,以免造成溶血等不良反应。

(5)碱中毒时几乎都伴发有低钾血症,故须考虑同时补氯化钾,才能加速碱中毒的纠正。

(6)在碱中毒纠正后,可出现血钙水平下降的情况,如有手足搐搦时,可给予钙剂纠正。

(三)健康教育

(1)向患者家属讲解关于疾病的知识及如何加强患者自我照顾能力。

(2)指导患者家属进行安全防护,预防患者意外受伤。

三、呼吸性酸中毒

呼吸性酸中毒系指肺泡通气功能及换气功能减弱,不能充分排除体内生存的 CO_2,以致血液的 $PaCO_2$ 增高,引起高碳酸血症。

(一)护理评估

1.病史与诱因

呼吸中枢抑制,胸部活动受限,呼吸道阻塞和肺泡微血管的阻断。

2.症状与体征

头痛、嗜睡、定向力丧失、反射减低,无效型呼吸,皮肤干燥等症状与体征。

3.实验室检查

血液 pH$<$7.35,$PaCO_2$$>$6 kPa(45 mmHg),血浆 HCO_3^- 正常。

(二)护理要点

1.护理问题

低效性呼吸型态,有受伤的危险。

2.护理措施

(1)密切观察生命体征:注意呼吸频率与深度变化。

(2)观察治疗反应:可利用支气管扩张药、体位引流或抗生素,预防呼吸道感染,使用人工呼吸器及氧气治疗促进呼吸。

(3)防止意外创伤的发生。①观察评估患者意识状态的变化,手足肌肉颤抖的程度以及对患者心理和日常生活所造成的影响;②注意患者周围环境的安全保护,对意识混乱的患者使用床栏;③协助手足肌肉颤抖患者进行日常生活料理,如倒水,并预防其活动时跌倒。

(三)健康教育

(1)向患者家属讲解有关疾病的知识及如何避免患者意外受伤。

(2)指导患者增强自我照顾能力。

四、呼吸性碱中毒

呼吸性碱中毒系指肺泡通气过度,体内生存的 CO_2 排出过多,以致血的 $PaCO_2$ 降低,引起低碳酸血症。

(一)护理评估

1.病史与诱因

换气过度,中枢化学感受器的刺激,外周化学感受器的刺激。

2.症状与体征

焦虑、激动、感觉异常,神经肌肉应激性增加,心跳增加,血压正常或下降,呼吸换气速率及深度增加。

3.实验室检查

血 $PaCO_2$$<$4.7 kPa(35 mmHg),pH$>$7.45;血浆 $HCO_3^-$$<$24 mmol/L。

(二)护理要点

1.护理问题

低效性呼吸型态,有受伤的危险。

2.护理措施

(1)去除造成呼吸困难的原因。根据病情适当地使用呼吸器,随时评估患者对氧的需求量及临床表现,教导患者将呼吸速度放慢并加深。

(2)防止意外伤害:对出现痉挛抽搐的患者,应密切观察并加以保护;尽量维持其周围环境的安全性及持续性;评估其心脏功能。

(3)避免增加氧气需求的活动,以减慢呼吸速度。

(4)增加心理支持。

(三)健康教育

(1)指导患者加强自我照顾能力。

(2)指导患者家属对患者进行安全防护。

(3)指导患者建立适当的活动方式。

第四节　休克的护理

休克是人体对有效循环血量锐减的反应,是组织血液灌流不足所引起的代谢障碍和细胞受损的病理过程。根据休克时的微循环变化,临床上通常分为 3 期:微循环代偿期(微循环收缩期)、休克抑制期(微循环扩张期)、微循环失代偿期(微循环衰竭期)。失血性休克和感染性休克是外科中最常见的两种休克类型。

一、失血性休克护理

失血性休克是一种循环血量减少性休克,是由各种因素造成全血或血液成分之一部分发生急速丧失,导致循环血量不足所引起,故又称低血容量休克。

(一)护理评估

1.病史与诱因

外科常见的原因有外伤失血、胃肠出血、产科出血、医源性问题、凝血障碍性疾病及动脉瘤或肿瘤自发破裂等。

2.症状与体征

根据临床表现和失血量分为以下三度。

(1)轻度:神志清楚,尿量正常,脉搏在 100 次/分钟以下、有力,成人失血量 800 mL 以下。

(2)中度:神志尚清楚,表情淡漠,皮肤黏膜苍白,四肢发冷,脉搏 100~200 次/分钟,失血量 800~1 000 mL,尿少。

(3)重度:意识模糊甚至昏迷,四肢冰冷,脉搏细速或摸不清,尿少或无尿,失血量 1600 mL以上。

3.实验室检查

休克的监测包括血流动力学监测、血气分析与呼吸监测、肾功能监测、酸碱平衡及电解质监测、凝血机制监测、血细胞比容与血红蛋白测定等。

（二）护理诊断

（1）体液不足与机体大量失血、失液有关。

（2）组织灌注量改变（脑、心、肺、肾、胃肠周围血管）与休克的病理生理变化有关。

（3）体液过多与抗休克治疗时大量输液有关。

（4）重要脏器有损害的危险与休克时各脏器组织缺血、缺氧有关。

（5）皮肤完整性受损与卧床、皮肤缺血、缺氧等因素有关。

（6）营养低于机体需要量与禁食、摄入减少有关。

（7）潜在的并发症：弥散性血管内凝血。

（三）护理目标

（1）恢复有效循环血量，保证组织有效灌流。

（2）无重要脏器功能衰竭。

（3）保持水电解质及酸碱平衡。

（4）患者及家属的焦虑减轻。

（四）护理措施

（1）处理原则：尽早去除病因，迅速恢复有效循环血量，纠正微循环障碍。

（2）补充血容量：应迅速建立静脉通道，密切监测血压、脉率、尿量及中心静脉压（CVP），遵医嘱补液或输血，并调整速度，观察其效果。对重症失血性休克者，采用中心静脉置管，既可以快速补液，又可监测CVP。

（3）急救措施：①止血。在补充血容量的同时，尽快止血，可采用手术方法和非手术方法，如止血带、三腔双囊管压迫、纤维内镜止血、抗休克裤的使用等。若出血量大，非手术方法止血无效，应尽早实施手术止血。②保持呼吸道通畅，给氧，应鼓励患者做深呼吸及有效的咳嗽，采取背部的物理治疗、叩背和协助排痰，必要时行气管插管或气管切开。③休克卧位，置患者于中凹卧位。④注意保暖。⑤外伤固定。⑥保持安静，避免过多的搬动。必要时应用止痛剂。

（4）积极处理原发病，做好术前准备。

（5）改善微循环，纠正酸碱平衡失调。血管活性药物、皮质激素和其他药物应用。

（五）健康教育

（1）指导患者摄取适宜的饮食，记录出入水量，防止水、电解质失调。

（2）鼓励患者自我照顾、增加信心，使心态良好发展。

二、感染性休克护理

感染性休克又称败血症休克或中毒性休克，能引起感染性休克的病原菌包括革兰阴性杆菌、革兰阳性杆菌、病毒、真菌等，其中最常引起感染性休克的是革兰阴性杆菌，主要的感染部位是胆道、肠道、腹膜、泌尿道、呼吸道和血液。

（一）护理评估

1.病史及诱因

各种细菌、病毒、真菌等感染史。诱因包括老年人和婴幼儿、使用免疫抑制剂及皮质激素以及严重的创伤与大面积烧伤等。

2.症状与体征

根据感染性休克不同的血流动力学改变，可分为冷休克和暖休克。冷休克患者表现为躁动,表情淡漠,皮肤苍白湿冷,脉搏细速,尿量小于 25 mL/h。暖休克患者早期表现为神志清醒,皮肤温暖潮红,脉搏慢而有力,尿量大于 30 mL/h;晚期表现为:心功能衰竭,外周血管瘫痪,即成为低排低阻型休克。

3.实验室检查

血流动力学检测有严重感染存在。

(二)护理要点

1.护理问题

体液不足,组织灌溉改变,气体交换受损。

2.护理措施

(1)控制感染,尽早处理原发病灶,才能纠正休克和巩固疗效。遵医嘱及时给予足量的抗菌药物。经过短期积极抗休克治疗后,即使休克未见好转,也应手术治疗。

(2)早期及时补充血容量。

(3)纠正酸碱失衡,遵医嘱静脉补给 5％碳酸氢钠。

(4)血管活性药物的应用。

(5)给予皮质激素可以改善全身血液循环,减少血管阻力,维持适当的血压。

(三)健康教育

(1)鼓励患者积极配合治疗。

(2)教育患者提高自我照顾的能力,给予心理支持。

第五节　外科烧伤的护理

一、现场救护

现场救护原则在于使患者尽快消除致伤原因,脱离现场和进行必要的急救;对于轻症进行妥善的创面处理,对于重症做好转运前的准备并及时转送。

1.迅速脱离热源

如火焰烧伤应尽快灭火,脱去燃烧衣物,就地翻滚或跳入水池,熄灭火焰,以阻止高温继续向深部组织渗透,并减轻创面疼痛。互救者可就近用棉被或毛毯覆盖,隔绝灭火。切忌用手扑打火焰、奔跑呼叫,以免增加损伤。热液浸渍的衣裤,可冷水冲淋后剪开取下,以免强力剥脱而撕脱水疱皮。小面积烧伤立即用清水连续冲洗或浸泡,既可止痛,又可带走余热。酸、碱烧伤,即刻脱去或剪开沾有酸、碱的衣服,以大量清水冲洗为首选,且冲洗时间宜适当延长。如系生石灰烧伤,可先去除石灰粉粒,再用清水长时间地冲洗,以避免石灰遇水产热,加重损伤。磷烧伤时立即将烧伤部位浸入水中或用大量清水冲洗,同时在水中拭去磷颗粒;不可将创面暴露在空气中,避免剩余的磷继续燃烧;创面注意忌用油质敷料,以免磷在油中溶解而被吸收中毒。电击伤时迅速使患者脱离电源,呼吸、心跳停止者,立即行口对口人工呼吸和胸外心脏按压等复苏措施。

2.抢救生命

抢救生命是急救的首要原则,要配合医生首先处理窒息、心跳骤停、大出血、开放性气胸等危急情况。对头、颈部烧伤或疑有呼吸道烧伤时,应备齐氧气和气管切开包等抢救物品,并保持口、鼻腔通畅。必要时协助医生做气管切开手术。持续生命体征监测。

3.预防休克

稳定患者情绪、镇静和止痛。合并呼吸道烧伤或颅脑损伤者忌用吗啡。伤后应尽早实施补液方案,尽量避免口服补液。若病情平稳,口渴者可口服淡盐水,但不能饮白开水。中度以上烧伤需转运者,需建立静脉通道,必要时按医嘱快速静脉输入平衡盐溶液 1 000～1 500 mL 及右旋糖酐 500 mL,途中需持续输液。

4.保护创面和保温

暴露的体表和创面,应立即用无菌敷料或干净床单覆盖包裹,协助患者调整体位,避免创面受压。寒冷环境中用冷水处理创面,更易发生寒战反应,应特别注意增加被盖。

5.尽快转送

大面积烧伤早期应避免长途转运,休克期最好就近抗休克或加做气管切开,待病情平稳后再转运。途中应建立静脉输液通道,保持呼吸道通畅。转运前和转运中避免使用冬眠药物和呼吸抑制剂。抬患者上下楼时,头朝下方;用汽车转运时,患者应横卧或取头在后、足在前的卧位,以防脑缺血。详细记录处理内容,利于后续医生的诊治。

二、静脉输液的护理

1.早期补液方案

我国常用的烧伤补液方案是按公式法计算:伤后第一个 24 h 补液量按患者每千克(kg)体质量每1%烧伤面积(Ⅱ°～Ⅲ°)补液 1.5 mL(小儿1.8 mL,婴儿2 mL)计算,即第一个 24 h 补液量＝体质量(kg)×烧伤面积(%)×1.5 mL,另加每日生理需水量 2 000 mL(小儿按年龄或体质量计算),即为补液总量。晶体和胶体溶液的比例一般为 2∶1,特重度烧伤为 1∶1,即每 1%烧伤面积每千克体质量补充电解质溶液和胶体溶液各 0.75 mL。伤后第二个 24 h 补液量为第一个 24 h 计算量的一半,日需量不变。第三个 24 h 补液量根据病情变化决定。

2.液体的种类与安排

晶体液首选平衡盐液,其次选用等渗盐水等。胶体液首选血浆,以补充渗出丢失的血浆蛋白,也可用血浆代用品和全血,Ⅲ°烧伤应多输新鲜血。生理日需量常用 5%～10%葡萄糖液补充。因为烧伤后第 1 个 8 h 内渗液最快,应在首个 8 h 内输入上述总量的 1/2,其余在后 16 h 输完。补液原则一般是先晶体后胶体、先盐后糖、先快后慢,胶、晶体液交替输入,尤其注意不能集中在一段时间内输入大量不含电解质的液体,以免加重低钠血症。

3.观察指标

(1)尿量:如肾功能正常,尿量是判断血容量是否充足的简便而可靠的指标,所以大面积烧伤患者补液时应常规留置导尿进行观察。成人每小时尿量大于 30 mL,有血红蛋白尿时要维持在 50 mL 以上,但儿童、老年人、心血管疾病患者,输液要适当限量。

(2)其他指标:患者安静,成人脉搏在 100 次/分钟(小儿 140 次/分钟)以下,心音强而有力,肢端温暖,收缩压在 90 mmHg 以上,中心静脉压 0.59～1.18 kPa(6～12 cmH$_2$O)。

三、创面护理

创面处理原则是保护创面,减轻损害和疼痛,防止感染。

1.创面的早期处理

患者休克基本控制后,在良好的麻醉和无菌条件下应尽早进行简单性清创。清创顺序一般自头部、四肢、胸腹部、背部和会阴部顺序进行。剃净创面部位及附近的毛发,剪短指(趾)甲,擦净创周皮肤。用灭菌水冲洗创面,轻拭去表面黏附物,使创面清洁。浅Ⅱ°创面的完整水疱予以保留,已脱落及深度创面上的水疱皮予以去除。根据情况取暴露疗法或包扎疗法。Ⅲ°焦痂保持干燥,外涂碘酊,可早期植皮,也可待其自然溶痂脱落再植皮。清创术后注射破伤风抗毒素,必要时及时使用抗生素。

2.包扎疗法的护理

包扎疗法的护理适用于四肢Ⅰ°、Ⅱ°烧伤。采用敷料对烧伤创面包扎封闭固定的方法,目的是减轻创面疼痛,防止创面加深,预防创面感染,同时一定的压力可部分减少创面渗出、减轻创面水肿。方法是在清创后的创面先放一层油质纱布,外面覆盖数层纱布、棉垫,其厚度以不被渗液浸透为度,再予以适当压力包扎。创面包扎后,每日检查有无松脱、臭味或疼痛,注意肢端末梢循环情况,敷料浸湿后及时更换,以防感染;肢体包扎后应注意抬高患肢,保持关节各部位尤其手部的功能位和髋关节外展位。一般可在伤后5 d更换敷料。如创面渗出多、有恶臭,且伴有高热、创面跳痛,需及时换药检查创面。深Ⅱ°、Ⅲ°创面应在伤后3~4 d更换敷料。

3.暴露疗法的护理

暴露疗法的护理适用于Ⅲ°烧伤、特殊部位(头面部、颈部或会阴部)及特殊感染(如绿脓杆菌、真菌)的创面、大面积创面。

暴露疗法的病房应具以下条件:室内清洁,有必要的消毒和隔离条件;室温控制在28 ℃~32 ℃,湿度70%左右;便于抢救治疗。随时用灭菌敷料吸净创面渗液;保护创面,适当约束肢体,防止无意抓伤,用翻身床或定时翻身,防止创面因受压而加深。注意创面不宜用甲紫或中药粉末,以免妨碍创面观察,也不宜轻易用抗生素类,以免引起细菌耐药。

4.去痂、植皮护理

深度烧伤创面愈合所形成的瘢痕导致各种畸形并引起功能障碍,因此对Ⅲ度烧伤需要采用切痂、削痂和植皮,应做好植皮手术前后护理工作。

5.感染创面的处理

加强烧伤创面的护理,及时清除脓液及坏死组织。

6.特殊部位烧伤护理

(1)吸入性损伤:①床旁备急救物品,如气管切开包、吸痰器、气管镜等;②保持呼吸道通畅,如气管切开者,做好气管造口护理;③及时吸氧;④密切观察,并积极预防肺部感染。

(2)头颈部烧伤:多采用暴露疗法,安置患者取半卧位,观察有无呼吸道烧伤,必要时给予相应处理。做好五官护理,如及时用棉签拭去眼、鼻、耳分泌物,保持清洁干燥;双眼使用抗生素眼药水或眼药膏,避免角膜干燥而发生溃疡;耳郭创面应防止受压。口腔创面用湿纱布覆盖,加强口腔护理,防止口腔黏膜溃疡及感染。

第十二章　其他常见疾病护理

第一节　疼痛的护理

疼痛是组织损伤或潜在组织损伤引起的不愉快感觉和情感体验。

一、疼痛的评估

(1)评估病史及引起疼痛的原因。

(2)评估疼痛的部位、持续的时间、频率、程度及加重和缓解的因素等。

(3)已采用过的减轻疼痛的措施,用药的情况及目前的疗效。

(4)疼痛对患者的影响,如对心血管、呼吸等系统的影响,对情绪、活动和睡眠的影响等。

(5)评估镇痛的效果,观察药物不良反应。

二、护理措施

(一)疼痛的一般护理方法

1.减少或消除引起疼痛的原因

首先应设法减少或消除引起疼痛的原因,避免引起疼痛的诱因,如外伤所致的疼痛,应给予止血、包扎、固定、处理伤口等措施。

2.情感支持疗法

为患者创造轻松、安静的环境,尊重患者人格,认真倾听患者的主诉,用安慰性的语言鼓励患者,给予关心和支持。协助患者进行日常活动,鼓励亲人陪伴,减轻其焦虑、恐惧等心理,可提高痛阈,以达到减轻疼痛的目的。

3.松弛疗法

松弛疗法又称松弛训练,是指通过一定的肌肉松弛训练程序,有意识地控制自身的生理心理活动,降低唤醒水平,改善躯体及心理功能紊乱状态,达到治疗疾病的作用。常用的放松训练方法包括渐进性肌肉松弛方法、引导想象、沉思以及由其演变而来的生物反馈放松训练等。

4.音乐疗法

音乐疗法可用于急性、慢性疼痛和癌症本身引起的疼痛,对于轻中度疼痛具有明显的缓解作用。通过音乐对下丘脑、边缘系统及脑干网状结构的直接影响刺激脑垂体分泌并释放内啡肽,从而使患者在疼痛程度可接受的前提下,进一步缓解和减轻疼痛。

5.积极采取促进患者舒适的措施

帮助患者寻找保持最佳舒适状态的方式,提供舒适整洁的床单位、适宜的室内温湿度、良好的采光和通风设备等都是促进舒适的必要条件。

另外,协助患者采取舒适的体位,各项护理活动前给予耐心的解释等,促进患者身心舒适,从而有利于减轻病痛。

6.转移注意力

组织患者参加感兴趣的活动,使其思想集中于快乐的刺激,而不是注意疼痛和负面的情感,但只转移注意力没有持续的减轻疼痛的效果,只能短时间抑制疼痛的感觉。

(二)疼痛的药物治疗观察及护理

1.常用镇痛药物

有以下几种,在使用任何一种药物之前,请参阅其使用说明书。

(1)对乙酰氨基酚:可抑制中枢神经系统合成前列腺素,产生解热镇痛作用,不良反应小,过量可引起肝损害,主要用于轻、中度疼痛。

(2)非甾体镇痛药:可分为传统非选择性和选择性抑制剂。用于轻、中度疼痛或重度疼痛的协同治疗。非选择性非甾体镇痛药物有芬必得、双氯芬酸、布洛芬、扶他林、氟比洛芬酯等。选择性非甾体镇痛药有塞来昔布、帕瑞昔布。

(3)阿片类镇痛药:主要通过作用于中枢或外周的阿片类受体发挥镇痛作用,包括可待因、曲马多、羟考酮哌替啶、吗啡、芬太尼等。阿片类镇痛药最常见的不良反应包括恶心、呕吐、便秘、嗜睡及过度镇静、呼吸抑制等。阿片类镇痛药用于治疗慢性疼痛时,应及时监测患者疼痛程度,以调整其剂量,避免药物依赖。

(4)封闭疗法是将一定浓度和数量的皮质激素注射液和局部麻醉药混合注射到病变区域。临床应用皮质激素主要是利用其抗感染作用。局部麻醉常用药物为利多卡因、普鲁卡因和罗哌卡因等。

(5)辅助药物包括镇静药、抗抑郁药、抗焦虑药或肌松药等。

2.常见镇痛药物不良反应及护理措施

(1)便秘与镇痛药物抑制肠蠕动、患者饮食习惯改变、活动减少有关。护理措施包括:增加水分和高纤维素饮食的摄入,鼓励患者多饮水;适当加强活动;养成良好的排便习惯,如有便意应立即排便;对已发生的便秘,可根据严重程度,遵医嘱采取相应的措施。

(2)恶心、呕吐:为患者提供安静、舒适、光线适宜的环境。轻度恶心可采用胃复安进行治疗;重度恶心、呕吐可根据患者的情况采用止吐药物治疗。

(3)嗜睡:患者多在疼痛得到缓解后出现嗜睡,症状多可自行消失。护理人员应注意评估患者嗜睡持续的时间,如持续时间过长应通知医生,及早发现有无导致嗜睡的其他原因,积极配合医生进行处理。

(4)眩晕:对于眩晕患者,应注意保护患者安全,避免发生跌倒。对轻度眩晕者,护士协助其在原地休息后可缓解。对中度眩晕者,应减少镇痛药物剂量,并采用药物进行对症治疗。

(5)皮肤瘙痒:积极配合医生寻找皮肤瘙痒的原因。注意皮肤的护理,避免搔抓,根据医嘱停药或使用局部外用药物,鼓励患者多饮水。

(6)呼吸抑制:在使用镇痛药物前后对患者做出正确的评估。用药时考虑到患者的年龄、肝肾功能,对老年患者、肝肾功能差的患者,注意减少剂量,并严格遵循药物的使用方法。发生呼吸抑制,立即给予吸氧,必要时予以人工呼吸气囊辅助呼吸或气管插管,并给予纳洛酮静脉注射。如症状未缓解,请麻醉科协助处理,积极配合医生给予抢救。

第二节　消化性溃疡的护理

一、护理评估

（一）健康史

询问患者此次发病的时间，有无明确的诱因，如饮食不当、受凉、精神刺激等。患者生活习惯如何，有无饮食无规律、暴饮暴食、喜食辛辣等刺激性食物，有无吸烟、酗酒等不良嗜好，有无经常服用非甾体类抗炎药，有无用糖皮质激素等药物史。家庭中有无类似患者。

（二）心理及社会资料

本病好发于青壮年，病程长，如不注意预防和坚持治疗，常反复发作，影响工作与生活。评估时应了解患者对本病的认识，有无焦虑、恐惧心理，患者是否有信心改变不良的饮食习惯，建立新的生活方式，家庭成员能否提供有规律的生活条件及满足患者对饮食的要求。

二、护理目标

疼痛缓解或消失；能按机体需要摄取营养物质；焦虑消除；对疾病有正确认识，能够正确进食和用药；无并发症出现，如出现能及早发现并配合处理。

三、护理措施

（一）一般护理

1. 溃疡活动期

应注意休息，睡眠要充足。

2. 调理饮食

（1）饮食应富营养、易消化，以面食为主，并需适量蛋白质。因面食较软、含碱性物质且易于消化，并能中和胃酸，不习惯面食者可用米粥代替。两餐间可摄取适量牛奶。脂肪可引起胃排空减慢、胃窦部扩张而胃酸分泌增多，故应低脂饮食。

（2）少量多餐，定时进餐。进餐时应细嚼慢咽。少量是指每餐不宜过饱，以免胃窦部扩张而刺激胃酸分泌。多餐可使胃内经常保持适量食物以中和胃酸。定时进餐可使胃液分泌有规律。

（3）避免辛辣、过酸、粗糙、煎炸、过冷、过热的食物及酒类、咖啡、浓茶等刺激性饮料。消化道出血者可进流质饮食，以牛奶、豆浆、米汤为宜。

（二）病情观察

观察患者腹痛的部位、性质、规律、程度及生命体征的改变，重点观察有无上消化道出血、急性穿孔、幽门梗阻和癌变等并发症，一旦发现应及时通知医生。

（三）用药护理

遵医嘱给予药物，注意定时服药，坚持用药疗程，不可过早停药。注意观察药物不良反应。

1. 制酸剂

服用片剂时宜嚼碎，乳剂宜摇匀。氢氧化铝凝胶可阻碍磷的吸收，老年人服用应警惕骨质疏松。

2.H₂受体拮抗剂

常见不良反应有乏力、头痛、嗜睡、腹泻、中性粒细胞减少、皮疹等。如静脉给药,应缓慢注射,以防发生心律失常。用药期间,注意检测肝、肾功能并做血常规检查。

3.奥美拉唑

不良反应少,主要是腹泻、头痛、恶心及皮疹等。

4.硫糖铝

不良反应少,可有口干、便秘、皮疹、头晕及嗜睡等。

5.枸橼酸铋钾

少数患者可有恶心、便秘及一过性转氨酶升高。服药期间大便可呈黑色,应向患者说明原因。

(四)疼痛护理

疼痛剧烈者应卧床休息。帮助患者去除诱发或加重疼痛的因素,了解上腹痛的规律及缓解因素,按其特点介绍缓解方法。如十二指肠溃疡呈空腹痛或夜间痛,可让患者准备制酸食物,如饼干、蛋糕在疼痛时食用。可服用制酸剂预防疼痛发生,亦可用热敷或针灸止痛。

(五)并发症护理

1.上消化道出血

一旦发现上消化道出血,应立即通知医生,安置患者平卧位,迅速建立静脉通路,做好输液、输血准备工作。呕血后立即清除血迹和呕吐物,以免引起患者恐惧。严密观察病情变化,迅速执行医嘱。

2.急性穿孔

应立即卧床,禁食并胃肠减压,迅速建立静脉通路,输液,备血,做好术前准备。

3.幽门梗阻

轻者可进流质饮食,重者需禁食、胃肠减压、静脉补液,准确记录液体出入量并定期复查血电解质;对内科治疗无效者,做好手术准备。

4.癌变

应做好术前准备。

(六)心理护理

消化性溃疡的发生与心理因素关系密切,故心理护理十分重要。耐心讲解本病有关知识及治疗效果,告诉患者本病是可治愈的,增强患者对治疗的信心。教会患者放松的技巧,如转移注意力、听轻音乐等。保持乐观的情绪,以消除焦虑、减轻症状、预防复发。

第十三章 手术室护理及质量管理

第一节 手术安全护理规范

一、手术风险评估与手术安全目标

外科手术极具风险,手术相关错误严重威胁着患者的安全。2007年WHO为减少手术失误在全球倡导患者安全活动,旨在提高外科手术安全、挽救更多生命。国家卫生部医政司组织专家参照WHO相关资料拟订《手术安全核查表与手术风险评估表》作为落实患者安全目标的具体措施,核心是医疗质量持续改进、保障手术患者安全。

(一)手术风险评估

目前国际通用的手术风险分级标准(NNIS)是根据手术切口清洁度、麻醉分级、手术持续时间三个关键变量的累计分值进行计算,将手术分为四级,即NNIS 0级、NNIS 1级、NNIS 2级、NNIS 3级。

通过术前对手术患者风险因素的评估,制订完善相关的制度规范,并采取预防措施有效规避手术风险,提高医疗质量和保证医疗安全。手术风险评估是医院预防与控制感染最重要的安全活动之一。

1. 手术切口分类与分值

根据手术切口清洁度可将其分为四类,其中Ⅰ、Ⅱ类分别设分值0分,Ⅲ、Ⅳ类分别设分值1分。

Ⅰ类手术切口(清洁切口):手术野无污染、切口周边无炎症,患者没有进行气道、消化道、泌尿生殖道及口咽部位插管。

Ⅱ类手术切口(相对清洁手术):经呼吸道、消化道、泌尿生殖道及口咽部位器官的手术但不伴有明显污染;行胆囊、阴道、阑尾、耳鼻的手术;患者有进行气道、消化道、泌尿生殖道及口咽部位插管。

Ⅲ类手术切口(清洁-污染手术):开放、新鲜且不干净的伤口;前次术后感染切口;术中需要采取消毒措施的切口(如胃肠道、尿路、胆道内容物及体液有大量溢出污染);术中有明显污染(如开胸心脏按压)。

Ⅳ类手术切口(污染手术):严重外伤;手术切口有炎症、组织坏死或有内脏引流管的手术。

2. 手术风险分级

0分为0级、1分为NNIS 1级、2分为NNIS 2级、3分为NNIS 3级。手术人员可根据患者的手术风险程度,制订并落实相应防范措施,防止手术部位感染的发生。同时通过表单中的手术类别,可对手术部位感染率进行综合统计和数据比较。

(二)手术安全核查

手术核查的主要目的是为避免人为错误,减少手术失误、防止手术相关错误的发生,尤其是防止发生错误的手术患者、错误的手术部位及错误的手术方式。虽然发生手术相关错误的概率不高,可一旦发生造成的危害巨大,甚至是灾难性的,因此必须高度重视、认真执行。建立手术安全核查表、开展手术三方核查,使得手术室安全质量管理更具针对性、指导性和可控性。

(三)护理配合

(1)所有接受手术的患者都应进行手术风险评估和手术安全核查,均由手术主刀医生、麻醉医生、巡回护士共同参与核对。核查表内容可征得医院同意后进行调整或修改,但"患者身份、手术部位(何侧)和手术方式"三项资料为必查内容。

(2)严格按照表单要求落实评估或查对制度,执行时应集中精力、逐项确认。如有疑问,应当即复核。

(3)建立"手术患者术前交接核查单"。表单由病房2~8名护士准备并填写相关内容,手术室运送员术晨在护士站与病房护士共同逐项核对后双方签名。

(4)实施手术风险评估分级超过NNIS 2级时,应及时向科主任请示或由科主任指导评估,必要时可组织院内会诊。

(5)强化患者身份识别和手术部位确认。①巡回护士术前访视时,除例行的手术宣教、心理护理、答疑解难外,应一并核对手术患者身份(姓名、年龄、性别、ID号),主动让患者或家属陈述其姓名和手术部位,并与其共同查看手术医生做出的部位标记。②术晨接患者时,手术室运送员在床旁应与患者或家属共同核对身份和手术部位,无误后方可将患者接入手术室。③接送小儿、耄耋、烦躁、交流障碍、意识不清、基础麻醉、镇静期等患者时,允许患者家属陪送至手术室大厅,以方便麻醉师和护士再次对手术信息的确认。核对时应注意,巡回护士不要说出核对的内容后让患者回答是或不是,如"请问您是不是叫张三、您是不是做胆囊摘除术?",而应该是"请问您叫什么名字? 请告诉我您做什么手术呢?"。

(6)表单的填写,必须字迹清晰、项目完整、签全名,表单术毕随病历带回所在科室。

二、手术患者病情观察

手术是一种创伤和应激的过程,患者在手术麻醉期间受其外科疾病或并存疾病的影响、麻醉方法和麻药的影响、手术创伤及失血以及体位的改变等因素都可造成术中生理功能变化,甚至危及生命。

由于不同手术麻醉引起患者机体应激反应不同、同一患者在不同诊疗状态下病情变化不同,若手术室护士仍按照传统的手术配合模式,就手术通知单进行物品准备、就手术配合而配合,已明显不能满足手术患者安全的需要。因此,巡回护士除了要掌握常规手术步骤与配合外,更需要了解和掌握患者个体疾病与手术解剖、创伤应激的病理生理反应之间可能发生的问题,知道哪个时段要注意什么? 需要准备哪些物品? 如何配合? 等等,做好事前防范和循证护理干预。这是手术室护士临床工作的基本能力,也是手术室护理质量深层内涵反映。

(一)术中病情观察的定义

术中病情观察是指根据疾病特点及手术关键对患者术中情况进行全面系统评估和综合判断的过程,为手术、护理和并发症预防提供必要的手术配合依据。

(二)病情观察指引的具体内容

以手术为主线,紧密结合疾病特点、手术关键及护理问题,呈递进式进行内容设计。病情观察指引的内容主要为以下七个方面(简称"七知道")。

1. 一般资料

一般资料包括床号、姓名、性别、年龄、ID 号、现病史和（或）并存疾病，主刀医生和麻醉医生、感染筛查阳性结果、术晨体温和脉搏等，是全面观察的基本要求。其中 ID 号为一人一码，与"姓名"是最基本、最重要、最可靠的患者身份识别的标志。

2. 手术名称（何侧）

手术部位存在单器官、对称性器官、多结构、多节段等，手术名称及其何侧、哪个节段，是手术配合的关键要素，是预防手术相关错误的最基本要求。

3. 手术方式

不同手术入路造成的创伤、对机体的影响以及需要摆放的体位和器械物品是不同的，有的相距甚远。手术方式是手术器械物品准备和配合的基础、是麻醉方式选择的重要依据。

4. 手术关键

不同手术有不同手术过程，不同个体即使疾病和手术相同也存在不同手术麻醉风险。手术关键是手术最紧要的部分且因人而异，是手术顺利的决定因素。

5. 病情变化的观察重点

术中容易暴露隐患问题的时间是手术最不稳定的环节，也是观察的重点。如麻醉诱导期、苏醒期极易导致血流动力学改变；如肾上腺嗜铬细胞瘤术中结扎肾上腺动脉时可引起高血压危象或心血管并发症，切瘤后又可引起血压急剧下降，甚至难以纠正的低血容量休克等，是病情变化的重点时刻，因此必须高度集中，认真观察与判断。

6. 手术护理问题

根据疾病、麻醉术式、手术关键等风险因素进行充分评估，找出现存或潜在手术护理问题，是程序化管理的客观要求，是有效护理干预的前提和基础。

7. 配合要点

配合手术是护理工作的落脚点，针对手术问题给予具体和有效护理干预，确保手术护理安全，是手术室专科护士核心能力水平的体现。

（三）实施方法

凡承担手术配合的护士均应掌握所配合患者的病情观察七知道，并依据护理程序落实循证护理干预，做到心中有数，全程对手术护理风险因素实施预测、预备、预控，避免意外发生或临场慌乱。下面以肾上腺嗜铬细胞瘤手术为例做介绍。

1. 掌握患者一般资料

术前 1 d，巡回护士通过查阅病历、术前访视了解和掌握患者一般资料，重点询问患者术前口服酚苄明的时间，查看血压是否控制在 120/80 mmHg、心率 80 /min，以判断术前扩容治疗效果；复习疾病手术常规，重点掌握患者的疾病或并存疾病、手术方式和手术关键。如肾上腺的细胞内颗粒含儿茶酚胺，当嗜铬细胞瘤时细胞会无调节性地分泌大量儿茶酚胺入血，引起全身性病理改变和症状（如高血压、心律失常等），成年人主要以阵发性高血压或阵发性高血压持续发作为主，儿童以持续高血压多见。患者咳嗽、情绪波动、体位微小变化等可诱发急剧高血压；术中挤压、牵拉瘤体可造成高血压危象，瘤体摘除后又可造成急剧的低血压休克甚至危及生命等。因此，手术关键在于术前有效扩容、切瘤前控制性降压、术中探查减少对瘤体挤压/牵拉、切瘤后快速升压四个阶段。术中，通常会尽早控制肾上腺中央静脉、尽量减少对瘤体的牵拉或挤压，以减少儿茶酚胺大量入血；若术中发生高血压危象时需暂停手术并从静脉输注硝普钠等降压药,待血压略平稳再行手术等。

2.根据病情观察指引,确定主要护理问题,完善手术物品准备

巡回护士在全面查看患者病史资料、手术方式和手术关键后综合分析确定主要护理问题。如嗜铬细胞瘤切除选择哪种路径(开放、腔镜下)、术前体位摆放时如何防止诱发血压突然升高、术中切瘤前后如何保证快速大量输血输液防止高血压危象或低血容量休克等。根据问题完善护理措施,如摆放体位时动作轻柔、幅度不宜过大,准备特殊手术器械、升压药、降压药、抗心律失常药以及输液泵、加压输血/液器、温血仪、避光注射器或避光纸等,并摆放到手术间指定位置等。

3.完善手术配合

手术进程关键期,护士应严密监视血压、脉搏变化,将特殊器械、药品和加压灌注泵等处于备用状态,坚守岗位。如切瘤前配合麻醉医生使用硝普钠降压;切瘤后快速加压输液/输血,根据中心静脉压滴注升压药(肾上腺素或去甲肾上腺素、多巴胺),抗心律失常药(利多卡因、普萘洛尔),保障照明,随时提供手术需要,维持手术过程平稳。

手术室护士通过病情观察指引,将疾病特点与手术关键、手术问题紧密结合,克服手术配合的机械性,使原有散在、独立的知识点有机串联起来,既提高术中工作主动性和应变能力,更培养了护士综合判断和自觉运用护理程序解决问题的能力,从根本上提高护士的专业技术水平。

(四)各环节质量的监督管理

护理质量取决于护理群体的质量意识和质量监控,改变护理行为模式需要一个自我养成和不断鞭策的过程。因此,要使巡回护士从过去局限于手术配合到现在对患者整体病情观察与变化掌握的个性化手术配合,需要建立护理巡查制度、持续开展意识教育、加强跟班督导等方式加以实现和推进。

巡查者一般由护士长或高年资护理专家担任,每天跟班检查指导,通过看、问、查、讲了解护士执行情况。一看:手术开台前,全面扫视手术间,观察环境整洁、秩序,看物品就位情况,查看晨起患者血压、脉搏,液体通畅度与速度,摆放体位是否轻稳等;二问:切皮前提问一般资料,切瘤前后重点询问护士手术关键、护理问题、做好了哪些准备;三查:针对问的重点检查措施是否落实,如药品、加压泵、标签、抢救记录单等;四讲:随时发现、及时强调手术风险的配合要点与注意事项,纠正不足或协助落实。

第二节　护理质量管理概述

一、护理质量的概念

一个完整的护理质量定义应包括两层含义:一是护理服务活动要符合规定要求,二是质量与护理服务对象的关系。因此,护理质量的定义可表述为:护理质量是反映护理服务活动符合规定,满足护理服务对象明确与隐含需要的效果。所谓符合规定是指护理人员的工作行为符

合职业道德的规范,各项操作符合技术操作规程等;明确的需要是指护理服务对象明确提出的、需护理人员解决的问题;隐含的需要则是指护理服务对象存在但未明确提出寻求帮助的问题。

二、护理质量的特性

特性是指事物的属性,是此事物区别于他事物的特征。护理质量特性是指满足服务对象需求的质量特征,主要表现为以下几点。

(一)功能性

护理工作的目的是系统地为护理对象解决与健康有关的问题。为社会服务,保护和提高社会劳动生产力,是护理的基本功能。

(二)技术性

护理人员为护理对象服务主要是靠知识和技术,护理服务过程就是运用护理知识和技术的过程。扎实的专业知识和熟练的技术是完成护理工作、取得高水平护理质量的保证。

(三)整体性

现代护理以人的健康为中心,为护理对象提供从生理到心理的整体服务,以帮助人们维持健康,预防疾病,帮助患者接受治疗和管理,促进早日康复。

(四)安全性

护理是以人的健康和生命为对象,工作质量的优劣直接关系到护理对象生命的安危。因此,使用的技术和手段必须成熟、安全可靠,并要求护理人员在提供服务的过程中,不仅要有安全意识和预见性,而且要认真负责,一丝不苟地执行规章制度和技术操作规程。

(五)时间性

护理人员在为患者服务的过程中要有很强的时间观念。各项工作的完成需要时间的保证,各项治疗的实施也有相应的时间要求。尤其是危重患者的病情瞬息万变,时间就是生命,抢救工作必须争分夺秒。

(六)精确性

护理服务是一项非常精细的工作,治疗、处置不能有丝毫错误,否则就可能造成不可挽救的后果。所以护理人员在服务过程中应从细微处着眼,提高工作的精确程度,避免发生不必要的偏差。

(七)圆满性

圆满性是指护理服务及其结果符合服务规范,服务对象对服务过程中的情感交流、服务场所的环境美化、舒适等的满意程度。因此,要求护理人员在服务过程中应保持良好的形象,做到态度和蔼、服务热情周到、礼貌待人,并注意为服务对象提供优美、舒适的环境。

(八)伦理性

高尚的护理道德既是职业要求,也是影响医院护理质量和社会信誉的重要因素。因此,要求护理人员对服务对象要充满爱心,尊重他们的人格和权利,发扬救死扶伤的人道主义精神。

三、护理质量管理的概念

护理质量管理是指按照护理质量形成的过程和规律,对构成护理质量的各要素进行计划、组织、协调和控制,以保证护理工作达到规定的标准和满足服务对象需要的活动过程。这个定义表达了以下几层意思:首先,开展护理质量管理必须建立护理质量管理体系并有效运行,护理质量才有保证;其次,要制订护理质量标准,有了标准,管理才有依据;第三,对护理过程构成护理质量的各要素,按标准进行质量控制,才能达到满足服务对象需要的目的。

四、护理质量管理的原则

(一)患者第一的原则

用医疗护理技术医伤治病,为患者服务,是医院工作的基本特点。护理人员在护理过程中,每项工作、每个环节都直接关系到患者的安危,因此必须坚持患者第一的原则,时时处处都要为满足患者的需要和安危着想。

(二)预防为主的原则

护理质量管理必须坚持预防为主的原则,对护理质量产生、形成和实现的全过程的每一个环节都充分重视,经常分析影响质量的各种因素,找出主要因素,加以重点控制,做到把质量问题消灭在形成的过程之中。坚持预防为主,一是"防止再发生"其基本程式是:问题—分析—导因—对策—规范;二是"从开始就不允许失败""第一次就把工作做好",基本程式是:实控—预测—对策—规范。后者是根本意义上的预防。

(三)事实和数据化的原则

要正确地反映医院护理质量状况,必须以客观事实和数据为依据,用事实和数据说话。事实和数据是判断质量和认识质量形成规律的重要依据,用事实和数据说话也是质量管理科学性的体现。护理活动中有许多现象是不能用数据表达的,只能用事实做定性描述。因此,护理质量管理在强调数据化的同时,不能忽略非定量因素,把定量与定性结合起来,才能准确反映护理质量水平。

(四)以人为本,全员参与的原则

重视人的作用,调动人的主观能动性和创造性,发动全员参与是实施护理质量管理的根本。因此,在护理质量管理过程中,必须重视人的作用,增强护理人员的质量意识,引导护理人员参与质量管理,形成一个人人注重质量的局面。

(五)持续改进的原则

质量改进是质量管理的灵魂。护理服务对象的需求是不断变化的,要满足服务对象的需求,护理质量管理必须坚持质量持续改进的原则。每个护理人员尤其是护士长以上管理人员,应对影响质量的因素具有敏锐的洞察能力、分析能力和反省能力,不断地发现问题、提出问题、解决问题,以达到持续质量改进的目的。

五、护理质量管理的任务

(一)进行质量教育,强化质量意识

护理质量管理"始于教育,终于教育"。质量教育的第一任务是灌输质量意识,以唤起全体成员对质量的重视,树立质量第一,一切以患者为中心的思想。其次要进行质量管理方法的训练与导入。如果大家对质量的重要性有相当的共识,但不懂得应用质量管理方法,质量问题仍不能得到彻底解决。因此必须十分重视质量管理方法的培训。

(二)建立质量体系,明确质量职责

完善的质量体系,是进行质量活动,实现质量方针、质量目标的重要保证。护理质量是在

护理过程中逐步形成的,要使护理过程中影响质量的因素都处于受控状态,必须建立完善的护理质量体系。因为只有建立健全质量体系,才能有效地把各部门、各级护理人员、各种质量要素、各项工作和活动以及物资组织起来,形成一个目的明确、职权明确、协调一致的质量管理体系,以实现质量方针和目标。

(三)制订质量标准,规范护理行为

质量标准是质量管理的基础,也是规范护理行为的依据。没有标准,不仅质量管理无法进行,而且护理行为也没有遵循的准绳。因此,制订质量标准是护理质量管理的基本任务和基础工作。

(四)建立质量信息反馈系统

建立质量信息反馈是质量管理的重要环节,只有质量信息反馈及时、准确,才能做到上下级各个层次情况明了,发现问题及时给予解决,使质量管理按照 PDCA 循环,一环扣一环地循环反复,螺旋上升。

第三节 护理质量体系的建立与实施

一、护理质量体系的概念

护理质量体系是指实施护理质量管理所需的组织机构、程序、过程和资源。根据这个定义,护理质量体系可做如下解释:护理质量体系包括护理质量管理的组织机构、质量职能、质量职责以及机构之间的纵向、横向关系,质量工作网络与质量信息传递与反馈;包括为进行某项活动所规定的途径(即规定某项活动的目的、范围、做法、时间进度、执行人员、控制方法和记录),所有工作都是通过过程来完成的,每一过程都有输入和输出,输出是过程的结果。护理质量管理是通过对各个过程进行管理来实现的,包括人员和物资。人员(含技术)和物资是护理质量体系的硬件,是实施护理质量管理实现质量目标的前提和基础,必须给予有力的保证。

一个医院的护理质量体系包含在质量管理的范畴内,是为了实施护理质量管理而建立和运行的。建立护理质量体系必须结合医院的具体情况和内外环境来考虑,且每个医院只有一个。任何一个医院实际上已有一个护理质量体系,按 ISO 9000 质量体系的标准建立健全护理质量体系是为了使护理质量体系更加完善、科学和有效。为了避免混乱,应把人们称之为质量保证体系、质量管理体系统一称为护理质量体系。

二、护理质量体系的基本要素

护理质量体系由四个基本要素,即管理者职责、人员和物质资源、质量体系结构及护理对象沟通。护理对象是质量体系三个基本要素围绕的核心或焦点,四个基本要素之间的连线则表示它们之间的相互作用和影响。四个基本要素协调一致时,才能取得满意的服务效果。因此,使护理对象满意既是医院每个护理人员为之努力工作的主要动力,也是医院护理质量管理的最高目标。

（一）管理者职责

1.制订质量方针

质量方针是指医院的质量宗旨和质量方向，是进行质量管理、建立和实施质量体系，开展各项质量活动的准则。质量方针的内容包括质量宗旨、达到的总体质量水平、应树立的形象与信誉、各项具体质量目标、在追求质量目标中采取的措施等。

（1）坚持全员质量教育，强化质量意识；坚持以预防为主，全过程控制的质量管理原则；建立和实施护理质量体系，形成人人自觉参与质量管理，各司其职、各负其责的局面，使护理服务提供全过程的各个环节始终处于受控状态。

（2）坚持大众的健康至上、患者第一的服务宗旨。提供以患者为中心的整体护理，顾及人的整体性及个别需要，尊重伤病员的尊严与隐私。同时严格遵守和执行医德规范、法规制度、质量标准、技术规程，并与其他医疗、技术人员合作，为所有患者提供最佳服务。

（3）坚持在职教育，不断提高护理人员的专业技术水平，注意收集信息，不断推出并运用新的护理技术，满足患者的需求。

（4）建立质量信息反馈机制，认真及时处理质量问题，总结、吸取经验教训，促进质量改进。

（5）加强护理设备设施管理和建设，适时更新和添置护理设备，不断改进护理手段和条件。

（6）各病房之间本着合作协调及互助的态度，为实现护理质量方针共同努力。

2.明确质量目标

质量目标是实现质量方针的具体内容，是为实现中长期的质量宗旨和质量方向而提出的短期内质量方面要达到的具体目标和活动。

3.规定质量职责与职权

为达到质量目标，要建立一个结构设置合理、隶属关系合理、管理与技术人员比例合理的质量体系机构，对护理质量进行有效控制、评价和改进，并明确机构中所有人员的质量职责和职权，使他们在一定的岗位上做到有职有权，为实现质量方针和目标努力工作。

4.负责管理者评审

管理者评审是指护理管理者正式的、定期的对质量体系运行的有效措施和服务成绩及效果进行评审，对质量体系及其运行中存在的问题及时予以修正，使质量体系更加符合医院护理质量管理的实际。

（二）人员和物质资源

要确保建立起来的质量体系有效运行，就必须有包括人员在内的资源保证，通过资源保证把质量改进与医学护理技术的进步与发展联系起来。

1.人员资源

护理人员是护理组织最重要的资源。首先，护理管理者要灵活运用各种激励措施，调动每个护理人员的积极性，以保证质量方针和目标的落实。其次是培训与开发。培训包括两个方面：一是质量体系教育；二是知识更新。通过培训，提高质量控制的自觉性和控制技能；开发是对护理人员的业绩进行评价，了解他们的发展需要和潜力。第三是沟通联络能力，即护理人员应具备与患者和内部工作人员之间进行有效沟通的知识和技能，这是确保护理质量极为重要的无形资源。

2.物质资源

护理服务所需的物资，在科技高速发展的今天已成为影响护理服务质量的重要因素。物资可以帮助改善服务条件和美化服务环境,可以加快服务过程中的信息流转速度,提高服务效率和质量。因此,除保证供应外,还要把好护理设备和卫生材料的采购质量关,防止和避免因这些物资的质量问题而影响护理质量;应注意护理设备的更新,采用先进的护理手段为患者服务。

(三)护理质量体系结构

1.护理质量体系结构

护理质量体系结构包括护理服务质量环、质量文件和记录、内部质量审核等。

护理服务质量环详细表达了门诊和住院护理服务全过程的运转情况,包括 5 个作业过程和 3 个评价过程。护理服务质量环从质量改进的原理上清晰地阐述了质量体系各运转要素之间的关系,从患者入院开始,一直到最终满足患者需要的服务结果为止,充分体现了"患者至上"的服务宗旨;还显示了全过程的质量信息反馈系统,以评价护理质量,了解服务在各个阶段中存在的问题,作为质量改进的依据。

2.护理质量文件和记录

(1)体系文件:构成护理质量体系的全部服务要素、要求和规定均应明确并形成文件。护理质量体系文件是评审护理质量体系及其运行情况的依据。质量体系文件包括:护理质量手册、护理质量计划、护理质量程序、护理质量记录和附件(技术规程)。①护理质量手册。护理质量手册是阐明医院护理质量方针,规定质量体系基本结构,对护理质量体系做出详细阐述的文件,是护理质量体系文件中的纲领性文件,也是建立健全和实施护理质量体系并保证有效运行,应长期遵循的行为规范、统一标准和共同准则。质量手册的内容一般包括质量方针、质量目标、组织结构(含职责)、质量体系要素和医院护理质量活动的基本方法、措施及护理质量体系文件的结构和分发等。质量手册根据其用途可分为:用于内部质量管理时,称为质量管理手册;用于外部质量保证时,称为质量保证手册;用于质量管理和质量保证两种目的的简称质量手册。质量手册的结构和格式没有统一标准和模式,可根据医院护理工作的实际情况确定,以满足需要为准。质量手册的编写要突出重点,思路清晰、简明扼要、控制篇幅、避免繁琐。通过质量手册可对一个医院的护理质量管理状况有较全面和清楚的了解。②护理质量计划。护理质量计划是指针对某一项护理活动做出的包括质量措施、所需资源和活动顺序进度的具体部署和安排。质量计划是质量体系要求在具体事物上的反映,因此应与医院护理质量体系的要求相一致。③护理质量程序。程序是为进行某项活动所规定的途径。护理质量程序就是以书面文件的形式规定医院满足患者需要开展的护理活动的方针、目的和范围,以及活动如何实施、控制和记录等。质量程序是质量手册的支持性文件,是为落实质量手册的要求而规定的实施细则。通过质量程序的编制使各项质量活动处于受控状态,使与质量活动有关人员明确职责、权限和相互关系,为执行、验证和评审质量活动提供依据。因此,程序编制的优劣直接影响护理质量体系的建设与运作。④护理质量记录。护理质量记录是证明护理服务达到的程度,并验证服务质量体系有效性的原始数据资料。其目的一是实现服务的可追溯性;二是为采取预防和纠正措施提供信息。

(2)文件管理:所有的质量文件都应字迹清楚、注明日期(包括修订、再版日期)、内容明确、易于识别和具有权威性。护理部对质量文件应建立严格的管理程序,包括文件的发布、分发、修订和管理办法。根据质量文件的管理程序,所有文件都应保证做到:由授权人员批准;在需要此资料的范围内发放和保证其有效;使用者能够理解和接受;对任何必要的修订进行评审;

文件作废时给予撤消。

(3)内部质量审核:为了验证护理质量体系的实施情况和有效性,发现问题及时纠正,应定期进行内部质量审核。内部质量审核应按照已形成文件的程序由与受审核活动或领域无关的、能胜任的人员有计划地完成并记录归档。审核结论应形成文件并提交给上级管理者。对被审核活动,管理者应负责确保采取必要的、和审核结论相适应的纠正措施。应当评定由前次审核产生的纠正措施的落实情况和效果。

(四)与护理对象的沟通

与护理对象的沟通联络包括了解护理对象的需要,获取与治疗护理有关的信息;向护理对象说明诊疗方法和要求,以取得护理对象的合作;进行健康教育,增强护理对象自我保健水平和能力;收集护理对象对护理服务质量的感受,便于进行质量改进。与护理对象的沟通贯穿于护理全过程,既是护理全过程的出发点,又是护理过程的最后归宿,是实现护理质量目标的焦点。融洽的护患关系是搞好与护理对象沟通联络的前提。因此,护理管理者应在护理对象和护理人员之间建立有效的相互协作关系,帮助护理人员掌握与护理对象及内部工作人员的沟通联络方面的知识和必要的技能。

三、护理质量体系的建立与实施

建立护理质量体系可根据医院的实际情况,采用不同的步骤与方法。

(一)质量体系的组织准备

1.领导决策,落实组织

建立质量体系,首先要统一高层管理者的认识,明确建立和实施质量体系的目的和意义、作用和方法。在此基础上结合医院实际分析对照找出护理质量存在的主要问题,做出决策。然后选择合适的人员组成一个精干的工作班子,负责策划,制订工作计划并组织实施。

2.制订工作计划,确定质量目标

制订工作计划是实施质量体系的基础工作,必须认真做好。工作计划要明确质量方针与目标,实行目标管理,责任到人。质量方针和目标是建立健全护理质量体系的依据,护理最高领导应亲自策划,并利用各种形式宣传质量方针和目标。

3.调查现状,选择体系要素

只有了解单位的现状,找出存在的问题,进行分析研究,才能建立适合本单位需要的有效的质量体系。单位当前存在的问题就是建立质量体系重点要解决的内容。因此要广泛调查了解本单位质量形成过程中存在的问题,明确质量改进方向。对现状作了全面的调查之后,将调查结果与系列标准进行对比分析,找出可以改进的地方,从而确定单位需要的体系要素,并将要素展开为若干个质量活动,明确每个活动的范围、目的、途径和方法。

4.分解职责,配置资源

当质量体系要素已经确定并把每个要素展开为若干活动后,就应考虑怎样把这些活动落实下去,确定组织机构,把相应的工作职责和权限分解到各质量机构和所有人员。质量职责的分解应遵循职、责、权、利统一的原则,做到职、责、权、利清楚,使各个部门和有关工作人员执行质量职责时理直气壮,毫不含糊。质量职责的分解和资源的合理配置是紧密地联系在一起的,任何质量活动的实施都要建立在一定的人才、物力资源的基础上,并消耗一定的人力和物力资源。因此,根据质量体系建设的需要,应在满足活动需要的基础上精打细算,避免浪费,真正做到人尽其才,物尽其用。

（二）编制护理质量体系文件

护理质量体系文件是对质量方针、质量目标、组织结构、职责职权、质量体系要素等的详细描述。编制质量体系文件是建立健全和实施质量体系的一个重要环节,是整体计划后的细化设计,是开展护理质量管理的基础,也是质量体系审核、评价的依据。因此,质量体系文件应体现科学性、先进性、可操作性、经济性,便于管理与控制。

（三）质量体系的实施

1.开展教育培训

质量体系文件编制完成后,应对全体成员进行教育培训。以程序文件的内容为重点,提高全体护理人员对建立质量体系的认识,使他们在思想认识上、技术管理上都有所提高,以适应新的要求。

2.加强组织协调

在质量体系文件执行中,会因体系设计不周、计划项目不全、体系情况变化等原因而出现各种问题,同时由于执行人员对质量体系文件理解和掌握的程度不同、工作习惯各异以及利害关系而造成不协调。因此,应在部门之间、人员之间不断进行协调,及时纠正偏差,以保证护理质量体系的有效运作。

3.建立信息反馈系统

质量体系每运行一步都会产生许多质量信息,对这些信息应分层次、分等级进行收集整理、存储、分析和输出反馈到各执行部门,以提供做出正确决策的依据。只有确保信息流通迅速,分析处理及时、准确,才能保证质量控制及时、准确,使整个质量保持在一个稳定的状态中。

4.质量体系评审与审核

对质量体系的运行,应有充分的证据予以证实,因此,应在一定的时间内,对上述一系列的过程和结果,组织有关人员进行评审与审核。通过评审,修改质量体系文件,使质量体系运行更有效;通过检查结果对员工进行激励,调动员工实施质量体系的积极性。

5.质量改进

质量改进的关键是预防问题的出现,而不是等到出了问题才去改进,其目的是向患者提供高价值的服务和使他们满意。因此,为了患者和医院双方的利益,为提高各项活动和过程的效果和效率,护理管理者应增强质量意识,增强 ISO 9000 在护理质量管理中应用的紧迫感,对照国际标准,努力改进护理质量。

第四节　眼睑手术的护理配合

一、眼睑脓肿切开术

1.适应证

眼睑皮肤红肿,出现脓头或脓点,触之有波动感。

2.麻醉方式

结膜囊滴 0.5％丁卡因＋脓肿周围皮肤浸润麻醉,禁止用注射浸润麻醉。

3.手术体位

仰卧位。

4.特殊用物

0.5％丁卡因,橡皮引流条。

5.手术步骤与手术配合

(1)于脓肿最高处并与睑缘平行切开皮肤。递结膜有齿镊提夹脓肿边缘的皮肤,11号刀切开。

(2)放出脓液。递无菌棉棒蘸净脓液。

(3)置橡皮条引流。递结膜有齿镊夹持切缘,弯蚊式钳将橡皮引流条置于切口内。

(4)缝合皮肤。递角针 5-0 丝线缝合。

(5)覆盖切口。递斜视钩将金霉素或四环素眼膏均匀涂在切口上,眼垫、纱布覆盖,胶布固定。

二、倒睫与乱睫矫治术

1.适应证

单纯睫毛倒长或乱生,无合并睑内翻。

2.麻醉方式

眼睑皮肤＋上睑穹窿部结膜下浸润麻醉。

3.手术体位

仰卧位。

4.特殊用物

睑板垫。

5.手术步骤与手术配合

(1)于穹窿部放睑板垫保护角膜。递睑板垫插入。

(2)距睑缘 5 mm 处切开皮肤。递结膜有齿镊提夹眼睑皮肤,11 号刀切开,生理盐水棉棒拭血。

(3)分离皮下组织,于睑板前剪除眼轮匝肌。递结膜有齿镊夹起切缘,结膜剪分离皮下组织并剪除眼轮匝肌。

(4)从切口最高处缝合皮肤。递结膜有齿镊提夹眼睑,角针 5-0 丝线缝合。

(5)覆盖切口。递斜视钩将金霉素或四环素眼膏涂于切口,眼垫、纱布覆盖,胶布固定。

三、睑内翻矫正术

1.适应证

上、下睑中央部的轻度瘢痕性睑内翻而无深在瘢痕。

2.麻醉方式

表面麻醉＋穹窿部结膜下浸润麻醉＋眼睑皮肤浸润麻醉。

3.手术体位

仰卧位。

4.特殊用物

睑板垫。

5.手术步骤与手术配合

(1)于穹窿部放睑板垫保护角膜,递睑板垫插入,垫起眼睑。

(2)距睑缘 3 mm、与睑缘平行处并延长到内、外眦角切开皮肤和皮下组织。递 11 号刀切开皮肤,生理盐水棉棒拭血。

(3)剥离、显露眼轮匝肌。递结膜有齿镊提夹切缘,结膜剪做创缘内上、下剥离显露眼轮匝肌,生理盐水棉棒拭血。

(4)切除一窄条眼轮匝肌纤维。递结膜有齿镊提夹眼轮匝肌纤维一侧,结膜剪剪除一窄条,生理盐水棉棒拭血。

(5)削薄睑板。递结膜有齿镊提夹睑板,11 号刀将弯厚的睑板削薄至正常睑板厚度。

(6)缝合皮肤。递眼科有齿镊,角针 5-0 丝线缝合 5 针,递弯蚊式钳先结扎中央的缝线,然后在 5 针之间各加缝 1 针,扎紧,剪刀剪除缝线。

(7)覆盖切口。递斜视钩将眼膏涂于切口,眼垫、纱布覆盖,胶布固定。

四、唇黏膜瓣移植眼睑缘间再造术

1.适应证

烧伤所致的眼睑内翻、倒睫;严重瘢痕沙眼所致倒睫多次手术不能矫正;部分或全部缘间组织缺损。

2.麻醉方式

眼睑边缘浸润麻醉(麻醉药:0.5%普鲁卡因+2%利多卡因1:1比例)。

3.手术体位

仰卧位。

4.特殊用物

凡士林油纱条、0.5%碘伏、睑板垫。

5.手术步骤与手术配合

(1)于睑结膜面放睑板垫支撑眼睑,以保护角膜。递眼睑垫插入。

(2)自睑缘间组织缺损部的皮肤缘与睑结膜交界处,深度 2~3 mm、长度取决于眼睑缘间缺损,切开皮肤、皮下组织。递结膜有齿镊夹持切缘,11 号刀切开,递生理盐水棉棒压迫止血。

(3)切除唇黏膜。①唇黏膜下注射,使其挺起。递 0.5%碘伏液消毒唇黏膜,递 5 mL 注射器抽吸麻药做唇黏膜下注射。②唇黏膜上做 2 条平行切口,其间距为 4 mm,深达黏膜下薄肌层,切口两端做箭头样相交。递结膜有齿镊,11 号刀切开。

(4)剪取带薄肌层的唇黏膜瓣。递固定镊夹持黏膜瓣上、下缘,眼科弯剪剪取。

(5)缝合唇部创面。递角针 5-0 丝线连续缝合。

(6)移植口唇黏膜。①缝合眼轮匝肌。递结膜有齿镊,将剪取的唇黏膜瓣立即植入眼睑缘间缺损的切口内;递眼科镊,圆针 5-0 丝线做褥式缝合眼轮匝肌。②唇黏膜瓣上缘与切口上缘皮肤、唇黏膜瓣下缘与切口下缘结膜及睑板结节缝合。递眼科有齿镊,角针 5-0 丝线间断缝合。

(7)覆盖切口。递斜视钩将金霉素眼膏涂于切口,眼垫、纱布覆盖,胶布固定,绷带包扎。

五、上睑下垂矫正术

1.适应证

凡提上睑肌肌力在 4 mm 以上和先天性、老年性及外伤性或其他类型的上睑下垂。

2.麻醉方式

表面麻醉及局部浸润麻醉,另加额神经阻滞麻醉。

3.手术体位

仰卧位。

4.特殊用物

睑板垫。

5.手术步骤与手术配合

(1)皮肤切口亚甲蓝定样。递无菌牙签蘸少许亚甲蓝,画出术眼的上睑皱襞(术眼的上睑皱襞应与对侧健眼的上睑皱襞的弧度距睑缘的距离一致)。

(2)于睑缘中外 1/3 和中内 1/3 交界处做牵引线。递眼科有齿镊,角针 5-0 丝线缝牵引线 2 针。

(3)切开皮肤和皮下组织。递 11 号刀逐层切开,深达睑板。

(4)分离眼轮匝肌,提上睑肌腱膜。递结膜剪分离,生理盐水棉棒拭血。

(5)于睑板上缘上方外眦部剪开腱膜。递眼睑钩牵开切口,递结膜剪纵行剪开腱膜。

(6)剪除提上睑肌。递结膜有齿镊提夹上睑肌腱膜,结膜剪分离、剪断肌肉。

(7)固定提上睑肌。递圆针 5-0 丝线将提上睑肌残端缝于睑板上。

(8)处理皮肤切口:皮肤切口的下唇剪去一细条眼轮匝肌、切口的上唇剪去一条多余的皮肤。递结膜有齿镊提起切缘,眼科弯剪剪除。

(9)缝合切口。递眼科有齿镊,角针 5-0 丝线间断缝合。

(10)覆盖切口。递 5 mL 注射器抽吸庆大霉素 2 万单位+地塞米松 5 mg 半球注射;递斜视钩将金霉素眼膏涂于切口上,眼垫、纱布覆盖,绷带包扎。

六、上或下直肌徙后术

1.适应证

上直肌徙后术:病眼上直肌强或下直肌弱或另眼下斜肌弱的上斜视;下直肌徙后术:病眼下直肌强或上直肌弱或另眼上斜肌弱的下斜视。

2.麻醉方式

表面麻醉及局部浸润麻醉,儿童需全麻。

3.手术体位

仰卧位。

4.特殊用物

斜视钩。

5.手术步骤与手术配合

(1)开睑。递开睑器撑开上、下睑或递角针 3-0 丝线各缝合 1 针固定于敷料单上。

(2)距角膜 1.5 mm 处,其范围从 10:30~1:30、再向右面放射状剪开球结膜,长度各为 5~7 mm。递结膜有齿镊提夹球结膜,结膜剪剪开。

(3)分离球结膜与筋膜的联系。递结膜剪分离。

(4)显露上直肌。递结膜有齿镊提夹上直肌附着点的两侧、结膜剪各剪去一小孔,并垂直分离巩膜充分显露上直肌。

(5)沿上直肌向后分离巩膜与筋膜的联系。递结膜弯剪分离。

(6)分离上直肌与巩膜的联系。递斜视钩从一侧小孔伸入,顶着巩膜在上直肌下滑动,从对侧小孔穿出,钩住整个上直肌。

(7)预置缝线,切断上直肌。递结膜有齿镊夹起上直肌附着点后 1.5 mm 处的两侧,圆针 5-0 丝线做预置缝线 2 针,递结膜剪从附着点处剪断上直肌。

(8)将预置缝线固定在新附着点上。递圆规测量巩膜上徙后的距离。

(9)缝合球结膜。递眼科有齿镊,角针 5-0 丝线缝合。

(10)覆盖切口。递 5 mL 注射器抽吸庆大霉素 2 万单位＋地塞米松 5 mg 半球注射;递斜视钩将金霉素眼膏涂于切口上,眼垫、纱布覆盖,绷带包扎。

七、斜视矫正术

1.适应证

先天性斜视、斜视角恒定、非调节性斜视。

2.麻醉方式

1％丁卡因眼球表面麻醉＋0.5％利多卡因结膜下浸润麻醉＋2％利多卡因球后阻滞麻醉。不能配合者,可采用全麻。

3.手术体位

仰卧位。

4.手术切口

根据斜视方向的不同,选择不同的眼内切口。

5.特殊用物

斜视钩、圆规、钢尺、手电筒。

6.手术步骤与手术配合

(1)开睑。递开睑器撑开下、上眼睑或递角针 3-0 丝线各缝合 1 针,用蚊式钳固定在敷料单上。

(2)在 3、6、9、12 点处缝合固定眼肌,显露术野。递结膜镊夹持眼肌,4×10 圆针 5-0 丝线缝牵引线,蚊式钳牵引。

(3)切口在角膜中 1/3 与内 1/3 交界处的结膜上,剪开结膜囊达巩膜,显露眼肌。递眼科镊,11 号刀切开结膜缘,棉棒拭血。

(4)分离肌肉与前囊之间的联系,将直肌全部钩在斜视钩上,做肌肉截除术。递斜视钩拉起需要截除的肌肉,4×10 圆针 5-0 丝线在肌腱远处做肌肉缝线,15 号刀切除。

(5)缝合结膜囊。递眼科镊,4×10 圆针 5-0 丝线缝合。

(6)覆盖切口。递眼垫覆盖,绷带包扎。

第五节　胸外科常用手术切口的护理配合

一、后外侧切口

手术步骤与手术配合。

（1）消毒皮肤，术野贴手术薄膜。递海绵钳夹持酒精纱球消毒，递含碘伏手术薄膜，干纱垫1块协助贴膜。

（2）自第5肋或第6肋骨床或肋骨起，前至锁骨中线的肋骨与肋软骨交界处、与肋间平行至肩胛下角，后至脊柱与肩胛骨中线，稍向上延长至第5胸椎平面切开皮肤、皮下组织。递有齿镊，22号刀切皮、电刀切开皮下组织，边切边凝血或直钳钳夹出血点、1号丝线结扎，递干纱垫2块拭血。

（3）切开前锯肌、背阔肌。递电刀切开、中弯钳钳夹出血点，4号或7号丝线结扎或电凝止血。

（4）游离斜方肌、背阔肌与大菱形肌，切断附着在脊突的筋膜束。递中弯钳游离、电刀切断。

（5）拉起肩胛骨，切开、剥离第5肋或第6肋骨骨膜。递肩胛骨拉钩拉起肩胛骨，电刀切开、骨膜剥离子剥离。

（6）切除或切断肋骨，经肋骨床进入胸腔。递肋骨剪截断肋骨两端，中弯钳取去肋骨，骨蜡止血；递湿纱垫2块保护切口，递胸腔自动牵开器牵开切口，递方头咬骨钳咬平肋骨残端，9×28圆针7号丝线缝扎肋间血管。

（7）冲洗胸腔。递温生理盐水彻底冲洗胸腔并吸净，清点器械、敷料等数目

（8）于腋中线与腋后线之间第7、8肋间留置胸腔引流管（胸腔引流管的侧孔距胸壁1.5～2.0 cm）。递海绵钳夹持酒精纱球消毒皮肤，递22号刀切一小口，大弯钳分离进入胸腔；递胸腔引流管、9×28角针4号丝线固定胸管于皮肤上，连接水封瓶。

（9）关闭胸腔，缝合胸膜及肋间肌。递肋骨合拢器拉拢肋骨，递9×28圆针双10号丝线或1号肠线缝合肋骨3针固定，然后递7号丝线缝合；关胸完毕前，麻醉医生做气管内加压，充分膨肺。

（10）缝合各层肌肉。递生理盐水再次冲洗切口，递无齿镊，9×28圆针7号丝线间断缝合。

（11）缝合皮下组织。递海绵钳钳夹酒精纱球消毒切口皮肤；递有齿镊，9×28圆针1号丝线间断缝合，再次清点物品数目。

（12）缝合皮肤。递有齿镊，9×28角针1号丝线间断缝合。

（13）对合皮肤。递有齿镊2把。

（14）覆盖切口。递酒精纱球消毒皮肤，敷料覆盖切口。

二、前外侧切口

手术步骤与手术配合。

（1）消毒皮肤，术野贴手术薄膜。递海绵钳夹持酒精纱球消毒，递含碘伏手术薄膜，干纱垫1块协助贴膜。

（2）自第 5 肋间平面沿乳房下皮肤褶皱转向外上方，顺肋骨走行切开达腋中或腋后线皮肤、皮下组织。有齿镊，22 号刀切皮、电刀切开皮下组织，边切边凝血或直钳钳夹出血点，1 号丝线结扎，递干纱垫 2 块拭血。

（3）沿肌纤维走向分开胸大肌和前锯肌，避开胸长神经。递中弯钳分离、电刀切开肌层，4 号或 7 号丝线结扎或电凝止血。

（4）切开肋间肌、胸膜，入胸（第 4 肋骨以上平面进胸时，需在胸小肌内侧止处切开）。递 22 号刀切开，4 号刀柄戳破胸膜，其余肋间肌在手指引导下组织剪剪开（有时为充分显露，可在乳内动脉的外侧切断相应的肋软骨，被切断肋软骨下面的肋间血管应钳夹结扎）；递盐水纱垫 2 块保护切口，递胸腔牵开器牵开切口，直至显露满意。

（5）冲洗胸腔。递温生理盐水彻底冲洗胸腔并吸净，清点器械、敷料等数目。

（6）于腋中线与腋后线之间第 7、8 肋间留置胸腔引流管（胸腔引流管的侧孔距胸壁 1.5～2.0 cm）。递海绵钳夹持酒精纱球皮肤消毒，递 22 号刀切一小口、长弯钳分离进入胸腔；递胸腔引流管、9×28 角针 4 号丝线固定胸管于皮肤上，连接水封瓶。

（7）关闭胸腔，缝合胸膜及肋间肌。递肋骨合拢器拉拢肋骨，9×28 圆针双 10 号丝线缝合肋骨 3 针固定，然后递 7 号丝线缝合；关胸完毕前，麻醉医生做气管内加压通气，充分膨肺。

（8）缝合各层肌肉。递生理盐水再次冲洗切口，递无齿镊，9×28 圆针 7 号丝线间断缝合。

（9）缝合皮下组织。递海绵钳夹持酒精纱球消毒切口皮肤；递有齿镊，9×28 圆针 1 号丝线间断缝合，再次清点物品数目。

（10）缝合皮肤。递有齿镊，9×28 角针 1 号丝线间断缝合。

（11）对合皮肤。递有齿镊 2 把。

（12）覆盖切口。递海绵钳夹持酒精纱球消毒皮肤，敷料覆盖切口。

三、胸腹联合切口

手术步骤与手术配合。

（1）消毒皮肤，术野贴手术薄膜。递海绵钳夹持酒精纱球消毒皮肤，递手术薄膜，干纱垫 1 块协助贴膜。

（2）经第 7 肋间沿肋骨床切开、延伸胸部切口与腹直肌切口相连，切开皮肤、皮下组织。递有齿镊，22 号刀切皮、电刀逐层切开，边切边凝血或直钳钳夹出血点、1 号丝线结扎，递干纱垫 2 块拭血。

（3）切开背阔肌、前腹壁浅层肌肉及腹直肌前鞘。递电刀切开，中弯钳钳夹止血，甲状腺拉钩牵开显露术野。

（4）切断肋软骨，切开肋间肌、腹内斜肌及腹横肌，切断同侧腹直肌。递骨膜剥离子游离肋软骨、白求恩剪剪断，电刀逐层切开肌肉，中弯钳协助钳夹止血，必要时 7 号线结扎。

（5）切开胸膜进入胸腔；切开膈肌、切开腹直肌后鞘及腹膜，进入腹腔。递梅氏剪剪开胸膜，组织剪剪开后鞘及腹膜。

（6）缝合膈肌。递长镊，1/2 弧 9×11 圆针 7 号丝线间断缝合。

（7）缝合切口：①冲洗切口：递温生理盐水彻底冲洗胸腔并吸净，清点器械、敷料等数目。②放置胸腔闭式引流管：递海绵钳夹持酒精纱球皮肤消毒；递 22 号刀切一小口、长弯钳分离进入胸腔；递胸腔引流管，9×28 角针 4 号丝线固定胸管于皮肤上，连接水封瓶。③关闭胸腔：递肋骨合拢器拉拢肋骨,9×28圆针双10号丝线缝合肋骨3针固定;然后递7号丝线缝合;关胸完毕前,麻醉医生做气管内加压通气,充分膨肺。④缝合各肌层:递生理盐水再次冲洗切口,递无齿镊,9×28圆针7号丝线间断缝合。⑤缝合皮下组织:递海绵钳夹持酒精纱球消毒切口皮肤;递有齿镊,9×28圆针1号丝线间断缝合,再次清点物品数目。⑥缝合皮肤:递有齿镊,9×28角针1号丝线间断缝合。⑦对合皮肤:递有齿镊2把。

第六节　胸壁手术的护理配合

一、胸壁结核及病灶清除术

1.适应证

胸壁结核脓肿或慢性窦道,病情已较稳定,肺及其他器官无进行性结核性病变者。

2.麻醉方式

气管插管静吸复合麻醉。

3.手术体位

仰卧位或侧卧位。

4.手术步骤与手术配合

(1)沿脓肿的长轴走行或梭形切开皮肤、皮下组织。递有齿镊,22号刀切开。

(2)向两侧游离皮肤及肌层(尽量不要切入脓肿,如脓腔已破,则清除脓液及干酪样物)。递组织钳提夹切口缘,中弯钳分离、1号丝线结扎或电凝止血;递干纱垫2块拭血,若脓腔已破,递弯盆盛接脓液,湿纱垫擦拭。

(3)探寻窦道及深部脓肿。递探针或中弯钳查找窦道及肋骨下的脓腔。

(4)彻底清除窦道、脓肿深层组织(包括肋骨、肋间肌、胸膜等),清除肉芽组织及脓腔壁,完全敞开脓腔。递有齿镊,10号刀切除窦道及脓肿组织,中弯钳钳夹止血、4号丝线结扎,吸引器头吸净脓液。

(5)游离切口附近肌瓣,填充平铺在创腔内。递结核刮匙搔刮,递3%过氧化氢溶液及生理盐水冲洗干净。

(6)缝合肌层。递有齿镊,10号刀锐性分离,递9×28圆针4号丝线缝合固定。

(7)放置橡皮引流条,创面放抗生素。递中弯钳放置橡皮引流条,创口内放入青霉素、链霉素。

(8)缝合皮下及皮肤。递有齿镊,9×28圆针4号丝线缝合皮下,角针1号丝线缝合皮肤。

(9)对合皮肤。递有齿镊2把。

(10)覆盖、加压包扎切口。递纱布覆盖,绷带加压包扎。

二、胸腔闭式引流术

1.适应证

胸内手术后;中等量(超过第4肋平面)血胸;开放性气胸经清创术后缝闭伤口;张力性气

胸经减压后复发;自发性气胸经反复胸穿抽气后气体明显增加;早期脓胸,特别是脓气胸等。

2.麻醉方式

肋间神经浸润麻醉(包括肋膜),胸内手术置管另施麻醉。

3.手术体位

低半坐位(非开胸患者)。

4.手术切口

膈顶平面腋中线稍后(开胸术后);腋后线第 7 肋间置管或锁骨中线外侧第 2 肋间置管(非开胸患者)。

5.手术步骤与手术配合

(1)由胸壁做一胸壁小切口。递有齿镊,10 号刀切开。

(2)分离肋间肌,戳破壁层胸膜进入胸腔。递大弯钳分离肌层,4 号刀柄戳破胸膜。

(3)修剪引流管前端呈鸭嘴状、侧面剪椭圆孔 2～3 个。递 26～30 F 胸腔引流管 1～2 根,线剪修剪引流管前端。

(4)拖出引流管尾端至切口外。递大弯钳钳夹引流管末端脱出切口外。

(5)缝合固定引流管于皮肤上。递 9×28 圆针 4 号丝线缝扎 1～2 针固定引流管。

(6)连接引流瓶。①水封瓶注水,浸没瓶内长管末端 2 cm。递有容量刻度的引流瓶或胸腔闭式引流袋 1～2 个,倒生理盐水约 200 mL。②连接水封瓶。将塑料连接管两端分别与水封瓶口长管末端、胸腔引流管末端相连。③钳夹、固定引流管,防止过床时胸腔进气。递长有齿直钳 4 把分别钳夹住连接管口的两端、再递纱布加固绑扎一道(此钳待患者回病房后方可撤除)。

(7)覆盖切口。敷料覆盖切口。

三、胸膜剥脱术

1.适应证

慢性脓胸肺内无病灶,无广泛的肺纤维性变,剥除脏层纤维板后估计肺组织能扩张者;慢性脓胸无结核性支气管炎、支气管狭窄、支气管扩张和支气管胸膜瘘;机化性和凝固性血胸;特发性胸膜纤维化。

2.麻醉方式

气管插管静吸复合麻醉。

3.手术体位

侧卧位。

4.手术切口

后外侧切口。

5.手术步骤与手术配合

(1)后外侧切口((1)～(6)),进入胸腔。于胸顶和后肋膈角同时解剖分离。配合同本章后外侧切口(1～6)。

(2)切除肋骨、切开骨膜及肌纤维,进入胸膜外层。递肋骨剪及咬骨钳切除肋骨。

(3)钝性分离胸膜外至能插入肋骨牵开器为止。递组织剪或盐水纱垫包裹手指钝性分离;递湿纱垫 2 块保护切口两侧、中号肋骨牵开器显露术野。

（4）剥离壁层胸膜，压迫止血。递 KD 钳夹持 KD 粒、直角钳分离，中弯钳钳夹出血点、4 号丝线结扎或缝扎；递热盐水纱垫填塞压迫数分钟或电凝止血。

（5）分离肺表面脏层胸膜。递组织钳拉起纤维层，递 10 号刀、KD 粒、组织剪和电刀剥离脏层纤维板（如剥破脓腔，则应吸净脓液、消毒脓腔后继续剥离）。

（6）手术结束前，正压通气，使肺膨胀，检查细支气管漏气部位并止血。麻醉医生经气管插管正压通气、膨肺；漏气的裂口递 6×17 圆针 1 号丝线缝合，出血点递热盐水纱垫压迫或电凝止血。

（7）冲洗胸腔。递 1/5 000 苯扎溴铵溶液、1/2 000 氯己定溶液或稀释的过氧化氢溶液冲洗胸腔，再递温生理盐水冲洗胸腔 2 次。

（8）距第 1 肋骨前上缘 1 cm、后肋膈角分别放置引流管，连接水封瓶。递胸腔闭式引流管 2 根，递 22 号刀切开、大弯钳协助放管，连接水封瓶。

（9）缝合、覆盖切口。配合同胸后外侧切口（（7）～（14））。

第七节　食管手术的护理配合

食管癌分食管上段（主动脉弓水平以上至胸腔上口）、中段（主动脉弓水平向下至肺下静脉）、下段（肺下静脉水平至贲门）癌 3 种。

手术入路取决于病变部位、手术方式、术者经验和习惯，常用手术入路：①经第 6 肋或第 7 肋左胸后外侧切口：适用于绝大多数食管下段病变，包括贲门癌；②经左胸后外侧切口＋颈部切口：适用于食管上段病变。

一、颈部切口

手术步骤与手术配合。

（1）亚甲蓝皮肤切口定样。消毒皮肤前，递亚甲蓝切口定样、0.5% 碘伏固定亚甲蓝，防消毒时擦去。

（2）沿胸锁乳突肌内侧，上至甲状软骨平面、下达胸锁关节，切开皮肤、皮下及颈阔肌。递有齿镊，22 号刀切开、电凝止血。

（3）分离胸锁乳突肌内侧，并连同颈动脉鞘牵向外侧、胸骨舌骨肌及胸骨甲状肌牵向内侧。递梅氏剪锐性分离，递甲状腺拉钩 2 个牵开显露术野。

（4）切断肩胛舌骨肌。递中弯钳分离、电刀切断。

（5）于颈动脉鞘中游离、结扎、切断甲状腺下动脉及中静脉。递无齿镊，小直角钳游离，中弯钳带双 4 号丝线结扎血管远、近端，再递 6×14 圆针 1 号丝线缝扎中间 1 针，15 号刀切断。

（6）分离食管：①钝性分离食管周围组织。递湿纱布 1 块包裹手指钝性分离。②游离出食管一处，提起食管、向上、向下扩大游离面（此时，经胸部切口向食管、颈部切口向下可感觉到分离的指端）。递小直角钳分离出食管一处，中弯钳带湿束带 1 条穿过、蚊式钳牵引提起食管；递梅氏剪锐性分离、剪开，游离出一段食管。

二、食管下段癌根治术

1.适应证

食管癌。

2.麻醉方式

气管插管静吸复合麻醉。

3.手术体位

右侧卧位。

4.手术切口

左侧后外侧切口。

5.特殊用物

灭菌避孕套1个,8F导尿管。

6.手术步骤与手术配合

(1)后外侧切口((1)～(6)),进入胸腔。配合同本章后外侧切口((1)～(6))。

(2)探查病变,检查胸主动脉旁有无淋巴结转移及粘连等现象。递生理盐水给术者湿手进行探查。

(3)将肺向前方牵开,显露后纵隔。递长镊夹持40 cm×40 cm湿纱垫覆盖左肺、大S形拉钩或压肠板折弯将肺叶牵开。

(4)于膈上纵行切开纵隔胸膜,游离、牵引食管及迷走神经,显露食管下段。递长镊,长梅氏剪剪开胸膜;递长弯钳游离并钳夹出血点,4号丝线结扎;递中弯钳将束带穿过食管做牵引。

(5)于食管裂孔左前方,肝脾之间切开膈肌,向内至食管裂孔、向外至胸壁切口前方扩大切口。递长镊,22号刀切开膈肌一小口、中弯钳2把夹提切缘,长梅氏剪扩大,4号丝线结扎或6×17圆针4号丝线缝扎止血。

(6)缝扎膈肌角处的膈动脉。递长镊,长弯钳分离、钳夹,中弯钳带4号丝线结扎,6×17圆针4号丝线加强缝扎1针,15号刀切断。

(7)游离胃体:①经膈肌切口提起胃体。递长镊提起。②于胃大弯处切断大网膜。递中弯钳分离、钳夹,组织剪剪断,4号丝线结扎。③处理胃网膜左动脉。递中弯钳分离,中弯钳3把钳夹、15号刀切断,中弯钳带双4号丝线结扎近、远端,近端6×17圆针4号丝线加固缝扎1针。④向左分离胃短韧带并逐支处理胃短动脉,分离胃膈韧带;向右分离胃结肠韧带至幽门下(保留胃网膜右动脉血管弓)。递长镊,长弯钳分离、钳夹,长梅氏剪剪断,4号丝线结扎或电凝止血。⑤处理小网膜,分离、钳夹、切断胃左动脉。递中弯钳分离,再递中弯钳3把钳夹、15号刀切断,中弯钳带双4号丝线结扎近、远端,近端6×17圆针4号丝线加固缝扎1针。⑥再次游离幽门部。递长镊,中弯钳夹止血,4号丝线结扎或电凝止血。

(8)距贲门3～5 cm处之胃体部断胃。递22 cm有齿直钳2把钳夹胃体、长镊夹持湿纱垫保护切口周围;递10号刀切断、碘伏纱球消毒断端;将胃内容物污染的血管钳、手术刀放入指定盛器,不可再用于其他组织分离、钳夹。

(9)缝合胃切口两端。递长镊,6×17圆针4号丝线褥式缝合远端,5×14圆针1号丝线"8"字缝合浆肌层、包盖残端;9×18圆针双4号丝线缝合近端。

(10)由下向上游离食管,广泛切除其邻近淋巴脂肪组织(争取在较高部位切除食管)。递湿纱布包裹手指钝性分离。

(11)距癌肿 7 cm 以上切除食管(于主动脉弓上食管吻合)。递大直角钳钳夹食管,梅氏剪切除;灭菌避孕套 1 只套住食管近端,7 号丝线绑扎。

(12)游离食管至主动脉弓上,将近端食管提至主动脉弓上。递中弯钳带束带或 8 F 导尿管穿过食管牵引,梅氏剪分离。

(13)食管胃吻合:①缝合胃前壁与食管后壁浆肌层。递长镊,6×17 圆针 4 号丝线间断缝合 5~6 针,蚊式钳牵引两端缝线。②于缝合线下方 0.5 cm 处切开胃浆肌层(切口长度与食管宽度相当),缝扎黏膜下血管。递 15 号刀切开,6×17 圆针 1 号丝线缝扎。③剪开胃黏膜。递 15 号刀切一小口、梅氏剪剪开扩大,吸引器头吸净胃内容物,递碘伏纱球消毒切口。④全层缝合胃及食管后壁。递长镊,6×17 圆针 4 号丝线间断缝合。⑤将胃管自食管拉出放入胃内。递长镊协助送管,巡回护士重新固定鼻处胃管。⑥切断食管后壁。递 15 号刀切断,将食管及部分胃组织放于弯盘中。⑦全层内翻缝合前壁内层(吻合口大小以能通过拇指为宜),包套住吻合口。递长镊,6×14 圆针 4 号丝线全层内翻吻合。⑧将胃与周围纵隔胸膜、侧胸壁缝合固定,减少吻合口张力。递 8×24 圆针 4 号丝线缝合数针。⑨检查胃左动脉结扎处及食管沟,彻底止血。递长镊检查,中弯钳钳夹止血、1 号丝线结扎或电凝止血。

(14)缝合膈肌,缝合固定胃通过膈肌处防止术后切口疝发生。缝合前清点物品数目,递 1/2 弧 9×11 圆针 7 号丝线"8"字缝合。

(15)冲洗胸腔(若手术损伤对侧胸膜,可修补或扩大胸膜破口使之完全敞开,于关胸前由破口放入胸腔引流管于胸腔)。递生理盐水冲洗,8×24 圆针 4 号丝线缝合固定数针。

(16)关胸。配合同后外侧切口((7)~(14))。

第八节　da Vinci Si 智能手术机器人开、关机操作及管理规范

一、注意事项

(一)声明

必须由持有经过厂家认证的培训中心签发的 da Vinci Si 机器人手术系统操作证书人员,开启和使用 da Vinci Si 机器人手术系统。必须是持有 da Vinci Si 机器人厂家认可的 Console Surgeon证书的外科医生操作 da Vinci Si 系统进行手术。持有助手证书的医生只能作为助手参与手术,无权直接操作医生操作系统。机器人手术系统开、关机程序必须严格按照厂家制订的使用手册来进行。

(二)第一例手术前的训练

各科室在拿到厂家认可的证书之后至开始第一例机器人手术之前,有动物实验条件的医院要经过严格的动物实验来进行术前的演练,没有动物实验条件的医院可通过模拟器或模型来达到术前训练的目的。训练内容包括主刀医生熟悉医生操控系统的操作、床旁助手和主刀

医生的相互配合以及刷手护士对器械及镜头的清洗等内容,务必在开展第一例手术之前使整个手术团队对机器人操作系统的使用和配合达到熟练的程度。

(三)手术前准备

daVinci 系统由医生操作系统、床旁机械臂系统和成像系统三部分组成,手术前相关负责人员检查系统各部分,如果发现系统有人为破坏或碰撞过的痕迹,请及时和机器人公司的工程师或临床专业人员联系,切勿开机启动系统。在手术前一天,涉及第二天手术的相关科室需对患者的病情、术中患者体位的摆放、手术室麻醉机和机器人各部分的布局、术中应急情况的处理等问题进行讨论,做好充分的准备。与此同时,负责手术的护士要清点次日手术所必需的机器人器械、镜头和相关配件,并严格按照厂家规定的程序对镜头、配件及手术器械进行消毒。手术器械的清洗和消毒过程必须是由经过厂家培训并持有证书的人员组成的专业技术团队来完成,未获得证书的人员不得加入。

二、da Vinci Si 智能手术机器人开、关机操作规范

(一)检查系统连接情况

da Vinci Si 机器人系统需要 3 个独立的电源供应,其中床旁机械臂系统必须每天 24 h 连接电源。电源线连接好以后应对其进行相应的保护,避免人为踩踏造成的损坏。医院应保证有足够的后备电力供应,以避免由于突然反复断电对机器所造成的损害。

(二)连接系统,开机

依据手术方式将系统的三个部分摆放到相应的位置。将 Patient Cart 和 Surgeon Console 与 Vision Cart 的 Core 相连之前,利用 Patient Cart 的独立模式将床旁操作系统的手臂展开,每个臂之间留出足够的距离,同时将电系统与 Core 相连接,然后将 Patient Cart 和 Surgeon Console 与 Vision Cart 的 Core 相连。需要特别注意的是,利用 Patient Cart 的独立模式将床旁操作系统的手臂展开以后,必须首先将其关闭,然后才用光缆将各部分进行连接。系统各部分之间经光缆线连接好以后,应对光缆线进行相应的保护,避免人为踩踏或光缆打折所造成的损坏。

检查医生控制台目镜区及操作手柄运动区域内无障碍物,按下任何一个部分的电源键,按键后等待一段时间,这时间内不能碰触机器任何部分,听到 3 声提示音后,机器自检完毕。这时可麻醉患者。

(三)检查光源摄像系统

检查光源、摄像头和内窥镜。Si 系统的光源可使用 1 000 h,如果光源的使用时间接近 1 000 h,要通知机器人公司的工程师及时更换。使用超过 1 000 h,光源随时有可能失效。

(四)套无菌套

首先套摄像头及其连线,并连接内窥镜。套好后的摄像头、连线以及内窥镜放置在无菌台上,连线摆成"S"形,小心不要磕碰内窥镜的前端。然后将无菌套分别套在机械臂和镜头臂上。套机械臂和镜头臂时应从一侧先套,顺序套到另一侧,避免操作人员的后背将已套好的器械臂或镜头臂污染。

(五)校对光源成像系统

利用摄像头上的菜单按钮校对摄像头的焦距、自平衡、30 度镜和 0 度镜的立体成像十字校对。

(六)检查无菌机器人手术器械

检查机器人专用手术器械是否有短齿、钢丝离断等情况,如果发现器械有任何的损坏,不要继续使用,尽快与机器人公司临床专业人员联系说明情况,以保证损坏的手术器械能及时、准确地返回厂家进行鉴证。

(七)关机

术后收好器械和内窥镜,将床旁机械臂系统与患者分开,手术室护士记录下手术所使用的器械编码及剩余次数。然后拆下无菌保护罩,收好器械臂,按下任何一部分的电源键,等待10 s后关机。

(八)严格遵守清洗消毒手册

严格按照厂家提供的器械清洗消毒手册清洗消毒机器人手术器械及内窥镜。

三、da Vinci Si 智能手术机器人管理规范

(一)系统的摆放和储存

建议医院能够有一个固定的手术间来存放机器人手术系统,各系统之间连接好以后尽量减少拔、插光缆的次数,由此来避免在反复推动或拔插光缆的过程中有可能对系统造成的损坏。移动系统各部分时,只能推拉 Surgeon Console 的手柄、Patient Cart 的控制阀和 Vision Cart 的扶手。因为,移动过程中对系统其他部分的牵拉很有可能导致系统的损坏。系统的工作环境条件、储存和运输环境条件参照如下。

1.工作环境条件

温度:10 ℃~30 ℃(50 ℉~86 ℉)。

湿度:10%~85%无冷凝。

大气压:在 523 mmHg(69.73 kPa)(10 000 英尺海拔,即海拔 3048 米)到 774 mmHg(103.2 kPa)(-500 英尺海拔,即海拔-152.4 米)大气压范围内,IS 3000 应正常工作。每高于海平面 1 000 英尺,前述 30 ℃工作温度限值需降低 1 ℃。例如,5 000 英尺(1 524 米)海拔下最高工作温度为 25 ℃、10 000 英尺(3 048 米)海拔下最高工作温度为 20 ℃。

2.储存和运输环境条件

温度:-10 到 55 ℃(14 到 131F)。

湿度:运输:5 到 95%无冷凝。

储存:10 到 85%无冷凝。

(二)整个医院各科室机器人的手术和日程安排应由一个协调官统一进行安排

在各科室的手术方面,协调官可在科室进行手术的提前两天与科室主管人员进行沟通,沟通后确定手术期间是否需要厂家人员进行跟台,如遇影响力较大的手术,如:全国性大型会议进行手术演示、有外宾或军区重要领导参加的重要观摩手术、全院第一例机器人手术等,这些手术时需要提前和厂家联系安排工程师提前对机器进行检测并保证手术期间机器的正常运转。

(三)机器人手术系统的适应证

预期利用 da Vinci Si 机器人手术系统辅助对 Intuitive Surgical 内镜器械进行精确控制,

用于泌尿外科手术、普通腹腔镜外科手术、妇产科腹腔镜外科手术、普通心血管和非心血管胸腔镜外科手术和胸腔镜辅助的心脏切开手术过程中。这里的内镜器械包括用于内镜处理组织的硬管内窥镜、钝和锐内镜剥离器、手术剪刀、手术刀、超声刀、镊子持针器、内镜牵开器、固位器、电灼烧和附属设备。所述组织处理包括夹握、切割、钝和锐剥离、对合、结扎、电灼烧、缝合、微波和冷冻消融探头及附属设备的移动和安装。在心脏血管重建中，该系统还可结合纵隔切开术进行冠状动脉吻合术。该系统适用于成人和小儿科。预期本系统由受过培训的医师依照使用说明所规定的代表性和具体操作程序在手术室环境中使用。

(四)机器人手术系统的禁忌证

适用于常规内镜外科器械应用的全部相对、绝对的内镜外科技术禁忌证，也同样适用于da Vinci Si 系统的应用。总的来说，内镜外科手术的普遍性禁忌证有出血素质、病态肥胖症和怀孕等情况。术中如出现预期之外的大出血或严重器官的损伤等情况应及时转为开放手术。

第十四章 体检护理及管理

第一节 护理体检的准备和基本方法

一、护理体检前的准备

(一)用物准备

治疗盘内置有体温计、手电筒、压舌板、听诊器、棉签、弯盘、记录用纸和笔等,并逐一检查每件用物,以保证检查顺利进行。

(二)环境准备

环境应安静、舒适、温暖,光线要适宜,必要时用屏风遮挡。患者应取舒适的体位。

(三)思想准备

做好解释说明工作,避免引起患者焦虑、惊慌不安。

二、护理体检的基本方法

(一)视诊检查

视诊检查是通过视觉对患者全身或局部的病变特征进行观察和了解的一种检查方法。视诊检查方法简单易行,适用范围广。如患者皮肤颜色是否改变、是否有呼吸困难、是否有忧郁表情等都可通过视诊来观察。视诊检查时要求有适宜的自然光线和温暖的环境。非自然光线下不能正确地辨别黄疸和皮疹。

(二)触诊检查

触诊检查是通过手接触被检查部位时的感觉来判断患者器官或组织的物理特征的一种检查方法。它可以补充视觉检查所不能确定的体征,如温度、湿度、震颤、摩擦感及包块的质地等。触诊多用手的指腹和掌指关节掌面进行。触诊时要注意保暖,接触患者的手不宜过凉。检查时,由于触诊目的不同而施加的压力有轻有重,可将其分为浅部触诊法和深部触诊法。

1. 浅部触诊法

适用于体表浅在病变,如浅部动脉、静脉、皮肤、关节的检查。触诊时,将一手放在被检查部位,利用掌指关节和腕关节的协调作用,以滑动方式轻压触摸。

2. 深部触诊法

检查时以单手或双手重叠,由浅入深逐渐加压以达深部触诊的目的。腹部深部触诊法触及的深度常在 2 cm 以上,甚至有时可达到 4~5 cm,主要用于检查和评估腹腔病变和脏器。根据检查目的和手法的不同,可分为以下几种。

(1)深部滑行触诊:主要适用于腹腔深部包块和胃肠病变的检查。检查时嘱患者微张口平静呼吸,或与患者进行交谈以转移其注意力,使腹壁松弛,检查者以右手并拢的二、三、四指平放在腹壁上,以手指末端逐渐触向腹腔深部,左手可放于右手上加压,在被检查的脏器或包块上做上下左右滑动触摸。

(2)双手触诊法:主要适用于肝、脾、肾及子宫的检查。将左手掌置于被检查脏器或包块的后部,并将被检查脏器或包块推向右手方向,使之固定,此时被检查的脏器或包块位于左右手之间,并更接近体表。

(3)深压触诊法:主要适用于阑尾、胆囊的检查。以拇指或2~3个手指逐渐深压腹壁被检查部位,以探测腹腔深在病变的部位或确定腹腔压痛点,如胆囊压痛点等。检查反跳痛时,当手指深压后迅速将手抬起,并询问患者疼痛感觉是否加重或观察患者面部是否出现痛苦表情。

(4)冲击触诊法:仅适用于大量腹腔积液时查肝、脾及腹腔包块难以触及者。检查时,右手中间三指并拢,以70°~90°角置于腹壁拟检查的相应部位,做数次急速而有力的冲击动作,在冲击腹壁时有腹腔脏器或包块在指端浮沉的感觉,故又称为浮沉触诊法。

(三)叩诊检查

叩诊检查是用手指叩击患者体表某部,使之震动而产生音响,根据震动和声响的特点来判断被检查部位的脏器状态有无异常。根据叩诊手法的不同可分为间接叩诊法和直接叩诊法。

1.间接叩诊法(指指叩诊法)

间接叩诊法为最常见的叩诊方法。主要适用于对心界、肺部、腹部等小范围病变的叩诊。叩诊时左手中指第二指节紧贴于被叩部位,其他手指展开并稍微抬起,勿接触体表,右手各指自然弯曲,用中指指端叩击左手中指第二指骨前端,叩击方向应与被叩部位的体表垂直。叩诊时应以腕关节活动为主,叩击动作应灵活、短促而富有弹性,速叩速起。每一部位应连续叩击2~3次,叩击力量要均匀适中,使产生的音响一致,以便正确判断叩诊音的变化。

2.直接叩诊法

直接叩诊法适用于对胸、腹部广泛性病变的检查。检查时用右手中间三指的掌面直接拍击被检部位,借拍击的反响和指下的震动感来判断病变情况。

(四)听诊检查

听诊检查是直接用耳或借助听诊器听取患者体内某些脏器活动时所产生的微弱声音,并判断其正常与否的一种检查方法。听诊前应注意听诊器的耳件方向是否正确、管腔是否通畅,体件要紧贴于被检查部位,避免与皮肤摩擦。听诊时,环境要安静、温暖、避风。

(五)嗅诊检查

以嗅觉辨别发自患者体表、呼吸道、胃肠道或呕吐物、排泄物等的异常气味,以判断其异常气味与疾病之间的关系。

其方法是:用手将患者散发的气味轻轻扇向自己的鼻部,然后仔细判断气味的性质。通过嗅诊,可判断患者的病情改变。

1.烂苹果味

烂苹果味见于糖尿病酮症酸中毒患者。

2.刺激性蒜味

刺激性蒜味见于有机磷杀虫药中毒患者。

3.氨味

氨味见于尿毒症患者。

4.恶臭味

恶臭味见于支气管扩张或肺脓肿合并厌氧菌感染患者。

5.肝腥味

肝腥味见于肝性脑病患者。

6.浓烈的酒味

浓烈的酒味见于饮酒后。

7.苦杏仁味

苦杏仁味见于氰化物中毒。

第二节　一般状态检查

一般状态检查是对患者全身状态的概括性观察,对了解患者的全身状况、评价病情的严重程度和正确诊断疾病具有重要意义。以视诊为主,配合触诊和嗅诊。一般状态检查的内容包括全身状态、皮肤、黏膜、淋巴结检查。

一、全身状态检查

全身状态包括生命体征、意识状态、发育与体型、营养状态、面容表情、体位、姿势与步态。

(一)生命体征

生命体征是评价生命活动存在与否及其质量的指标,包括体温、脉搏、呼吸和血压,是护理体检时必须检查的项目之一,测量之后应及时而准确地记录测量结果。

1.体温(temperature,T)

测量体温是护士观察病情的一种重要方法,它可以客观地反映患者体温的高低和变化规律,从而判断患者的病情变化并采取相应的护理措施。

(1)体温的测量方法及生理变化范围。

1)测量体温主要通过水银温度计进行测量,测量部位可以选择口腔、腋窝或直肠的温度。在使用水银温度计测量体温前,要将温度计杀菌消毒、擦干洗净,并且将水银柱甩至 35 ℃以下。测量口腔体温,将水银温度计的水银头置于舌下,紧闭口腔,5 min 后取出读数。测量腋窝体温前要将腋窝擦干净,不能残留有汗液,将水银头置于腋窝顶部测量 5 min,测量过程中要夹紧胳膊。测量直肠温度要将水银温度计的水银头,从肛门插入直肠约 3～4 cm,测量 5 min 之后取出读数。

2)正常体温受新陈代谢和生理变化影响,是一个波动范围,而不是一个固定值。由于体内核心温度不易测量,所以通常用测量口温、腋温、肛温来代表体温。参考范围:口测法为 36.3 ℃～37.2 ℃,肛测法为 36.5 ℃～37.7 ℃,腋测法为 36～37 ℃。

(2)体温异常的临床意义。

1)体温过低:体温低于 36.3 ℃称体温过低。见于休克、急性大出血、慢性消耗性疾病、极度衰弱和甲状腺功能减退症患者及过久暴露于低温条件下者。

2)体温升高:体温高于 37.5 ℃称为发热。见于感染、恶性肿瘤、无菌性炎症、组织坏死、内出血和内分泌疾病等患者。

2. 脉搏(pulse,P)

通过测量脉搏可在短时间内获得患者的全身状态、循环功能状态等方面的资料,故在患者评估中有重要意义。特别对心血管疾病的患者,护士应经常测量脉搏的变化,每次测量时间不能少于 1 min。

(1)脉搏测量的方法及生理变化范围。

1)测量部位:凡浅表靠近骨骼的大动脉都可用以诊脉,常用桡动脉,其次是颞动脉、颈动脉、股动脉、足背动脉等。

2)测量脉搏的方法:①诊脉前患者应安静,剧烈活动者休息 30 min 后再测。②卧位或坐位。③示指、中指、无名指并拢。④一般患者测 30 s,将所测脉搏值乘 2,即为脉率。对心脏病患者应测 1 min,必要时听心率。⑤记录结果。⑥如发现脉搏短绌,应由两人同时测量,一人听心率,另一人测脉率,由听心率者发出"始""停"口令,计数 1 min,记录方式为心率/脉率。

3)心动周期中,动脉管壁随心脏的收缩和扩张而出现的周期性节律性的搏动即为动脉脉搏。参考范围:60～100 次/分钟。

(2)脉搏异常的临床意义:①速脉:成人脉率超过 100 次/分钟。见于发热、大出血前期、甲状腺功能亢进、心功能不全、周围循环衰竭、心肌炎等情况。②缓脉:成人脉率低于 60 次/分钟。见于颅内压增高、黄疸、甲状腺功能减退、病态窦房结综合征;若成人脉率低于 40 次/分钟,可能为房室传导阻滞,要做好抢救准备。③水冲脉:脉搏骤起骤落,急促而有力。检查时,将患者前臂抬高过头,触其桡动脉可感到急促有力的冲击。水冲脉提示脉压增大,常见于主动脉瓣关闭不全、甲状腺功能亢进等疾病。④交替脉:脉搏节律规则而强弱交替出现。为左心室收缩力强弱交替的结果,是左心功能不全早期的重要体征之一。见于高血压性心脏病、冠状动脉粥样硬化性心脏病。⑤奇脉:平静吸气时脉搏明显减弱或消失,又称吸停脉。见于心包积液和缩窄性心包炎。奇脉是由于心包腔内压力升高,心脏舒张充盈受限,导致吸气时体循环血液回流受限,右心室排出血量不能补偿吸气时的肺循环容量增加,使肺静脉血液回流减少、左心排出量减少而使脉搏减弱。⑥绌脉(脉搏短绌):单位时间内脉率小于心率。对于绌脉的患者应同时听诊心率以作对照。见于期前收缩、心房颤动等。⑦无脉:即脉搏消失,可见于严重休克和大动脉炎患者。

3. 呼吸(breath,R)

护士通过观察患者胸壁或腹壁,可评估患者的心肺功能状态。正常男性及婴幼儿以腹式呼吸为主,女性以胸式呼吸为主。测量时要注意呼吸频率、深度、节律。

(1)呼吸的测量方法及生理性改变。

1)护士在测量脉搏后,手仍按在患者手腕处保持诊脉姿势,以免患者紧张而影响测量结果。

2)观察患者胸部或腹部起伏次数,一起一伏为一次,一般患者观察 30 s,将测得数值乘以 2,呼吸异常患者观察 1 min。

3)重或呼吸微弱患者,如不易观察,可用少许棉花置于患者鼻孔前,观察棉花被吹动的次数,计数 1 min。

4)记录呼吸数值。

5)生理性变化:①年龄越小,呼吸越快,新生儿呼吸约为每分钟 44 次。随着年龄的增长呼吸频率会逐渐减慢。②女性比同龄男性呼吸快。③机体运动,代谢率增加,可使呼吸加快,睡眠和休息时呼吸会减慢。④激动、愤怒等强烈的情绪变化都可使呼吸增快。⑤环境温度升高或海拔增高,都会使呼吸增快。

(2)参考范围:正常成年人静息状态下,呼吸为 12～20 次/分钟,呼吸与脉搏之比为 1：4。

(3)呼吸异常的临床意义。

1)呼吸频率改变:若超过 20 次/分钟称呼吸过速,见于发热、贫血、甲状腺功能亢进症等,一般体温每升高 1 ℃,呼吸大约增加 4 次/分钟。若少于 12 次/分钟称呼吸过缓,见于颅内压增高、麻醉剂或镇静剂使用过量。

2)呼吸深度改变:当有严重的代谢性酸中毒时,呼吸深大而稍快称为酸中毒大呼吸(库斯莫尔呼吸),以便排出较多的二氧化碳来调节血中的酸碱平衡。见于糖尿病酮症酸中毒、尿毒症时的酸中毒等。呼吸浅快见于肺气肿等患者。呼吸深快见于剧烈运动者。

3)呼吸节律改变:①潮式呼吸(陈一施呼吸):呼吸由浅慢逐渐变为深快,然后再由深快到浅慢,继之呼吸暂停,周而复始;②间停呼吸(毕奥呼吸):表现为规则呼吸与呼吸暂停相交替。以上两种呼吸节律改变是由于呼吸中枢的兴奋性降低,使调节呼吸的反馈系统失常。以上两种呼吸均提示预后差,其中潮式呼吸最为常见,而间停呼吸更为严重,常发生在呼吸完全停止之前,见于中枢神经系统疾病。

4.血压(blood pressur,BP)

血压是反映循环血量、心脏、血管功能的重要指标。

(1)血压的测量方法和正常范围

1)正常血压数值:一般以肱动脉血压为标准,正常成人安静状态下的血压范围为收缩压 90～139 mmHg,舒张压为 60～89 mmHg,脉压为 30～40 mmHg。血压的表示单位为 kPa 或 mmHg 两种,两者之间的换算关系为:1 kPa＝7.5 mmHg;1 mmHg＝0.133 kPa。

2)血压测量的方法有直接测量法和间接测量法两种。

直接测量血压是指通过外周动脉穿刺技术,将导管置入动脉,并与测压仪相接,测得血压值。与间接测压法相比,直接测压法有其优点:测得结果准确,能持续测量血压;同时也存在不足之处:操作技术要求较高,对机体有创伤,容易出现并发症。目前临床上测量血压均采用间接测量法。

(2)血压异常的临床意义。

1)高血压:除生理性变动外,在安静、清醒的条件下至少 3 次非同日血压值达到或超过收缩压 140 mmHg 和(或)舒张压 90 mmHg,称为高血压。若仅收缩压达到标准则称为单纯收缩期高血压。临床上将其分为原发性高血压和继发性高血压。

2)低血压:收缩压低于 90 mmHg 和舒张压低于 60 mmHg 时称低血压。持续性的低血压多见于休克、心肌梗死等。另外,如患者平卧时间在 5 min 以上,当站立 1 min 和 5 min 时,其收缩压下降 20 mmHg 以上,并伴有头晕或昏厥,称为直立性低血压。

3)脉压:指收缩压与舒张压之差,正常成人一般为 30～40 mmHg,脉压增大见于主动脉瓣关闭不全和动脉硬化等。脉压减小见于主动脉瓣狭窄、严重心力衰竭及心包积液等。

(二)意识状态

意识是大脑功能活动的综合表现。正常人意识清晰,定向力正常,反应敏锐,思维合理,语言流畅,表达能力正常。凡能影响大脑功能活动的疾病均可引起不同程度的意识改变,称为意识障碍。根据其程度可分为以下几种。

1.嗜睡

嗜睡是最轻的意识障碍。是一种病理性的睡眠状态,患者陷入持续的睡眠状态,可被唤醒,并能正确回答问题和做出各种反应,但反应较迟钝,一旦刺激去除,则又迅速入睡。

2.意识模糊

意识模糊是意识水平轻度下降。患者仍保持基本的反应和简单的精神活动,但对时间、地点、人物的定向能力出现障碍。

另有一种以兴奋为主的意识模糊,伴有知觉障碍称为谵妄。表现为意识模糊,定向力消失,感觉错乱,语言紊乱。见于高热期、药物中毒、酒精中毒等。

3.昏睡

昏睡是接近于不省人事的意识障碍。患者处于熟睡状态,不易被唤醒,虽在强烈刺激下(如大声唤其姓名、压迫眶上神经或摇动患者身体等)勉强可被唤醒,但是答话含糊或答非所问,并很快又再入睡。

4.昏迷

昏迷是最严重的意识障碍。按昏迷程度可分为以下几种。

(1)浅昏迷:意识大部分丧失,无自主运动,对声、光等刺激无反应,而对强烈的疼痛刺激可出现痛苦表情。瞳孔对光反射、角膜反射,吞咽、咳嗽及各种防御反射仍存在。呼吸、血压、脉搏一般无改变。

(2)深昏迷:意识全部丧失,全身肌肉松弛,瞳孔扩大,给予任何刺激均无反应,一切反射均消失,呼吸不规则,血压可下降,大小便失禁。

意识障碍加重常是病情恶化的征象。护士能够及时判断意识障碍的程度,对配合抢救、预防并发症有重要意义。如防止发生烫伤或冻伤,防止食物或痰液误吸入气管造成吸入性肺炎或窒息等意外。

(三)发育与体型

1.发育

发育的正常与否,通常以年龄、智力和体格成长状态(身高、体质量及第二性征)之间的关系来判断。正常者,其年龄、智力与体格成长状态之间的关系是均衡一致的。一般判断成人正常发育的指标为:头部的长度为身高的 $1/7\sim1/8$;胸围等于身高的一半;两上肢展开后左右指端的长度等于身高;坐高等于下肢的长度。

机体的发育受种族遗传、内分泌、营养代谢、体育锻炼及生活条件等多种因素的影响。

2.体型

体型是身体各部分发育的外观表现,包括骨骼、肌肉的生长与脂肪分布的状态等。临床上把成年人的体型分为三种。

(1)瘦长型:体高肌瘦、颈细长、肩窄垂、胸廓扁平、腹上角小于 $90°$。

(2)矮胖型:体格粗壮、颈粗短、肩宽平、胸围大、腹上角大于 $90°$。

(3)匀称型:身体的各部分结构匀称适中,腹上角 $90°$ 左右,一般正常人多为此型。

(四)营养状态

营养状态与食物的摄入、消化、吸收和代谢等因素密切相关,是评估机体的健康情况和疾病程度的重要标志之一。营养状态较易评价,一般根据皮肤、毛发的颜色和光泽、皮下脂肪厚度、肌肉发达程度等综合判断。最简便而迅速的方法是观察皮下脂肪充实的程度,最适宜观察的部位为前臂屈侧或上臂背侧下 1/3 处。临床将其分为良好、中等、不良 3 个等级。

1.良好

皮肤红润有光泽、弹性良好,皮下脂肪丰满且富有弹性,肌肉结实而有力,毛发、指甲润泽,肋间隙及锁骨上窝深浅适中,肩胛部和臀部肌肉丰满。

2.不良

皮肤和黏膜干燥、弹性减低,皮下脂肪菲薄,肌肉松弛无力,指甲粗糙无光泽、毛发稀疏,肋间隙及锁骨上窝凹陷,肩胛骨和髂骨嶙峋突出。

3.中等

介于上述两者之间。

(五)面容与表情

健康人表情自然,神态安怡。患病后常可出现面容和表情的变化。护士主要通过视诊进行观察。临床上常见的典型面容改变有以下几种。

1.急性病容

面色潮红、兴奋不安、呼吸急促、唇有疱疹、痛苦呻吟等。见于急性感染性疾病。

2.慢性病容

面容憔悴、面色晦暗或苍白、目光暗淡、瘦弱无力。见于慢性消耗性疾病,如肝硬化等。

3.二尖瓣面容

面容晦暗、两颊紫红、口唇发绀。见于风湿性心脏病二尖瓣狭窄患者。

4.满月面容

面如满月、皮肤发红,常伴痤疮和胡须生长。见于 Cushing(库欣)综合征和长期应用糖皮质激素的患者。

5.甲状腺功能亢进症面容

面容惊愕、眼球凸出、眼裂增宽、目光炯炯有神、烦躁易怒。见于甲状腺功能亢进症。

6.肢端肥大症面容

头颅增大、面部变长、下颌增大前突、眉弓及两颧隆起、唇舌肥厚、耳鼻增大。见于肢端肥大症。

7.苦笑面容

牙关紧闭,面肌痉挛,呈苦笑状。见于破伤风。

8.面具面容

面部呆板,毫无表情,如戴面具。见于帕金森病、脑炎等。

(六)体位

体位是指患者身体所处的状态。患者可因疾病性质或意识状态不同,而采用各种不同的体位。常见的体位及其临床意义如下。

1.自动体位

身体活动自如,体位可随意改变。见于健康人、轻症患者或疾病早期。

2.被动体位

患者不能随意调整或改变身体的位置。见于极度衰竭或昏迷的患者。

3.强迫体位

为了减轻疾病的痛苦而被迫采用某种体位。主要有以下几种。

（1）强迫卧位：当有急性腹膜炎时，迫使患者取两膝弯曲仰卧位；当有一侧胸膜炎和大量胸腔积液时，迫使患者取患侧卧位，有利于健侧代偿呼吸；当有脊柱疾病时，迫使患者取俯卧位。

（2）强迫坐位（端坐呼吸）：患者坐于床沿上，以两手置于膝盖或扶持床边。这种体位可使胸廓辅助呼吸肌运动，使膈肌下降，增加肺通气量，同时下肢回心血量减少，可以减轻心脏的负担。见于心、肺功能不全者。

（3）强迫停立位：在步行时心绞痛突然发作，迫使患者立刻止步站立，以缓解疼痛。

（4）强迫蹲位：在活动过程中，患者因呼吸困难和心悸而突然停止活动并采用蹲踞位或膝胸位以缓解症状。见于先天性发绀型心脏病。

（七）姿势与步态

1. 姿势

姿势指举止的状态。健康成人躯干端正，肢体活动灵活。颈椎疾病时颈部活动受限；腹部疼痛时躯干制动或弯曲；消化性溃疡或胃肠痉挛性疼痛时，患者常捧腹而行。

2. 步态

步态指走动时所表现的姿态。健康人步态稳健，当患某些疾病时可使步态发生改变。

（1）慌张步态：表现为起步后小步急速前行，身体前倾，有难以止步之势。见于震颤麻痹症患者。

（2）醉酒步态：行路时躯体质量心不稳，步态紊乱不准确如醉酒状。见于小脑疾病。

（3）跨阈步态：由于足下垂患者在行走时必须抬高下肢才能起步。见于腓总神经麻痹。

（4）剪刀步态：由于双下肢肌张力增高，患者在移步时下肢内收过度，两腿交叉呈剪刀状。见于截瘫和脑性瘫痪患者。

（5）蹒跚步态：患者走路时身体左右摆动似鸭行。见于佝偻病等。

（6）共济失调步态：患者起步时一脚高抬，骤然垂落，且双目向下注视，两脚间距很宽，闭目时不能保持平衡。见于脊髓痨患者。

二、皮肤、黏膜检查

许多全身性疾病在病程中可出现多种皮肤病变和反应。皮肤检查以视诊为主，必要时配合触诊。检查时要重点观察皮肤的颜色、湿度、弹性、皮疹、出血、水肿、蜘蛛痣等。

正常人皮肤红润，湿度适中，富有弹性，无皮疹、出血、水肿等。常见皮肤异常有以下几种。

（一）苍白

皮肤、黏膜苍白多由于血红蛋白减少、末梢毛细血管痉挛或充盈不足所致。

（二）发红

皮肤、黏膜发红是由于毛细血管扩张充血，血流加速或增多及红细胞量增多所致。生理情况见于运动、饮酒后；病理情况见于发热性疾病，如肺炎球菌肺炎、肺结核及一氧化碳中毒等；皮肤持久性发红见于 Cushing 综合征及真性红细胞增多症。

（三）发绀

发绀是皮肤、黏膜呈青紫色，主要由血液中还原血红蛋白的绝对量增多（超过 50 g/L）或异常血红蛋白血症而引起。发绀在口唇、鼻尖、颊部和甲床容易观察到。

1. 血液中还原血红蛋白增多

血液中还原血红蛋白增多见于心、肺疾病，如发绀型先天性心脏病、心功能不全、严重的呼吸系统疾病及严重休克。但患有严重贫血的患者(血红蛋白<50 g/L)一般不出现发绀。

2.血液中含有异常血红蛋白的衍化物

(1)高铁血红蛋白血症:由于各种化学物质或药物中毒引起血红蛋白分子中二价铁被氧化成三价铁,从而失去与氧结合的能力。主要见于伯氨喹、亚硝酸盐(大量食用变质蔬菜可致)、磺胺等中毒。

(2)硫化血红蛋白血症:血液中硫化血红蛋白达到 5 g/L 以上,为服用某些含硫药物或化学品。但一般认为本病患者须同时有便秘或服用含硫药物在肠内形成大量硫化氢为先决条件。

(四)黄染

皮肤黏膜发黄称黄染,常见原因有以下几种。

1.黄疸

由于血清总胆红素浓度超过 34 mmol/L 时,渗入皮肤黏膜使之发黄。其特点为:①首先出现于巩膜、硬腭及软腭黏膜,较明显时才表现于皮肤;②巩膜黄染是连续的,近角巩膜缘处黄染轻、色淡,远角巩膜缘处则相反。

2.胡萝卜素增高

过多食用胡萝卜、南瓜、橘子、橘子汁可使皮肤黄染。其特点为:①发黄部位多在手掌、足底皮肤,一般不发生于巩膜和口腔黏膜;②血中胆红素不高;③停止食用这类食物后,皮肤黄染逐渐消退。

3.药物影响

长期服用如呋喃类等药物可引起皮肤黄染。其特点为:①首先出现于皮肤,严重时也可出现于巩膜;②巩膜黄染的特点是近角巩膜缘处黄染重、色深,远角巩膜缘则相反;③停药后皮肤黄染逐渐消退。

除上述外,中年以上的部分患者内眦部可出现分布不均匀的黄色脂肪斑块,应与黄疸相鉴别。

(五)色素沉着

由于表皮基底层的黑色素增加,以致部分或全身皮肤色泽加深。生理情况下,身体外露部位,以及乳头、摩擦部位、生殖器、肛门周围等处皮肤色泽较深。若上述部位色泽明显加深或其他部位出现色素沉着,才具临床意义。见于肝硬化、肝癌晚期等。老年人全身或面部的散在色素斑,称老年斑;而妊娠期妇女面部出现的棕褐色对称性色斑,称妊娠斑。

(六)色素脱失

正常皮肤均含有一定量的色素。若皮肤丧失原有的色素称色素脱失,常见于白癜风、白斑及白化症。

(七)皮疹

皮疹是临床诊断某些疾病的重要依据。常见于皮肤病、传染病、重症感染和过敏反应等。皮疹种类很多,可分为斑疹、玫瑰疹、丘疹、斑丘疹、荨麻疹等。

(八)皮下出血

皮肤出血,除损伤外,常见于血液系统疾病。此外,在重症感染或药物中毒时也可出现。根据其直径大小及伴随情况可分为以下几种。

1. 出血点

直径不超过 2 mm。较小的淤点容易和红色的皮疹或小红痣相混淆,应注意鉴别,皮疹在加压时一般可以褪色或消失,淤点和小红痣加压皆不褪色,但小红痣于触诊时感到稍高出皮面,并且表面光亮。

2. 紫癜

直径为 3～5 mm。

3. 淤斑

直径在 5 mm 以上者。

4. 血肿

片状出血伴局部皮肤显著隆起。

(九)蜘蛛痣和肝掌

蜘蛛痣是皮肤小动脉末端分支性扩张所形成的血管痣,形如蜘蛛,一般认为蜘蛛痣的产生与体内雌激素增高有关。常见于慢性肝脏疾病患者,如急、慢性肝炎或肝硬化。多见于头面、颈、上臂及前胸等上腔静脉所属处。慢性肝病患者手掌大、小鱼际处常发红,加压后褪色称为肝掌。某些人有 1～2 个蜘蛛痣无一定临床意义,健康的妊娠妇女也可出现。

检查时用棉签杆或铅笔尖压迫蜘蛛痣中心(中央小动脉干部位),其辐射状小血管网即消失,去除压力又再次出现。

(十)弹性

皮肤的弹性与年龄、营养状态及组织间隙含液量多少有关。随着年龄的增长皮肤弹性逐渐减退。检查时,用示指和拇指将患者手背皮肤或上臂内侧部位捏起,正常情况下,松手后皮肤皱褶迅速平复。如皮肤皱褶平复缓慢则为弹性减退。见于休克和严重脱水者。

(十一)水肿

水肿是由于皮下组织的细胞内及组织间隙中液体潴留过多所致。根据局部加压后有无凹陷,可分为凹陷性水肿和非凹陷性水肿。凹陷性水肿局部加压后可出现凹陷;而黏液性水肿经手指加压后局部组织无凹陷,称非凹陷性水肿。凹陷性水肿根据水肿程度分为轻、中、重三种。

1. 轻度

仅见于眼睑、踝部及胫骨前皮下组织。指压后可见局部组织轻度凹陷,平复较快。

2. 中度

全身软组织均可见明显的或较深的组织凹陷,平复缓慢。

3. 重度

全身严重水肿,甚至有液体渗出。此外,胸腔、腹腔亦可见积液。

三、淋巴结检查

正常情况下浅表淋巴结很小,一般直径不超过 0.5 cm,表面光滑、质地柔软、无压痛,不易触及,与周围组织无粘连。检查淋巴结时应注意其大小、数目、硬度、活动度、有无粘连,局部有无红肿、触痛等。

(一)淋巴结检查方法

检查方法为视诊和触诊。检查顺序为耳前、耳后、枕部、颌下、颏下、颈前、颈后、锁骨上淋巴结、腋窝、滑车上、腹股沟、腘窝等处。检查时患者的被检查部位皮肤、肌肉应松弛。护士示指、中指、无名指三指并拢,其指腹平放于被检查部位的皮肤上进行滑动触诊。

(二)临床意义

1.非特异性淋巴结炎

一般表面光滑、质软、有压痛、无粘连。

2.淋巴结结核

质地稍硬,大小不等,可互相粘连或与周围组织粘连,晚期脓肿破溃后形成瘘管。常发生于颈部血管周围。

3.恶性肿瘤淋巴结转移

转移淋巴结质地坚硬或有橡皮样感,一般无压痛。如肺癌可向右侧锁骨上窝或腋部淋巴结群转移;胃癌或食管癌多向左侧锁骨上淋巴结转移。

4.全身性淋巴结肿大

淋巴结肿大遍及全身,大小不等,无粘连。见于淋巴瘤、慢性白血病、传染性单核细胞增多症等。

第三节　头、颈部检查

　　头部及其器官是人体最重要的外形特征之一,颈部是气管、血管、神经集中的区域,头、颈部检查为评估患者的生理、心理异常提供依据。头部检查以视诊为主,必要时配合触诊。颈部检查时嘱患者采取舒适的坐位解开领扣,暴露颈部和肩部,以视诊、触诊为主,必要时配合听诊,触诊手法应轻柔,尤其在颈椎有疾患时更应注意。

一、头部检查

头部检查包括头颅外部一般检查和头部器官检查。

(一)头颅外部一般检查

头颅外部包括头发和头皮、头颅外形、头部运动等。一般以视诊为主,辅以触诊。

1.头发和头皮

头发检查时应注意其颜色、疏密度,是否脱发及脱发的类型和特点。头发的颜色、曲直和疏密度可因种族遗传因素及年龄的不同而异。正常黄种人头发颜色多为黑色、润泽、疏密适中,无脱发。脱发可由伤寒、斑秃等疾病引起,也可见于放射治疗、抗癌药物治疗等。

头皮检查时需分开头发观察头皮颜色,有无头皮屑、头癣、外伤、血肿及瘢痕等。正常人头皮无头癣、炎症、瘢痕等。

2.头颅外形

应注意头颅的大小、外形、有无异常活动。头颅的大小也称头围,以软尺自眉间绕到颅后通过枕骨粗隆测得。新生儿头围约 34 cm,随年龄增长而增加,18 岁时头围可达 53 cm 或以上,此后几乎不再变化。正常人头颅大小适中,外形无畸形。常见头颅的大小及外形改变如下。

（1）小颅：囟门过早闭合呈现小头畸形，常伴智力发育障碍。

（2）尖颅：亦称塔颅，头顶高尖似塔状，与颜面的比例异常，因矢状缝与冠状缝过早闭合导致。见于先天性疾患尖颅并指（趾）畸形。

（3）方颅：前额左右突出，头顶平坦呈方形。见于小儿佝偻病或先天性梅毒。

（4）巨颅：额、顶、颞、枕部突出膨大呈圆形，头皮静脉怒张，对比之下颜面较小。因其颅内压增高，压迫眼球，形成双目下视，巩膜外露的特殊表情，称"落日"现象。见于脑积水。

3. 头部运动

一般通过视诊进行观察。正常人头部活动自如。头部活动受限，见于颈椎疾患；头部不随意颤动，见于震颤麻痹；与颈动脉搏动一致的点头运动，见于严重主动脉瓣关闭不全。

（二）头部器官检查

头部器官包括眼、耳、鼻、口、腮腺。检查方法以视诊为主，辅以触诊。

1. 眼

眼包括眼睑、结膜、眼球、巩膜、瞳孔等。

（1）眼睑：注意有无眼睑水肿、睑内翻、上睑下垂、眼睑闭合障碍等。①眼睑水肿：见于肾炎、营养不良、慢性肝病、血管神经性水肿。②睑内翻：由于睑结膜瘢痕形成，使眼睑缘向内翻转，见于沙眼。③上睑下垂：双侧眼睑下垂见于先天性上睑下垂、重症肌无力；单侧上睑下垂多为动眼神经麻痹所致，见于蛛网膜下隙出血、脑炎、脑外伤等。④眼睑闭合障碍：双侧闭合障碍见于甲状腺功能亢进症；单侧闭合障碍见于面神经麻痹。

（2）结膜：结膜炎、角膜炎时结膜充血发红且伴血管充盈；颗粒与滤泡见于沙眼；结膜苍白见于贫血。

（3）眼球：①眼球突出：双侧眼球突出，见于甲状腺功能亢进症；单侧眼球突出，多因局部炎症或眶内占位性病变所致，偶见于颅内病变。②眼球下陷：双侧下陷见于老年人、严重脱水或消瘦者；单侧下陷见于 Horner（霍纳）综合征。③眼球震颤：指双侧眼球发生一系列有规律的快速往返运动。检查方法为嘱患者眼球随评估者手指所示方向（水平和垂直）运动数次，观察是否出现震颤。自发的眼球震颤见于耳源性眩晕、小脑疾患等。

（4）巩膜：正常呈瓷白色，黄疸时巩膜黄染最明显。检查时应在自然光线下进行。中年以后于内眦部可出现不均匀黄色斑块，由脂肪沉着所致。

（5）瞳孔：正常直径为 $3\sim4$ mm。瞳孔缩小受动眼神经的副交感神经支配；瞳孔扩大受交感神经支配。评估瞳孔应注意其大小、形状、位置，双侧是否等圆、等大，对光反射、调节及集合反射等是否正常。

1）瞳孔的形状与大小：正常瞳孔双侧等大、等圆。生理情况下，在光亮处瞳孔较小，暗处瞳孔扩大；婴幼儿和老年人瞳孔较小，青少年瞳孔则较大。病理情况下，双侧瞳孔缩小见于有机磷杀虫药中毒，也可见于吗啡、毛果芸香碱等药物反应；双侧瞳孔扩大见于阿托品或可卡因等药物影响；瞳孔大小不等，常见于脑外伤、脑肿瘤、脑疝等。

2）对光反射：检查时嘱患者注视正前方，用手电筒光源直接照射一侧瞳孔，被照瞳孔立即缩小，移开光照后迅速复原，称直接对光反射。用手隔开两眼，光照一侧瞳孔，另一侧瞳孔亦同时缩小，移开光线，瞳孔扩大，称间接对光反射。对光反射迟钝或消失见于昏迷患者等。

3）调节反射与集合反射：嘱患者注视 1 m 外的目标（通常是检查者的示指尖），将目标迅速移近眼球，至距眼球约 $5\sim10$ cm 处，正常人瞳孔逐渐缩小，为调节反射；再次将目标由 1 m

外缓慢移近眼球,双眼内聚,为集合反射。调节反射和集合反射均消失,见于动眼神经功能损害。

2.耳

耳包括耳郭、外耳道、鼓膜、乳突、听力检查。

(1)耳郭与外耳道:检查时应注意耳郭的外形、大小、位置和对称性,外耳道皮肤是否正常、有无分泌物。耳郭皮下触及痛性结节见于痛风;外耳道局部红肿,伴耳郭牵拉痛见于外耳道疖肿;外耳道有脓性分泌物流出,且伴全身症状见于化脓性中耳炎。

(2)乳突:化脓性中耳炎引流不畅时,可蔓延为乳突炎。检查时可见耳郭后方皮肤红肿,乳突明显压痛。

3.鼻

鼻包括鼻的外形、鼻腔、鼻窦等检查。

(1)鼻的外观:酒渣鼻时鼻尖、鼻翼处皮肤发红变厚,伴毛细血管扩张及组织肥厚;系统性红斑狼疮时鼻梁部皮肤有红色斑块,且高出皮面并向两面颊部蔓延成蝴蝶状,呈对称性。鼻腔完全堵塞、鼻梁宽平如蛙状,为蛙状鼻,见于肥大性或多发性鼻息肉。吸气时鼻孔张大,呼气时鼻孔回缩为鼻翼扇动,见于严重呼吸困难患者。

(2)鼻腔。

1)鼻中隔:正常人鼻中隔居中。鼻中隔偏曲或穿孔,多为鼻腔慢性炎症、外伤所致。

2)鼻出血:单侧出血多见于外伤、感染、鼻咽癌等。双侧出血多由全身性疾病引起,如血小板减少性紫癜、再生障碍性贫血、白血病等。妇女若发生周期性鼻出血,多见于子宫内膜异位症。

3)鼻腔黏膜:急性鼻炎时鼻黏膜肿胀,伴鼻塞和流涕;慢性鼻炎时鼻黏膜肿胀且组织肥厚;慢性萎缩性鼻炎时鼻黏膜萎缩、分泌物减少、嗅觉减退或丧失。

(3)鼻窦:共4对,有窦口与鼻腔相通。引流不畅时,易发生炎症,出现鼻塞、流涕、头痛和鼻窦压痛,常见于鼻窦炎。各鼻窦区压痛检查方法如下。

1)上颌窦:双手固定于患者两侧耳后,拇指分别置于左右颧部向后按压,询问有无压痛,同时比较两侧压痛有无区别。

2)额窦:一手扶持患者头部,另一手的拇指或示指置于眼眶上缘内侧向后、向上按压。

3)筛窦:双手固定于患者两侧耳后,双拇指分别置于鼻根部与眼内眦之间向后方按压,并询问有无压痛。

4)蝶窦:由于解剖位置较深,不能在体表评估。

4.口

(1)口唇:健康人口唇红润有光泽。检查时需注意口唇颜色,有无疱疹、口角糜烂和歪斜。口唇苍白,见于贫血、虚脱、主动脉瓣关闭不全;口唇发绀,见于心、肺功能不全;口唇干燥伴皲裂,见于严重脱水;口唇疱疹,见于大叶性肺炎、流行性脑脊髓膜炎、疟疾等;口角歪斜为面神经麻痹。

(2)口腔黏膜:正常口腔黏膜光洁呈粉红色。在相当于第二磨牙的颊黏膜处出现针帽头大小白色斑点,称麻疹黏膜斑,是麻疹的早期特征;红色黏膜上有白色假膜或外衣,为口腔念珠菌病,多见于衰弱患儿或老年患者。

(3)舌:正常人舌质淡红、柔软、湿润,舌苔薄白,伸舌居中、活动自如、无震颤。评估时应注意舌质、舌苔及其活动状态。

(4)咽部及扁桃体:应注意扁桃体的大小,有无红肿、分泌物等。

1)咽部的检查方法:被评估者取坐位,头略后仰,张大口并发"啊"音,评估者将压舌板在舌的前 2/3 与后 1/3 交界处迅速下压,见软腭上抬,在照明的配合下,可见软腭、腭垂、软腭弓、扁桃体、咽后壁等。

2)扁桃体肿大分度:一般分为三度。不超过咽腭弓者为Ⅰ度;超过咽腭弓者为Ⅱ度;达到或超过咽后壁中线者为Ⅲ度。

3)临床意义:咽部黏膜充血、红肿、黏膜腺液分泌增多,多为急性咽炎;咽部黏膜充血、表面粗糙,并伴淋巴滤泡呈簇状增生,为慢性咽炎;急性扁桃体炎时,见腺体增大、红肿,在扁桃体隐窝内可见黄白色分泌物。

二、颈部检查

1.颈部运动

正常人颈部伸屈、转动自如。颈部运动受限伴疼痛,见于颈肌扭伤、软组织炎症等。颈部强直为脑膜受刺激导致,见于各种脑膜炎、蛛网膜下隙出血等。

2.颈部血管

(1)颈静脉怒张:正常人取立位或坐位时颈外静脉常不显露,去枕平卧时稍充盈,充盈水平仅限于锁骨上缘到下颌角距离的下 2/3 以内。

如保持在 $30°\sim45°$ 的半卧位时颈静脉充盈度超过正常水平或立位、坐位时可见颈静脉充盈,称颈静脉怒张,提示体循环静脉压升高。见于右心衰竭、缩窄性心包炎、心包积液、上腔静脉阻塞综合征等。

(2)颈动脉搏动:正常人颈动脉搏动仅见于剧烈活动后心搏出量增加时,且很微弱。若安静状态下出现颈动脉明显搏动,多见于主动脉瓣关闭不全、高血压、甲状腺功能亢进症、严重贫血患者。

3.甲状腺

甲状腺在甲状软骨下方及环状软骨前方,正常时看不到且不易触及。

(1)检查方法:可采用视诊、触诊和听诊的方法综合评估,应注意甲状腺的大小、质地、是否对称,有无结节、压痛、震颤等。触诊时,护士站在患者背后,双手拇指放于其颈后,用其他四指从甲状腺软骨两侧进行触摸,或从正面以右手拇指和其他四指在甲状腺软骨两旁进行触诊,同时让患者做吞咽动作。

(2)甲状腺肿大的分度及临床意义:甲状腺肿大分三度:看不到肿大但能触及者为Ⅰ度;能触及且能看到,但在胸锁乳突肌以内者为Ⅱ度;超过胸锁乳突肌外缘者为Ⅲ度。甲状腺肿大常见于以下疾病。

1)甲状腺功能亢进症:为程度不等的弥散性、对称性甲状腺肿大,其质地柔软、表面光滑、无压痛,可有震颤,常闻及"嗡鸣"样血管杂音。

2)单纯性甲状腺肿:腺体肿大明显,呈弥散性或结节性,无压痛及震颤。

3)甲状腺癌:多呈单发的结节,不规则、质硬。

4.气管

正常人气管居于颈前正中部。检查时嘱患者取坐位或仰卧位,使颈部完全暴露并居自然直立状态。护士面对患者将示指与无名指分别置于两侧胸锁关节上,再将中指置于气管之上,观察中指是否在示指与无名指中间。正常人居中。大量胸腔积液、积气及纵隔肿瘤可将气管推向健侧;肺不张、肺纤维化和胸膜粘连等可将气管拉向患侧。

第四节　胸部检查

胸部是指颈部以下腹部以上的区域,由胸骨、肋骨和脊柱共同构成骨性支架,并与皮肤、肌肉、胸膜共同构成胸廓。胸廓和膈共同围成胸腔,容纳左、右胸膜腔和肺脏、心脏及大血管,以及食管、气管等脏器。胸部体检对评估患者的呼吸、循环功能极为重要。胸壁、胸廓和乳房的检查以视诊和触诊为主,心肺的检查则以叩诊、听诊为主。

一、胸部的体表标志

(一)胸骨角

胸骨角位于胸骨上切迹下约 5 cm,即胸骨柄与胸骨体的交界处。胸骨角两侧分别与左右第 2 肋软骨相连,是计数肋骨和肋间隙的重要标志,同时也相当于气管分叉处、心房上缘和上下纵隔交界处及第 4 胸椎水平。

(二)第 7 颈椎棘突

低头时颈部特别突出处,为计数椎体的标志。

(三)肩胛下角

两上肢自然下垂,肩胛下角平第 7 或第 8 肋骨水平。

(四)胸部体表垂直标志线

有前正中线、后正中线、锁骨中线、腋前线、腋中线、腋后线、肩胛线。

二、胸廓外形

正常胸廓两侧大致对称,成人胸廓前后径小于左右径,前后径与左右径之比为 1∶1.5,各种原因引起骨骼发育异常或骨骼变形,胸廓的前后径与左右径的比例改变,胸廓外形亦随之变化。

(一)扁平胸

胸廓扁平,前后径短于左右径的一半。可见于慢性消耗性疾病,如肺结核,也可见于瘦长体型者。

(二)桶状胸

胸廓呈桶状,前后径约等于左右径,肋间隙加宽。多见于肺气肿患者,也可见于老年人和矮胖体型者。

(三)佝偻病胸

胸廓前后径略大于左右径,其上、下长度较短,胸骨中、下段向前突起,胸廓前侧壁肋骨凹陷,称为鸡胸;肋骨与肋软骨连接处隆起呈串珠状,称佝偻病串珠;若胸骨下部剑突处显著内陷,形似漏斗,称为漏斗胸,见于佝偻病。

(四)局部异常隆起及凹陷

胸廓单侧膨隆,见于一侧大量胸腔积液、气胸、胸腔肿瘤等患者;胸廓局限性凹陷,见于肺不张、胸膜粘连等患者。

三、胸壁、乳房

(一)胸壁

观察胸壁有无静脉曲张、皮下气肿和胸壁压痛等。

(二)乳房视诊

应观察乳房发育是否正常,皮肤及乳头有无异常。触诊应注意乳房的硬度、弹性、压痛、包块,并仔细评估腋窝、锁骨上窝、颈部的淋巴结是否肿大。

四、肺和胸膜检查

(一)视诊

正常人呼吸时,胸廓两侧运动对称、稳定而有规律。

平静状态下,健康人进行有节律的、深度适中的呼吸运动。男性与儿童为以膈肌引起的腹式呼吸为主,女性以肋间肌引起的胸式呼吸为主。胸式呼吸减弱而腹式呼吸增强,常见于胸、肺疾病,如肋骨骨折、肺炎、胸膜炎等。

当上呼吸道部分梗阻时,患者吸气时可出现胸骨上窝、锁骨上窝及肋间隙向内凹陷,称"三凹征",又称为吸气性呼吸困难,见于气管异物、喉头水肿等。当下呼吸道部分梗阻时,患者出现呼吸费力、呼气时间延长,称呼气性呼吸困难,见于支气管哮喘、慢性支气管炎、慢性阻塞性肺气肿等。

(二)触诊

用双手对称性置于胸部两侧,自上而下、左右对比进行触诊,同时按照前胸壁、侧胸壁、后背部的顺序进行。肺部触诊的内容主要是触觉语颤和胸膜摩擦感。

1.触觉语颤

触觉语颤又称语音震颤,检查时检查者将两手掌的尺侧缘或掌面轻放于胸廓两侧对称部位,让患者低音调说"一"长音,此时声带震动产生声波,并沿气管、支气管、肺泡传至胸壁,检查者的手即感细微震动,称为语音震颤(语颤)。正常人两侧语颤相等。语颤增强见于肺实变和肺内大空洞;语颤减弱或消失见于肺气肿、阻塞性肺不张、胸腔积液或气胸、胸膜粘连肥厚、胸壁水肿或皮下气肿。

2.胸膜摩擦感

当胸膜炎症时,因纤维蛋白沉着而使脏、壁两层胸膜变得粗糙,呼吸时两层胸膜相互摩擦,检查者的手触到类似皮革相互摩擦的摩擦感,故称为胸膜摩擦感。常在病侧腋下第5～7肋间较易触及。

(三)叩诊

1.常采用间接叩诊法

患者取坐位或仰卧位,放松肌肉,双臂下垂,均匀呼吸,自上而下、由外而内,逐个肋间叩击患者胸部,同时左右对比。叩诊顺序依次为前胸、侧胸、背部。

2.肺部正常叩诊音

正常肺部叩诊音为清音；肺与实质脏器(肝、心)重叠部分呈浊音；左侧第5～6肋间隙以下为胃泡鼓音区。

3.肺部异常叩诊音

肺部异常叩诊音指在正常肺部清音区内出现浊音、实音、鼓音或过清音的情况，提示肺、胸膜、膈肌或胸壁存在病理改变。

(1)过清音：见于肺气肿。

(2)鼓音：见于气胸、空洞型肺结核。

(3)浊音或实音：见于肺炎、肺肿瘤、胸腔积液等。

4.肺下界叩诊

平静呼吸时自上而下进行叩诊，当清音变为浊音时，可定为肺下界。正常人肺下界位于锁骨中线上第6肋间隙、腋中线上第8肋间隙、肩胛下角线上第10肋间隙。病理情况下，肺下界下移见于肺气肿；肺下界上移见于肺萎缩、胸腔积液、腹腔积液、气腹等。

(四)听诊

患者取坐位，亦可取卧位。听诊顺序一般从肺尖开始，自上而下，逐一沿肋间听诊前胸、侧胸到背部，同时做上下对比与左右对比。患者微张口做均匀的呼吸，必要时可做较深呼吸或咳嗽几声后进行听诊，这样有利于发现呼吸音的改变及附加音。肺部听诊的内容包括：正常呼吸音、异常呼吸音、啰音和胸膜摩擦音。

1.正常呼吸音

正常呼吸音包括以下几种类型。

(1)支气管呼吸音：位于喉部、胸骨上窝、背部第6、7颈椎及第1、2胸椎两侧，声音似把舌抬高后再呼气时所发出的"哈"音，其音调高、呼气时相较长，是由吸入的空气在声门、气管、主支气管内形成湍流使气管壁震动所致。

(2)支气管肺泡呼吸音：位于胸骨角两侧及肩胛间区第3、4胸椎水平，声音为呼气与吸气等长的一种呼吸音，其吸气相似肺泡呼吸音，呼气相似支气管呼吸音，产生机制兼有支气管呼吸音和肺泡呼吸音。

(3)肺泡呼吸音：分布广泛，除支气管呼吸音和支气管肺泡呼吸音分布区外，大部分肺部均可听到似上齿咬下唇吸气时发出的"夫"音，其音调低、吸气时相较长，是由空气在细支气管、肺泡内进出产生震动而致。

2.异常呼吸音

异常呼吸音包括异常肺泡呼吸音、异常支气管呼吸音和异常支气管肺泡呼吸音3种。临床较常见且重要的是前两种。

(1)异常肺泡呼吸音：两侧肺泡呼吸音均降低：见于全身衰弱、肺气肿；病变侧肺泡呼吸音减弱，见于肺不张、气胸、胸腔积液等，健侧肺泡呼吸音代偿性增强。

(2)异常支气管呼吸音：在正常肺泡呼吸音部位若出现支气管呼吸音则为异常支气管呼吸音，见于肺实变、空洞型肺结核等。

3.啰音

呼吸音以外的附加音，该音在正常情况下并不存在。按性质不同可分为干啰音和湿啰音。

(1)干啰音：是气流通过狭窄的支气管时发生漩涡或气流冲击大支气管腔内的黏稠分泌物

使之震动所产生的音响。病变在较大支气管者,产生的声音低而粗,称为"鼾音";发生于小支气管者,声音响而音调高常伴有呼气延长,称为"哮鸣音"。两肺布满干啰音,见于支气管哮喘等;局部干啰音,见于慢性支气管炎、气管异物等。

（2）湿啰音:又称水泡音,是由于气流通过气管、支气管内有较稀薄的分泌物(渗出液、痰液、血液、黏液等)时形成水泡并立即破裂所产生的声音。根据支气管口径大小不同所发出的水泡音可分成小、中、大 3 种。

1）湿啰音局限于肺的某一部位,提示该部有炎症,如肺炎、支气管扩张。

2）两肺底布满湿啰音,见于肺淤血等。

3）两肺满布湿啰音,见于急性肺水肿等。

4.胸膜摩擦音

胸膜摩擦音与胸膜摩擦感产生机制相同,当胸膜发生炎症时,表面粗糙,随呼吸运动两层胸膜互相摩擦的声音,称为胸膜摩擦音。其特征颇似用一手掩耳,以另一手手指在其手背上摩擦时所听到的声音。呼气、吸气均可听到,一般于吸气末或呼气初较为明显,屏气时消失;深呼吸或在听诊器体件上加压时声音可加强,一般在前下侧胸壁最易听到。多见于结核性胸膜炎、纤维性胸膜炎、胸膜肿瘤等。

五、心脏检查

心脏检查对判断心脏及血管功能具有重要意义。在进行心脏检查时,需要一个安静、光线充足的环境,患者多取卧位,检查者位于患者右侧。

(一)视诊

患者尽可能取卧位,除一般观察胸廓轮廓外,必要时检查者也可将视线与胸廓同高,以便更好地了解心前区有无隆起和异常搏动等。心脏视诊包括心前区外形和心尖搏动。

1.心前区外形

正常人心前区外形与右侧相应部位对称。心前区隆起主要见于先天性心脏病造成的心脏肥大,在儿童生长发育完成前影响胸廓正常发育而形成。常见胸骨下段及胸骨左缘第 3、4、5 肋间的局部隆起,如法洛四联症等的右心室肥大。成人大量心包积液时,心前区饱满。

2.心尖搏动

主要由于心室收缩时心脏摆动、心尖向前冲击前胸壁相应部位而形成。正常成人心尖搏动位于胸骨左侧第 5 肋间锁骨中线内侧 0.5～1.0 cm 处,搏动范围以直径计算为 2.0～2.5 cm,强度适中,频率为 60～100 次/分钟,节律规整。

引起心尖搏动位置改变的疾病有:①左心室增大时,心尖搏动向左下移位;右心室增大时,心尖搏动向左移位;先天性右位心时,心尖搏动则位于右侧第 5 肋间锁骨中线内侧。②大量胸腔积液或气胸时,心尖搏动向健侧移位;肺不张、粘连性胸膜炎时,心尖搏动向患侧移动;肺气肿伴右心室增大,心尖搏动可在剑突下触到;③大量腹腔积液或腹腔内巨大肿瘤时,可使心尖搏动位置上移。

(二)触诊

心脏触诊进一步证实视诊所见,并发现视诊未发现的体征,与视诊同时进行,能起互补效果。触诊方法是检查者先用右手全手掌置于心前区开始检查,然后逐渐缩小到用手掌尺侧或示指和中指指腹并拢同时触诊,必要时亦可单指指腹触诊。

1. 心前区搏动

触诊对于确定心尖搏动的位置、强弱和范围较视诊更加准确,尤其在心尖搏动不能看到时。心尖搏动开始冲击手掌的时间标志着心室收缩期的开始,故可利用心尖搏动的触诊来确定震颤、心音和杂音出现的时期。

2. 震颤

震颤为触诊时手掌感到的一种细小震动感,与在猫喉部摸到的呼吸震颤类似,又称猫喘。震颤的发生机制与杂音一致,系由血液经狭窄的口径或循异常的方向流动形成涡流造成瓣膜、血管壁或心腔震动传至胸壁所致。震颤的临床意义与杂音也一致,只是触觉对频率较低声波的震动较敏感,因此听到杂音不一定触到震颤,触及震颤即提示有器质性心血管疾病,多见于某些先天性心血管疾病或狭窄性瓣膜病变。

3. 心包摩擦感

可在心前区或胸骨左缘第3、4肋间触及,多呈收缩期和舒张期双相粗糙的摩擦感,以收缩期、前倾体位和呼气末更为明显。心包摩擦感是由于急性心包炎时心包膜纤维素渗出致表面粗糙,心脏收缩时脏层与壁层心包摩擦产生的震动传到胸壁所致。随渗液的增多,使心包脏层与壁层分离,摩擦感则消失。

(三)叩诊

叩诊用于确定心界大小及其形状。

1. 方法和顺序

叩诊采用间接叩诊法,受检者一般取平卧位,以左手中指作为叩诊板指,板指与肋间平行放置,如让受检者取坐位时,板指可与肋间垂直,必要时分别进行坐、卧位叩诊,并注意两种体位时心浊音界的改变。叩诊时,板指平置于心前区的相应部位,以右手中指均匀叩击板指,并且由外向内逐渐移动板指,以听到声音由清变浊来确定心浊音界。心脏和大血管不含气,叩诊呈绝对浊音,而心脏两侧边缘被肺遮盖,叩诊呈相对浊音。

通常的顺序是先叩左界,后叩右界。左侧在心尖搏动外2~3 cm处开始,由外向内,逐个肋间向上,直至第2肋间。右界叩诊先叩出肝上界,然后其上一肋间由外向内,逐个肋间向上叩诊,直至第2肋间。对各肋间叩得的浊音界逐一做出标记,并测量其与锁骨中线的水平距离。

2. 正常心脏浊音界

心脏正常的浊音界分为左界和右界。左侧第2肋间距胸骨中线2~3 cm,左侧第3肋间距胸骨中线3.5~4.5 cm,左侧第4肋间距胸骨中线5~6 cm,左侧第5肋间距胸骨中线7~9 cm。右界几乎与胸骨右缘是一致的,右侧第2肋间距胸骨中线2~3 cm,右侧第3肋间距胸骨中线2~3 cm,右侧第4肋间距胸骨中线3~4 cm。

3. 心脏浊音界改变及临床意义

(1)心脏以外因素

1)胸部疾病:一侧胸腔积液和气胸时,心浊音界移向健侧;一侧胸腔粘连或肺不张时,心脏浊音界移向患侧;肺实变、肺肿瘤或纵隔淋巴结肿大,若与心脏浊音重叠时,则心浊音界叩不出;肺气肿时,心脏浊音界变小或叩不出。

2)腹部疾病:腹腔大量积液、巨大肿瘤及妊娠末期时,可使膈肌上升,心脏呈横位,心脏的左、右界均扩大。

(2)心脏及血管病变。

1)左心室增大:心脏浊音界向左下扩大,心腰部由原来的钝角变为近似直角,心脏浊音界呈靴形。

常见于主动脉瓣关闭不全,故称为主动脉型心,亦可见于高血压性心脏病等。

2)右心室增大:轻度增大,仅使心脏绝对浊音界扩大;显著增大,心脏相对浊音界向两侧扩大,因心脏沿长轴顺钟向转位,故以向左侧扩大为主。常见于肺心病、单纯二尖瓣狭窄等。

3)左心房及肺动脉扩大:胸骨左缘第2、3肋间心脏浊音界向外扩大,使心腰部饱满膨出,心脏浊音界呈梨形。常见于二尖瓣狭窄,故称为二尖瓣型心。

4)心包积液:心脏浊音界向两侧扩大,相对浊音界与绝对浊音界几乎相同,且随体位改变而变化。坐位时心脏浊音界呈三角烧瓶形,卧位时心底部增宽,心脏浊音界近似球形。

(四)听诊

心脏听诊是心脏体检中比较复杂且重要的方法,尤其是对危重患者的抢救。护士应注意观察患者的心音、心率、心律、额外心音及杂音等,以配合抢救。

1.心脏瓣膜听诊区及听诊顺序

心脏各瓣膜开放与关闭时所产生的声音传导至体表最易听清的部位称为瓣膜听诊区。心脏瓣膜解剖部位的体表投影与瓣膜听诊区不完全对应。

(1)二尖瓣区:位于心尖搏动最强点,即位于左锁骨中线内侧第5肋间隙。如心脏增大,可选心尖冲动最明显处。

(2)肺动脉瓣区:位于胸骨左缘第2肋间。

(3)主动脉瓣区第一听诊区:位于胸骨右缘第2肋间。

(4)主动脉瓣第二听诊区:位于胸骨左缘第3~4肋间。

(5)三尖瓣区:位于胸骨下端左缘,即胸骨左缘第4、5肋间。

通常的听诊顺序可以从心尖区开始,逆时针方向依次听诊,即二尖瓣区→肺动脉区→主动脉瓣区第一听诊区→主动脉第二听诊区→二尖瓣区。

2.听诊内容

听诊内容包括心率、心律、心音、杂音、心包摩擦音。

(1)心率:指每分钟心跳的次数,正常成人心率为60~100次/分钟。女性、儿童偏快,老年人较慢。

1)心动过速:婴幼儿心率超过150次/分钟,成人心率超过100次/分钟,称为心动过速。

2)心动过缓:心率低于60次/分钟,称为心动过缓。

心动过速与过缓的临床意义同脉率增快与减慢。

(2)心律:即心脏跳动的节律。正常人心律规则。窦性心律不齐可见于青年、儿童,即心律随呼吸而改变,吸气时心率加快,呼气时心率减慢,一般无临床意义。听诊所能发现的心律失常最常见的有期前收缩和心房颤动。

1)期前收缩:是指窦房结以外的异位起搏点提前发放冲动引起心脏搏动提前出现。听诊特点是在原有规则心律基础上,突然提前出现一次异位心脏搏动,其后有一较长间歇。如果期前收缩规律出现,可形成联律,如每隔1个窦性搏动后出现1次期前收缩,称为二联律;每隔2个窦性搏动后出现1次期前收缩称为三联律,以此类推。

2)心房颤动:是由心房内异位起搏点发出极快而不规则的冲动,使心房肌纤维出现快而不规则的乱颤。听诊特点为：①心律快慢不一致；②第一心音强弱不一致；③心率与脉率不一致，即单位时间内脉率少于心率，又称脉搏短绌。房颤常见于二尖瓣狭窄、冠心病等。

（3）心音：按其在心动周期中出现的先后，可依次命名为第一心音（S_1）、第二心音（S_2）、第三心音（S_3）和第四心音（S_4）。通常情况下，只能听到第一、第二心音，部分青少年可闻及第三心音，第四心音一般听不到，若听到，则属病理性。

第一心音主要是由于心室收缩时，二尖瓣和三尖瓣骤然关闭震动所产生。它标志着心室收缩的开始，通常以心尖部最强而清晰，音调较低，持续时间较长。第二心音主要是由于心室舒张开始时主动脉瓣和肺动脉瓣突然关闭震动所产生。它标志心室舒张的开始，通常以心底部最强且清晰，音调较高而清脆，持续时间较短。

心音改变及其临床意义如下所示。

1）心音减弱：可见于心脏本身的疾病或心外因素引起的两个心音或第一心音减弱，如心肌炎、休克等。

2）舒张早期奔马律：又称病理性第三心音。该音发生在舒张早期，是一种短促而低调的声音，心率达100次/分钟以上，犹如骏马奔驰时的马蹄声，称舒张早期奔马律。常见于高血压性心脏病等。

（4）心脏杂音：心脏杂音指除心音和额外心音以外，在心脏收缩或舒张过程中出现的异常声音，是由于血流速度加快、心脏瓣膜关闭不全或狭窄、心腔内有漂浮物或异常通道等原因引起。

听到心脏杂音时应注意分析其部位、时期、性质、传导及强度等，并判断是功能性杂音或器质性杂音。

1）杂音最响部位：杂音最响部位与病变部位相关，通常杂音最响部位即为病变所在部位。

2）杂音出现的时期：可分为收缩期杂音（SM）、舒张期杂音（DM）、连续性杂音。舒张期杂音及连续性杂音均为器质性杂音，而收缩期杂音强度在2/6级以下多为功能性，在3/6级以上且常沿血流方向传导的，多为病理性杂音。

3）杂音的性质：临床上常用柔和、粗糙来形容杂音的音调，用隆隆样、吹风样、机器样、叹气样、鸟鸣样、喷射样、乐音样等形容杂音的音色。

4）杂音的传导方向：杂音常沿着产生杂音的血流方向传导，亦可经周围组织扩散。根据杂音的最响部位及传导方向可以判断其来源和性质。

5）杂音的强度：即杂音的响度及其在心动周期中的变化。舒张期杂音均为病理性，一般不分级，但亦有分为轻、中、重三级；收缩期杂音则多采用Levine 6级法分级，具体如下。

1级最轻。听诊特点：很弱、易忽略，须在安静环境下仔细听诊。

2级轻度。听诊特点：弱，较易听到。

3级中度。听诊特点：较响亮，容易听到。

4级响亮。听诊特点：响亮。

5级很响。听诊特点：更响亮，且向周围甚至背部传导，听诊器离开胸壁时听不到。

6级最响。听诊特点：极响亮、震耳，将听诊器稍离开胸壁也可听到。

其记录方法是：分子为杂音级别，分母为6。如：响度为4级的杂音，记录为4/6级杂音。

（5）心包摩擦音：心包摩擦音与心包摩擦感的产生方式、临床意义基本相同，参见心包摩擦感内容。

（五）循环系统常见疾病的主要体征

1. 二尖瓣狭窄

（1）视诊：二尖瓣面容。

（2）触诊：心尖部可触及舒张期震颤。

（3）叩诊：呈梨形心。

（4）听诊：心尖部舒张期低调、隆隆样杂音。

2. 二尖瓣关闭不全

（1）视诊：心尖搏动向左下移位。

（2）触诊：心尖搏动向左下移位，可呈抬举性。

（3）叩诊：心浊音界向左下扩大，后期亦可向左扩大。

（4）听诊：心尖部粗糙、响亮的全收缩期吹风样杂音。

3. 主动脉瓣关闭不全

（1）视诊：面色苍白，颈动脉搏动明显，心尖搏动向左下移位，范围较广。

（2）触诊：心尖搏动向左下移位，呈有力的抬举性，有水冲脉。

（3）叩诊：呈靴形心。

（4）听诊：主动脉瓣第二听诊区舒张期哈气样杂音。

4. 主动脉瓣狭窄

（1）视诊：心尖搏动向左下移位，比较局限，强而有力。

（2）触诊：在主动脉瓣区可触及收缩期震颤。

（3）叩诊：心浊音界向左下扩大。

（4）听诊：主动脉瓣区收缩期响亮、粗糙喷射性杂音。

5. 心包积液

（1）视诊：心尖搏动减弱或消失，呼吸困难，颈静脉怒张。

（2）触诊：心尖搏动减弱或触不到，有奇脉。

（3）叩诊：心浊音界向两侧扩大，且随体位改变而变化。

（4）听诊：心音弱而遥远，在心前区有时可听到心包摩擦音。

六、血管检查

血管检查主要包括血管的视诊、触诊、听诊和血压测量。

（一）视诊

1. 手背浅静脉充盈情况

让患者取卧位或坐位，将一手保持与右心房同一水平（仰卧位时平腋中线、坐位时平第4肋骨），然后以肩关节为轴将手逐渐上抬至一定高度时，即可见原充盈的手背静脉下陷，手上抬的距离即大约为静脉压的高度。此方法对右心衰竭、上腔静脉梗阻、渗出性心包炎等所致的静脉压升高有一定的评估作用。

2. 毛细血管搏动征

用手指轻压患者指甲甲床末端，或以干净透明的玻片轻压患者口唇黏膜，如见到红、白交替的节律性毛细血管搏动现象，称为毛细血管搏动征阳性，见于主动脉瓣关闭不全、甲状腺功能亢进症、重度贫血等，为脉压增大所致。

（二）触诊

血管的触诊主要是指对动脉搏动即脉搏的触诊。触诊脉搏通常用互相并拢的示指、中指及无名指的指腹平放于动脉之上，力量适中，进行触摸。临床上以检查桡动脉常见，必要时也可检查颞动脉、颈动脉、肱动脉、股动脉、足背动脉等。

检查动脉搏动时应注意其速率、节律、紧张度、动脉管壁的弹性等。正常人的脉搏速率为60～100次/分钟、节律规整、血管紧张度适中、动脉壁弹性良好。

临床上异常脉搏详见一般检查内容。

（三）听诊

1.静脉杂音

正常人静脉压不高，故静脉杂音多不明显。当静脉高压时，在曲张的腹壁静脉上有时可听到连续性的"营营"音，听诊器体件加压后消失。

2.动脉杂音

甲状腺功能亢进症时，可在甲状腺部位听到连续性杂音；肾动脉狭窄时，可在上腹部肾区听到收缩期吹风样杂音；腹主动脉瘤时，可在腹部听到收缩期血管杂音。

3.枪击音和 Duroziez 双重杂音

在正常人的颈动脉与锁骨下动脉部位可听到相当于第一心音与第二心音的两声音，称为正常动脉音。正常时除此之外，在其他动脉上听不到任何声音。将听诊器体件放于肱动脉或股动脉处，若听到"嗒—嗒"音，称为枪击音。这是由于脉压增大，声波冲击动脉壁所致。如再稍加压力，人为造成动脉狭窄，则可听到收缩期与舒张期双重杂音，称 Duroziez 双重杂音。见于主动脉瓣关闭不全、甲状腺功能亢进症、重度贫血等。毛细血管搏动征、水冲脉、枪击音和Duroziez 双重杂音被统称为周围血管征，为脉压增大所致。

第五节 腹部检查

腹部的范围上至横膈，下至骨盆，前面及侧面为腹壁，后面为脊柱及腰肌，主要包括腹壁、腹膜腔和腹腔脏器。腹部检查对评估患者的消化功能至关重要。

一、腹部体表标志及分区

（一）常用体表标志

1.肋弓下缘

肋弓由第8～10肋软骨连接形成的肋缘和第11、12浮肋构成。其下缘是腹部体表的上界，常用于腹部的分区，肝、脾的测量及胆囊点的定位。

2.腹上角

腹上角为两侧肋弓在剑突根部形成的交角，常用于体型的判断及肝的测量。

3.脐

脐位于腹部的中心，是腹部四区分法的标志。此处易有脐疝。

4.髂前上棘

髂前上棘为髂嵴前方的突出点,是腹部九区分法的标志,亦是骨髓穿刺的常用部位。

5.腹直肌外缘

腹直肌外缘相当于锁骨中线的延续,常用于胆囊点的定位。

6.腹中线

腹中线是前正中线的延续,为腹部四区分法的垂直线。

7.耻骨联合

耻骨联合是由两耻骨间的纤维软骨连接而成,为腹部体表的下界。

(二)分区

临床常用的腹部分区法有四区分法和九区分法两种。

1.四区分法

通过脐分别划一水平线和一垂直线,两线相交后将腹部分为右上腹部、右下腹部、左上腹部和左下腹部四区。

2.九区分法

两侧肋弓下缘的连线和两侧髂前上棘的连线构成两条水平线,左、右髂前上棘至腹中线的连线中点所作的垂直线构成两条垂直线,四线相交将腹部划分为井字形九区。分别是左右上腹部、左右腰部、左右下腹部、上腹部、中腹部及下腹部。

二、腹部视诊

检查前嘱患者排空膀胱;视诊时,应保持环境温暖,光线充足而柔和;患者取仰卧位,平静呼吸,充分暴露全腹部;护士通常站在患者右侧,自上而下按一定的顺序进行观察。一般正常人腹部平坦,两侧对称,卧位时稍凹陷,立位时稍隆起。视诊内容如下。

(一)腹部外形

注意观察腹部是否对称、有无隆起或凹陷,若腹部有包块或腹腔积液时应测量腹围。

1.腹部膨隆

腹部膨隆指平卧位时前腹壁明显高于肋缘至耻骨联合水平面。可见于生理原因如妊娠、肥胖,或病理原因如腹腔积液、巨大肿瘤等。

(1)全腹膨隆:腹部外形呈球形或椭圆形。常见于大量腹腔积液、胃肠胀气、巨大腹部肿块、妊娠晚期、过度肥胖等。

其中大量腹腔积液时腹部外形可随体位不同而变化,患者平卧时,因腹壁松弛,液体下沉于腹腔两侧,腹部扁平而宽,称为蛙腹;坐位时,因液体下沉于下腹部而使腹下部膨出,常见于肝硬化门静脉高压症。

(2)局限性膨隆:常因腹部增大的脏器、肿瘤、包块、胃或肠胀气、腹壁包块或疝等导致相应部位出现膨隆。

2.腹部凹陷

腹部凹陷指平卧位时,前腹壁明显低于肋缘至耻骨联合的水平面。

(1)全腹凹陷:常见于显著消瘦、严重脱水等患者。严重时前腹壁凹陷几乎贴近脊柱,使肋弓、髂嵴和耻骨联合显露明显,外形呈舟状,称舟状腹。常见于恶病质。

(2)局部凹陷:较少见,多因手术后腹壁瘢痕收缩所致。

(二)呼吸运动

腹壁随呼吸而上下起伏,称为腹式呼吸。正常成年男性及儿童以腹式呼吸为主;成年女性以胸式呼吸为主。腹式呼吸运动减弱或消失见于腹膜炎症、膈肌麻痹、腹腔积液、急性腹痛等。腹式呼吸增强较少见。

(三)腹壁静脉

正常人在腹壁上一般见不到静脉,只有肤色白皙和较瘦者可隐约见到腹壁静脉。当门静脉循环障碍及上、下腔静脉回流受阻时,腹壁静脉显著扩张或迂曲,称为腹壁静脉曲张。检查时注意曲张静脉的分布及血流方向,有利于判断静脉曲张的来源。

1.检查血流方向

选择一段无分支的曲张静脉,护士将右手示指和中指并拢,压迫该静脉,然后先用一只手指紧压静脉向外划行,使静脉空虚,再抬起该手指,观察静脉是否充盈,若血液迅速充盈静脉,则血流方向为从放松端流向紧压端。

2.判断静脉曲张的来源

正常时脐水平线以上的腹壁静脉血流方向为自下向上;脐水平以下的腹壁静脉血流方向为自上向下。

3.腹壁静脉

门静脉高压时曲张静脉以脐为中心向四周放射,称水母头。上、下腔静脉阻塞时,曲张的静脉位于腹壁两侧;下腔静脉回流受阻时,脐部上、下的腹壁曲张静脉血流方向均由下向上。上腔静脉回流受阻时,脐部上、下腹壁曲张静脉血流方向均由上向下。

(四)胃肠型与蠕动波

正常人腹部一般看不到胃和肠的蠕动波形,除非极度消瘦及腹壁菲薄的老年人。当胃肠道梗阻时,可在腹部见到明显的胃型或肠型,并伴有蠕动波。若幽门梗阻时,上腹部可见胃蠕动波自左而右移动;肠梗阻时,腹壁可见肠蠕动波和肠型。

三、腹部触诊

触诊是腹部体检的主要方法,对腹部体征的认知和疾病的诊断具有重要意义。

一般患者采取仰卧位,两腿屈曲并稍分开,以使腹肌尽量松弛,两手自然置于身体两侧。护士站在患者右侧,面对被检查者,检查时手掌温暖,指甲剪短,手指并拢,用指腹及掌指关节掌面先轻轻放于腹壁上,使患者适应片刻,然后以轻柔动作按顺序触诊。触诊顺序一般自左下腹开始逆时针方向自下而上,先左后右进行触诊。触诊原则是先从健康部位开始,逐渐移向病变区域。边检查边观察患者的表情与反应。若患者精神紧张或有痛苦表情时,可通过谈话来转移其注意力,使腹肌松弛,便于触诊。

触诊内容主要包括腹壁紧张度、压痛及反跳痛、腹腔脏器及腹部包块等。

(一)腹壁紧张度

正常人腹壁触之柔软,易压陷,称为腹壁柔软。当腹内有炎症时腹肌可因反射性痉挛而阻力增大,有明显的抵抗感,称腹肌紧张。病理情况下腹肌的紧张度可增加或减弱。

1.腹壁紧张度增加

(1)急性胃肠道穿孔或实质脏器破裂所致的急性弥漫性腹膜炎:广泛腹壁紧张,甚至腹肌强直,硬如木板,称为板状腹。

（2）结核性腹膜炎：腹壁柔韧且有抵抗感，不易压陷，触之如揉面团，称为揉面感。

（3）急性阑尾炎：可引起右下腹肌紧张。

（4）急性胆囊炎：可引起右上腹肌紧张。

2.腹壁紧张度减弱

由于腹肌张力降低或消失所致。检查时腹壁松软无力，失去弹性。常见于老年体弱者、经产妇、慢性消耗性疾病等。

（二）压痛及反跳痛

1.压痛

正常腹部触诊时不引起疼痛，重压时仅有一种压迫感。若由浅入深按压发生疼痛，称为压痛。压痛的部位常提示存在相关脏器的病变。如肝脏病变常表现为右季肋部压痛；消化性溃疡、胰腺炎等常表现为上腹部压痛；各种原因引起的急性弥漫性腹膜炎常表现为全腹广泛性压痛。

压痛局限于某一点，称为压痛点。一些位置较固定的压痛点常为特定疾病的重要诊断依据。如右髂前上棘与脐连线的中外 1/3 交界处为麦氏（Mc Burney）点，此处压痛提示阑尾病变；右锁骨中线与肋缘交界处为胆囊点，此处压痛为胆囊病变的标志。

2.反跳痛

检查者触诊腹部出现压痛后，用并拢的示指、中指、无名指压于原处稍停片刻，使压痛感觉趋于稳定，然后将手突然抬起，若患者感觉腹痛骤然加重，并伴有痛苦表情或呻吟，称为反跳痛。反跳痛提示壁层腹膜已受炎症累及。急性腹膜炎患者常有腹肌紧张、压痛及反跳痛，称为腹膜刺激征。而当腹腔内脏器炎症未累及壁层腹膜时，仅有压痛而无反跳痛。

（三）肝脏触诊

1.触诊方法

护士站在患者右侧，患者一般采取仰卧位。护士以左手掌及四指托住患者的右腰部，大拇指固定在患者的右肋缘上，右手掌平放于患者右侧腹壁上，手指并拢使示指和中指指端或使示指的桡侧缘指向肋缘。触诊一般自脐水平开始向上触摸，自下而上，逐渐向右肋缘移动，嘱患者进行缓慢而自然的腹式呼吸动作。触诊的手法应与呼吸运动密切配合。吸气时，腹壁紧张上抬，右手随之抬起；呼气时，腹壁松弛下陷，右手及时向前、向深部加压触诊，如肝大，则往往可触到自手下滑过的肝下缘。

2.触诊的内容及临床意义

触及肝脏时，应注意其大小、质地、边缘和表面状态、压痛等。

（1）大小：正常成人的肝脏，一般在右锁骨中线的肋缘下触不到，但瘦长体型者深吸气时可触及肝脏下缘，以右锁骨中线肋缘至肝下缘距离计算仅在 1 cm 以内；剑突下一般可触及肝下缘，范围在 3 cm 以内。如超出上述标准，排除肝下移（肝下缘超出范围，但肝上下径正常），提示肝肿大。见于病毒性肝炎、肝淤血、脂肪肝、早期肝硬化等。

（2）质地：一般分为三个等级：质软、质韧和质硬。质软如触及口唇，见于正常肝脏；质韧如触及鼻尖，见于急性肝炎、脂肪肝、慢性肝炎、肝淤血等；质硬如触及前额，见于肝硬化、肝癌等。

（3）表面状态及边缘：正常肝脏表面光滑无结节，边缘整齐且厚薄均匀一致。急性肝炎、脂肪肝、肝淤血时表面光滑，边缘圆钝；肝硬化时表面不光滑，可触及细小结节，边缘锐利；肝癌时表面高低不平，呈不均匀的结节状，边缘不规则，厚薄不一。

(4)压痛:正常肝脏无压痛,急性肝炎、肝淤血、肝脓肿时有压痛。

(四)脾脏触诊

正常不能触及脾脏。内脏下垂、左侧胸腔积液或积气时脾脏随膈肌下移,脾脏向下移位,可触到脾脏。除此以外,能触及脾脏即表示脾大。

1.触诊方法

脾脏触诊有单手触诊法和双手触诊法,常用的是双手触诊法,方法为:患者取仰卧位,双腿稍屈曲,使腹壁尽量松弛,护士立于患者右侧,左手绕过其前方,将手掌平放在患者左腰部并从后向前托起脾脏,右手掌平放于左腹部,与左肋弓成垂直方向,随患者均匀而较深的腹式呼吸,自下而上去迎触脾下缘,直至触及脾下缘或左肋缘为止。如脾脏轻度肿大,仰卧位不易触及,可嘱患者改为右侧卧位进行检查,右下肢伸直,左下肢屈曲,做腹式呼吸进行检查则较易触及脾脏。

2.脾大的分度及临床意义

脾大分为三度,分别为轻度、中度和高度肿大。

(1)轻度肿大:深吸气时,脾下缘不超过肋缘下2 cm。常见于急、慢性肝炎,伤寒等。

(2)中度肿大:深吸气时,脾下缘超过肋下缘2 cm,但在脐水平线以上。常见于肝硬化、慢性淋巴细胞白血病等。

(3)高度肿大:深吸气时,脾下缘超过脐水平线或前正中线。常见于慢性粒细胞白血病、慢性疟疾、淋巴瘤等。

(五)胆囊触诊

正常人胆囊陷存于肝之后,不能触及。胆囊肿大时,可在右肋缘与腹直肌外缘交界处触到梨形或卵圆形肿大的胆囊,一般张力较高,可随呼吸上下移动。常见于急性胆囊炎、结石、肿瘤等。

胆囊触痛检查法:胆囊有炎症但不能触及时,可进行胆囊触痛检查。嘱患者取仰卧位或坐位,腹壁放松,检查者将左手掌平放在患者的右胸下部,拇指以中等力量勾压于右肋下胆囊点处,嘱患者缓慢深吸气。如在深吸气过程中引起疼痛,为胆囊触痛。如患者因疼痛而突然停止吸气,称莫菲(Murphy)征阳性,常见于急性胆囊炎。这是由于发炎的胆囊随吸气下移时,碰到用力按压的拇指引起的疼痛。

(六)膀胱触诊

正常膀胱空虚时位于盆腔内,不能触及。当膀胱内积尿充盈胀大时,其越出耻骨上缘而在下腹中部触到。膀胱触诊一般采用单手滑行触诊法。嘱患者取仰卧屈膝位,腹壁放松,检查者自脐向耻骨联合方向触摸,如为充盈的膀胱触之有囊性感,不能被推移,呈横置的椭圆形或球形,按压时患者感到憋胀、有尿意;排尿或导尿后可缩小或消失。

(七)腹部肿块

腹部触及包块可以是实质脏器的肿大或异位、空腔脏器的扩张、肿瘤、囊肿、炎性肿块、肿大的淋巴结及肠内粪块等。如触到包块应注意其位置、大小、形态、质地、有无压痛、搏动、能否移动、与周围器官和腹壁的关系等,以鉴别肿块来源于何种脏器及其性质。①炎症性肿块,包块与邻近组织粘连,不易推动,压痛明显;②良性肿瘤,包块边界清楚、表面光滑、质地不坚、压痛不显著、活动度较大;③恶性肿瘤,包块巨大、边界模糊、形态不规则、表面凹凸不平且质地坚硬、移动度差。

四、腹部叩诊

腹部叩诊的方法包括直接叩诊法和间接叩诊法,临床上常用的为间接叩诊法。腹部叩诊内容具体如下。

(一)腹部叩诊音

正常腹部叩诊音为鼓音,肝脏、脾脏叩诊呈浊音或实音。明显鼓音见于胃肠高度胀气、人工气腹和胃肠穿孔。而肝、脾等实质脏器极度肿大,以及腹腔内肿物、大量腹腔积液时,鼓音范围缩小,病变部位出现浊音或实音。

(二)肝脏叩诊

1. 叩诊方法

一般沿右锁骨中线自上而下由肺部清音区进行叩诊,叩诊音由清音转为浊音时为肝上界,又称肝相对浊音界;再向下进行叩诊,叩诊音由浊音转为实音,即为肝脏绝对浊音界。肝下界叩诊由腹部鼓音区沿锁骨中线或正中线向上进行,叩诊音由鼓音转为浊音时,即为肝下界。

2. 正常肝脏上、下界

匀称体型者,肝上界位于右锁骨中线第 5 肋间,肝下界位于右季肋下缘,二者之间的距离称肝上下径,为 9~11 cm;在右腋中线上,其上界为第 7 肋间,下界相当于第 10 肋骨水平。矮胖体型者,其肝上、下界均可高 1 个肋间;瘦长体型者均可低 1 个肋间。

3. 肝浊音界变化的临床意义

(1)肝浊音界扩大:见于肝癌、肝淤血、肝炎等。

(2)肝浊音界缩小:常见于肝硬化、急性重型肝炎等。

(3)肝浊音界消失:叩诊呈鼓音,见于急性胃肠穿孔。

(4)肝浊音界上移:常见于右肺不张、严重腹腔积液。

(5)肝浊音界下移:常见于慢性阻塞性肺气肿、右侧张力性气胸、右侧胸腔大量积液等。

(三)移动性浊音

移动性浊音是指当患者改变体位时浊音区出现相应变动的现象。当腹腔内游离液体超过 1 000 mL 时,即可叩出移动性浊音。嘱患者取仰卧位,检查者自脐部向一侧腰部叩诊,当鼓音转为浊音时,检查者左手中指不离开腹壁,嘱患者转向右侧卧位,如叩诊该处浊音变为鼓音,表明浊音移动,即为移动性浊音。患者仰卧时,腹腔积液积于腹部两侧,故两侧叩诊呈浊音,腹部中央叩诊呈鼓音;患者侧卧位时,腹腔积液积于下部,肠管上浮,故下部叩诊呈浊音,上部叩诊呈鼓音。见于肝硬化大量腹腔积液、结核性腹膜炎等。

五、腹部听诊

(一)肠鸣音

肠鸣音是指肠蠕动时,肠腔内气体和液体随之流动所产生的一种断断续续的咕噜声(或气过水声)。正常情况下,肠鸣音约 4~5 次/分钟,以脐部最明显,餐后频繁而明显,休息时稀疏而微弱。肠蠕动增强时,肠鸣音达 10 次/分钟以上,但音调不特别高亢者称为肠鸣音活跃,常见于急性肠炎;若肠鸣音响亮、音调高亢则称为肠鸣音亢进,见于机械性肠梗阻。如持续听诊 3~5 min或以上才有 1 次或听不到肠鸣音,称肠鸣音减弱或消失,常见于麻痹性肠梗阻或急性腹膜炎。

(二)振水音

振水音是指胃内气体与液体相撞击而发出的声音。

1.检查方法

患者取仰卧位,检查者将听诊器体件放于上腹部,同时用稍弯曲的四指并拢连续迅速地冲击其上腹部。

2.临床意义

正常人仅在饭后多饮时出现。如空腹或饭后 6~8 h 以上,胃部仍可闻及振水音,则表示胃排空不良,常见于幽门梗阻、胃扩张等。

六、腹部常见疾病的主要体征

(一)急性阑尾炎

1.视诊

腹式呼吸运动减弱。

2.触诊

右下腹腹肌紧张,麦氏点处有明显压痛及反跳痛。

(二)急性胆囊炎

1.视诊

腹式呼吸运动减弱。

2.触诊

右上腹腹肌紧张,并有明显压痛,莫菲征阳性。

3.叩诊

胆囊处有叩击痛。

(三)急性弥漫性腹膜炎

1.视诊

腹式呼吸运动消失。

2.触诊

全腹腹肌紧张,呈板状腹,伴有明显压痛与反跳痛。

3.叩诊

胃肠空腔脏器穿孔引起者,肝浊音界缩小或消失。

4.听诊

肠鸣音减弱或消失。

(四)机械性肠梗阻

1.视诊

腹式呼吸运动减弱,腹部膨隆,可见肠蠕动及肠型。

2.触诊

全腹腹肌轻度紧张,并具有压痛。

3.叩诊

明显鼓音。

4.听诊

肠鸣音明显亢进,呈金属性高调。

(五)肝硬化门静脉高压

1.视诊

大量腹腔积液时,呈蛙状腹,可见腹壁静脉曲张。

2.触诊

肝缩小变硬,表面呈颗粒状。

3.叩诊

大量腹腔积液时,出现移动性浊音。

第六节　脊柱、四肢、外生殖器检查

脊柱、四肢的形态是身体外形的特征性表现之一,脊柱、四肢的功能与运动和活动状态密切相关;外生殖器的病变常影响患者的心理、婚姻、家庭状况。脊柱、四肢、外生殖器的检查对评估患者的心理、社会状况和活动状态至关重要。

一、脊柱检查

脊柱的检查方法以视诊为主,辅以触诊和叩诊。

(一)脊柱弯曲度

嘱患者取立位或坐位,肌肉放松,两上肢自然下垂。

1.生理性弯曲

正常人直立时从侧面观察,脊柱存在颈曲、胸曲、腰曲和骶曲4个生理弯曲,其中颈曲和腰曲向前凸,胸曲和骶曲向后凸,使脊柱呈"S"形。从背面观察,正常脊柱无侧弯。护士位于患者后面,用示指、中指或拇指沿其脊柱的棘突,由上向下以适当压力划压,皮肤可出现一条红色充血线,以此痕为标准,观察脊柱有无侧弯。

2.病理性变形

(1)脊柱后凸:又称驼背,是指脊柱过度后弯,多发生于胸段脊柱,常见于佝偻病、脊柱退行性病变等。

(2)脊柱前凸:脊柱过度向前弯曲,多发生于腰椎部位,常见于晚期妊娠、大量腹腔积液、腹腔巨大肿瘤等。

(3)脊柱侧凸:脊柱偏离后正中线向左或向右侧偏曲。根据侧凸发生部位不同,分为胸段侧凸、腰段侧凸及胸腰段联合侧凸。

(二)脊柱活动度

正常脊柱有一定的活动度,各部位活动范围明显不同,其中颈段和腰段的活动度最大,胸段的活动度较小,骶、尾段几乎无活动性。

检查时,应嘱患者做前屈、后伸、侧弯和旋转等动作,从而观察脊柱的活动情况及有无变形。脊柱活动度因受年龄、运动训练、脊柱结构差异等因素的影响,存在较大的个体差异。

脊柱活动受限的常见病因包括脊椎增生性关节炎、外伤、骨折或关节脱位等。

二、四肢

四肢检查主要从形态和功能两个方面进行,检查方法以视诊和触诊为主。主要是对四肢的形态、肢体位置、活动度或运动情况等进行检查。正常人四肢与关节左右两侧对称,形态正常,活动自如。常见的异常有以下几种。

(一)形态异常

1.匙状甲(反甲)

指(趾)甲中央凹陷,边缘翘起,指甲扁平、变薄,表面粗糙且有条纹。常见于缺铁性贫血等。

2.杵状指(趾)

手指或足趾末端指节增生、增厚、增宽,指甲从根部到末端拱形隆起呈杵状膨大。常见于慢性肺部疾患或发绀性先天性心脏病患者等。

3.梭形指

近端指间关节呈梭形畸形,晚期活动受限,手指和腕部向尺侧偏移,且多为双侧对称性改变。常见于类风湿关节炎。

4.腕关节和手部畸形

正常腕关节背伸 35°～60°,掌屈 50°～60°,桡、尺侧偏斜 30°左右。手的轻度损伤即可造成手的功能障碍。垂腕征见于桡神经损伤;爪形手见于尺神经损伤、进行性肌萎缩;餐叉样畸形见于 Colles 骨折;猿掌见于正中神经损伤。

5.膝关节畸形

正常人站立时,双脚并拢,双膝、双踝均可靠拢。膝内翻("O"形腿)是指双踝能并拢而双膝分离,小腿向内偏斜。膝外翻("X"形腿)是指双膝能并拢而双踝分离,小腿向外偏斜。膝内、外翻常见于佝偻病。膝关节过度后伸形成向前的反弓状称膝反张,见于小儿麻痹后遗症、膝关节结核。

6.足畸形

扁平足常由于遗传、先天性足骨畸形、足部外伤或慢性劳损等引起;高弓足多见于神经肌肉疾病,如脊髓灰质炎、大脑性瘫痪、脑脊髓脊膜膨出、神经管闭合不全等;跟足畸形见于小腿三头肌麻痹;马蹄足见于跟腱挛缩或腓总神经麻痹;足内翻见于小儿麻痹后遗症;足外翻见于胫前肌、胫后肌麻痹。

(二)运动障碍

让患者做各个关节的主动和被动运动,以便观察其活动范围、有无活动受限、疼痛等。关节炎症、软组织损伤、退行性病变等,可导致肌肉痉挛、关节疼痛、关节囊及其周围组织的炎症或粘连,从而使关节的主动或被动运动出现障碍。

三、外生殖器检查

外生殖器检查是全面体格检查的一部分,对临床诊断和治疗有重要意义。男患者多由外科医生进行检查;女患者多由妇产科医生进行检查;另外,男医生对女患者进行检查时,必须有女医护人员或家属陪同。

外生殖器检查应注意观察有无充血、肿胀、溃疡或新生物、阴毛分布有无异常。女性小阴唇色素脱失常见于白斑病，可疑为癌变前期。男性睾丸肿大，见于睾丸肿瘤等。

第七节 神经反射检查

神经反射由反射弧完成，反射弧包括感受器、传入神经、中枢、传出神经和效应器等。反射弧中任何一环节有病变均可使反射减弱或消失。

护士通过准确的检查，不仅可以判断病情、估计预后，更重要的是可以根据患者的神经反射状况，制订合理可行的护理措施，为保护生命、提高患者生活质量提供帮助。检查内容主要包括生理反射、病理反射、脑膜刺激征。

一、生理反射

根据刺激部位的不同，将生理反射分为浅反射和深反射两部分。神经反射检查时需要患者的合作，要求肢体放松置于合适位置，并注意两侧对比。

（一）浅反射

浅反射即刺激皮肤、黏膜或角膜等的反射。浅反射包括角膜反射、腹壁反射、提睾反射、跖反射等。

1. 角膜反射

嘱患者睁眼向内侧注视，护士将棉签絮捻成细束，用其末端从患者视野外接近并轻触一侧角膜外缘，勿触及睫毛，正常反应为被刺激侧眼睑迅速闭合（直接角膜反射）和对侧也出现眼睑闭合反应（间接角膜反射）。直接和间接角膜反射均消失，见于一侧三叉神经病变；若直接角膜反射消失，而间接角膜反射存在见于一侧面神经病变；双侧角膜反射完全消失见于深昏迷患者。

2. 腹壁反射

患者取仰卧位，双下肢稍屈曲，使腹壁松弛，护士用钝头竹签由外向内轻划两侧上腹部（肋缘下）、中腹部（脐水平）、下腹部（腹股沟上）的皮肤，分别称为上、中、下腹壁反射。正常反应为受刺激部位腹肌立即收缩。腹壁反射消失见于锥体束病损、胸髓病损及昏迷患者，也可见于肥胖、经产妇及老年人。反射中枢在胸髓 7～12 节。

3. 提睾反射

护士用钝头竹签由下而上轻划股内侧上方皮肤。正常反应为同侧提睾肌收缩，睾丸上提。一侧反射减弱或消失见于同侧锥体束受损，双侧反射均消失见于腰髓 1～2 节病变。

4. 足跖反射

患者仰卧位，双下肢伸直，护士一手持其踝部，另一手用钝头竹签划足底外侧，由足跟向前至近小趾跖关节再转向拇趾侧。正常反应为足向跖面屈曲（即巴宾斯基征阴性）。跖反射消失见于骶髓 1～2 节病变。

(二)深反射

刺激骨膜、肌腱所引起的反射。深反射也称腱反射。包括肱二头肌反射、肱三头肌反射、桡骨骨膜反射、膝腱反射、跟腱反射等。

1.肱二头肌反射

患者前臂屈曲成直角,护士用左手托住其肘部,将拇指置于肱二头肌肌腱上,然后右手持叩诊锤叩击护士自己的左拇指,肱二头肌收缩,前臂快速屈曲。反射中枢为颈髓5～6节。

2.肱三头肌反射

患者外展前臂,半屈肘关节,护士用左手托住其肘部,右手持叩诊锤叩击鹰嘴上方的肱三头肌肌腱,肱三头肌收缩,前臂伸展。反射中枢为颈髓7～8节。

3.桡骨骨膜反射

患者前臂置于半屈半旋前位,护士用左手托住其前臂,并使腕关节自然下垂,随即以叩诊锤叩桡骨茎突,肱桡肌收缩,发生屈肘和前臂旋前动作。反射中枢为颈髓5～6节。

4.膝腱反射

患者取坐位或仰卧位,小腿完全放松自然下垂与大腿成直角(如取仰卧位,需评估者用左手托起其膝关节使之屈曲约120°),护士右手持叩诊锤叩击髌骨下方的股四头肌肌腱,小腿伸展。反射中枢为腰髓2～4节。

5.跟腱反射

跟腱反射又称踝反射,患者取仰卧位、俯卧位或跪位,髋关节及膝关节稍屈曲,下肢外旋外展位,护士用左手将其足部背屈成直角,右手持叩诊锤叩击跟腱,腓肠肌收缩,足向跖面屈曲。反射中枢为骶髓1～2节。

深反射减弱或消失常见于末梢神经炎、脊髓前角病变及麻醉、深昏迷等。深反射亢进常见于上运动神经元病变,另外,深反射极度亢进者,可出现霍夫曼征、踝阵挛、髌阵挛等现象。

二、病理反射

锥体束病损时导致大脑失去对脑干和脊髓的抑制作用所出现的异常反射称为病理反射。1岁半以内的婴幼儿由于神经系统发育未完善,也可出现这种反射,但不属于病理反射。

(一)巴宾斯基(Babinski)征

巴宾斯基征是最典型的病理反射。取位与检查跖反射一样,阳性反应为拇趾缓缓背伸,其余四趾呈扇形展开。

(二)查多克(Chaddock)征

患者取仰卧位,双下肢伸直,护士持钝头竹签从外踝下方足背外缘,由后至前划至趾跖关节处,阳性表现同巴宾斯基征。

(三)奥本海姆(Oppenheim)征

护士以拇指及示指沿被检查者胫骨前缘自上而下用力滑压,阳性表现同巴宾斯基征。

(四)戈登(Gordon)征

护士用一定力量捏压被检查者腓肠肌。阳性反应同巴宾斯基征。上述4种病理反射的检测方法虽不同,但阳性表现形式及临床意义相同,故称为巴宾斯基等位征。

(五)霍夫曼征

护士左手持患者腕部,然后以右手中指与示指夹住患者中指并稍向上提,使腕部处于轻度过伸位。用拇指迅速弹刮患者的中指指甲,引起其余 4 指掌屈反应则为阳性。

三、脑膜刺激征

脑膜刺激征是指脑膜受激惹所出现的体征。脑膜炎、蛛网膜下隙出血、颅内压增高等,均可出现阳性反应。常见的脑膜刺激征包括以下几种。

(一)颈项强直

患者去枕仰卧位,双下肢伸直,护士以右手置于其前胸,左手置于其枕后,托起头部,使下颌向胸骨柄方向做被动屈颈动作。若颈肌抵抗力增强或下颌不能贴近前胸,则为阳性反应。排除颈部疾病后,即可认为患者有脑膜刺激征。

(二)克匿格(Kernig)征

患者仰卧位,护士先将患者一侧下肢的髋关节和膝关节屈曲呈直角,再用左手置于膝部固定,用右手抬起小腿(正常人膝关节可达 135°以上)。若伸膝有抵抗感且伴疼痛及屈肌痉挛则为阳性反应。

(三)布鲁津斯基(Brudzinski)征

患者仰卧位,双下肢伸直,护士以右手置于其前胸,左手置于其枕后,托起头部,使头部前屈。若两侧髋关节和膝关节同时反射性屈曲则为阳性反应。

第八节 健康体检受检者健康教育

一、一般检查指导

一般项目检查是健康体检的第一步,是对受检者全身状态的概括性检查。一般检查项目包括:身高、体质量、血压测量、腰臀比值。采用标准的测量仪器可获得受检者的基础资料,为健康评估提供依据。健康教育要点如下所示。

1.检查前指导

说明检查的目的、意义,告知检查前应安静休息片刻,避免剧烈活动或情绪紧张影响检测结果。

2.检查中指导

(1)身高体质量测量指导:成人身高、体质量检查一般采用自动身高体质量测量仪,测量时指导受检者赤脚,取立正姿势,站于身高体质量仪平板上,躯干自然挺直,头要正,两眼平视。测量体质量时要自然平稳地站立在身高体质量仪中央,防止故意摇晃或用力施压影响检测结果。

(2)血压测量指导:采用电子血压计测量时指导受检者取坐位,伸直背部,不要压迫腹部,身体前倾,正面稍微向左,双足平放在地面上,把手臂深入测量部位,手掌向上并把肘部搁在肘垫上。

(3)腰臀比测量指导:腰臀比是腰围和臀围的比值,是判定中心型肥胖的重要指标。测量时指导受检者取站立位,两臂自然分开。腰围是取被测者髂前上棘和第 12 肋下缘连线的中点,水平位绕腹一周,皮尺应紧贴软组织,但不能压迫,测量值精确到 0.1 cm。臀围经臀部最隆起部位测得身体水平周径。正常值男性小于 0.9,女性小于 0.8。

3.检查后指导

检查结束,告知受检者身高、体质量、血压及腰臀比检测结果,拿好导检单按体检流程进行下一项检查。

二、人体成分分析检查指导

人体成分分析是利用人体成分分析仪的生物技术,根据人体生物特性,测试人体各部位生物阻抗,精确分析人体各种组成元素,可在 1 min 内轻松地测量出受检者的体质量、骨重、含水量和体脂量等人体质量要参数,从而对人体健康状况进行分析。为每个受检者提供独立的健康分析数据和建议,帮助受检者找到身体状况改善的轨迹,从而制订新的健康管理方案。主要测量参数包括:身高、体质量、理想体质量、体质量指数、体脂肪、内脏脂肪、身体水分总量、肌肉量、骨质量、基础代谢量、理想基础代谢量等,提示最适宜的运动量和饮食配方。人体成分分析适用于对健康人和患者的健康评估。健康教育要点如下所示。

1.检查前指导

(1)注意事项指导:告知受检者在检查之前不能运动或者进行其他体力活动,检查之前不能进食,不能沐浴或者洗桑拿浴。检查时间最好在午前进行,检查时避免随身电器干扰。儿童、年老体弱、肩部疾病者及运动员、健身者不适合此项检查。

(2)检前指导:说明人体成分分析的目的是对受检者进行健康评估及干预后的疗效评估,为体质量管理提供依据,请受检者主动配合。

2.检查中指导

(1)指导受检者赤脚站在承重盘上,以脚趾踏触电极和手握电极柄方式,当荧屏显示"测试"界面时,体质量测试开始。体质量测试后,根据语音提示依次输入身高(100~200 cm)、年龄(5~89 岁)、性别 3 个相关信息,根据语音提示进行身体成分测试。

(2)提示受检者测试过程中保持静止,不能移动或说话。

3.检查后指导

(1)报告解读:检查结束后自动打印人体成分分析报告,依据报告内容解读受检者检测结果的阳性信息,解答受检者提出的相关问题。

(2)干预指导:依据受检者健康分析数据,指导阅读个体化饮食、运动方案,对 MBI 超标者,强调要主动落实个体化健康管理方案,努力达到体质量预期管理目标。

三、骨密度检测指导

骨密度全称"骨骼矿物质密度",是骨骼强度的主要指标。骨密度检测仪采用 X 线一次曝光即时数字成像技术对受检者进行骨密度、骨龄测定,提供有价值的可比性数据,对判断和研究骨骼生理、病理和人的骨质老化疏松程度,以及诊断全身各种疾病对骨代谢的影响均有很重要的价值。骨密度检测是一项无辐射、无疼痛、无不良反应的检测项目,适用于健康人群及接受骨质疏松治疗需要进行疗效监测者。健康教育要点如下所示。

1.检测前指导

(1)注意事项指导:说明检测前需摘掉佩带物品,20 岁以下人员、待孕或受孕妇女、双腿有骨折或双腿曾做过关节置换、足跟有皮肤溃烂者不建议做骨密度检测。

(2)检前指导:说明骨密度检测可早期预测受检者骨质疏松风险指数及骨折的危险性,评估骨量减少,判断骨质疏松症的严重程度。监测患者由于相关疾病和药物治疗引起的骨骼变化情况,有针对性地制订最佳的治疗方案,防止骨折发生,检测结果为骨质疏松诊断和干预提供依据。

2.检测中指导

(1)告知检测部位是受检者的非优势手,请受检者露出前臂,将手放入仪器检测位置并保持体位。

(2)核实受检者姓名及相关体检项目,准确输入基本信息,选择标准图像,完成测量并打印报告单。

3.检测后指导

(1)报告解读:对健康和亚健康受检者,依据检测报告告知检测结果,解读骨量减少、骨质疏松症及其严重程度的意义,判断有无骨质疏松的危险及骨折的危险性。对患者合理解读由于相关疾病和药物治疗引起的骨骼变化情况及治疗效果。

(2)干预指导:提示受检者依据报告给出的健康指导建议,合理补充含钙食品,注意饮食习惯及生活方式调整,定期监测骨密度,观察骨矿含量变化。

四、肺功能检查指导

肺功能检查是呼吸系统疾病的物理检查方法,应用便携式肺功能监测仪可对健康人群的呼吸功能、劳动强度和耐受力进行评估,为呼吸系统疾病的早期诊断提供依据。肺功能检查包括通气功能、换气功能、呼吸调节功能及肺循环功能等。该检查方法具有敏感度高,重复检测方便和受检者易于接受等优点,对身体无任何损伤和不适。与胸部 X 线片、CT 等检查相比,肺功能检查更侧重于了解肺部的功能性变化,是呼吸系统疾病的重要检查手段。适用于长期咳嗽、长期吸烟者、不明原因胸闷气短、呼吸困难、慢性阻塞性肺疾病、支气管哮喘、职业病及健康体检人群的物理体检和呼吸系统疾病患者的疗效评估。健康教育要点如下所示。

1.检查前指导

(1)注意事项指导:说明有血压不稳定或者心脏病发作及喘息性支气管炎的人暂时不宜做肺功能检查。在检查肺功能前,要调整呼吸,等呼吸稳定后再接受检查。年老体弱者、患有心脑血管疾病者、肺结核患者、原因不明发热者等不适合此项检查。

(2)检前指导:询问受检者既往是否有吸烟、服药及近期感冒病史,请受检者取坐位安静休息片刻,保持放松状态。说明对健康人群通过肺功能检测可评估劳动强度和耐受力,鉴别和量化呼吸系统功能的缺陷与异常,判断是否存在气道阻塞,早期检出肺、呼吸道病变。对有肺功能损伤者,可评估药物疗效。

2.检查中指导

(1)告知检查时要使用一次性吹气筒进行呼吸,不能用鼻子呼气,而要用嘴来呼吸,保证在检查的过程中不要漏气,按医生指导语要求完成肺功能检查。

(2)演示吸气要领。基本要领是口含吹气筒,按先深吸快吐,再深吸慢吐,最后快吸快吐的方式完成整个检查过程。

(3)指导受检者做几次平静呼吸,然后按指导语要求缓慢将气一次性呼出,一直呼到不能再呼为止;紧接着快速吸气,吸饱,一直吸到不能再吸为止,然后立刻用最大的力气,爆发性地将气体全部呼出,一直呼到不能再呼为止,中间不能停顿和换气;再做一次平静的呼吸,结束检查。观察采集的信息是否稳定、完整、有效,检测过程出现异常或无效时需重新测试。

3.检查后指导

(1)报告解读:检查结束后,即时打印报告,重点解读最大肺活量、缓慢肺活量、一分钟最大肺活量 3 项指标的检测结果,提示健康风险。

(2)干预指导:对肺功能受损、有吸烟史、慢性支气管炎、哮喘的受检者,建议进行深度检查,并应定期复查肺功能,适时进行病程发展监控。

五、^{13}C、^{14}C 尿素呼气试验指导

^{13}C、^{14}C 尿素呼气试验是一种用来检测胃幽门螺杆菌(Hp)的非侵入性医学试验。Hp 是一种可以在胃中生长的细菌,与胃炎、消化性溃疡、胃癌的发病密切相关,如能及早检测出是否感染 Hp,并对症治疗,将减少胃肠道炎症和溃疡等疾病的机会。^{13}C、^{14}C 尿素呼气试验是一项检测 Hp 的新技术,其优势是敏感性高(95%),特异性强(95%~100%)。其特点是检测快速、无痛苦、无辐射,不需要做胃镜,只需轻松呼气,即可测定呼气成分,立即检测出是否有 Hp 感染,结果准确度高达 97%,不仅是诊断 Hp 现症感染的最可靠方法,也是评价治疗之后 Hp 是否根除的金标准,适用于健康人群 Hp 感染筛查和 Hp 根除治疗后疗效评价和复发诊断。健康教育要点如下所示。

1.检查前指导

(1)注意事项指导:说明检前 1 个月如服用抗生素、铋制剂、质子泵抑制剂等 Hp 敏感药物,会造成检测结果的假阴性,因此常规检测 Hp 需停抗生素 2 周,停胃药(抑酸药)1 周。Hp 根治检测需停抗生素 1 个月,停胃药(抑酸药)1 周。行 ^{14}C 检查者告知待孕、孕妇、哺乳期妇女尽量不做此项检查,行 ^{13}C 检查者无特殊禁忌。

(2)检前指导:说明检测须在空腹状态或者餐后 2 h 后进行,最好是晨起空腹检查。检查时需用温水服下检查试剂(胶囊一粒),服药后不得咬碎。分别于服试剂前和服试剂后 20 min 向呼气袋中吹气,吹气间歇等候期间不能喝水或饮料,不吃任何食物。

2.检查中指导

(1)行 ^{13}C 检查者,检查时指导其先收集 20 min 的呼气。方法是请受检者平静呼吸,取下集气袋盖帽,将气体徐徐吹入集气袋,当气体充满后,立即将集气袋盖帽盖紧。之后用 80~100 mL 凉饮用水送服一粒 ^{13}C 尿素胶囊,并嘱其静坐 20 min。然后再次指导受检者向集气袋内吹气,收集 20 min 后的呼气。

方法是让受检者深吸一口气,心里默数 15 个数后,先吐出一小口气,此时迅速打开盖帽,再将余下气体快速吹入集气袋内,并将集气袋盖帽盖紧。如果集气袋不充盈或出现漏气现象,需当场重新吹气。告知在二次吹气检查过程中应当保持安静,因剧烈运动后血中的酸碱度变化可能影响同位素标记。

(2)行 ^{14}C 检查者,指导其先用 20 mL 凉饮用水口服一粒尿素胶囊,静坐 15 min 后,取出集气卡,嘱其对准吹气口吹气,力度适中,吹气过程中可以换气,但严禁倒吸。当集气卡指示窗口内指示剂由橙红色变成黄色时,停止吹气(1~3 min)。若超过 3 min 变色不全,亦停止吹气,此时集气卡吸收饱和,并不影响测试结果。气体样品收集完毕将其交给测试者。

3.检查后指导

(1)报告解读:告知^{13}C幽门螺杆菌检查的阴性结果为≤4.0±0.4,≥4.0者为检测阳性。^{14}C检查阴性结果为≤100,≥100为检测阳性。检测结果为阳性者可确认为现症感染,建议到消化专科就诊,结合临床确定是否需要抗生素三联治疗。

(2)干预指导:说明幽门螺杆菌是导致胃炎、消化性溃疡、胃癌的主要原因,对阳性感染者的治疗首要目标是根除幽门螺杆菌,否则治疗相对困难。告知幽门螺杆菌的传染力很强,可通过手、不洁食物、不洁餐具、粪便等途径传染,所以,日常饮食要养成良好的卫生习惯,尤其是家庭成员有现症感染者,应采取分餐制,以预防其他成员感染。现症感染者通过治疗,可于停药1个月后再进行Hp复查,以评估疗效。

六、外周动脉硬化检测指导

动脉硬化是全身性、连续性疾病,应用外周动脉硬化检测仪,通过对受检者的踝臂指数(ABI)、臂踝指数(BAI)、趾臂指数(TBI)、脉搏传导速度(PWV)及连续波多普勒超声(CWD)等40多项参数进行检测,只需3 min即可同步检测血管的硬化程度和狭窄程度,对早期筛查动脉硬化情况,尤其对判断无症状外周动脉有无阻塞及动脉僵硬度情况的改变,预测心脑血管疾病的发生有重要价值。美国心脏病协会(AHA)将PWV和ABI确定为无创检测动脉硬化的"金标准"。检测方法简便易行,成本低,适用于健康体检人群动脉血管病变的筛查和心脑血管疾病的疗效评估,检测结果可为动脉血管健康管理提供依据。健康教育要点如下所示。

1.检查前指导

(1)注意事项指导:说明有严重心、肺、脑、肾等重要器官疾病及行动不便、生活不能自理者;外周循环不足,有急性低血压、低温、频发心律失常者;袖带捆绑位置局部表皮有破损、外伤和不易合作的受检者;正在静脉注射、输血、血液透析行动静脉分流的患者不宜做此项检查。告知检测前数小时内不要吸烟、饮酒、喝茶或咖啡,检查前应准确测量身高及体质量。

(2)检前指导:告知检测前应着宽松衣服,配合操作者将受检者病史(高血压、糖尿病、冠状动脉疾病、脑动脉疾病和肾动脉疾病)和动脉硬化危险因素(吸烟史和量、饮酒史和量、血脂情况、遗传因素等)等情况输入计算机。

2.检查中指导

(1)体位指导:指导受检者脱去外衣及厚毛衣类服装,可着薄夏装。脱去紧身裤并将宽松裤子挽至膝水平,宽松裤子与膝之间至少能够容纳一指,除去袜子,女士可着薄丝袜。让受检者取仰卧去枕头低位,双手掌面朝下,双足稍外旋,平卧休息3~5 min。

(2)心理指导:受检者的精神状态及合作程度对测量参数的准确性有很大影响,如检查时精神紧张、焦虑不安可使血压不稳定,肢体抖动可使脉搏波形紊乱。因此,检查前应说明检测方法无任何危害和痛苦,检查中不必紧张,保持平稳呼吸,检测过程中不要说话和做肢体活动,取得受检者的充分合作。

3.检查后指导

(1)报告解读:对服用降血压药者,在出具检查报告单时应注明药物品名、剂量和最后一次用药时间。解读报告时应结合受检者年龄、性别和其他相关因素,描述检查所见,说明四肢动脉具体部位的动脉硬化程度和动脉血液灌注情况,提示血管是否有栓塞等。

(2)干预指导:说明外周动脉疾病是由不同原因所导致的上肢或下肢动脉的阻塞性或扩张

性病变,外周动脉病变不仅使受检者的肢体功能下降,增加截肢和死亡的风险,还可能并存冠状动脉、脑动脉、肾动脉的粥样硬化,增加罹患心血管事件、脑卒中和糖尿病的风险。对PWV、ABI 检测异常者,提示可能存在全身动脉粥样硬化疾病,通过及时进一步检查,改变不良生活习惯及药物治疗等方式进行干预,避免重大心脑血管事件的发生。

七、经颅多普勒检测指导

经颅多普勒(简称 TCD)是利用超声多普勒效应来检测颅内脑底动脉环上的各个主要的动脉血流动力学及各血流生理学参数的一项无创性脑血管疾病检查方法。主要应用低频脉冲多普勒技术,通过特定的透声窗,直接记录颅内血管多普勒信号,为无创性脑血流循环的研究及脑血管疾病的诊断开创了一个新的领域,是目前对脑动脉硬化诊断最直接、最简便、较客观的诊断方法。检查技术操作便利,重复性好。适用于健康体检人群脑动脉狭窄的筛查及高血压、糖尿病、高血脂、吸烟、酗酒、高龄和超重等高危人群脑血管疾病风险筛查,检查结果可为动脉血管健康管理提供依据。健康教育要点如下所示。

1. 检查前指导

(1)注意事项指导:说明老年受检者应在餐后 1 h 检查,以避免因长时间空腹造成供血不足的假象。对应用降压药者提示检查前一天应停用血管扩张药物。近一周感冒、检查前一天熬夜睡眠不足者及酗酒者,已有脑血管疾病者不宜做此项检查。

(2)检前指导:告知受检者检查当天不可使用面部化妆品、洗头液及沐浴露,以免影响信号采集。

2. 检查中指导

(1)体位指导:指导受检者先取平卧位,四肢舒展,身体放松。嘱其不要说话和乱动,配合采集两侧大脑中、前、后动脉多普勒信号。取坐位,指导受检者双手重叠贴伏于床面,将头部紧贴手背,腰部弯曲,取低头位,保持固定姿势,接受对大脑椎动脉和基底动脉多普勒信号的采集。

(2)心理指导:说明此项检查为无创性,不会对人体造成痛苦和伤害,指导受检者消除顾虑,保持放松状态。

3. 检查后指导

(1)报告解读:重点对受检者脑供血情况和脑血管弹性的检测结果进行说明,对有明显供血不足者,提示做进一步 CT 确认。对检测结果有大脑颞窗透声不良的受检者,说明这一现象是因颞窗增厚所致,属正常生理现象,不必多虑。

(2)干预指导:说明高血压、糖尿病、心脏病、血脂异常、吸烟、酗酒、肥胖等是罹患脑血管疾病的危险因素,对有短暂性脑缺血发作或脑供血不足的受检者,提示应加强对危险因素的控制,改变不良的生活方式,做到限盐、限酒、戒烟,保持良好的心境,改善睡眠质量,加强营养配餐,加强体育锻炼,适当进行一些有氧运动。

第九节　体检中心护士与客户纠纷原因与防范

健康体检中心每日承接大量的各类人员健康体检任务,单位时间内人员集中,流量大,资源、设备有限与客户的需求间常会产生各种各样的矛盾。现就体检中出现的各种纠纷的常见原因以及体检中心的护士如何防范对策加以分析。

一、常见矛盾原因分析

(一)对导诊重要性认识不到位

一般认为,导诊是一项"不重要"的工作,年轻护士往往不愿从事。因为不喜欢,所以不热爱。因为不热爱,所以表现在工作上不专心。主要还是对导诊重要性认识不到位造成的。另者,现代护士普遍年轻化,年轻的护士在心理素质、业务能力、处理临时性事件上往往不够成熟,与体检客户、家属的沟通技巧较差,对不同客户的需求缺乏有效的组织协调能力,处理事情上容易简单化,从而引起客户不满。随着一切以客户为中心的服务理念的开展,人们自我保健意识增强,健康消费市场不断扩大,护士工作量急剧增加,护理人员不足及高负荷、超负荷的工作,护士有时不能主动、微笑上岗,甚至有时流露冷淡、急躁、厌烦情绪,对客户提出的问题解答不耐心、不及时、不详尽,少数体检客户、家属有些要求未能得到满足时,会有过激语言,甚至出言不逊时,极易发生纠纷。

(二)体检环境因素

尽管体检中心体检项目均一站式完成,体检在同一层面,但由于体检人员多,特别是一定时间内在某科室体检客户的增加,①造成候检区嘈杂不堪、人声鼎沸的局面,客户往往心生厌烦;候检时间长,导致客户心情烦躁(大部分患者候诊时心里烦躁)。②人性化设备的不足,如书刊、报纸、电视等,也会诱发各种矛盾的发生。③室内温度也是一个原因,夏天空调不凉、冬天不热,室内温度不适宜,也造成客户不满。④男女分室体检也显得很重要,因为做 B 超等需要裸露部分身体,女性常常遮掩不及,男宾如果不自觉回避,容易产生不便和不满。⑤座位不足,候诊区的座位不足,尤其老年人,不适于长时间站立,也是因素之一。

(三)候检时间长

造成候检时间长的原因有检查项目、仪器性能及医务人员操作等因素,再有就是短时间内大量体检者集中于某一科室,导诊护士未能及时组织分流,或分流时不慎,未能兼顾到先来后到,容易出现后到先检,先到后检。

这种现象常发生于 B 超室、X 线室,尤其是 B 超室,空腹项目和非空腹项目分开检查,所以每天清晨会有大批体检人员集中在超声室,造成候检时间长。而由于体检人员个体化差异,超声仪器出现故障不能及时排除,超声医师技术等因素亦是引起客户候检时间长,产生急躁引发矛盾的常见原因。

(四)检查结果与其他医院不一致

这种情况常见,由于各因素的影响,少数客户检查的结果,尤其是影像学检查结果,有时会出现与其他医院不完全一样的情况。如果对客户的解释不能令客户心悦诚服,或有急躁情绪显露,客户、家属往往将不满情绪向导诊护士,或其他医务人员发泄,导致投诉和不满发生,也能直接导致导诊护士心理失衡,而使事件的处理雪上加霜。

(五)体检客户方面

1.对单位体检选择的医院不满意

因为对本次体检选择的医院不满意,就对体检中的一切都不满意,容易吹毛求疵,"鸡蛋里挑骨头",怨声载道。

2.对护理操作不满意

如护士静脉穿刺抽血时未能"一针见血";护士说话言语的轻重,甚者护士的举动、眼神均可成为导火索。

3.对体检工作人员和体检流程不满意

先做哪项,后做哪项,体检中心有具体的规定,如果对这个流程不满意,就会产生意见。

4.费用问题

客户对医疗费用很敏感,随着医疗体制的改革,医疗费用个人承担部分也相应增加,加上自费健康体检人数不断增加,体检客户在付出费用的同时,希望花少钱而得到更好更多甚者超出希望的服务。如果体检服务稍有不到位,或操作不够熟练,解释不到位,就会引起客户、家属的不满,此时护士语言稍有不慎或不能控制自己的情绪,与之发生冲突诱发纠纷。

5.空腹检查

腹部B超、胃肠钡透、胃镜等常要求空腹检查,因此体检人员希望得到尽可能多的关注、照顾和服务,尽快做检查。而导诊护士常要顾全更多的体检人员,往往不能满足所有个人的要求,双方又没有及时沟通,亦易引发纠纷。

6.道德欠缺

极少数客户公共道德欠缺,寻找各种借口,要求各种超出希望的服务。

二、防范措施

(一)尊重、关心、体贴客户

医患关系说到底也是人与人之间的关系。人性中闪光的优点,如相互尊重、帮扶、体贴、关怀,也成为新型的护士与客户关系中职业道德的基础。平等对待每位客户,建立健全各岗位工作规范和质量标准,规范执行各岗位文明用语,主动热情、面带微笑服务每位客户,见到客户时有问候声,操作失误有道歉声,客户离开时有道谢、送别声。注重工作细节,回答好每个问题,处理协调好每个临时性事件,减少由于语言不慎,表达缺乏技巧,服务态度不够热情,解释问题缺乏耐心而引发客户家属的不满。

(二)加强沟通、注意客户的隐私权

1.沟通是人性化服务的桥梁

时刻注意调整和控制自我的各种心态,做到急事不慌,排除各种不佳的心理障碍和干扰,以稳定的心态,换位思考、一视同仁地对待每位客户;当不能满足客户要求时,应及时耐心地说明原因,以取得客户的理解、配合,减少纠纷的发生;对已发生的纠纷,双方更应及时沟通,积极疏导,尽快解决,使客户的不满情绪得到及时释放。

2.尊重客户的隐私

因健康权属于个人隐私,许多体检者不希望其他人掌握自己的疾病状况,或者其他体检中的结果。有时,出于某种目的和心态,即使属于健康状态(体检无异常发现),也不愿意让其他人知道。例如,某位受检者属于乙肝"小三阳",非常不愿意把这个信息公布于众,一旦泄密,他

本人可能会恼怒,怨恨体检人员,然后"恨乌及屋",从此不来了。有时也有这种情况,同事之间出于某种好奇或者"目的",专门打听同事的体检情况,之后或"渲染"或"传播",弄得本人极不高兴。故此,保护体检者的隐私就显得非常重要。体检结论应该看成是一种私密,无本人或单位领导授权,对其他人不可以泄露。从另一个情况来看,执行保护性医疗制度,在体检科也适用。例如,一个三级高血压患者,血压 260/126 mmHg,护士测完血压后,不要马上告知这个数字,应该平静和蔼地告诉他:"您这位先生血压有点高,来,让导医护士领着你,上心血管内科门诊咨询一下,用点药就好了"。

(三)改善体检环境,优化体检流程,减少不良刺激

实行人性化管理、人性化服务,加强体检中心的硬件设施建设,如增加座位,调节室内温度适宜,一般 22 ℃～25 ℃较适宜,男女诊室分开,在候诊区墙壁上 B 超、X 线拍片、新检查项目的知识图片,贴些山水画,挂壁式电视;地面摆放绿色植物;放背景音乐等。给客户创造一个舒适、温馨、宽松的候检环境,缓解客户的焦急、烦躁心理。良好的环境也可使导诊护士心情愉快,保持良好心态,提高工作效率。根据体检项目合理安排体检流程,结合科室分布及环境、硬件设施配置特点机动灵活导诊。忌随心所欲。

(四)加强技术培训

护士上岗前均要进行在职礼仪、专业理论、突发事件处理及相关各种规章制度培训,打牢"以人为本、客户至上"的服务理念;规范各岗位礼仪标准;进行服务技巧场景演练;抽血护士选用技术好的资深护士,统计一针见血率定期讲评;由各科专家讲授常见病健康教育;由资深护士讲工作体会和应急问题的处理方法等。

(五)加强科室间沟通合作,更好地为客户服务

某些特殊检查及时与相应科室沟通,提前预约,使客户在体检当日能及时完成相关检查。或经过努力不能满足客户要求时,给客户说明,在征得客户同意下,尽快另行安排。

(六)实行人性化管理,合理排除工作压力

护士长在纠纷发生后,应作全面的分析,不能单纯认为纠纷是个人因素所造成的,还应考虑到管理系统建立是否完整,体检流程是否合理,护士工作量是否过大等客观因素。实行人性化管理,避免护士长期处于紧张疲劳状态,及时与护士交谈以排除她们的心理压力,使她们及时宣泄不良的消极情绪,避免带着不良情绪上班而再次发生纠纷。总之,体检科护士要转变服务理念,规范医疗行为,在良好的体检氛围下,把人性化服务纳入日常体检工作中,真正为客户着想,才能与客户有良好的沟通,满足客户合理需求,使客户在心理、身体上都得到呵护。体检中心只有实行人性化服务,才能减少与客户纠纷,才能在激烈的健康体检市场竞争中赢得客户,最终实现社会效益和经济效益双丰收。

第十节　体检中心的后续服务

一、健康教育、健康咨询的意义

有组织的健康教育已经被越来越多的体检机构采纳并取得良好的效果。

(一)开展健康教育的重要性

随着经济的发展,人们对自身的健康越来越关注,越来越多的人到医院进行体格检查,以期早期发现和治疗疾病,相对于以往等到疾病症状明显再被动就医有了很大的进步,但尚未做到从源头上预防疾病的发生,尤其对社区和群体没有一个有效的针对的方法。故此,教育群众改善生活方式,根除或减少各种致病危险因素的发生,已成当务之急。

在体检中心内,对体检者进行普遍又有重点的医学预防保健教育,是一个合适的可行的场所,优点是:①人群较为集中,便于有效地组织落实。②体检中心提供的场地宽敞,医务人员训练有素便于宣教。③体检者健康意识较强,接受顺畅。应该说能够来做体检的或者习惯每年做体检的人群,其保健意识、健康要求都比较高,因而对体检后的健康指导都能积极参与。④针对性强,据资料统计,体检人群的阳性结果都在60%以上,在体检中心内能进行"一站式"服务,对体检发现的具体问题,给予针对性的医学指导,效果明显。

近年来,随着医学模式的改变、健康概念的扩展,人们对健康教育的认识也在不断地深化。健康教育的核心是教育人们树立健康意识,养成良好的行为习惯和生活方式,以降低或消除影响健康的危险行为,提供改变行为所必须的知识、技能与服务,并且促使人们合理地利用这些服务。根据"知、信、行"模式,认知改变是行为改变的前提,为民众提供健康教育是改变生活方式的第一步。把健康教育与住院体检有机地结合起来,不仅为体检者提供健康生活知识,促进生活方式的改变,从某种程度上预防疾病的发生,同时提高医院的服务品位,使之在激烈竞争的体检市场,立于不败之地。

(二)健康教育有计划、有组织、有系统地定期进行

体检中的健康讲座主要由护士组织管理,健康会谈和健康讲座按照安排有计划地进行,健康咨询、答疑工作每时每刻都进行。已经成为体检中心的常规工作,也是体检工作的组成部分。护士的角色不仅是导诊、分诊,同时还是健康教育指导者、健康咨询、健康讲座组织管理者。这就要求护理人员不断丰富自己的健康教育知识,适时对个人及团体查体人员进行健康教育,努力适应保健需求的发展,更好地把健康教育普及到社区。

(三)健康教育是职责和义务

随着人们生产生活的现代化需求,生活方式和行为发生了新的变化,人们的生命观、健康观和保健观也正在发生着变化。健康状况日益受到个人与单位的重视,医院的职能正从治病向防病、治病相结合方面转变。如何保护人民身心健康,切实做到疾病"预防为主"是当前各级医疗机构的重要任务。核心是教育人们树立健康意识,养成良好的健康行为和生活方式,保护和促进个体或群体健康。而健康教育是健康查体的重要组成部分,它贯穿于健康查体的全过程,要求护理工作不仅要面向个人进行健康教育,还要面向群体进行健康教育。

二、健康咨询的基本模式与技巧

健康咨询(health counseling)是临床场所尤其是健康体检中心、社区医院帮助个体及家庭改变不良行为最常用的一种健康教育方式。咨询(counseling)指的是一个有需求的个体(通常是患者)与一个能提供支持和鼓励的个体(咨询者)接触,通过讨论使有需求的个体获得自信并找到解决问题的办法。咨询的成功与否很大程度上取决于咨询者的交流技巧。咨询是为咨询对象提供各种选择,不是强迫对方接受医务人员认为正确的建议。因为有时医务人员认为合理的建议并不适用于对方。在临床场所,医务人员在为个体或家庭提供服务的过程中,有许多

可提供健康咨询服务的机会。健康咨询可以作为治疗的一部分而提供给患者,也可以是疾病预防和健康促进的重要手段之一。因为咨询可以帮助人们了解到他们自己能努力做什么来避免疾病的发生和提高生活质量。

(一)健康咨询的基本模式——"5A 模式"

许多国家的临床预防服务指南均建议临床医生使用 5A 模式来开展健康咨询,帮助患者改变各种不良行为。5A 模式不是一个理论,而是由医务人员在临床场所为患者提供健康咨询的五个步骤:①评估(ask/assess,以病情、知识、技能、自信心为主);②劝告(advise,指提供有关健康危害的相关信息,行为改变的益处等);③达成共识(agree,指根据患者的兴趣、能力共同设定一个改善/行为的目标);④协助(assist,为患者找出行动可能遇到的障碍,帮助确定正确的策略、解决问题的技巧及获得社会支持);⑤安排随访(arange,指明确随访的时间、方式与行动计划),最终通过患者自己的行动计划,达到既定的目标。

5A 模式是帮助/协助患者改变行为的一系列步骤,是知道"如何做"的一套程序,是做到以患者为中心的一种实践方式。医务人员可用许多特定的工具(事先印刷好的表格、计算机、电话)来完成对患者的健康咨询和促进行为的改变。虽然 5A 模式适用于对几乎所有行为改变的健康咨询,但在进行不同的行为改变的咨询时,其每个步骤的干预内容是有所不同的。另外,在实施 5A 模式时,医务人员可以从任何一个步骤开始,也可以在任何一个步骤结束,不是每个患者每次健康咨询都需要从"评估"开始,以"安排随访"结束。这是因为人们的行为可处于行为改变的不同阶段,医务人员可以从适当的阶段开始。

(二)健康咨询的原则

咨询者应牢记以下的几条原则。

1.建立友好关系

咨询者应对寻求咨询的对象表示出关心和爱护。应重视首先与他(她)将要帮助的人建立友好的关系,赢得信任。因为人们更愿意向自己信任的人敞开心扉,谈论自己的问题。

2.鉴定需求

咨询者应设法了解到服务对象存在的问题并让他(她)自己鉴定出自身存在的问题。咨询者不要帮助服务对象找问题,主要任务是仔细地听。

3.移情

咨询者应对服务对象的感受表示理解和接受,而不是对他(她)表示同情。人们对他们所存在的问题不可避免地会有担心和害怕。一个好的咨询者应是帮助人们认识到他们自身的不良情感(担心、害怕)并设法克服,而不是简单地叫他们不要担心、不要害怕。

4.调动参与

作为一个咨询者永远不要试图劝人们接受你的建议。因为若你的建议是错的或对服务对象不合适的话,人们可能会很生气并不再信任你;如果建议是对的,人们便会变得越来越依赖于咨询者来解决所有面临的问题。一个好咨询者应帮助人们找出各种与其所存在的问题相关的因素,并鼓励人们找出最合适他们自己的解决问题的办法。

5.保守秘密

咨询者可能被告知许多个人的隐私和令人尴尬的问题,咨询者一定要替服务对象保守这些秘密,不要让其他人知道。如果一个正向你寻求咨询服务的人发现你告诉了别人有关他(她)的事,这人便将不再信任你并刻意躲着你了。服务对象也可能因为咨询者没有保守秘密而遭遇麻烦。因此,除非得到允许,绝不要泄露咨询对象的信息。

6.尽量提供信息和资源

尽管咨询者不能给咨询对象提供直接的建议,但他们应该与咨询对象分享有用的信息,并为其提供所需的资源,供咨询对象自己作出决定。例如许多人可能不知道他们的行为与其自身健康的关系,咨询者不是要给他们上课,而是在讨论时为他们提供一个简单的事实来帮助他们对他们的问题有一个清楚的认识。

任何卫生服务人员都能在其日常工作中提供健康咨询服务。老师、家人、朋友只要愿意仔细倾听并鼓励别人承担应有的责任来解决自己的问题,都可以成为咨询者。

三、健康讲座的组织和内容

(一)健康会谈

经常开展小型的健康会谈,每次人数在 20 人左右,提前约定好时间、内容,通知到位,最好是下"预约通知单",直接安排会谈。也有根据体检结果,分出类别,每个类别的体检者,举办该类别的"健康会谈",就是利用茶话会的形式,由点到面,深入浅出地讲解预防保健的知识,侧重于解决实际问题,让来者提问题,问题比较集中的、突出的,予以详细讲解。例如:颈椎病是近几年的常见病多发病。但该病较专业,个性化程度较高,预防保健的措施不像普通内科病那样具有普遍性,所以,用这种会谈的方式最好,大家围成个圈子,由骨科医师现场讲解、指导,并且演示保健操等,收效甚好。

(二)健康讲座

健康讲座适合 30~50 人以上,利用投影仪,讲解常见疾病的保健预防、养生之道等。例如:保健养生、减肥增重以及高血压、冠心病、高脂血症、糖尿病等疾病的防治等。由护士组织联络管理,基础的由资深护士讲解,较专业的则由各科医生讲,内容上不要刻板,墨守成规,也要"与时俱进",跟当前形势要紧密结合,利用生动的现实例子来说明较深刻的医学知识,让会场生动活泼,讲解要深入浅出,寓教于乐,场面要轻松愉快。尽最大努力地把这项有意义的活动搞好搞实。

(三)健康讲座的内容安排

体检中心的健康教育是体检科的常规工作。由护理人员组织、安排,普通的、常用的基础预防保健讲座可以由高龄资护士主讲。护理上可宣讲纠正不良的生活习惯,正确的膳食观等;当遇到呼吸道传染病时,教给客户消毒、隔离、防病保健的基本知识等。牢固掌握医学专业知识和辅助检查有关知识,才能为客户解释各种检查目的与结果以及用药注意事项。

四、"召回制"服务模式

(一)"召回"的概念

所谓"召回制",是指体检者在体检完毕后,经过主检医师判明后,针对体检结果,根据不同的情况,分门别类地下通知书"召回"医院,进行后续的医疗保健服务。

体检科以往的做法是体检完了了事,广大群众在拿到体检单后,往往不知所措,即使有相应的健康教育讲座什么的,也是流于形式,发挥不了真正的作用。由于信息不对称,或体检者对自己的身体状态的认识不充分,或者是由于一个莫须有的小原因,就会错过求医问药、咨询、听讲的机会。浮在表面上,泛泛的不具体到人、到事,其效果就不很好。尽管体检结论上也有详尽的介绍、归属以及方法,但如果不约定具体的时间、人员、场所,体检者一来不着急,能拖就拖;二来嫌麻烦不愿去门诊排队;三来不重视听讲、咨询的机会。所谓"召回",就是下"预约通知书"直接到体检者本人,根据情况召回做复检、年检、听讲座、会谈、分科治疗等等,要定时间、场所、内容、讲师等,以及"召回"的好处、重要性等。

本书所提倡的"召回制"服务模式,是一个克服了以上缺点、行之有效的方式。实行"召回制"健康服务是深受体检者欢迎的措施,也是可以推广的。

(二)"召回"的内容

(1)把需要临床治疗的,直接指示归科(分科别、专业)治疗。如:颈肩腰腿痛的,指示到针灸理疗科或功能康复科;冠心病、心肌缺血的,指示到心内科治疗;有手术指征的指示到相应的手术科室;慢性肾病、免疫性疾病的指示去看相关中医科。需要中医药调理、药膳养生的,在本体检中心解决。

(2)需要保健养生、心理调理指导的,下通知书"召回",可以按照安排的日程,做好健康会谈和健康讲座。采取主动服务的方式,直接预约,通知其前来体检中心,听讲指定、合适的健康讲座、健康会谈等。预定好时间,约定好医生、议程、题目,并说明重要性,说明来听讲的好处、能学得到很多知识等。大部分人都很喜欢,并且是主动咨询、参与。

(3)通知再次体检。根据前一次体检结果,判定出本次体检时间、体检内容等,到约定的时间,提前打电话通知来院。①需要马上复检的,通知其来院复查;②定期体检的,一般四十岁以上的,每年体检一次;30~40岁的,可以两年体检一次;30岁以下的,可以三年体检一次。特殊情况例外。查体内容由主检医师掌握,例如,肿瘤标志物增高的,可每三个月复查一次;胃、结肠息肉每六个月至一年检查内镜一次;等等。可以充分掌握主动,让体检者有所依从,能够在百忙的生活工作中,不遗忘体检和复查,同时,也锁定了一大批病员。

(三)"召回"通知书

"召回"通知书即预约通知书,统一格式,根据不同的情况填写。要求使用医学术语,语气婉转温和、含蓄、到位。"通知书"应填写完善,具体到人,事先确定好"召回"时间、地点、"召回"后做什么、"召回"听讲的内容以及"召回"的重要性等等。

第十一节　健康体检中突发事件与防范对策

我院体检科每日要承接大量各类人员的健康体检,在体检过程中常常出现各种各样的突发事件。

本文主要分析在健康体检过程中常见的突发事件以及潜在危险因素,并探讨其相应的干预对策,避免造成不良后果,保障体检安全,防范医疗纠纷的发生。

一、突发事件的原因分析

在体检工作中,受检者出现的突发症状多数以晕针、低血糖、高血压急症、早期心肌梗死、跌倒等最为常见。

分析原因,包括精神因素、受检者本身有基础疾病、年老体弱、特异体质等。针对上述人群,要高度重视,一旦发生突发事件,要及时采取干预措施,确保护理安全。

二、突发事件的干预措施

(一)晕血晕针

由于体检者采血前处于空腹、饥饿状态,过度紧张或疼痛刺激,反射性引起迷走神经兴奋,导致血压下降,脑供血不足而发生晕针或晕血。晕针或晕血者采血前常见手臂冰凉,采血后表现为面色苍白,自诉头晕、恶心、心慌,严重者出现呼吸急促,甚至晕倒。

遇到晕血晕针的体检者,立即将其平卧,一般休息片刻后能缓解,如症状未缓解,甚至出现血压下降、四肢厥冷等休克症状,应立即启动晕针晕血应急预案,给予输氧输液等抢救措施,密切观察生命体征。对有晕血晕针史的体检者,采血前做好应急准备,采血处张贴温馨提示牌,由技术娴熟的护士给予采血,进针时力求做到轻、准、快,一针见血,避免反复穿刺导致疼痛晕针;如体检者有晕血史,采血时嘱其不直视采血部位,拔针后用输液用胶贴盖住穿刺部位,并按压 5 min 以上,做好心理安慰,让其放松紧张情绪,密切观察采血后的反应。

(二)低血糖

有些体检项目要求空腹 8 h 以上,但空腹时间过长易导致低血糖,主要表现为心悸、乏力、出汗、饥饿感、面色苍白、震颤等症状。①出现低血糖时应让患者采取平卧位,防止昏厥跌倒。②立即饮用糖水,严重者静脉注射高渗葡萄糖,并有专人陪护。③为了避免受检者空腹时间过长,导致低血糖的发生,在做完空腹检查项目后,及时提醒受检者用餐后再做其他检查。对于糖尿病患者,可让其优先检查,以便检后及时进餐。④导检护士要有敏锐的观察能力,在导检巡视过程中,及时发现低血糖发作先兆的患者,及时给予相应的护理干预,以减少低血糖性昏厥的发生。

(三)心血管急症

通常行 B 超检查,如女性子宫附件、男性前列腺体检时需要憋尿,容易诱发心血管疾病的发作。①对于有高血压、心脏病病史的患者,在体检预约时,要告知带好降压药及急救药,在空腹项目做完后及时服药;②对于团体体检的离退休老年人,护士要做好宣传教育工作,避免久别重逢,心情激动,说话太多,诱发高血压急症及心肌梗死的发作;③一旦发生高血压急症及心电图显示有心肌梗死早期,要立即停止体检,静卧休息,并给予氧气吸入,做好心理疏导,嘱其保持情绪稳定,及时通知医生处理,必要时备好抢救物品及药品,并通知急诊科,注意监测生命体征的变化,待急诊科医生、护士到达后,做好交接班,用平车护送患者到急诊科进一步治疗。

(四)插队纠纷

由于体检人员多时,仪器设备相对不足,导致候诊时间过长,易引起体检者焦躁不安;有些体检项目如女性子宫附件 B 超、男性前列腺 B 超需要憋尿,憋尿难受容易产生不良情绪;有少数医护人员帮助亲友插队引起体检者的不满情绪;或受检者的素质原因,不顾他人,擅自插队;导诊护士组织协调能力问题造成插队纠纷。防范措施:根据体检者的不同情况在体检时合理安排检查的先后次序;协调好各个体检项目间排队的人数;有计划有组织地指导安排体检的流程,使每位来检者都能在最短的时间内完成检查。科室走廊安装电视机和提供无线宽带网,让体检者看电视或手机,缓解排队时的急躁情绪。对擅自插队者,耐心做好解释工作,做到公平公正,一视同仁,减少插队纠纷的发生。

（五）跌倒

B超或心电图检查后，体检者从卧位起身站立时容易跌倒，常见于体位性低血压者；老年人、肢体有残疾、视力障碍的体检者是跌倒的危险因素。为避免体检者发生跌倒等意外，对有上述风险因素的体检者要提前加以防范。①护士要加强对受检者的跌倒风险评估。对于特殊人群如行动不便的老年人或残疾人，加强宣教，用语言提醒、搀扶、请人帮助或警示标识等办法，防止跌倒事件的发生。②可以免费提供轮椅，有专人陪同，开放绿色通道，让其优先检查，确保体检安全。③对于有晕针史的患者采用平卧位抽血。④告知老年心脑血管疾病患者，在改变体位时，动作要缓慢，以免引起血压快速变化，造成一过性脑供血不足，引起昏厥跌倒。⑤加强保洁人员的管理，地面分段擦洗，及时擦干。⑥诊床刹车固定，保证稳固性。卫生间的隔断墙壁上安装扶手。抽血时为受检查配备带靠背的座椅。

在健康体检中受检者的突发事件时有发生。受检者的突发症状及潜在危险因素以晕针、晕血、低血糖、心血管急症、插队纠纷及跌倒较为常见。随着健康体检行业的迅猛发展，在体检过程中的纠纷和法律风险也日益凸显，这就要求科室要有纠纷防范意识，不断完善规章制度，优化体检流程，转变管理理念，提高管理水平，认真处理客户投诉，不断纠正护理服务过程中出现的不足和错误，定期组织护士进行护理安全问题座谈，开展不良事件警示教育，提高护士对不安全因素的警觉能力，及时发现已存的和潜在的不安全因素。加强护士的急救知识和技能的培训，不断提高护士对突发事件的应急能力，一旦发生突发事件，能够妥善处理，确保体检护理工作的安全，有效避免因突发事件导致的医疗纠纷的发生。

第十二节　一般体格检查及健康指导

体格检查是医生运用眼、手、耳、鼻等感官或借助简便器械对患者进行体格检查的基本方法。

不少疾病可通过详细询问病史、全面而准确的体格检查即可得出初步的诊断，体格检查的基本方法包括：视诊、触诊、叩诊及听诊。

一、内科检查及健康指导

（一）项目与标准

1. 胸部

有无胸廓畸形，评判肺脏功能，可初步判断有无肺炎、胸膜炎、支气管炎等征象。初步判定心脏大小、心肌炎、心包炎、风心病、心脏瓣膜病变（心脏杂音）及各种心律失常，了解呼吸音、有无啰音与炎症等。

2. 腹部

腹部外形、软硬度、有无包块及其性质。初步判定肝脾有无增大，有无肝硬化征象，有无胆囊炎、腹膜炎征象等。腹部包块提示腹腔腹壁各器官的炎症、良性及恶性肿瘤、功能障碍、脏器异位等。

3.脉搏

次数是否正常,搏动是否规律。正常值 60～100 次/分钟,节律整齐。

4.血压

测定血液在血管内流动对血管壁产生的侧压力。成人正常值为:收缩压＜130 mmHg,舒张压＜85 mmHg;高血压诊断标准为:未服抗高血压药物的情况下,收缩压≥140 mmHg 和(或)舒张压≥90 mmHg,即诊断高血压。血压偏低:血压低于 90/60 mmHg。

上述数值以非同日多次(2 次或 2 次以上)重复量血压所得的平均值为依据。偶然一次血压增高不能诊断为高血压。正常脉压差为 30～40 mmHg,脉压差过大或过小有病理意义。

5.发育状况

发育正常者,年龄和体格成长状况之间的关系是均衡的,第二性征与年龄是相称的。一般判断成人的正常指标为:胸围等于身高的一半;两上肢展开的长度约等于身高;坐高等于下肢的长度。

体型分为以下三种。

(1)瘦长型(无力型):体高肌瘦,颈细长,肩垂,胸廓扁平,常有体质性内脏下垂。

(2)矮胖型(超力型):体格粗壮,颈粗短,面红,肩平,胸廓宽阔。

(3)匀称型(正力型):体格的各部分匀称适中,一般人多为此型。

6.营养状况

可以根据皮肤、毛发、皮下脂肪、肌肉的发育情况综合判断,但还必须参考性别、年龄、身长及体质量情况。机体的营养状况与食物的摄入、消化和代谢等因素有关。临床上一般分为良好、中等或不良三等。良好者精神饱满,皮肤及黏膜色泽红润,皮肤弹性好,皮下脂肪丰富充实,肌肉坚实;不良者表情疲惫,毛发稀少而易脱落,皮肤干燥、无光泽而松弛,皮下组织不发达,肌肉松弛无力;中等者介于二者之间。根据皮下脂肪的厚度、体态分为三种:瘦弱、中等、肥胖。

7.神经系统

初步判定神经系统功能,通过定位体征判定神经病变部位。要求体检者须处于安静状态,避免精神紧张。

(二)常见异常及健康指导

1.胸部检查异常

建议由内科医生结合病史、心电图、拍片检查及一般体格检查结果等,综合分析诊断。

2.血压异常

(1)体检者须安静休息 15～20 min 后测量,避免精神紧张。

(2)日常参加适当的体育运动,保持正常体质量、低盐、低糖、低脂、低胆固醇饮食,注意劳逸结合,保持情绪稳定、生活规律,戒烟、限酒。

(3)高血压是一种多因素引起的慢性病。必须重视监测血压,并在心内科医生指导下坚持规范的药物治疗,使血压控制在正常水平,定期复诊。

(4)注意并发症的发生,如因血压突然升高伴头痛、呕吐、心慌、胸闷等症状时应及时就诊。纠正不良生活方式,如久坐少运动,压力过大,脾气暴躁,注意劳逸结合,保持良好心态,避免情绪激动、悲哀、紧张等。

(5)血压偏低者应加强体能锻炼,注意体位改变时,忌动作速度过快。

3.速脉

成人脉率超过 100 次/分钟,多见于精神紧张、剧烈运动、发热、器质性心脏病贫血、甲状腺功能亢进等。建议专科治疗。

4.缓脉

成人脉率少于 60 次/分钟,多见于生理情况、病窦综合征、心动过缓等。需根据其他检查分清生理性与病理性缓脉。

5.脉搏

节律异常,强弱不等,多见于病理原因。若有心慌胸闷等不适,需查明病因,去心内科治疗。

二、外科检查及健康指导

(一)项目与标准

1.身高、体质量

体质量指数(kg/m²)正常值 18~23.9,大于 26 为超重;大于 28 为肥胖,大于 35 为严重肥胖。

2.皮肤

色泽、弹性是否正常,异常如皮疹、炎症、皮下结节、脂肪瘤、溃疡或面积较大影响功能的瘢痕、色素量的多少、皮下脂肪的厚度等。

3.淋巴结

淋巴结位于耳前、耳后、乳突区、枕骨下区、颌下区、锁骨上窝、腋窝、腹股沟等处。检查内容:有无肿大、肿大的部位、程度、数目、硬度、疼痛、活动度、有无粘连融合,局部皮肤有无红肿、瘢痕及溃疡或瘘管等。

4.甲状腺

正常人甲状腺外观不突出,女性在青春期可略增大,嘱患者做吞咽动作,可见肿大甲状腺随吞咽上下运动,注意其大小、形状及对称性。

5.乳腺

注意乳腺轮廓是否对称。两侧乳头是否在同一水平,有无内陷、隆起、溢液或糜烂,皮肤有无破溃、色素或橘皮样改变。男性应观察乳腺发育情况,触诊注意有无异常肿物。

6.脊柱四肢

检查脊柱的弯曲度、运动度、压痛与叩击痛等。四肢及各部位关节有无畸形或形状改变,有无红、肿、热、痛、结节等;运动功能;皮肤有无水肿,有无静脉曲张,有无色素沉着或溃疡。

7.肛门

视诊检查有无肛门闭锁、狭窄、外伤、感染、肛门裂、直肠脱垂及痔疮等;直肠指诊检查肛门、直肠四壁有无肿块、肛周脓肿等。检查前列腺的大小、形状、质地、压痛、表面光滑度等。

8.泌尿生殖器

泌尿生殖器主要是对男性生殖器的检查,阴茎和睾丸的大小、形状,有无畸形、包茎、外尿道口狭窄,有无红肿等;有无腹股沟淋巴结肿大、疝及精索静脉曲张、阴囊湿疹、股癣或性病等。

9.其他

检查姿势与步态有无异常、肌肉萎缩或肿块、胸廓形状、手指缺失、畸形等。

（二）常见异常及健康指导

1. 超重、肥胖、体质量指数偏高者

饮食宜低脂肪、低糖、低盐,控制主食量,辅以优质蛋白(鱼、蛋、奶类等)以及各种蔬菜;加强运动,消耗多余脂肪。可依年龄及身体状况,选择适合自己的运动方式和时间,以达到减轻体质量的目的。

推荐运动三要素,频率:每周至少三次;强度:最佳心率达到(170－年龄)次/分钟;时间:平均每次半小时以上。运动以微汗为宜。

2. 体质量指数偏低者

建议加强营养平衡饮食,锻炼身体、增强体质。

3. 皮肤苍白

皮肤苍白由于贫血、末梢毛细血管痉挛或充盈不足所引起,建议查找病因。

4. 皮肤潮红

皮肤潮红由于毛细血管扩张充血,血流加速及增多所引起,建议查找病因。生理情况如运动、饮酒、日晒、浴后、情绪激动等。

5. 发绀

皮肤黏膜呈青紫色。常见部位:舌唇、耳郭、面颊和肢端。

6. 色素沉着

色素沉着常见于正常人日晒后、X线照射后、局部皮肤病痊愈后等。

7. 色素脱失

皮肤失去原有的色素所形成的脱色斑。常见者有白癜、白斑和白化症三种。

8. 皮癣

甲癣(灰指甲)、体癣、足癣(脚气)均为真菌感染,以局部治疗为主,应与并发的手癣、足癣同时治疗。经局部治疗后疗效不佳时,应在专科医生指导下服用抗真菌类药物治疗。对体癣患者请注意保持局部干燥及卫生,避免使用公用毛巾及用品。局部可用抗真菌药物,症状重时到皮肤科就诊。

足癣者要保持足部清洁、干燥及卫生,应穿透气性好的鞋袜。避免使用公用拖鞋、毛巾及浴盆。洗脚时应忌用碱性肥皂等刺激性化学用品。在专科医生指导下口服和外用抗真菌类药物,宜多疗程治疗。

9. 湿疹

湿疹是一种常见的由多种内外因素引起的表皮及真皮浅层的炎症性皮肤病。其特点为剧烈瘙痒,皮损多形性,对称分布,有渗出倾向,慢性病程,易反复发作。皮肤湿疹患者应避免各种外界刺激,如热水洗烫,用力搔抓,过多使用肥皂,不适当的外用药等。避免过劳及精神紧张,忌辛辣食物。保持皮肤清洁,避免继发感染,及时到皮肤科就诊。

10. 神经性皮炎

神经性皮炎又名慢性单纯性苔藓,是一种局限性皮肤神经功能障碍性皮肤病,是以阵发性瘙痒和皮肤苔藓化为特征的慢性皮肤炎症。病因尚不明确,一般认为与长期搔抓、摩擦和神经精神因素及某些外在刺激因素有关。健康指导同湿疹。

11. 痤疮

痤疮多发生于青春期男女,常伴有皮脂溢出。要注意皮肤清洁卫生,忌饮酒、辛辣及多糖多脂食物。症状重时到皮肤科就诊。

12. 白癜风

白癜风是一种原发性的皮肤色素脱失症。为大小不等的多形性色素脱失斑片,发生后可缓慢逐渐扩大,不引起自觉症状。应注意劳逸结合,保持心情舒畅,适度接受日光浴,避免强光暴晒。尽可能少吃维生素 C,多进食豆类及其制品,如黑米、黑豆等。症状重者到皮肤科治疗。

13. 甲状腺肿大

建议到医院内分泌科检查,明确诊断。单纯性甲状腺肿可在医生指导下治疗。肿大明显引起压迫症状或并发甲亢时应及早就诊治疗。保持情绪稳定,避免大的情绪波动。

14. 乳头溢液

(1)建议到医院乳腺专科做乳头分泌细胞学检查或导管造影检查。

(2)保持心情愉快,避免精神过度紧张。

(3)乳头溢液指在非正常情况下乳头溢液,呈清亮或淡黄色,偶为暗红色血性液。

15. 乳腺增生

(1)乳腺增生指乳房出现的周期性胀痛,触及时可发现乳腺内组织增厚,多呈团块状、条索状、颗粒状。多与情绪压抑或工作压力过大有关。

(2)建议每次月经干净后一周内做乳房自查,如有异常,及时到医院普外乳腺专科检查。定期(每半年或一年)复查。就诊时间,亦选择在月经干净后一周内为佳。

(3)善于疏泄不良情绪,保持心情愉快,避免精神过度紧张。慎用化妆品和含雌激素的药物。

(4)减少脂肪摄入量,多吃蔬菜、水果。

(5)如乳房胀痛症状明显,可口服活血化淤、疏肝理气的中成药。

16. 双侧副乳

(1)副乳即多乳,是指没有退化完的多余乳房,一般多在腋下或腋前区,偶可见于胸壁和腹部。

(2)副乳的乳腺病变发生率比正常乳腺要高。

(3)建议注意观察,如副乳有胀痛感,或副乳内发现有肿块,应及时到医院乳腺专科就诊。

17. 乳腺包块性质待查

指乳房内可触及质坚硬、表面不光滑、不易活动的肿块。建议到医院普外乳腺专科做钼靶X 线片等相关检查,明确诊断,保持心情愉快,避免精神过度紧张。

18. 颈椎病

(1)由于年龄、工作性质、睡觉姿势、外伤等原因引起的颈椎骨质增生、韧带钙化增厚、生理曲线改变等。

(2)平时多做颈部不同方位活动,改善局部血液循环。可理疗、按摩。

(3)若出现头痛、头昏、上肢麻木、疼痛等症状,建议到医院骨科诊治。

19. 颈椎退行性变

(1)颈椎退行性变是多种原因引起的颈椎骨质和小关节结构变化,韧带、软组织钙化和椎间盘退行性病变等,常见局部疼痛、运动受限等。

(2)理疗、按摩。颈部多做不同方位运动。

(3)若出现头痛、头昏、上肢麻木等症状,请到医院骨科诊治。

20.肩周炎

早期给予理疗、针灸、适度的推拿按摩,可改善症状;疼痛持续时,可短期服用止痛消炎药;坚持每日进行肩关节的主动活动,活动时以不引起剧痛为限。

21.腰椎侧弯

建议坐姿必须端正,保持腰椎的正常弧度;走路时,挺胸收腹;避免弯腰捡拾重物,宜以蹲下取之;摄取足够钙质,防止骨质疏松提早发生。

22.肛瘘

肛瘘多由肛周脓肿破溃后所致;饮食宜清淡、富营养,多食易消化、含纤维丰富的食品,如韭菜、红薯、芹菜等。养成良好的定时排便习惯,保持肛周清洁,可用温水或 1/5 000 高锰酸钾溶液坐浴;长期不愈时请到医院肛肠科手术治疗。

23.肛裂

肛裂指肛管皮肤因反复损伤及感染所产生的裂口,排便时有疼痛感和便血;可用温水或 1/5 000 高锰酸钾溶液坐浴,外用马应龙痔疮膏等;饮食宜清淡、富营养,多食易消化、含纤维的食品,如韭菜、红薯、芹菜等。养成良好的定时排便习惯,防止便秘;长期不愈时请到医院肛肠科手术治疗。

24.内痔

内痔指肛门内肛垫由于便秘等原因向肛缘移位,并发生病理性肥大,严重时可脱出肛门外。一般表现为便后出血;无症状不需治疗,有不适可局部外敷痔疮膏等,可用温盐水或 1/5 000高锰酸钾溶液坐浴;合理饮食,常吃红薯、芹菜等高纤维素食物,少吃刺激性食物。养成良好的定时排便习惯,不宜久坐、久站,多作提肛运动;若痔核脱出或长期出血,请到医院肛肠科治疗。

25.外痔

外痔常因便秘、饮酒及久站、久坐、刺激性食物所致;无症状不需治疗,如不适可温水坐浴,局部外敷痔疮膏等,如疼痛加剧到医院肛肠科就诊。自护方法同内痔。

26.混合痔

混合痔指内痔和相应部位的外痔相融合而形成的团块。自护方法同内痔。症状重时请及时到医院肛肠科治疗。

27.前列腺炎

前列腺炎多见于青壮年,常因饮酒受寒、性兴奋过度及尿道逆行感染引起。有条件可温水坐浴,减轻炎症及水肿;如出现尿痛、尿急等尿道刺激症状,应及时到医院泌尿外科查清病因,对症治疗;避免憋尿,适度节制性生活。忌辛辣刺激性食品,戒酒,多饮水,多喝绿豆汤。

28.前列腺增生

前列腺增生又称前列腺肥大,多见于中老年男性,与高脂饮食、饮酒、吸烟及久坐少运动等因素有关;不忍尿、憋尿,以防止膀胱过度充盈发生排尿困难,经常热水坐浴,增加前列腺局部血液循环,能减轻增生症状和减缓病情进展。多饮水、不饮酒,忌辛辣刺激性食物;如出现尿痛、尿急、排尿不畅等症状,及时到医院泌尿外科诊治;每年到医院泌尿外科做相关检查,了解病情进展。

29.坐骨神经痛

首先查找病因,到医院骨科就诊,治疗原发疾病;急性发作时,绝对卧硬板床休息,严禁负重;及时到专科治疗。

30.外生殖器病变

包皮过长、包茎、睾丸及附睾炎症和肿瘤、睾丸鞘膜积液、精索静脉曲张、外生殖器畸形、外生殖器的各种皮肤病变,应及时到泌尿生殖外科就诊。

31.下肢静脉曲张

多因下肢静脉血液倒流和回流障碍所致。应避免长久站立,常穿弹力长筒袜或弹力绷带,但不要过紧,减轻静脉血流的阻力;做好局部皮肤护理,防止溃疡形成。

三、眼科检查及健康指导

(一)项目与标准

1.视力检查

标准对数视力表,检查距离为 5 m,裸眼视力 0.6 以上,矫正视力 1.0 以上,为正常。

2.色觉检查

对色觉检查本读数,要求在自然光线下,一般辨认距离为 75 cm,每版辨认时间一般不超过 5 s,说明辨色力正常。辨色力异常:多数版面读错或难以辨认者评为色盲,少数版面读错或不能辨认者评为色弱。

3.外眼检查

眼睑有无眼睑内外翻,倒睫,结膜结石,睑缘炎,瘢痕形成等;眼眶与眼球有无眼球突出与凹陷,眼球转动是否受限等;角膜大小,有无血管翳、浸润、溃疡瘢痕、变性、异物、畸形;前房深浅,房水混浊程度,有无积脓、积血和渗出物;虹膜颜色、纹理,有无缺损、结节、萎缩、前后粘连等;瞳孔形状、大小、边缘、光反应、有无渗出物色素等;晶体位置及透明度。

4.眼底检查

在暗室中进行,观察以下内容。

(1)视盘:正常视盘略呈椭圆形、淡红色、边界清楚,中央呈漏斗形凹陷,色泽稍淡,称为生理凹陷。检查时应当注意视盘色泽、大小、边界是否清楚,生理凹陷有无扩大加深,有无出血、渗出、充血及水肿。视盘上的动静脉有无搏动、血管行径等。

(2)视网膜中央动、静脉:动脉呈鲜红色,静脉呈暗红色,动脉与静脉管径之比为 2:3,检查时注意血管的粗细、行径、管壁反光、分支角度及动、静脉交叉处有无压迫或拱桥现象改变。血管有无阻塞、新生血管及血管壁有无白鞘等。

(3)黄斑:位于眼球后极视乳头颞侧缘的 2～2.5 PD(视盘直径)处,略偏下方,大小约一个视盘或稍大,无血管,其中心有一针尖大的反光点称中心凹光反射。检查时应注意有无水肿、出血、渗出、色素紊乱及黄斑裂孔等。

(4)视网膜:视网膜正常时透明,眼底呈均匀的深橘红色,当有脉络膜血管透见时,则形成豹纹状眼底。检查视网膜时应注意有无水肿、渗出、出血、脱离及色素斑,同时还要注意有无新生血管及肿瘤等。

5.裂隙灯检查

裂隙灯显微镜检查是以集中光源照亮检查部位,与黑暗的周围部呈现强烈的对比,再和双目显微放大镜相互配合,不仅能使表浅的病变观察得十分清楚,而且可以利用细隙光带,通过眼球各部的透明组织,形成一系列"光学切面",使屈光间质的不同层次甚至深部组织的微小病变也清楚地显示出来。在双目显微镜放大下，目标有立体感，增加了检查的精确性。

(二)常见异常及健康指导

1.麦粒肿

麦粒肿俗称"针眼"，是细菌感染引起睫毛根部腺体阻塞形成的化脓性炎症，表现为眼部红肿、疼痛，可逐渐形成脓点。

麦粒肿早期可采用局部冷敷减轻炎症反应，稳定后热敷促进炎症吸收。若脓点形成，则应及时到眼科做切排手术。

2.霰粒肿

霰粒肿俗称"眼豆"，是睑板腺分泌物排出受阻、潴留引起的慢性肉芽肿。常表现为眼皮下有一硬结，无压痛感。较小的霰粒肿一般无需治疗，可用热敷及按摩等方法使其自行消散；若继续增大，应及时到眼科进行治疗。

3.结膜结石

结膜结石是沉积于睑结膜内，境界清楚的黄白色点状物，多见于结膜受长期慢性刺激而发生，如患慢性结膜炎、沙眼等。结膜结石若无症状则不需治疗。如有异物感时可使用抗生素类眼膏；当结石增大突出结膜面时，应及时到眼科诊治。

4.结膜炎

多由细菌感染或外界环境刺激而出现眼部充血、灼热感和分泌物增多等。结膜炎应及时到医院眼科诊治，在医生指导下选择有效的眼药水和眼膏治疗。避免用手擦眼，卫生洁具应与其他人分开使用。

5.睑裂斑

睑裂斑位于睑裂部内外侧呈黄白色的隆起斑块，常见于阳光及紫外线等外界刺激引起的球结膜病变。睑裂斑，斑体较小，无不适症状不需治疗。斑体较大，影响美观可考虑到眼科手术治疗。

6.眼睑黄色瘤

眼睑黄色瘤是眼睑皮肤上呈现的橘黄色或者棕红色斑片，多由内分泌紊乱或脂质代谢障碍引起。

7.屈光不正

凡是裸眼视力低于5.0(包括近视、远视、老视、散光等)均称为屈光不正。应注意用眼卫生，在乘车、走路或躺着时不要看书。用眼时间稍长可适当闭目休息或做眼保健操和远眺。定期检查视力，建议到正规医院验光，配合适的眼镜。

8.青光眼

凡是眼压超过正常范围(10～22 mmHg)称为青光眼。若症状不明显但眼压有波动的，要定期测眼压。眼压持续增高有明显刺激症状，应及时到眼科治疗。严重时将会导致失明。

9.玻璃体混浊

玻璃体混浊是眼前出现点状、线状及条索状的黑影，并随着眼球的运动而飘动，也称飞蚊症，多见于高度近视、老年人，也可由炎症或出血等引起。要注意用眼卫生，减少视力疲劳，治疗原发病。

10.糖尿病性视网膜病变

糖尿病性视网膜病变是患糖尿病后并发的眼球内容物及视网膜血管病理改变，严重时可导致眼底出血或玻璃体积血,甚至视力丧失。积极治疗原发病,控制血糖,每半年应常规进行眼底检查。

11. 色盲

色盲指辨色能力消失。多见于先天性色觉障碍,视网膜细胞对色素不敏感。最常见的是红色盲和绿色盲。与色觉相关的职业选择受限,不宜驾驶。

12. 色弱

色弱是对颜色的辨认能力降低,属于色觉异常。与色觉相关的职业选择受限。色弱者注意眼部休息,减少视力疲劳,做眼部周围的血管按摩等。

13. 翼状胬肉

翼状胬肉俗称"攀睛",是结膜经常被风沙和强光刺激而引起的结膜组织增厚,但不影响视力。翼状胬肉患者眼部无任何不适时,不需治疗;若继续发展,影响到视力时,则需到眼科进行手术治疗。

14. 视网膜病变及黄斑病变

视网膜病变及黄斑病变常见于全身疾病在眼底的各种病理改变。如高血压、糖尿病、肾病、白血病等。会出现视物模糊、视物变形等症状,严重时可导致视力急剧下降,甚至失明。

对于视网膜病变、黄斑病变者应积极治疗原发病,若经治疗无明显改善时请到医院眼科治疗。眼底视网膜动脉硬化者定期检查眼底,密切关注血压、血脂的情况。

15. 角膜云翳

角膜云翳为角膜疾患痊愈后结成的浅层瘢翳,多呈灰白色。可在眼科医生指导下进行退翳治疗。注意用眼卫生,避免风沙及强光刺激。

16. 沙眼

沙眼是衣原体侵犯结膜组织引起的一种慢性感染性炎症。主要表现为在上睑穹隆部结膜上出现大小不平的隆起颗粒,常有异物感、分泌物等。沙眼患者应在眼科医生指导下选择有效的眼药水和眼膏治疗,用药 1~3 个月。改善个人及环境卫生,提倡一人一巾,勤洗手,避免交叉感染。注意用眼卫生,避免风沙及强光刺激。

17. 白内障

透明的晶状体变为混浊称为白内障。可分老年性、先天性、外伤性、并发性白内障。最常见的是老年性白内障,多见于 50 岁以上,是一种退行性改变。

18. 角膜白斑

角膜白斑为角膜疾患痊愈后局部形成的较厚的瘢翳,多呈白瓷色。

19. 角膜炎

戴隐形眼镜引起,注意镜片消毒。必要时使用眼药水消炎治疗。建议配框架眼镜。干眼症建议到眼科进一步治疗。

四、耳科检查及健康指导

(一)项目与标准

1. 外耳道检查

观察外耳有无畸形、肿胀、皲裂及溃疡,耳郭前后有无压痛,外耳道有无狭窄、耵聍栓以及炎症、湿疹和各种良恶性肿瘤。

2.咽鼓管检查

咽鼓管与鼓室连为一体,管腔通畅与否直接关系到鼓室的功能。可查出急慢性鼓膜炎症。

3.听力检查

一般语言检查法包括耳语检查及话语测试法,正常听力范围 5 m。

(二)常见异常及健康指导

1.外耳道炎

耳道红肿疼痛,建议到耳鼻喉科进行消炎治疗。

2.老年性耳聋

老年性耳聋是因鼓膜老化增厚或萎缩变薄,导致对外来音量不敏感,或感音迟钝。老年性耳聋患者平时应注意减少噪音干扰,可适当提高说话人的音量,在需要时可配合适的助听器。重听患者如听力出现进行性减退,应去耳鼻喉科进一步检查治疗。

3.中耳炎

中耳炎是病菌进入中耳腔产生的炎症。表现为鼓膜穿孔,耳道流脓,听力下降。外耳道有分泌物时应注意清理,保持清洁及引流通畅。若中耳炎反复发作,建议到耳鼻喉科做进一步检查治疗。

4.耳前瘘管

耳前瘘管是一种先天性耳前盲管,主要表现为耳前有一瘘孔。平时无症状,发生感染时则局部红肿、疼痛,反复感染破溃后可形成瘢痕。如瘘管反复发炎,应及时去耳鼻喉专科手术治疗。

5.耵聍栓塞

耵聍栓塞俗称耳结。是外耳道脱落上皮及分泌物形成耵聍凝结而成,无症状者,无需处理;如栓塞过大影响听力或出现耳鸣时,应去耳鼻喉科取出。

6.鼓膜瘢痕

中耳炎、鼓膜外伤性穿孔愈后在鼓膜上留下的瘢痕组织。一般对听力影响不大,过大的瘢痕可引起耳鸣、听力下降。平时洗头、游泳时先应戴好耳塞,防止耳道再次进水,引起中耳炎复发。

7.重听

重听指各种原因引起的暂时或永久性听力减退。

8.传导性耳聋

传导性耳聋是由于患中耳炎后出现的鼓膜穿孔或瘢痕内陷等造成鼓膜传音功能下降,听力减退。

早期应积极治疗急慢性中耳炎和渗出性中耳炎,可服用药物。严重影响生活,可手术治疗或配合适的助听器。

五、鼻部检查及健康指导

(一)项目与标准

1.外鼻及鼻腔检查

有无畸形、前鼻孔狭窄、鼻小柱过宽、鼻翼塌陷及皮肤情况。可查出各种鼻炎、鼻息肉、鼻中隔偏曲、良恶性肿瘤。

2.鼻窦检查

是否有鼻窦及副鼻窦的炎症。

3.嗅觉检查

是否存在嗅觉异常。

(二)常见异常及健康指导

1.萎缩性鼻炎

萎缩性鼻炎指干燥性鼻炎病情加重后鼻黏膜组织萎缩、鼻腔变宽、鼻甲缩小。其表现以鼻腔干燥、结脓痂、嗅觉减退为主。

2.鼻息肉

鼻息肉主要表现为鼻塞,可有鼻涕增多、嗅觉障碍及头闷、头痛等表现。如果息肉较小,症状不重,以治疗原发疾病(如鼻炎鼻窦炎)为主,阻止病情加重。当息肉生长过大且影响呼吸时,应去耳鼻喉科手术治疗。

3.慢性鼻窦炎

慢性鼻窦炎主要症状为鼻塞,病情严重时会出现头闷、头痛。平时可用些鼻炎片之类中成药。鼻塞严重时,应在医师指导下使用鼻黏膜血管收缩类药物,如呋麻滴鼻液等。症状严重考虑鼻窦微创手术治疗。

4.过敏性鼻炎

过敏性鼻炎常见于对花粉、尘螨等物质过敏而致病,主要引起鼻腔发痒、阵发性喷嚏连续发作、大量流清水鼻涕、鼻塞等不适。如反复发病,应去医院变态反应科做脱敏治疗。若病情加重应及时到耳鼻喉科就诊。

5.慢性鼻炎

慢性鼻炎常由伤风感冒、急性鼻炎等反复发作而引起,主要表现为鼻塞、鼻涕多等症状,可分单纯性鼻炎、肥厚性鼻炎等类型。轻度鼻塞时,可做鼻部热敷或鼻部穴位按摩;症状严重时应去专科治疗。加强锻炼,增强抵抗力,预防感冒发生。

6.鼻中隔弯曲

鼻中隔弯曲指鼻中隔偏离中线向一侧或两侧弯曲或局部形成突起,引起交替性或持续性鼻塞、头痛、鼻出血等。多发生于先天性鼻中隔畸形或后天性鼻部外伤。轻度鼻中隔弯曲对人体无影响,可不需治疗。严重时进行鼻中隔矫正手术。鼻中隔穿孔建议到专科治疗。

7.干燥性鼻炎

干燥性鼻炎是萎缩性鼻炎的早期表现,以鼻腔干燥为主,常引起鼻出血。若病情加重应及时到耳鼻喉科就诊。

8.肥厚性鼻炎

肥厚性鼻炎常由伤风感冒、急性鼻炎等反复发作而引起,主要表现为鼻塞、鼻涕多等症状。轻度鼻塞时,可做鼻部热敷或鼻部穴位按摩;症状严重或鼻塞影响呼吸时应去耳鼻喉科治疗。

六、咽、喉检查及健康指导

(一)项目与标准

1.咽、喉外部检查

有无咽喉、会厌、声带等的急慢性炎症及各种良恶性肿瘤。

2.扁桃体检查

有无扁桃体炎及各种良恶性肿瘤。

(二)常见异常及健康指导

1.慢性喉炎

慢性喉炎多与过度用嗓、经常感冒有关,表现为声嘶、咽喉部分泌物增多等。避免过度用嗓,学会正确的发声方法,防止声带过度疲劳。可到医院进行超声雾化或理疗等缓解症状。若长期声音嘶哑,或有声带结节或声带息肉时,应去耳鼻喉科进行治疗。

2.扁桃体肿大

扁桃体肿大多由急性扁桃体炎反复发作演变而来,表现为经常咽部不适、异物感、发干、发痒、刺激性咳嗽、口臭等症状。如扁桃体过大影响呼吸、吞咽困难时,应去耳鼻喉科就诊,酌情选择扁桃体摘除术。

3.慢性扁桃体炎

多由急性扁桃体炎反复发作而来,主要表现为经常咽部不适、异物感、发干、发痒、刺激性咳嗽等症状。可早晚用0.9%淡盐水漱口。饮食宜清淡,忌辛辣刺激性食物。平时加强锻炼,增强抵抗力。

4.慢性咽炎

慢性咽炎主要发生于上呼吸道炎治疗不彻底或长时间受刺激性食物或气体刺激的结果,常见咽部异物感、干痒、作呕等症状。避免食用刺激性食物及烟、酒等。可经常饮用杭菊、金银花、麦冬、甘草泡的保健茶,多饮水,保持排便通畅。

七、口腔科检查及健康指导

(一)项目与标准

1.口唇

口唇颜色,有无水肿,有无疱疹,有无口角糜烂及口角歪斜。

2.口腔黏膜

色泽,有无色素沉着,黏膜下有无出血点及淤斑,有无溃疡、角化瘢痕等

3.牙齿及牙周

牙列完整性,牙列有无异常,牙齿缺失数目、与邻牙接触情况,咬合关系是否正常。观察牙体颜色、光泽、形态,有无红肿溃疡、溢脓,牙龈有无增生或萎缩,牙周有无瘘管、有无牙石等。

4.口腔黏膜

口腔黏膜有无水肿、溃疡和颜色的改变。

5.颞颌关节功能

注意张口度(小于4 cm、大于2 cm)、开口型(张口时下颌有无偏斜、摆动及疼痛)。

6.舌

舌质、舌苔及舌的活动状态,舌的大小,伸舌是否居中,有无震颤,有无溃疡、肿块等。

7.涎腺及导管

腮腺、颌下腺有无肿大,有无肿物,腮腺导管及颌下腺导管口处有无脓性分泌物等。

8.颌面部

两侧是否对称,有无包块、畸形、瘘管。皮肤颜色、温度,有无触压痛等。

（二）常见异常及健康指导

1.龋齿

龋齿俗称"蛀牙"，是以细菌为主的多种因素造成的牙体硬组织缺损。应及时到口腔内科治疗。保持口腔清洁，养成早晚刷牙和饭后漱口的良好卫生习惯。饮食宜粗细搭配，少吃甜食。

2.阻生牙

阻生牙常见于后磨牙及上尖牙；可部分萌出或完全不能萌出。有阻生齿或智齿反复发炎或因食物嵌塞造成邻牙龋坏时，请及时到口腔科诊治。保持口腔清洁，养成早晚刷牙、饭后漱口的良好卫生习惯。每半年或一年进行定期口腔检查。

3.牙列缺失

牙列缺失指半口或全口牙的缺失。牙的缺失会导致咀嚼功能降低，引起消化不良及胃肠疾病，并可引起颌面部萎缩。建议及早到口腔修复科进行全口或半口义齿的修复。对牙列不齐咬合错乱者，建议到口腔专科医院（口腔正畸科）进行口腔正畸治疗，恢复正常牙列和咬合关系。纠正不良口腔习惯，如咬上下唇、偏侧咀嚼等。

4.牙龈炎

牙龈炎是发生于牙龈而不侵犯其他牙周组织的疾病，常表现为牙龈红肿、出血。牙菌斑是发病的致病因素。建议到口腔内科采用洁治术（俗称洗牙），彻底清除牙结石。保持口腔清洁，养成早晚刷牙、饭后漱口的良好卫生习惯。

5.根尖炎

根尖炎是牙根尖部组织发生的急、慢性炎症。请及时到口腔内科进行完善的根管治疗。

6.口腔溃疡

口腔溃疡由感冒、消化不良、咬合创伤、营养缺乏等多种因素所致，可自愈。疼痛时可口服维生素 B_2 等，含服华素片，局部可用冰硼散。若溃疡在同一部位反复发作并经久不愈时，请及时到口腔科或内科进行诊治。

7.残冠

残冠是由于各种原因造成的牙冠大部分缺损。当所剩的牙体比较稳固时，可先进行完善的根管治疗，再进一步进行全冠或桩冠修复。当残冠周围的软组织反复发炎，牙根薄弱，或有牙根折裂时，则需施行拔牙术。

8.牙周炎

牙周炎是发生于牙体周围组织的炎症。可由局部和全身的多种因素引起，如牙结石、食物嵌塞、吸烟、糖尿病或营养缺乏等。主要表现为牙龈炎症和出血、牙齿松动和移位等。请及时到口腔科进行系统牙周治疗。每半年或一年进行定期口腔检查。

9.氟斑牙

氟斑牙建议到口腔科进行牙齿美白治疗。牙齿缺失建议进行义齿修复。

10.颞颌关节病

颞颌关节病常表现为关节运动异常、关节区疼痛、关节弹响和杂音。请到口腔科医院诊治。

保持乐观情绪，注意自我保护关节，避免突然大张口，勿长时间让关节受凉。避免长时间单侧咀嚼和食过硬食物。

11. 不良充填体、不良修复体

不良充填体、不良修复体指不正规和不完善的充填物和义齿,被认为是诱发口腔癌的因素之一。建议到口腔科接受合理完善的治疗。

12. 牙隐裂

牙隐裂指牙冠表面的细小裂纹,多见于后牙的咬合面。浅表的隐裂,无明显疼痛时,可暂时观察无需治疗。当隐裂较深或有明显疼痛时,请及时到口腔科进行治疗。纠正不良用牙习惯,不咬碎骨和瓶盖,尽量细嚼慢咽。

13. 牙髓炎

牙髓炎俗称"牙神经痛",尤其对冷热刺激敏感。当疼痛剧烈时,可服去痛片 0.5 克/次或芬必得 1 粒/次等暂时止疼,并及时到口腔科进行彻底的牙髓或根管治疗。

14. 磨损

生理性磨损,又无明显疼痛时,无需处理。当有食物嵌塞和疼痛时,请及时到口腔科进行治疗。

15. 牙折

牙折是指牙齿发生的折裂。当牙折缺损少或无不适时,建议到口腔科将锐缘磨光即可。当牙折缺损较大或有过敏疼痛、食物嵌塞时,建议到口腔科进行治疗。纠正不良用牙习惯,不咬碎骨和瓶盖,尽量细嚼慢咽。

16. 口腔黏膜病

口腔黏膜病指发生在口腔黏膜与软组织上的类型各异、种类众多的疾病的总称。请及早到口腔科进行诊断和治疗。尽量减少致病因素,如吸烟、不良充填体和不良修复体。平衡膳食,增加新鲜蔬菜和水果的摄入,不饮过烫的饮料和不食过烫的食品。

17. 牙列缺损

牙列缺损指牙列上单颗或多颗牙的缺失。楔状缺损者,当缺损少无牙本质过敏时,无需特殊处理;缺损较大时,建议到口腔科进行填充治疗。改正不良刷牙习惯,避免拉锯式横刷,并选用毛较软的牙刷和颗粒较细的牙膏。牙列缺损建议到口腔修复科进行固定义齿或局部义齿的修复治疗。

18. 牙结石

建议进行全口洁治。牙龈萎缩,建议进行抗感染治疗,防止进一步退缩。

19. 牙髓坏死

牙髓坏死又称"死髓牙",通常无明显症状,可有牙冠变色。

20. 龈乳头炎

龈乳头炎常由食物嵌塞、不恰当的剔牙、硬食物的刺伤等引起。请及时到口腔科进行洁牙,去除不良刺激。保持口腔清洁,养成早晚刷牙、饭后漱口的良好卫生习惯。

八、妇科检查及健康指导

(一)项目与标准

项目与标准包括妇科常规检查、白带刮片、宫颈病理涂片等。

1. 外阴

各种炎症、白色病变、巴氏腺囊肿;阴道前后壁膨出、发育情况及婚、产类型,畸形等。

2.阴道

阴道是否通畅、黏膜情况、分泌物量、色、性状以及有无异味、阴道炎等,需白带刮片或宫颈病理涂片确诊。

3.子宫颈

子宫颈大小、质地、有无糜烂及程度、撕裂、息肉、腺囊肿,有无接触性出血、举痛、慢性宫颈炎等。

4.子宫

子宫位置、大小、硬度、活动度、有无压痛等。

5.附件

附件有无肿块、增厚、压痛等。

6.白带

刮片镜检、宫颈病理涂片正常均为阴性。

(二)常见异常及健康指导

1.白带常规异常(白细胞+++)

考虑阴道炎症,为细菌感染。此病的典型临床症状为阴道异常分泌物明显增多,呈稀薄均质状或稀糊状,为灰白色、灰黄色或乳黄色,带有特殊的鱼腥臭味。门诊妇科治疗,个人注意保持外阴清洁,治疗期间禁止性生活,饮食宜清淡,忌辛辣油腻。

2.真菌阳性

由白色念珠菌感染引起,多发生于长期使用激素、抗生素者或糖尿病患者及孕妇等。传染途径主要是性交、浴池、被污染的衣物用具,消毒不合格的卫生巾、卫生纸还有护垫等。最常见的症状是白带多,呈豆腐渣样,外阴及阴道灼热、瘙痒。严重者波及尿道,可有尿频、尿急、尿痛等症状。建议在妇科医生指导下,夫妻同时治疗。日常生活中应注意避免大量使用广谱抗生素,导致阴道正常菌群失调;月经期间及时更换护垫,不用盆浴、坐浴,选择淋浴,防止病原体进入体内;内衣应柔软宽松,以棉织品为好。避免羽绒、尼龙及毛织品衣服贴身穿戴,避免内裤与袜子同洗;平时注意保持外阴清洁干爽,特别是在月经期间更要注意这一点,不穿化纤内裤及紧身裤。

3.滴虫阳性

由阴道毛滴虫感染引起,通过性交传播或间接传播(经浴池、浴盆、游泳池、衣物、敷料及污染的器械等传播),主要表现为外阴瘙痒,白带增多。白带为淡黄色泡沫状,严重时白带可混有血液,外阴有瘙痒,灼热感,性交痛亦常见,感染累及尿道口时,可有尿痛、尿急、甚至血尿。在妇科医生指导下,夫妻同时治疗。治疗期间避免性生活,勤换洗内裤,洗涤用具均应用开水烫洗等。

4.HPV阳性

人乳头状瘤病毒(HPV)感染是宫颈癌的主要病因,通常是通过性生活传播,持续感染就可能引发以子宫颈癌为主的生殖器官癌症。注意经期和性生活卫生,妇科作宫颈细胞病理学检查。必要时进行免疫治疗、抗病毒治疗及妇科相关疾病治疗(如宫颈炎的治疗等)。动态追踪观察HPV变化;每三个月复查HPV一次,并常规妇科检查,包括子宫、附件超声。

5.老年性阴道炎

老年性阴道炎是绝经后妇女常见病,主要是由于雌激素缺乏致局部抵抗力降低,病菌入侵繁殖而引起炎症。表现为外阴瘙痒或灼热感,甚至尿频、尿痛。阴道分泌物增多,呈淡黄色,严重者有血性脓样白带,并伴有臭味,此时应进一步检查以排除肿瘤的可能。

6.慢性宫颈炎

慢性宫颈炎多发生于 23～50 岁的育龄期妇女。症状不明显,是指子宫颈外口处的宫颈阴道部分由于细菌侵入引发感染所致的已婚女性常见病。此病症状为白带增多、腰痛、下腹部坠痛,甚至接触性出血等。此病在月经前、排便及性交时会加重,表现为宫颈不同程度的糜烂、肥大或有息肉。妇科治疗常用方法有:药物治疗,适用于糜烂面积较小和炎症浸润较浅的患者;物理治疗,是目前应用很广泛的一种治疗方法,具有疗程短、疗效好的优点,适用于糜烂面积较大和炎症浸润较深的患者,方法有聚焦超声、电熨法、激光疗法、冷冻疗法等。

7.宫颈息肉

息肉形成的原因与炎症、内分泌紊乱,特别是雌激素水平过高有关。是慢性宫颈炎表现的一种,在已婚妇女中比较多见。一般认为系由于慢性炎症长期刺激,引起宫颈内膜的增生堆集,多见于 40～45 岁以后的经产妇,应积极治疗。目前临床上较普遍采用的是微创、无创技术治疗宫颈息肉病。

8.宫颈接触性出血

宫颈接触性出血指的是在性交、妇科检查以及便秘患者用力排便后有少量阴道出血的现象。"接触性出血"是子宫颈癌的癌前病变的信号之一,一定要引起足够的重视,这时需做细胞学筛查及防癌检查,如阴道镜等,如果没有发现问题,就应及时对症治疗,并坚持隔 4～6 个月复查。

第十五章　护理基础措施

第一节　体温的评估与护理

一、正常体温及其生理性变化

（一）正常体温

温度以摄氏温度（℃）和华氏温度（℉）来表示，℃与℉的换算公式如下。

$$℃＝（℉－32）×5/9 \qquad ℉＝℃×9/5＋32$$

临床上常以口腔、直肠、腋下等处的温度来代表体温，在 3 种测量方法中直肠温度是最接近人体深部温度的，而日常生活中采用口腔、腋下测量温度更为方便。正常体温是一个温度范围，而不是一个具体的温度点，体温正常范围：腋温（36.0 ℃～37.0 ℃）、口温（36.3 ℃～37.2 ℃）、肛温（36.5 ℃～37.7 ℃）。

（二）生理性变化

体温可随昼夜、年龄、性别、运动、用药等因素而出现生理性波动，但其变化范围很小，一般不超过 0.5 ℃～1.0 ℃。

（1）昼夜变化：正常人体温在 24 h 内呈周期性波动，一般清晨 2～6 时最低，午后 2～8 时最高。这种昼夜的规律性变化与机体活动的生物节奏有关。

（2）年龄差异：儿童体温略高于成年人，成年人体温略高于老年人。新生儿尤其是早产儿，由于体温调节功能尚未发育完善，体温极易受环境温度的影响而变化。不同年龄的人其体温有所不同，与机体基础代谢水平不同有关。

（3）性别差异：一般女性体温平均比男性高 0.3 ℃，女性基础体温随月经周期而发生规律性变化。在排卵前体温较低，排卵日体温最低，排卵后体温逐渐升高，这与体内孕激素水平周期性变化有关。

（4）运动状态：人体活动时体温升高，与肌肉活动时代谢增强、产热量增加有关。因此，临床上应在患者安静状态下测量体温。

（5）用药作用：麻醉药物可抑制体温调节中枢，使体温调节发生障碍，并能扩张血管，导致散热增加，故对术中、术后患者要注意保暖；有些药物则可通过抑制汗腺分泌而使体温升高。

此外，情绪激动、紧张、进食、环境温度的变化等都会对体温产生影响，在测量体温时应加以考虑。

二、异常体温的评估与护理

（一）体温过高

体温过高（hyperthermia）又称发热（fever）。指在致热原作用下，体温调节中枢的调定点上移而引起的调节性体温升高。当体温上升超过正常值 0.5 ℃或一昼夜体温波动在 1 ℃以上即可称为发热。

1.临床分级(以口腔温度为例)

低热:37.5 ℃～37.9 ℃　　(99.5 ℉～100.2 ℉)。

中等热:.38.0 ℃～38.9 ℃　　(100.4 ℉～102.0 ℉)。

高热:39.0 ℃～40.9 ℃　　(102.2 ℉～105.6 ℉)。

超高热:41.0 ℃以上　　(105.8 ℉以上)。

2.发热过程

(1)体温上升期:其特点为产热大于散热。患者主要表现为畏寒、皮肤苍白、无汗、皮肤温度下降,有些患者可出现寒战。体温上升有骤升和渐升2种形式。如体温在数小时内迅速升至高峰称为骤升,见于肺炎球菌性肺炎、疟疾;如体温在数小时内逐渐上升称为渐升,见于伤寒等。

(2)高热持续期:其特点是产热和散热在较高水平上趋于平衡,体温维持在较高状态。患者主要表现为颜面潮红、皮肤灼热、口唇干燥、呼吸和脉搏加快、尿量减少等。

(3)退热期:其特点是散热增加而产热趋于正常,体温调节水平恢复至正常。此期患者表现为大量出汗和皮肤温度降低。退热有骤退和渐退2种方式。骤退时由于体温急剧下降,大量出汗使体液丧失,年老体弱和心血管患者易出现血压下降、脉搏细速、四肢厥冷等虚脱或休克现象,应严密观察并及时给予处理。

3.常见热型

临床上把各种体温曲线的形态称为热型。不同的发热性疾病可表现出不同的热型,加强观察有助于疾病的诊断。常见热型如下。

(1)稽留热(constant fever):体温持续在 39 ℃～40 ℃,达数日或数周,24 h 波动范围不超过1 ℃。常见于肺炎球菌性肺炎、伤寒等。

(2)弛张热(rermittent fever):体温在 39 ℃以上,24 h 内温差超过 1 ℃,但最低温度仍高于正常水平。常见于败血症、风湿热、化脓性疾病等。

(3)间歇热(intermittent fever):体温骤升至 39 ℃以上,持续数小时或更长,然后下降至正常或正常以下,经过一段时间的间歇,体温又升高,并反复发作,即高热期和无热期交替出现。常见于疟疾等。

(4)不规则热(irregular fever):发热无一定规律,且持续时间不定。常见于流行性感冒、癌性发热等。

4.护理措施

(1)降低体温:可根据病情采用物理降温或药物降温方法。如体温超过 39 ℃可用冰袋冷敷头部;体温超过 39.5 ℃可用温水(或酒精)拭浴,以达到降温目的。根据医嘱给予药物降温时应注意药物剂量,防止退热时大量出汗而引起虚脱或休克。采取降温措施 30 min 后应测量体温,并做好记录和交班。患者出现寒战时应注意保暖。

(2)病情观察:定时测量体温,一般每日测量 4 次,高热患者每 4 h 测量体温 1 次,待体温恢复正常 3 d 后,改为每日 2 次。同时注意观察呼吸、脉搏、血压、发热类型、发热程度及出汗情况。此外,还应注意观察是否有寒战、淋巴结肿大、出血、肝、脾大、结膜充血、单纯疱疹、关节肿痛等伴随症状。

(3)维持水、电解质平衡:高热患者因呼吸加快,皮肤蒸发水分及出汗,体液大量丧失。应鼓励患者多饮水,每日摄入量不能低于 2 500~30 000 mL,必要时按医嘱给予静脉输液以补充水分,促进毒素和代谢产物的排出。

(4)补充营养:高热患者迷走神经兴奋性降低,胃肠蠕动减弱,消化液分泌减少,影响食物的消化和吸收;同时机体分解代谢增强,能量消耗增多,导致机体消瘦、衰弱甚至营养不良,应及时给予高热量、高蛋白、高维生素、易消化的流质或半流质饮食。同时注意食物的色、香、味,嘱患者少量多餐。不能进食者遵照医嘱给予静脉输液或鼻饲,以补充营养物质及电解质。

(5)休息:发热患者由于消耗多、进食少,可酌情减少活动,适当休息。高热者应绝对卧床休息,并提供安静、空气流通、温湿度适宜的休养环境。

(6)预防并发症:发热患者机体抵抗力降低,加之唾液分泌减少,口腔黏膜干燥,有利于病原体生长、繁殖,易发生口腔溃疡和炎症。护士应协助患者在晨起、餐后及睡前漱口,保持口腔清洁,如口唇干裂者可涂液体石蜡;对出汗较多的高热患者应及时擦干汗液,更换衣服和床单,保持皮肤清洁、干燥,防止着凉;对长期高热卧床的患者,应预防压疮和坠积性肺炎等并发症。

(7)心理护理:对高热患者进行有针对性的心理护理,经常询问患者,了解其感受,对体温变化及伴随症状等耐心解答,给予精神安慰和支持,以缓解其紧张情绪。

(二)体温过低

体温低于正常范围称为体温过低(hypothermia)。若体温低于 35 ℃ 以下称为体温不升,常见于早产儿、重度营养不良与极度衰竭的患者。此外,长时间暴露在低温环境中使机体散热过多过快,可导致体温过低。另外,颅脑外伤、脊髓受损、药物中毒等导致的体温调节中枢功能受损也是造成体温过低的常见原因。体温过低是一种危险的信号,常提示疾病的严重程度和不良预后。

1.临床分级(以口腔温度为例)

轻度:32 ℃~35 ℃　　(89.6 ℉~95.0 ℉)。

中度:30 ℃~32 ℃　　(86.0 ℉~89.6 ℉)。

重度:<30 ℃　　(86.0 ℉)瞳孔散大,对光反射消失。

致死温度:23 ℃~25 ℃　　(73.4 ℉~77.0 ℉)。

2.临床表现

体温过低时患者常有体温不升、皮肤苍白、四肢冰冷、呼吸减慢、脉搏细弱、血压下降,感觉和反应迟钝,嗜睡,甚至昏迷等。

3.护理措施

(1)保暖措施:采取适当的保暖措施,首先应提高室温在 22 ℃~24 ℃,其次可采取局部保暖措施,如给患者加盖被。给予温热饮料、足部放置热水袋等方法,以提高机体温度。

(2)观察病情:密切观察患者的生命体征,加强体温监测,至少每小时测量体温 1 次,直至体温恢复正常并稳定,同时注意呼吸、脉搏、血压的变化。

(3)病因治疗:采取积极的治疗措施,去除引起体温过低的原因,使体温逐渐恢复至正常。

(4)随时做好急救准备工作。

第二节 脉搏的评估与护理

在每个心动周期中,由于心脏的收缩和舒张,动脉内的压力和容积发生周期性的变化,导致动脉管壁产生有节律的搏动,称为动脉脉搏(arterial pulse),简称脉搏(pulse)。正常情况下,脉律与心率是一致的,当脉搏微弱不易测定时,应测心率。

一、正常脉搏及生理性变化

(一)正常脉搏

1.脉率

脉率即每分钟脉搏搏动的次数,正常成人在安静状态下,脉率为 60～100 次/分钟,它可随多种生理因素变化而发生一定范围的波动。

2.脉律

脉律指脉搏的节律性。它在一定程度上反映了心脏的功能,正常脉搏搏动均匀规则,间隔时间相等。但在正常儿童、青少年和部分成年人中,可出现脉律随呼吸改变,即吸气时增快,呼气时减慢,称窦性心律不齐,一般无临床意义。

3.脉搏的强弱

脉搏的强弱指血流冲击血管壁的力量强度的大小。正常情况下每搏强弱相同。脉搏的强弱取决于动脉的充盈程度、脉压大小及动脉壁的弹性。

4.动脉壁的情况

正常动脉管壁光滑、柔软,富有弹性。

(二)生理性变化

1.年龄

一般新生儿、幼儿脉率较快,成人逐渐减慢,老年人稍增快。

2.性别

女性的脉搏比男性稍快,通常每分钟相差 5 次左右。

3.活动、情绪

一般在运动、情绪激动时可使脉率增快,休息、睡眠时则脉率减慢。

4.药物、饮食

使用兴奋剂、饮浓茶或咖啡及进食可使脉率加快,使用镇静剂、洋地黄类药物和禁食可使脉率减慢。

二、异常脉搏的评估及护理

(一)异常脉搏

1.脉率异常

(1)速脉(tachycardia):指在安静状态下成人脉率每分钟超过 100 次,又称心动过速。常见于发热、甲状腺功能亢进、大出血、疼痛等患者。一般体温每升高 1 ℃,成人脉率每分钟约增加 10 次,儿童则增加 15 次。

(2)缓脉(bradycardia):指在安静状态下成人脉率每分钟少于 60 次,又称心动过缓。常见于颅内压增高、甲状腺功能减退、房室传导阻滞或服用某些药物如地高辛等。

2.节律异常

(1)间歇脉(intermittent pulse):在一系列正常均匀的脉搏中,出现一次提前而较弱的脉搏,其后有一较正常延长的间歇(代偿性间歇),称间歇脉,亦称期间收缩,如每隔一个或两个正常搏动后出现一次期间收缩,前者称二联律,后者称三联律。常见于各种器质性心脏病或洋地黄中毒等患者。正常人在过度疲劳、精神兴奋时偶尔也出现间歇脉。

(2)脉搏短绌(pulse deficit):在同一单位时间内脉率少于心率,称脉搏短绌或绌脉。听诊时心律完全不规则,心率快慢不一,心音强弱不等。常见于心房颤动的患者。

3.强弱异常

(1)洪脉(bounding pulse):当心输出量增加,周围动脉阻力较小,动脉充盈度和脉压较大时,脉搏搏动强大有力,称洪脉。常见于高热、甲状腺功能亢进、主动脉瓣关闭不全等患者。

(2)丝脉(thready pulse):当心输出量减少,周围动脉阻力较大,动脉充盈度降低时,脉搏搏动细弱无力,扪之如细丝,称丝脉。常见于心功能不全、大出血、休克等患者。

(3)交替脉(alternating pulse):指节律正常而强弱交替出现的脉搏。交替脉主要由于心室收缩强弱交替出现而引起,是左心室衰竭的重要体征。常见于高血压性心脏病、冠心病、主动脉瓣关闭不全等患者。

(4)奇脉(paradoxical pulse):当平静吸气时脉搏明显减弱或消失称为奇脉。由于左心室排出量减少所致。常见于心包积液、缩窄性心包炎的患者。

(5)水冲脉(water pulse):脉搏骤起骤落,急促而有力,如潮水涨落样,称水冲脉。主要由于收缩压偏高、舒张压偏低使脉压增大所致。常见于甲状腺功能亢进、先天性动脉导管未闭、主动脉瓣关闭不全、严重贫血等患者。

4.动脉壁异常

早期动脉硬化表现为动脉壁变硬,失去弹性,触诊呈条索状,如按琴弦上,严重者出现动脉迂曲或结节。

(二)护理措施

1.休息与活动

根据病情指导患者适量活动,必要时增加卧床时间,以减少心肌耗氧量。

2.密切观察病情

观察脉搏有无频率、节律和强弱的异常,动脉壁的弹性;观察药物疗效及不良反应。

3.备齐急救物品

各种急救物品齐全,急救仪器处于良好的备用状态。

4.心理护理

进行有针对性的心理护理,以缓解患者的紧张、恐惧情绪。

5.健康教育

指导患者及家属合理饮食,戒烟限酒;认识脉搏监测的重要性,掌握正确监测方法,学会自我护理。

第三节 血压的评估与护理

一、正常血压及生理性变化

(一)正常血压

以肱动脉血压为标准,正常成人安静状态下的血压范围为收缩压 90～139 mmHg (12.0～18.6 kPa),舒张压 60～89 mmHg(8.0～12.0 kPa),脉压 30～40 mmHg (4.0～5.3 kPa)。血压的计量单位有 mmHg 和 kPa 两种,mmHg 和 kPa 之间的换算关系如下。

1 mmHg＝0.133 kPa   1 kPa＝7.5 mmHg。

(二)生理性变化

正常人的血压经常在小范围内波动,保持着相对的恒定。但可因各种因素的影响而有所改变,并且以收缩压的改变为主。

1.年龄与性别

血压随年龄增加而逐渐增高,并以收缩压升高更为显著。青春期前男女之间血压差异较小,更年期以前女性血压略低于男性,更年期后无明显差别。

2.昼夜和睡眠

通常清晨血压最低,然后逐渐升高,至傍晚血压最高,过度劳累或睡眠不佳时血压可偏高。

3.环境温度

在寒冷环境中由于末梢血管收缩血压可上升,高温环境下由于皮肤血管扩张血压可略下降。

4.体位改变

立位血压高于坐位,坐位血压高于卧位,此种情况与重力引起的代偿机制有关。但长期卧床、贫血或使用降压药物的患者,若由卧位变成立位时可出现头晕、心慌等直立性低血压的表现。

5.测量部位

一般右上肢血压略高于左上肢 10～20 mmHg,下肢收缩压比上肢高 20～40 mmHg(如用上肢袖带测量)。

6.其他

情绪激动、剧烈运动、疼痛、吸烟等均可导致收缩压升高,舒张压一般无变化。此外,饮酒、摄盐过多、应用药物等对血压也有影响。

二、异常血压的评估与护理

(一)异常血压

1.高血压

高血压(hypertension)指 18 周岁以上成年人收缩压≥140 mmHg 和(或)舒张压≥90 mmHg。关于高血压的标准,目前采用的是 1999 年世界卫生组织与国际高血压联盟(WHO/ISH)制定的标准。

2.低血压

血压低于 90/60 mmHg 称为低血压(hypotension)。常见于大量出血、休克、急性心力衰竭等患者。

3.脉压变化

(1)脉压增大:脉压超过 40 mmHg 称脉压增大。常见于主动脉硬化、主动脉瓣关闭不全、甲状腺功能亢进等。

(2)脉压减小:脉压低于 30 mmHg 称脉压减小。常见于心包积液、缩窄性心包炎、末梢循环衰竭等。

新修订的《中国高血压防治指南》中将血压 120～139/80～89 mmHg 列位正常高值是根据我国流行病学数据分析的结果,血压处在此范围内者,应认真改变生活方式,及早预防,以免发展为高血压。

(二)护理措施

1.监测血压

如发现血压有异常时,应加强血压监测,及时了解血压变化,同时密切观察其伴随症状。

2.劳逸结合

根据血压情况合理安排休息与活动,高血压初期不限制一般的体力活动,但避免重体力劳动;可进行散步、打太极拳等适度活动,颐养身心。患者血压较高时应嘱其卧床休息,如血压过低,应迅速安排患者平卧位,针对病因给予应急处理。

3.心理护理

长期的抑郁或情绪激动、急剧而强烈的精神创伤可使交感—肾上腺素活性增强、血压升高,因此保持良好的心理状态非常重要。可通过了解患者性格及有关社会心理因素对其进行疏导,说明疾病过程,训练患者自我控制能力,消除紧张和压抑的心理,保持良好心理状态,主动配合治疗与护理。

4.合理饮食

选择易消化、低脂、低胆固醇、低盐、高维生素、富含纤维素的食物。控制烟、酒、浓茶、咖啡等的摄入。

5.健康教育

教会患者测量和判断异常血压的方法;生活有度、作息有时、修身养性、合理营养、戒烟限酒等。低血压的患者应注意适度运动,增强体力;避免受凉;提供营养丰富食物;必要时应用中药调治。

第十六章　护理健康教育及其相关技巧

第一节　护理健康教育概述

随着科学的进步,社会的发展,我国护理学科发展迅速,完整的学科体系已逐步形成。尤其是近十几年来,护理健康教育的兴起与发展,为临床护理带来新的研究和实践领域。随着整体护理观的确立和护理模式的转变,护理健康教育在医疗护理工作中的地位和作用日益受到重视,护理健康教育作为一门新兴的交叉学科也得以建立和迅速发展。

一、护理健康教育学科性质与意义

我国《护士注册法》明确规定健康教育是护士应尽的义务。目前,我国医院也将健康教育作为一种治疗手段用于临床,广大护士已成为患者健康教育的主力军。健康教育是一项有组织、有计划、有评价的教育活动,它不仅要求护士熟练运用本专业理论知识和技能为患者提供健康服务,还要求护士必须掌握与健康教育相关的知识和技能,而这些知识和技能恰恰是以往护理教学尚未涉足的领域,因此开展护理健康教育培训是整体护理改革的当务之急。

(一)学科性质

护理健康教育(nursing health education)是护理学与健康教育学相结合的一门综合性应用学科,是研究在护理工作中开展健康教育的理论、方法、实践及其一般规律的科学。它以患者、其家属和社会人群为研究对象,运用护理学与健康教育学的基本理论和方法,通过对患者及其家属及社区群众进行有目的的、有计划、有评价的教育活动,使教育对象接受健康相关知识指导及健康相关行为的干预,使其行为向着有利于健康的方向发展。提高教育对象自我保健意识和自我护理能力,达到防治疾病、保持健康、促进康复、建立健康行为、提高健康水平和生活质量的目的。

护理健康教育是健康教育大系统中的一个分支,是以护士为实施主体的、针对患者或健康群体所开展的具有护理特色的健康教育活动。这是护理工作的重要内容,也是护理学科不断发展、完善和进步的重要标志。护士不仅要用健康教育学的理论、方法对教育对象进行教育活动,而且还须应用丰富的护理知识为患者提供保健服务。这种边缘学科的属性,决定了其在今后的发展中,必须不断地从护理学、健康教育学和其他相关学科领域吸取养料,以丰富护理健康教育学的理论基础,使之逐步发展成为一门具有独特观点和体系的独立学科。

(二)学科产生的意义

1. 现代护理学发展的产物和重要突破

护理学是自然科学与社会科学相互渗透的综合性应用学科。100多年来,现代护理学经历了以疾病为中心、以患者为中心和以健康为中心的3个发展阶段,其理论、实践、内涵等都发生了巨大的变革。随着医学模式的转变和护理观念的更新,现代护理学的研究任务与服务内容已从注重恢复人体正常功能的单一护理活动,扩展到以满足人的身心健康需要为目的的保健活动和教育活动,出现了临床护理与预防保健相结合的护理趋势,健康教育作为一种治疗手段被引入到护理工作中,护士要通过护理、保健、健康教育等多种手段为患者提供生理、心理、社会的全面服务,从而形成了"健康教育与临床护理一体化"的护理新模式。这种新模式是现代护理学发展的重要标志,护理健康教育学科的产生和发展为实现这一模式提供了有力保障。

2.为临床护理和保健服务提供了新的理论和方法

临床护理健康教育是护理人员为满足患者的需求,将卫生保健知识和疾病防治知识、方法和技术传授给患者及其家属的过程。护理健康教育将护理工作与健康教育紧密结合,形成完整的护理体系,突破了传统的护理工作性质,通过多种形式的教育活动和行为指导,使护士和患者共同积极参与整个治疗康复过程,使护理工作变被动为主动,为整体护理的深化奠定基础。因此,健康教育丰富了临床护理的工作内容,为提高护理质量提供了有力武器。护士不仅要对患者的疾病提供治疗和护理,帮助患者解除痛苦,还要为患者以及健康人提供促进健康的服务,教给人们有关的护理知识和技能,使其对疾病防患于未然,增强自我保健和自我护理能力,不断提高健康水平。

3.实现护士角色多元化功能的重要途径

《护士伦理学国际法》提出:护理服务是以人的需要为基础,护士具有3方面的基本职责,即保护生命、减轻病痛和促进健康。该法对护士的任务作了明确规定:①护理患者,建立有助于康复的、物理的、社会的和精神的环境;②着重用教授和示范的方法预防疾病,促进健康;③与其他保健行业协作,为个人、家庭和居民提供保健服务。其中第2条就是护理健康教育的具体内容。从这3项任务可以看出,护士的工作场所不仅是医院,而且应走向社会,护士角色的功能也不仅是单一的照顾者,还应是教育者。护士要履行教育者的义务和责任,必须学习和应用健康教育的基础理论、知识和方法,护理健康教育学为实现护士角色多元化功能提供了可能。

二、护理健康教育发展简史

护理健康教育在发达国家起步较早。早在100多年前,英国杰出的护理学家、国际近代护理学创始人南丁格尔就曾有"护士应当同时也是卫生导师和宣传教育家"的科学论断。20世纪50年代,美国的医院及保险业就认识到,"医院是指导患者建立积极的健康行为的最好场所",20世纪70年代,美国的一些护理学家创建早期的护理学理论模式,要求现代护士应具有为患者提供保持健康的生活方式、良好的功能状态和心理健康方法的能力。20世纪70年代以后,发达国家对健康教育给予了较大的投入并取得了重大进步,美国目前有较为完善的护理健康教育管理体系,特别是在医院。

三、护理健康教育的研究对象、内容与方法

(一)研究对象

随着健康观念的变化和护理学科的发展,护士的职能范围在不断扩大,护理健康教育也已经逐渐从医院走向社区、走向家庭,并由患者人群扩展到健康人群。因此,护理健康教育的研究对象应该包括患者及其家属、社区人群和履行教育职责的护士。

1.患者及其家属

重点研究患者在患病过程中的健康信念、价值观、态度和健康行为;患者健康评估标准;患

者健康教育需求特点;患者健康教育的知—信—行模式;患者教育计划的制订;患者教学方法及影响患者学习的因素;疾病对家庭的影响;家庭成员在患者教育中的作用和影响;促进患者家属参与护理健康教育的方法等。

2.社区人群

重点研究社区存在的健康问题及社区健康问题的影响因素;社区重点人群健康相关知识、信念、行为、对健康教育的需求及其影响因素;社区护理健康教育计划的设计、实施和评价;社区护理健康教育的适用手段和方法等。

3.护士

重点研究护士对健康教育的认识;护士在护理健康教育中的地位和作用;护理健康教育的技巧;护士健康教育培训的内容和方法;标准护理健康教育计划的制订和教育效果的评价;影响护士履行教育职责的因素等。

(二)研究内容

护理健康教育基础理论的多源性、教育对象的广泛性、教育方法的多样性决定了护理健康教育研究内容的丰富性。如按教育场所可划分为医院护理健康教育、社区护理健康教育、家庭护理健康教育等;按目标人群可划分为儿童护理健康教育、青少年护理健康教育、妇女护理健康教育、成年人护理健康教育、老年护理健康教育等;按教育目的可划分为疾病护理健康教育、营养护理健康教育、心理护理健康教育等;按教育方法可划分为教学方法、信息传播方法、行为干预、个别指导和群体教育及健康教育材料的研制等。

(三)研究方法

护理健康教育着眼于教育对象行为的改变,在研究和实践中主要应用使教育对象实现知—信—行转变的种种干预方法,这就决定了护理健康教育的研究方法是多元的、综合的。

1.调查研究方法

调查研究是健康教育的基本工作方法。研究者根据所需研究的内容,采用一定的调查方法收集有关资料,为制订工作计划、确定健康教育活动和对策、进行效果评价提供科学依据。在护理健康教育工作中调查研究的任务是:①通过对患者及其家属与所患疾病相关的健康知识水平、态度、行为习惯及其影响因素的调查研究,掌握教育对象的基础情况,评估教育效果;②通过对社区重点人群的相关健康知识水平、态度、行为习惯及其影响因素、健康状况和卫生环境状况的调查研究,掌握目标人群的基础情况,评价教育效果;③通过对健康教育内容和形式的需求调查,确定护理健康教育工作的内容和方法,了解开展护理健康教育可以利用的社区资源,制订护理健康教育计划和实施措施。常用的调查研究方法具体可分为定量调查研究和定性调查研究两大类。

(1)定量调查研究:护理健康教育工作中最常用定量调查方法是抽样问卷调查。问卷是用于收集资料的调查工具。健康教育调查问卷常被简称为 KABP(知—信—行)问卷,一般用于了解目标人群卫生保健的知识、态度、信念和行为现状,对健康教育的需求及对健康教育方法和内容的接受程度等许多方面的信息。调查问卷可以使问题和回答统一化、规范化和标准化,有助于保证收集资料的质量,便于资料的统计分析,提高调研工作效率,同时这种研究方法也比较简便、经济和可行。

(2)定性调查研究:目前已经被广泛应用在健康教育实践中。定性调查研究的特点是直接接触教育对象,通过深入了解,取得关于"怎么样"和"为什么"等涉及认识、情感方面的信息。

常用的定性研究方法有现场观察、深入的个人访谈、专题小组讨论、问题树等。在护理健康教育调查研究中,定性调查研究主要用于:①收集教育对象对护理健康教育或社区卫生服务的意见,以改进工作,修订健康教育计划;②进行健康需求调查,健康教育材料预试验,辅助问卷设计与修订;③深入了解关于个人情感、性生活等敏感问题等深层次信息;④作为定量调查研究的补充,辅助理解定量调查研究的结果。

此外,护理健康教育还可以采用文献研究或结合临床和实验室检查来调查收集相关资料和信息。

2.实验研究方法

实验研究法是应用随机、对照、重复的实验技术来检验健康教育干预措施或对策效果的方法。将研究对象按随机化原则分为实验组与对照组,实验组采用某种干预措施,对照组不采用这种措施,然后对两组对象用同样的方法随访观察相同的时期,测量比较两组对象知识、信念、行为的变化,从而评价其教育效果。

3.教育干预方法

对患者及其家属、社区群众开展健康教育的适宜的手段和方法有很多,根据手段和目的的不同可大致分为以下几类。

(1)教育方法类:包括讲授法、演示法、小组讨论、成年人自我导向学习、同伴教育等。

(2)信息传播类:包括健康教育墙报、宣传栏、制作发放健康教育材料、利用广播、电视、网络等。

(3)行为干预类:个体或群体行为指导、技能训练、行为矫正等。

(4)组织方法类:社会动员、社区组织等。

第二节　护理健康教育基本概念

一、现代健康内涵

现代医学的目的是维护和促进人类的健康。什么是健康？健康的本质是什么？人们所处时代、环境和条件不同,社会发展水平不同,对健康的认识也不同。

(一)健康的概念

受传统观念和文化习俗的影响,长期以来人们把健康与疾病视为互补的名词,认为健康就是没有疾病,生病就是不健康,这是消极的健康观,对健康的认识是片面的、狭隘的、消极的和不准确的。随着社会经济、科学技术以及生活水平的提高,人们对健康内涵的认识不断深化,认识到了健康的多维性、整体性。世界卫生组织(WHO)1948年在其《组织法》中对健康概念提出了全新的定义:"健康不仅是没有疾病或不虚弱,而是身体的心理的健康和社会适应的完好状态"。根据 WHO 的三维健康观,健康应包含以下 3 层含义。

1.躯体健康

躯体健康即生理状态良好,人体各器官、系统结构完整、功能正常,没有疾病和躯体残缺,精力充沛。

2.心理健康

心理健康指人的内心世界丰富充实,处世态度和谐安宁。包括以下含义:①智力正常;②能够有效控制自己的情绪;③具有和谐的人际关系;④良好地适应和改造环境;⑤意志坚强;⑥具有完整与健康的人格。

3.社会适应性良好

社会适应性良好指一个人的外显行为和内在行为都能适应复杂的社会环境变化,自己的思想、情感和行为能与社会环境的要求保持一致,能为他人所理解,为社会所接受,对自己、他人和社会具有责任感,在社会系统内充分发挥自己的能力并能有效扮演与其身份相适应的角色。

WHO 对健康的定义概括了当代关于健康的思想潮流,具有权威性。①正确指出了健康不仅是没有疾病,纠正了"健康就是没有疾病"的消极健康观的许多偏颇;②正确指出了健康应该包括身体、精神和社会功能 3 个方面,克服了那种把身体、心理、社会诸方面机械分割开来的传统观念,为医学模式和护理模式的转变提供了依据;③把"健康"放在了人类社会生活的广阔背景之中,指出健康不仅是医务工作者的目标,而且也是国家和社会的责任。这个定义从现代医学模式出发,在考虑人的自然属性的同时,也考虑到了人的社会属性,把人看成既是生物的人,又是心理的、社会的人。就人的个体而言,躯体健康是生理基础,心理健康是促进躯体健康的必要条件,而良好的社会适应性则可以有效地调整和平衡人与自然、社会环境之间复杂多变的关系,使人处于最为理想的健康状态。WHO 对健康所下的定义已成为世界上每一个国家,每一个社会都努力为之奋斗的目标。健康是人类的一项基本需求和权利,也是社会进步的重要标志和潜在动力。维护和促进健康不仅是卫生部门和医护人员的事,也是政府和全社会共同的责任。一个具有健康素质的人,不仅是自身在客观上拥有健康,而且应该懂得基本的健康知识,具有追求健康的信念和安全意识,具备健康的生活方式,同时对他人和社会承担健康责任。帮助人们获得基本健康知识和采纳健康的生活方式,从而促进和保持健康,是每一个护理健康教育工作者义不容辞的职责。

(二)影响健康的因素

影响健康的因素有很多,归纳起来主要有以下 4 类。

1.生物学因素

生物学因素包括病原微生物、遗传、生长发育、衰老等环境中生物性致病因素和人类自身的生物学因素。

(1)生物性致病因素:从古代到 20 世纪中期,人类死亡的主要原因是病原微生物引起的传染病和感染性疾病,这些导致疾病的病原微生物即为生物性致病因素。病原微生物包括细菌、病毒、寄生虫、原虫、螺旋体等,是威胁人类健康的重要因素。尽管现代医学已找到一些有效控制生物性致病因素的办法,一些重大传染病如天花、脊髓灰质炎等已经被消灭或控制,但获得性免疫缺陷综合征(艾滋病)、传染性非典型肺炎(非典)等一些新的传染病不断出现,结核病、血吸虫病等卷土重来的传染病对人类的威胁依然严重,全球范围内病原微生物的危害依然存在。

(2)生物遗传因素:在人体胚胎发育、成长和老化过程中,生物遗传因素对人类健康的影响也不容忽视。每个人都从上代承袭健康或疾病等遗传基因,某些遗传或非遗传的内在缺陷、变异、老化可导致人体发育畸形、代谢障碍、内分泌失调和免疫功能异常等,统称为生物遗传因素。已知人类遗传性缺陷和遗传性疾病有近 3 000 种。遗传还与高血压、糖尿病、肿瘤等疾病的发生有关。

(3)个体生物学特征:包括性别、年龄、形态、健康状况等。不同的人处于相同的危险因素下,发病与否或发生何种疾病会有个体差异,对健康的危害会大不相同。个体生物学特征受遗传因素影响,也与后天环境和社会行为习惯相关。

2.环境因素

人类依赖环境而生存,环境中也存在着大量危害健康的因素,人类健康问题都在不同程度上与环境有关。

(1)自然环境:是人类生存的物质基础。保持自然环境与人类的和谐,对维护、促进健康有着十分重要的意义;反过来,恶劣的生态环境和严重的环境破坏会危害人的健康。比如在边远的农村地区,自然环境恶劣、营养匮乏、卫生条件差,导致传染病、寄生虫病和地方病的流行。而在经济较发达的地区,工业的发展带来对环境的污染,同样影响着人们的健康。

(2)社会环境:宏观社会环境涉及政治制度、经济水平、文化教育、人口状况、科技发展、宗教信仰、风俗习惯诸多因素,良好的社会环境是人民健康的根本保证。社会环境还包括人际关系和心理因素等方面,社会带来的工作紧张及生活压力,以及在人际关系中的矛盾等,会对健康产生严重的危害。

3.行为与生活方式因素

行为是影响健康的重要因素,几乎所有健康影响因素的作用都与行为有关。生活方式是指在一定环境条件下所形成的生活意识和生活行为习惯的总和。行为和生活方式受家庭、社会、文化、宗教和风俗习惯的影响。良好的行为和生活方式可促进健康,防治疾病,不良的行为和生活方式则严重危害健康。

在现代社会,行为与生活方式因素是影响健康的最主要的因素。国内外大量研究表明,吸烟、酗酒、缺乏锻炼、不良饮食习惯等是导致人群高血压、冠心病、糖尿病、癌症等“现代生活方式病”的患病率和病死率不断增加的主因。至于一些越轨行为(如吸毒、性乱等)对健康带来的危害及其对社会造成的危害更是有目共睹。

4.医疗卫生服务因素

医疗卫生服务是医疗卫生机构和专业人员为了达到防治疾病、促进健康的目的,运用卫生资源和医疗保健手段向个人、群体和社会提供必要服务的过程。该因素中,医疗卫生资源的分配、技术水平的高低、服务质量的优劣、制度的完善程度、人民群众获得相关服务的可及程度及其费用承受能力等,不但会对人们的健康产生重要影响,也是反映社会公平性的重要标志。另一方面,有了很好的卫生服务条件,还要会很好地去利用。护理健康教育工作的一项重要内容就是指导人们合理利用医疗卫生保健服务。

上述 4 个方面的影响因素相互依存,其中行为、生活方式对健康起着主要影响作用。其次是环境因素。WHO通过长期的研究发现,在这些健康影响因素中,外因和内因起到交互作用,生物遗传因素占 15%,环境因素占 17%,医疗卫生服务因素占 8%,行为和生活方式占 60%。所以,行为与生活方式因素越来越受到人们的关注和重视,行为干预将是促进健康的最强有力的措施之一。

二、健康危险因素

(一)概念及意义

健康危险因素(health risk factors)是指能使疾病或死亡发生的可能性增加的因素。如高钠盐饮食、紧张刺激、吸烟、酗酒、缺乏锻炼、遗传、肥胖等是已确认的原发性高血压的危险因素。

慢性病病因学研究发现,许多因素与慢性非传染性疾病的发生和发展有一定程度的因果联系,且这种因果联系具有统计学规律。在疾病防治中如能明确引起疾病的病因是最为理想的,但事实上许多疾病,特别是慢性病、很多恶性肿瘤,其病因至今未完全清楚。但实践证明,只要严格控制某些健康危险因素,即可收到减少发病、降低死亡和促进人类健康之效果。认识健康危险因素,并通过改变不良行为和生活方式减少健康危险因素,对指导疾病特别是慢性病防治具有重要意义。

(二)健康危险因素的特点

1. 潜伏期长

在危险因素暴露与疾病发生之间常存在较长的时间间隔,人们一般要经过多次、反复、长期的接触后才会发病,这个间隔期就是慢性病的潜伏期。潜伏期长短因人、因地而异,并且受到很多因素的影响。

如吸烟是导致肺癌的一个确定的危险因素,其吸烟史可达数年或几十年。这一作用特点使疾病与危险因素的关系难以确定,增加了疾病防治的困难。但另一方面,由于潜伏期长,可在其间采取有效的防治措施,这又为阻断危险因素的危害、预防疾病提供了时间。

2. 特异性弱

危险因素与疾病之间的联系缺乏特异性。可能一种危险因素与多种疾病有关,也可能一种慢性病的发生发展与多种危险因素有关,甚至多种危险因素共同作用可以导致多种疾病的发生,即所谓多因多果。由于危险因素与疾病之间特异性弱,加上存在个体差异,容易引起人们对危险因素的忽视,因此针对多因素的健康促进显得尤为必要。

3. 联合作用强

多种危险因素的共同作用可提高其致病力。如高血压、高血脂、吸烟和肥胖等危险因素的联合作用可以数倍、甚至数十倍地增加冠心病的发生概率。

4. 个体差异大

由于人与人之间存在着遗传、个体生物学特征、环境等多方面的差异,不同的人暴露于同种危险因素的结果会有不同,如同是长期大量吸烟者,但其健康状况和发病情况会有很大差异,有人可能导致慢性阻塞性肺病,有人则表现为肺癌或其他疾病。

5. 广泛存在

大量危险因素越来越多地进入了人类的生产、生活环境,广泛地存在于日常生活中。各因素紧密伴随、相互交织,其健康危害作用往往是潜在的、不明显的、渐进的和长期的,由于是普遍存在,容易导致人们对其失去警觉。

健康危险因素以上作用特点增加了人们对其发现、识别和预防的难度。健康教育是控制危险因素,特别是行为危险因素的重要的必不可少的干预对策。

三、健康教育与健康促进

(一)健康教育

1. 健康教育的含义

健康教育(health education)是有计划、有组织、有系统的教育活动,通过信息传播和行为干预,帮助个人和群体掌握卫生保健知识,树立健康观念,自愿采纳有益于健康的行为和生活方式的教育活动与过程。

2. 健康教育的基本特征

健康教育的核心是帮助人们树立健康意识,建立健康的行为和生活方式。其目的是消除或降低影响健康的危险因素,预防疾病,促进健康和提高生活质量。健康教育追求"知—信—行"的统一,知识是基础,信念是动力,行为是目标。健康教育的基本策略是信息传播、行为干预和社区组织。正确的信息是行为转变的基础,行为干预是实现健康教育目标的手段,而只有把人们组织起来,才能发挥群体教育的作用。

3. 健康教育的研究领域

健康教育的研究领域十分广泛,归纳起来主要有以下 3 类。

(1)按目标人群或场所可分为社区健康教育、农村健康教育、学校健康教育、医院健康教育、职业人群健康教育等。

(2)按教育目的或内容可分为疾病防治健康教育、营养健康教育、不同人生阶段的健康教育、心理卫生教育、生殖健康教育、安全教育、死亡教育等。

(3)按业务技术或职责可分为健康教育管理、健康教育的组织与实施、健康教育计划设计、健康教育人才培训、健康教育效果评价等。

健康教育绝不仅限于传播卫生知识,而应更积极地教育人们提高自我保健意识和能力,提供消除有害健康的因素或降低其影响的必要知识、方法、技能及服务,帮助个体和群体实现行为的转变。因此,健康教育是连接卫生知识和健康行为改变的桥梁。

(二)健康促进

行为的改变是长期而复杂的过程,行为与生活方式还受到社会习俗、文化背景、经济条件、基础设施、卫生服务等方面影响,许多不良行为可能不完全是个人的责任,也不一定凭个人愿望就能够解决,要改变行为还必须依赖于有益健康的政策、环境、卫生服务等其他相关因素,可见健康教育涉及社会诸多层面,渗透于各个领域,健康教育目标的实现必须有社会、政策、组织、经济等多方面的支持和保证。因此,健康促进的概念应运而生。

1. 健康促进的含义

健康促进(health promotion)一词早在 20 世纪 20 年代已见于公共卫生文献,近 20 年来受到广泛重视,对其内涵的认识随着国际领域健康促进活动的迅速发展而不断发展。1986 年,WHO 在第一届国际健康促进大会发表的《渥太华宪章》中指出:"健康促进是促使人们提高、维护和改善他们自身健康的过程,是协调人类与他们环境之间的战略,规定个人与社会对健康各自所负的责任"。美国健康教育学家格林博士(Lawrence V. Green)指出:"健康促进是指一切能促使行为和生活条件向有益于健康改变的教育与环境支持的综合体"。其中环境包括社会的、政治的、经济的和自然的环境;支持即指政策、立法、财政、组织、社会开发等各个系统。我国学者提出的可操作性的定义是:健康促进是以健康教育、组织、法律政策和经济等综合手段干预对健康有害的行为和生活方式,创造良好的社会和生态环境,以促进健康。由此可见,健康促进的内涵基本包括个人行为改变和政府行为(社会环境)改变两个方面,并重视发挥个人、家庭和社会的健康潜能。

2.健康促进的基本特征

(1)健康促进是健康教育与环境支持的整合:健康促进是在组织、政策、经济、法律等方面提供支持环境,对人们行为改变的作用比较持久,并且带有约束性。

(2)健康促进涉及人群健康和社会生活的各个层面:不仅仅针对人群,还针对疾病的危险因素。是以健康为中心的社会干预,强调个体和群体有组织的参与。

(3)在疾病的三级预防中,健康促进强调一级预防甚至更早阶段:即避免暴露于各种行为心理、社会环境的危险因素之中。

(4)健康促进工作主体不仅是卫生部门:维护健康不仅是卫生部门的事业,而且还是社会参与和多部门合作的社会系统工程。健康促进强调政府应主责,强调多部门合作对人民群众的健康承担责任。

(5)健康促进的核心策略是社会动员(social mobilization):这是一种广泛激发各种社会力量参与,形成互相联系、互相补充的努力,以有效推进变化、实现既定目标的运动。

3.健康促进的活动领域

(1)制订促进健康的公共政策:要求各级政府、各个部门和组织的决策者把健康问题提到议事日程上,制订促进健康的各项政策、法规、制度等。

(2)创建支持性环境:人类生存与环境密不可分,健康促进必须创造一个安全、舒适、满意和有利于健康的生活、工作环境。

(3)强化社区行动:强调发动社区力量,挖掘社区资源,动员群众参与,通过社区行动来解决健康问题。

(4)发展个人技能:通过健康教育,提高自我保健技能,使群众更有效地维护自身健康和生存的环境,并做出有利于健康的选择。

(5)调整卫生服务方向:根据社区和群众的需求,不断扩大卫生服务的范围,调整卫生服务的方向,支持个人和社区获得更加健康的生活。

健康促进是健康教育事业发展的必然结果。只有把健康教育同强有力的政府承诺和支持相结合,才能收到显著的效果。在卫生保健系统里,健康促进是促进健康、健康保护、疾病预防、治疗乃至康复等整个医学领域中不可分割的组成部分。

第三节 护理健康教育的实施原则

护理健康教育的目标是使受教育者获取健康知识,进而改变危害健康的行为,采纳健康行为。因此,在实施护理健康教育的过程中,应遵循以下几项基本原则。

一、科学性原则

科学性是护理健康教育的根本要求和前提条件,也是护理健康教育的生命力所在。它要求护士在进行护理健康教育时，必须以科学性原则为指导，所选择的教育内容科学实用，教育方法恰当、可行，运用可靠的数据资料和现实生活中的实例，结合护士的个人技能和临床经验，依据教育对象的实际愿望与需求，制订出完整、科学的健康教育方案，因人施教，取得最佳的教育效果。

二、针对性原则

护理健康教育必须以教育对象为活动实施的主体，不同的教育对象，其健康需求、学习动机、接受能力以及行为习惯等都可能不同，有针对性的教育目标、教育内容和教育手段，将使受教育者更容易接受，并提高其参与护理健康教育的兴趣。因此，注重护理健康教育的针对性是实现预期教育目标，获得良好教育效果的重要条件之一。

三、保护性原则

任何护理措施包括护理健康教育措施都必须注意对患者及其家属的心身保护。在患者门诊和住院治疗过程中，医院和医护人员应该尽可能地为患者创造良好的诊疗和康复环境，使其免遭各种不良刺激。护士应该经常与患者沟通，多多给予关心，在实施护理健康教育的过程中，要注意贯彻保护性原则，对患者的隐私要严格保密，对健康影响较大的诊疗问题，应根据患者的心理承受能力，与医师及患者家属共同商讨，采取适当的保护性措施。

四、阶段性原则

阶段性原则要求护士根据患者疾病发展或健康人身心发展的不同阶段采取相应的护理健康教育措施。在实施教育活动的过程中，护士要注意把握好时机，不同的教育时机将产生不同的教育效果。如对择期手术的患者在术前应引导其正确对待疾病，克服心理压力，积极配合手术和治疗；而在术后恢复阶段，则要引导患者学习康复知识，进行必要的行为指导。

五、程序性原则

与临床整体护理一样，开展护理健康教育必须以护理程序为核心和框架，认真贯彻护理程序，即通过评估、诊断、计划、实施和评价的过程，保证护理健康教育的科学性、规范性和有效性。在医院内，贯彻护理教育程序是有效开展护理健康教育的重要保证；在社区，则应按照社区护理健康教育的工作程序，进行社区健康教育计划设计、实施和评价。

第四节　护士在护理健康教育中的地位和作用

一、护士在护理健康教育中的地位

随着现代护理学的发展和护理理念的转变，护理健康教育已成为实施整体护理的重要组成部分，贯穿于整体护理工作的全过程。护理工作同护理健康教育有着相互依存、相互促进的密切关系，临床护士结合护理活动开展健康教育，具有高度的必要性和可行性。护士是医院护理健康教育的一支最重要、最基本、最可靠的力量，具有开展护理健康教育的得天独厚的条件，这就决定了其在护理健康教育中的主导地位,使之成为护理健康教育的主力军。

(一)护士与患者及社会人群广泛接触,教育机会多

由于工作性质所决定,护士分布在医疗卫生系统的各个专业领域。随着社区护理与家庭护理的广泛开展,将有更多的护士从事这方面的工作。与其他专业医务人员相比,护士与患者及社会人群有着更为广泛的接触机会,与患者接触最密切,接触时间也最长。频繁接待患者入院、出院,大量的基础护理,多次反复的治疗、护理操作,面对面的监护,深入社区巡诊,开展家庭访视等,都为护士履行护理健康教育义务提供了机会。

(二)护士数量大、分布广、教育人力资源丰富

目前,我国有专业护理人员 120 余万人,而且随着医疗卫生保健事业的发展,护士人数每年都以较快的速度增长。在医院里,护士比例约占医务人员总数的 50%,护士的分布几乎涉及医院的所有科室。丰富的人力资源为护理健康教育的实施提供了重要的保障。同时,护士具有丰富的临床护理基本知识和经验,通过护理健康教育的培训和技能训练,加之近年来护理教育内容的改革和调整,她(他)们将具有开展护理健康教育的更多优势。

(三)护士是适宜开展护理健康教育的职业群体

出于职业特点,我国绝大部分临床护士为女性,具有从事护理健康教育工作的先天有利条件,细致、耐心、体贴的心理素质和认真负责的工作品质使患者和社区群众愿意和她们沟通,容易接受她们的教育和指导。系统的专业培训、大量的临床实践使护士积累了丰富的疾病护理和社区护理的经验,特别是近年来护理教育制度的改革,大批具有较高学历的护士充实临床,加之整体护理的开展,使护理专业范围不断扩大,学科专业知识进一步丰富。这些都为以护士为主导开展护理健康教育活动奠定了基础。由于护士与护理队伍具有以上特点和优势,在护理健康教育中必然担负起重要的角色,而成为开展护理健康教育的主要力量。当然,要做好护理健康教育工作,也需要护士不断学习与更新知识,调整知识结构,以便更好地适应护理健康教育发展的需要。

二、护士在护理健康教育中的作用

护士在护理健康教育中扮演着教育者、组织者和联络者的角色,其作用主要体现在以下几点。

(一)桥梁作用

护理健康教育是一种特殊的教学活动,护士作为教育者不同于一般意义上的教师,其教育职责不仅在于传授知识,而且还要关注学习者的行为。护士通过护理健康教育,帮助教育对象在提高认识的基础上做出健康抉择,促使其自愿地采纳健康行为,从而达到防治疾病、促进健康的目的。因此,护士是在提高认知和行为改变之间架起一座传授知识、改变态度的桥梁。这种桥梁作用要求护士必须把护理健康教育的重点放在帮助教育对象建立健康行为上。

(二)组织作用

护士是护理健康教育的具体组织者和实施者,护理健康教育计划的制订,教育内容、教育方法的选择和教学进度的调控都由护士来策划和决定,护士组织教学能力的强弱对护理健康教育效果有直接影响。

(三)协调作用

护理健康教育是一个完整的教育系统,在实施护理健康教育计划的过程中,往往需要各类

部门和人员的密切配合。护士作为联络者应担负起与医师、专职健康教育人员、营养师、物理治疗师等相关人员的协调作用,以满足人们的教育需要。

第五节　护理健康教育的相关学科

护理健康教育作为一门新兴的综合性应用学科,它的基本原理来自医学、护理学、教育学、传播学、行为学、心理学、人类学和社会学等相关的学科领域。在诸多相关学科中,以预防医学、健康传播学、健康行为学、教育学、健康心理学和社会医学为主要基础学科,也是护士开展护理健康教育必须掌握的基本理论中的重要内容。

一、预防医学

预防医学(preventive medicine)是以群体为研究对象,依据预防为主的思想,应用流行病学、卫生统计学、卫生毒理学等方法,研究自然与社会环境因素对疾病和健康的影响及其作用规律,采取卫生措施以达到预防疾病、促进健康、提高生活质量的科学。在健康教育中特别强调对流行病学研究方法的运用,而预防医学的"三级预防"思想对护理健康教育至关重要。三级预防是指根据预防为主的指导思想,在疾病自然史的不同阶段采取相应的预防措施,以消除或减少健康危险因素,预防疾病,促进康复,保护和促进健康。健康教育贯穿于三级预防的始终。

第一级预防即病因预防,主要任务是预防疾病发生,其中一项重要措施是通过健康教育普及健康知识,提高人群的自我保健意识和能力,从而实施自我保健行为。

第二级预防为临床前期预防,在疾病发生的临床前期,通过早期发现、早期诊断和早期治疗的"三早"预防工作来阻断疾病的发展过程。"三早"首先是开展好群众性健康教育,使其认识健康管理和健康投资的意义,积极参加定期体检,同时认识疾病的早期征象,及早求医诊治,防止延误。

第三级预防为临床期预防,是对已确诊的患者通过积极合理的治疗和护理,防止病情恶化,预防并发症和减轻伤残程度,促进康复。在第三级预防中,护理健康教育尤为重要。通过护理健康教育,帮助患者建立遵医行为,提高自我护理能力,指导其家属学会家庭护理技巧,促使患者从疾病状态向健康状态发展,以使并发症发生率、伤残率和病死率降至最低程度。

二、健康行为学

行为科学(behavioral sciences)是以人的行为为研究对象的一门科学,运用实验和观察的方法研究在一定物质和社会环境中人的行为规律。健康行为学是研究健康相关行为发生、发展及其一般规律的一门新兴学科。从护理健康教育的观点来看,教育对象的行为有些属于健康的行为,而有些则属于不健康的行为。对教育对象合理的、正确的健康行为,应给予鼓励并促使其积极维护;而对于那些不合理、不正确、不健康的行为,则应加以引导,促使其转化,将不利于健康的消极因素转变为有利于健康的积极因素。健康教育与健康促进着眼于个人、群体乃至组织行为的改变。开展护理健康教育的专业人员,应具有充实的行为科学理论,不仅要知道如何解释行为的存在,而且要知道如何改变个体、群体和社会的行为。在实施护理健康教育时,要学会应用行为科学理论对受教育者的行为进行诊断和分析,确定行为的影响因素,并依此确立行为的教育目标,为护理健康教育计划的实施和评价提供依据。

三、健康传播学

传播学是研究人类一切传播活动,研究人与人之间分享信息的关系的一门科学。健康传播学(health communication)是运用传播学方法研究人类健康信息传播现象及其规律的一门科学。健康传播贯穿于护理健康教育过程的始终。任何一种护理健康教育活动都无不渗透着健康信息的传递、交流、接受与采纳。如何在护理工作中通过最佳的方式和途径传播健康信息,如何创造最佳的传播环境,防止因信息陈旧和信息滥用给患者、其家属和社区群众带来误导;如何提高护理健康教育中信息传播的效果等,这些都是健康传播要研究的问题。健康传播学既是护理健康教育的重要基础学科,又是护理健康教育实践的基本手段和方法。

四、教育学

教育学(education)是研究教育现象和教育问题,揭示教学规律的科学,是对教学活动与过程的实践与研究,其任务是研究如何在不同环境,针对不同对象,通过最有效的教学手段和方法,实现教学目标,帮助学习者实现知识、技能和态度的改变。护理健康教育是护理学与健康教育的有机结合。个体和群体从接受健康信息到行为改变,从本质上讲就是教育、教学的过程。护理健康教育以教育学为基础学科,从教育学中汲取丰富的理论与技术方法,用以指导各个不同场所和不同目标人群的护理健康教育实践。弄清教学过程的规律有助于阐明教学的基本原理,指导护理健康教育者科学地进行教学活动,提高教学效率和教学质量。护理健康教育者必须熟悉教育对象,掌握教育规律,应根据教育对象的需求特点和不同教育对象的文化背景,来设计教育课程,安排教育内容,运用不同的教育方法,因材施教,并及时进行教育效果的评价,以取得良好的教育效果。

第六节　护理人员与教育对象关系技巧

护理健康教育是指护理人员通过对患者及其家属的系统教育,促使患者自觉地形成有利于恢复健康的行为,以达到配合临床治疗、促进患者康复的目的。在医院里,与患者及其家属接触机会最多的是护士,护士与教育对象关系的好坏,对患者的遵医行为和护理工作质量有直接影响。无数实践证明,关系不良不仅会增加患者及其家属对护士的不信任感,产生不配合行为,而且还会导致患者对护理工作的不满,造成投诉和纠纷。因此,建立良好的护理人员与教育对象关系是做好护理健康教育工作的重要基础。

一、护理人员与教育对象关系的基本概念

护理人员与教育对象关系即指护理人员与患者及其家属,为了患者能最大程度康复的目标而建立的一种特殊的人际关系,在医院诸多人际关系中处于非常重要的位置。

二、护理人员与教育对象关系的特点及其原则

护理人员与教育对象关系的特点如下。

（1）护理人员与教育对象关系是一种工作治疗关系，护理人员为达到治疗的目标，应全面了解其教育对象的生理、心理、社会适应能力方面的需求，并尽可能满足其需要。

（2）护理人员与教育对象关系也是一种信任关系，护理人员应尊重并维护教育对象的权利，得到教育对象的接纳，取得其信任。

三、建立护理人员与教育对象关系的技巧

在护理健康教育中，护理人员与教育对象关系的建立和发展，有以下三个阶段。

（一）护理人员主动介绍期

护理人员与教育对象关系的建立是从患者刚一入院开始，此时护士应主动向患者及其家属介绍所在医院的环境及各项规章制度，确立护理人员与教育对象的关系，主动参与互动。

1. 首先要建立良好的"第一印象"

良好的"第一印象"是护理人员与患者及其家属之间建立相互信任的最基本条件。

2. 环境熟悉期

护理人员主动介绍就医环境、病房设施，帮助患者尽快适应环境。

（二）健康教育互动期

1. 建立教与学的互动

积极鼓励教育对象参与教学，激发教育对象的学习兴趣。

2. 维持治疗性的互动

尊重患者及其家属，保护患者的隐私，帮助患者建立良好的生活习惯和行为方式。

3. 提高沟通的效率

对教育对象的沟通能力进行准确评估，有针对性教育，提高沟通效果。

（三）健康教育结束期

患者要出院时，护士要帮助患者及其家属做好的心理准备如下。

1. 提高患者及其家属的自我护理能力

观察患者及其家属有无过度的依赖行为，指导患者积极建立新的生活。

2. 提高满意度

患者出院时，收集患者对护理健康教育的反馈建议，向患者或其家属交代出院后注意事项，必要时提供出院后回访，使患者及其家属满意地离开医院。

第七节　护理人员与教育对象沟通技巧

沟通是人与人在共同的社会活动中彼此交流各种观念、思想和感情的过程，是护理健康教育活动中建立护患关系的必要条件。没有沟通就无法进行有计划、有目的的护理健康教育活

动,没有沟通也无法实现健康教育的目标。护患沟通技巧包括提问、倾听等语言沟通技巧和体语、触摸等非语言沟通技巧。护患沟通是实施护理健康教育活动中不可缺少的重要技巧。

一、护理人员与教育对象沟通的基本概念

(一)护理人员与教育对象沟通的定义

沟通是人与人之间信息交流的过程,是人与人之间信息的传递,它包括意见、情感和思考的传递,借助于语言、文字、表情、手势、图像、符号等方法来传达护理人员与教育对象沟通,是一种以治疗性沟通为主要模式的教育过程。护理人员与教育对象沟通中,护理人员作为健康教育执行者,是为护理教育对象提供治疗的信息,给教育对象准确、清楚、及时地传达治疗的信息,解答教育对象的疑问。这种治疗性沟通被认为是帮助教育对象缓解暂时压力,适应陌生环境,与他人和睦相处,克服精神心理障碍的一种技能。

(二)护理人员与教育对象沟通的意义

1.有利于护理人员与患者及其家属维持和增进关系

良好沟通是改善患者自觉症状及解决教育对象心理应激的最佳方法,有助于护理人员与教育对象建立具有治疗性的人际关系。

2.有助于资料收集

有效的沟通可以获得患者完整的资料,为确定健康教育目标,制订教育计划,评价教育效果,提供可靠依据。

3.有利于患者健康问题的解决

有效沟通可掌握患者现存或潜在的护理问题,尤其对患者的心理问题,可通过心理疏导,缓解患者心理上的应激能力,保持乐观的情绪。

4.有利于护理健康教育的落实

通过沟通可了解教育对象的需求,为教育对象制订有针对性的教育计划。

二、护理人员与教育对象的沟通方式与技巧

沟通根据其形式不同可分为语言性沟通技巧、非语言性沟通技巧和书面沟通。

1.语言沟通

语言沟通也称为交谈技巧,交谈是最主要、最直接的语言沟通形式,在临床应用最广泛,是一种特定的人际交流方式,在护理健康教育中,有互通信息和增进治疗效果的作用。首先,要正确、得体地称呼被教育对象,避免直呼其名和用床号等取代称谓,应根据患者性别、年龄、职业身份等具体情况称呼患者,并向患者进行主动自我介绍。其次,在巡视病房时,主动询问患者及其家属,了解其生活和心理需求,做到急患者之所急。在进行护理活动时也要及时与患者沟通,告知患者操作的目的、方法和必要性。语言沟通中还要注意细节的问题,例如与教育对象保持合适的距离、姿势及眼神,和蔼可亲的态度,尊重患者沉默和隐私,安排适宜的环境等。

2.非语言沟通

非语言沟通对语言沟通有增效、辅助的作用。美国心理学家艾伯特梅拉比安认为,语言表达在沟通中起规定性和方向性作用,非语言沟通能准确反映出人的情感,人与人之间的交往,也存在非常广泛的非语言沟通方式。护理工作中,非语言沟通在一些特定的环境下就显得尤为重要,例如气管切开等患者不能用语言向医护人员、其家属表达其要求,只能依靠表情姿势

或手势来反映其感受。所以,在与患者交流中,应恰到好处地应用非语言沟通的方式,以弥补在某些状态下语言交流的不足。非语言沟通的主要形式是表情、仪态、人体触摸和倾听等。

(1)表情:面部表情是人类心理活动的晴雨表,是世界通用的语言。在护理工作中,表情是护士的仪表、行为、举止等在面部的集中体现,面对患者必须控制紧张、惊慌、害怕接触、厌恶等表情,以免患者误将之与自己病情状况相联系,也应注意观察患者表情的变化,获取信息。眼睛是心灵的窗户,通过眼神可以把内心的激情、情操、品行、学识等信息传递给别人,达到相互沟通的目的。不同的眼神作用不同,医护人员温和的眼神可使新住院患者消除顾虑,亲切的目光可使孤独的患者感受到亲人般的温暖,凝视的眼神可使患者感到备受关注,镇定的眼神可使危重患者获得安全感,安详的眼神则可使临终患者放松对死亡的恐惧。因此,护士要善于运用眼神与患者交流。

(2)仪态:护士的仪表,应以典雅、端庄为美,不但尊重患者,也可展示护士素质和美感,可赢得患者及其家属的信任,减轻患者的心理压力,拉近护患之间的距离,细心认真的态度是护士缩短与教育对象距离的基础。

(3)触摸:触摸是人际沟通中最亲密的动作,在与患者及其家属交谈时,充分应用护士体态礼仪,始终保持优美的体态,注意大方、得体。当患者痛苦时,轻轻地拍拍他的肩或握握他的手,传递关怀。

此外,沟通讲求因人而异,对待不同的患者要掌握不同的沟通技巧,要学会专心致志地倾听,如与情绪过度激动的患者沟通,要表示理解和尊重患者,切忌不耐烦。

第八节　知识灌输技巧

一、常用的知识灌输技巧

知识灌输技巧是护理健康教育的主要方法,掌握科学知识对健康行为的形成十分重要,而教育对象健康知识的获得主要依赖于医护人员的健康教育。因此,掌握知识灌输技巧对满足教育对象的健康需求,提高健康教育的实施效果十分重要。常用的知识灌输技巧分为讲授法、阅读指导法和演示法等。

(一)讲授法

讲授法又称为口头教育,指教育者通过讲述,对教育对象系统、条理地讲解及宣传护理健康教育知识,增加受教育者对健康知识的理性认识。讲授法的特点是不需要特殊的设备,随时随地、简便易行,具有较强的灵活性。主要技巧包括讲述、讲解和讲演。

(二)阅读指导法

阅读指导法是护理人员指导教育对象通过专用护理健康教育材料,以获得健康知识,并吸收和巩固健康知识,提高自学能力,使患者达到学会自我保健和防护的目的。

(三)演示法

演示法是护理人员通过直观教具、展示实物等使健康教育对象获得知识及护理技能,它需要教育者操作示范,配合讲解和演说,教育对象模仿。演示法的主要作用是帮助教育对象学会自我护理的技能,如自测血糖、自行换药等。

1.演示的基本步聚

(1)演示者首先示范操作,并解释。

(2)演示者逐一示范操作,并解释每一步骤以及与其他步骤如何连接。

(3)演示者重新示范所有的步骤。请教育对象跟演示者一起做。

(4)在演示者指导下,教育对象完成整个操作。

(5)教育对象完成整个操作后,解释操作。

2.演示的基本要求

(1)演示者应熟练掌握整个操作的步骤及原理,示范动作要规范。

(2)演示时尽量用简单易学的步骤教学,尽量让每个教育对象都看到示范的动作,必要时分组进行,解说要准确。

(3)演示后让教育对象重复练习,并根据掌握的情况给予称赞和鼓励。

二、知识灌输资料的选用

(一)文字教材

通过借助被教育者的阅读能力来达到护理健康教育目标的一种方法,如读书指导法、作业法、标语法、宣传单法、墙报法等。其特点是不受时间和空间条件的限制,对群体和个体可同样进行教育,而且被教育者可以对教育内容进行反复学习,花费上也比较经济。适用于有阅读能力的教育对象。

(二)图画教材

图画教材常用挂图、壁报、照片等形式。利用形象创作护理健康教育宣传材料,通过人的视觉直观作用进行护理健康教育的方法。形象教育方法要求制作者有较高的绘画、摄影、制作等技能,否则会影响护理健康教育的效果。

(三)展板教材

使用展板教材,标题突出、内容单纯、文字简明、编排有序、阅读有趣。例如,乳腺癌患者术后患侧上肢功能锻炼的方法、骨折患者功能锻炼的方法、长期卧床患者床上排便的方法等。

(四)视听教材

视听教材是运用现代化的声、光等设备,向被教育者传送信息的教育方法。如广播录音法、电影电视法、计算机辅助教育法、网络教育法等。特点是将文字、语言、形象、艺术、音乐等有机地结合起来,形象逼真,教学效果最好。但此法对物资设备与人员专业技术条件有较高的要求。

参 考 文 献

[1]高祝英,杨雪梅.临床常见疾病护理查房手册[M].兰州:甘肃科学技术出版社.2017.

[2]吕希峰,董晓辉,郑玉香,等.临床常见疾病的诊疗及护理[M].青岛:中国海洋大学出版社.2014.

[3]陈晓蓉,刘波.常见骨伤疾病康复护理指导手册[M].成都:四川大学出版社.2017.

[4]王芝秀,臧丽,戴培芬,等.常见妇儿疾病的诊疗与护理[M].青岛:中国海洋大学出版社.2015.

[5]李丹.常见疾病家庭护理手册[M].沈阳:辽宁科学技术出版社.2013.

[6]江忠,宫琦.简明儿科常见疾病诊疗及护理[M].上海:同济大学出版社.2014.

[7]乐俊.临床内科常见疾病的诊疗与护理[M].昆明:云南科技出版社.2014.

[8]党生梅,高峰,牟霞,等.实用临床专科疾病护理[M].长春:吉林科学技术出版社.2017.

[9]梁红,王小明,任素恩,等.临床各科常见病护理精要[M].兰州:甘肃文化出版社.2017.

[10]王晓玲,杨爱珍.临床各科常见症状护理精要[M].兰州:甘肃文化出版社.2017.

[11]闫平平,叶凤清,杨春梅.新编常见病诊治与临床护理规范[M].北京:中国原子能出版社.2017.